住院医师规范化培训考试用书

住院医师规范化培训考试 通关2000题
放射科

主　编　张素艳

副主编　孟　强　李艳飞　许广有

编　委　赵　一　陈相宏　赵嘉琪　刘金萍

　　　　薛　萌　孙文志　陈凯新

中国健康传媒集团

中国医药科技出版社

内 容 提 要

本书根据国家卫健委颁布的《住院医师规范化培训结业理论考核大纲》，精选近 2000 道试题，题型全面，并对较难和易错题做出详细解析，以帮助住院医师了解规培考试形式和内容，融会贯通地掌握相关考点，顺利通过考核。书末附赠一套模拟试卷及其答案与解析，以供考生实战演练，有效检验复习效果。

本书主要适用于放射科住院医师规范化培训基地学员和相关带教老师培训学习，也可供相关专业本科生、研究生及专科医师参考使用。

图书在版编目（CIP）数据

放射科住院医师规范化培训考试通关 2000 题/张素艳主编 . —北京：中国医药科技出版社，2024.5
住院医师规范化培训考试用书
ISBN 978 – 7 – 5214 – 4612 – 8

Ⅰ. ①放…　Ⅱ. ①张…　Ⅲ. ①放射医学 – 岗位培训 – 习题集　Ⅳ. ①R81 – 44

中国国家版本馆 CIP 数据核字（2024）第 095727 号

美术编辑　陈君杞
责任编辑　刘孟瑞
版式设计　友全图文

出版　**中国健康传媒集团**｜中国医药科技出版社
地址　北京市海淀区文慧园北路甲 22 号
邮编　100082
电话　发行：010 – 62227427　邮购：010 – 62236938
网址　www. cmstp. com
规格　787mm × 1092mm $\frac{1}{16}$
印张　27 $\frac{3}{4}$
字数　640 千字
版次　2024 年 5 月第 1 版
印次　2024 年 5 月第 1 次印刷
印刷　北京金康利印刷有限公司
经销　全国各地新华书店
书号　ISBN 978 – 7 – 5214 – 4612 – 8
定价　**88.00 元**

获取新书信息、投稿、为图书纠错，请扫码联系我们。

◉ 前 言 ◉

　　根据国家卫健委、国家人力资源和社会保障部等联合发布的《关于建立住院医师规范化培训制度的指导意见》，住院医师规范化培训（简称"住培"）是近年来中国医疗卫生健康领域的一项重要工作。目前，中国医师协会已基本完成住院医师规范化培训基地标准、培训内容与统一标准的确立，参加规培对全国各地的住院医师而言已是势在必行。对于临床医学专业硕士研究生而已，必须取得住院医师规范化培训合格证书才能申请硕士专业学位。我国住培考核主要分为两个部分：第一部分是专业理论考核，试题来自国家设立的理论考核题库，题型为选择题；第二部分为临床实践能力考核，在培训基地进行，根据临床病例及模拟操作进行面试。为了能帮助住院医师更好地学习放射科专业知识，顺利通过国家结业考核，特编写此书。

　　《放射科住院医师规范化培训通关2000题》力求实现"三大转化"——基本理论转化为临床实践、基本知识转化为临床思维、基本技能转化为临床能力；完成"两大提升"——从执业医师到住院医师的提升，从住院医师到专科医师的提升。

　　《放射科住院医师规范化培训通关2000题》由具有丰富教学和临床实践经验的老师编写而成，根据国家卫健委颁布的《住院医师规范化培训结业理论考核大纲》，精选近2000道试题，题型全面，并对较难和易错题做出详细解析，以帮助住院医师了解规培考试形式和内容，融会贯通地掌握相关考点，顺利通过考核，并逐步提高疾病诊断能力和解决实际问题的能力。书中附赠一套模拟试卷及其答案与解析，以供考生实战演练，有效检验复习效果。

　　本书内容颇具实用性，主要适用于放射科住院医师规范化培训基地学员和相关带教老师培训学习，也可供相关专业本科生、研究生及专科医师参考使用。

　　由于编者经验水平有限，书中错误和疏漏之处在所难免，恳请广大师生和读者批评指正。

题型说明

A1 型题：单句型最佳选择题

每道试题由一个题干和 A、B、C、D、E 五个备选答案组成。备选答案中只有一个答案为正确答案，其余四个均为干扰答案。

例：卫生法的最高宗旨和卫生工作的最终目的是

    A. 保护公民健康

    B. 预防为主

    C. 动员全社会参与

    D. 卫生工作法制化

    E. 祖国传统医学与现代医学并重

    正确答案：A

A2 型题：病历摘要型最佳选择题

每道试题由一个简要病历作为题干，一个引导性问题和 A、B、C、D、E 五个备选答案组成。备选答案中只有一个答案为正确答案，其余四个均为干扰答案。

例：患者，男，71 岁。因腹主动脉瘤在某市级医院接受手术治疗，术中发生大出血，经抢救无效死亡。其子女要求复印患者在该医院的全部病历资料，而院方只同意复印其中一部分。根据《医疗事故处理条例》规定，其子女无权复印的病历资料是

    A. 手术同意书

    B. 医学影像检查资料

    C. 特殊检查同意书

    D. 上级医师查房记录

    E. 手术及麻醉记录单

    正确答案：D

A3 型题：病例组型最佳选择题

每道试题先叙述一个以患者为中心的临床场景，然后提出若干个相关问题，每个问题均与开始叙述的临床场景有关，但测试要点不同，且问题之间相互独立。每个问题下面都有 A、B、C、D、E 五个备选答案，备选答案中只有一个答案为正确答案，其余四个均为干扰答案。

例：（1～2 题共用题干）

患者，女，55 岁。右侧肢体活动不利 2 天。既往风湿性心脏病史 20 年。CT 平扫：脑桥左侧低密度灶，脑桥无明显变形。

1. 该患者最可能诊断为

    A. 脑干出血   B. 脑干胶质瘤

    C. 脑脓肿   D. 脑梗死

    E. 海绵状血管瘤

    正确答案：D

2. 可行下列哪种检查进一步明确诊断

    A. 脑 CT 增强扫描   B. 脑电图

    C. DSA   D. MRI 检查

    E. 超声检查

    正确答案：D

A4 型题：病例串型最佳选择题

每道试题先叙述一个以患者为中心的临床场景，然后提出若干个相关问题。当病情逐渐展开时，可以逐步增加新的信息。每个问题均与开始叙述的临床场景有关，也与新增加的信息有关，但测试要点不同，且问题之间相互独立。每个问题下面都有 A、B、C、D、E 五个备选答案，备选答案中只有一个答案为正确答案，其余四个均为干扰答案。

例：（1～2 题共用题干）

患者，男，31 岁。突然发生腹部疼痛，临床检查：腹肌紧张，有反跳痛，需要行 X 线检查。

1. 最简捷有效的 X 线检查是
   A. 腹部仰卧前后位片
   B. 腹部站立后前位片
   C. 胸部站立后前位片
   D. 胃钡餐检查
   E. 胃气钡双重造影
   正确答案：B

2. 疑有消化道穿孔，而立位片又未见游离气体，进一步检查时应避免以下哪种检查
   A. 胃内注入少量气体后再摄立位片
   B. 口服碘剂检查
   C. 半小时后再复查
   D. 左侧卧数分钟后，再立位检查
   E. 口服稀钡检查
   正确答案：E

B1 型题：配伍题

每组试题由若干道题和 A、B、C、D、E 五个备选答案组成。所有试题共用备选答案，每个备选答案可能被选择一次、多次或不被选择。

例：（1～2 题共用备选答案）
   A. 网膜囊积气
   B. 腹膜后间隙积气
   C. 网膜囊积气、腹膜后间隙不积气
   D. 网膜囊不积气、腹膜后间隙积气
   E. 两者均无

1. 胃后壁穿孔
2. 胃前壁穿孔
   正确答案：A、E

X 型题：多项选择题

每道试题由一个题干和 A、B、C、D、E 五个备选答案组成。备选答案中有两个或两个以上的正确答案。多选、少选、错选均不得分。

例：以下选项属于小肠绞窄性肠梗阻 X 线表现的是
   A. 长液面征
   B. 出现小跨度卷曲肠祥
   C. 空回肠移位
   D. 咖啡豆征
   E. 有假肿瘤征
   正确答案：ABCDE

◉ 目 录 ◉

上篇 通关试题

下篇 试题答案与解析

01

上篇　通关试题

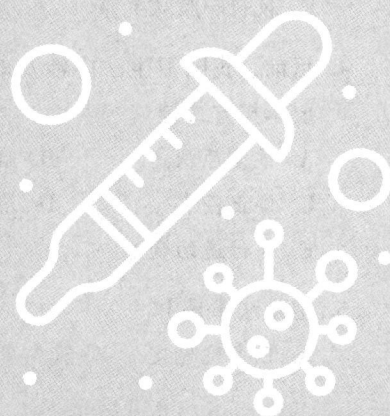

第一章　政策法规

一、A1 型题

1. 卫生法的最高宗旨和卫生工作的最终目的是
   - A. 保护公民健康
   - B. 预防为主
   - C. 动员全社会参与
   - D. 卫生工作法制化
   - E. 祖国传统医学与现代医学并重

2. 卫生法的基本原则不包括
   - A. 卫生保护原则
   - B. 公平原则
   - C. 预防为主原则
   - D. 患者自主原则
   - E. 保护个人健康原则

3. 卫生法律关系是指卫生法所调整的国家机关、企事业单位、社会团体之间，它们的内部机构以及与公民之间在卫生管理和医疗卫生预防保健服务过程中所形成的
   - A. 命令和执行关系
   - B. 权利和义务关系
   - C. 指挥和义务关系
   - D. 指导和管理关系
   - E. 权利和服从关系

4. 目前，我国卫生法多涉及的民事责任的主要承担方式是
   - A. 恢复原状
   - B. 赔偿损失
   - C. 停止侵害
   - D. 消除危险
   - E. 支付违约金

5. 卫生法律是由
   - A. 国务院制定
   - B. 国家卫生健康委员会制定
   - C. 国家卫生健康委员会提出草案，经国务院批准
   - D. 全国人大常委会制定
   - E. 地方政府制定，经国务院批准

6. 下列哪项不是未经批准擅自开办医疗机构行医给患者造成损害的
   - A. 追究刑事责任
   - B. 承担赔偿责任
   - C. 吊销其执业证书
   - D. 罚款
   - E. 责令暂停六个月以上一年以下执业活动

7. 《医疗机构从业人员行为规范》提出的医疗机构从业人员执业的价值目标是
   - A. 发扬人道主义精神
   - B. 为人民健康服务
   - C. 树立大医精诚理念
   - D. 以患者为中心
   - E. 救死扶伤、防病治病

8. 《医疗机构从业人员行为规范》的有效执行，由下面哪个部门监督检查
   - A. 纪检监察纠风部门
   - B. 医疗机构行政领导班子
   - C. 医疗机构相关职能部门
   - D. 卫生行政部门
   - E. 卫健委

9. 医疗机构对限于设备或者技术条件不能诊治的病人，应当依法采取的措施是
   - A. 立即抢救
   - B. 及时转诊

C. 继续观察

D. 提请上级医院派人会诊

E. 请示当地卫生局

10. 为保证儿童及时预防接种，医疗机构与儿童的监护人员应当是

A. 订立合同   B. 共同协商

C. 付款监督   D. 由政府联系

E. 相互配合

11. 国家实行医师资格考试制度的目的是检验和评价申请医师资格者是否具备

A. 医学专业学历

B. 开办医疗机构的条件

C. 取得医学专业技术职务的条件

D. 从事医学专业教学、科研的资格

E. 从事医学实践必需的基本专业知识与能力

12. 《医疗机构从业人员行为规范》是什么时间公布执行的

A. 2010 年 1 月 7 日

B. 2012 年 1 月 7 日

C. 2012 年 6 月 26 日

D. 2012 年 8 月 27 日

E. 2012 年 10 月 20 日

13. 《医疗机构从业人员行为规范》适用于哪些人员

A. 医疗机构的医生、护士、药剂、医技人员

B. 医疗机构的医护及后勤人员

C. 医疗机构的管理、财务、后勤等人员

D. 药学技术人员

E. 医疗机构内所有从业人员

14. 医疗机构从业人员违反《医疗机构从业人员行为规范》的，视情节轻重给予处罚，其中不正确的是

A. 批评教育、通报批评、取消当年评优

评职资格

B. 卫生行政部门依法给予警告、暂停执业或吊销执业证书

C. 纪检监察部门按照党纪政纪案件的调查处理程序办理

D. 缓聘、解职待聘、解聘

E. 涉嫌犯罪的，移送司法机关依法处理

15. 医师判断患者为非正常死亡但未按照规定报告，应给予的行政处罚是

A. 暂停执业活动   B. 责令改正

C. 吊销执业证书   D. 通报批评

E. 罚款

16. 在诊疗活动中，医务人员应当如实向患者说明病情、医疗措施、医疗风险，这是

A. 医务人员的权利

B. 医务人员的义务

C. 医务人员的职业道德

D. 患者的权利

E. 患者的义务

17. 《中华人民共和国医师法》规定，医师在执业活动中应履行的义务之一是

A. 在注册的执业范围内，选择合理的医疗、预防、保健方案

B. 从事医学研究、学术交流，参加专业学术团体

C. 参加专业培训，接受继续医学教育

D. 努力钻研业务，更新知识，提高专业水平

E. 获得工资报酬和津贴，享受国家规定的福利待遇

18. 医师拒绝按照其他医院的检验结果开处方，应

A. 不受处罚   B. 受纪律处罚

C. 受党纪处罚   D. 受行政处罚

E. 受司法处罚

19. 《中华人民共和国医师法》规定，在执业医师指导下，在医疗卫生机构中参加医学专业工作实践满 1 年，具有以下学历者可以参加执业医师资格考试
    A. 高等学校相关医学专业本科以上学历
    B. 高等学校相关医学专业专科学历
    C. 中等专业学校医学专业学历
    D. 取得助理执业医师执业证书后，具有高等学校医学专科学历
    E. 取得助理执业医师执业证书后，具有中等专业学校医学专业学历

20. 医师中止执业活动两年以上，当其中止的情形消失后，需要恢复执业活动的，应当经所在地的县级以上卫生行政部门委托的机构或者行业组织考核合格，并依法申请办理
    A. 准予注册手续　　B. 中止注册手续
    C. 注销注册手续　　D. 变更注册手续
    E. 重新注册手续

21. 《中华人民共和国医师法》规定取得医师资格的，可以向以下哪个部门申请注册
    A. 所在地省级以上人民政府卫生行政部门
    B. 所在地市级以上人民政府卫生行政部门
    C. 所在地县级以上人民政府
    D. 所在地医师协会
    E. 所在地县级以上人民政府卫生行政部门

22. 下列选项中仅属于医师的道德义务不属于法律义务的是
    A. 努力钻研业务，提高专业技术水平
    B. 关心、爱护、尊重患者，保护患者的隐私
    C. 宣传卫生保健知识，对患者进行健康教育

D. 遵守法律、法规，遵守技术操作规范
E. 积极开展义诊，尽力满足患者的健康需求

23. 《中华人民共和国医师法》中的医师是指在医疗机构中的
    A. 从业人员
    B. 执业的医务人员
    C. 经注册的医务人员
    D. 取得医师资格的医务人员
    E. 取得医师资格并经注册的执业医务人员

24. 对急危患者，医师应该采取的救治措施是
    A. 积极措施　　　　B. 紧急措施
    C. 适当措施　　　　D. 最佳措施
    E. 一切可能的措施

25. 医师跨省调动工作，需申请办理变更执业注册手续时，应
    A. 向原注册管理部门申请
    B. 向拟执业地注册管理部门申请
    C. 向原或拟执业地任何一个注册管理部门申请
    D. 先向原注册管理部门申请，再向拟执业地注册管理部门申请
    E. 先向拟执业地注册管理部门申请，再向原注册地管理部门申请

26. 具有麻醉药品处方权医师被追究法律责任的情形是
    A. 未依照规定进行麻醉药品处方专册登记
    B. 未依照规定保存麻醉药品专用处方
    C. 未依照规定储存麻醉药物
    D. 紧急借用麻醉药品后未备案
    E. 未依照临床应用指导原则使用麻醉药品

27. 对医师的业务水平、工作成绩和职业道德

状况，依法享有定期考核权的单位是

A. 县级以上人民政府

B. 县级以上人民政府卫生行政部门

C. 医师所在的医疗、预防、保健机构

D. 医师所在地的医学会或者医师协会

E. 县级以上人民政府卫生健康主管部门或者其委托的医疗卫生机构、行业组织

28. 对于涂改、伪造病历资料的医务人员，卫生健康主管部门可给予的处罚不包括

A. 责令改正

B. 给予警告

C. 吊销医师执业证书

D. 没收违法所得

E. 赔偿患者损失

29. 《中华人民共和国医师法》规定，对考核不合格的医师，卫生行政部门可以责令其暂停执业活动，并接受培训和继续医学教育。暂停期限是 3 个月至

A. 5 个月　　　　B. 6 个月

C. 7 个月　　　　D. 8 个月

E. 9 个月

30. 医师在执业活动中，违反《中华人民共和国医师法》规定，有下列行为之一的，由县级以上人民政府卫生健康主管部门给予警告或者责令暂停六个月以上一年以下执业活动；情节严重的，吊销其医师执业证书

A. 未经批准开办医疗机构行医的

B. 拒绝以其他医院的检验结果为依据出具诊断证明书

C. 在医疗、预防、保健工作中造成医疗事故的

D. 不参加培训和继续教育的

E. 干扰医疗机构正常工作的

31. 医师医疗权的权能不包括

A. 医学诊查

B. 医学处置

C. 出具医学证明文件

D. 选择医疗方案

E. 获得报酬

32. 医师的下列行为不属于违法违规的是

A. 违反技术操作规范

B. 延误救治

C. 拒绝以其他医院的检验结果为依据出具诊断证明书

D. 未经患者同意实施实验性临床医疗

E. 泄露患者隐私

33. 非医师行医的，卫生行政部门可采取的措施不包括

A. 没收违法所得

B. 责令赔偿患者损失

C. 没收药品、医疗器械

D. 处以罚款

E. 责令停止非法执业活动

34. 有关医疗事故的说法，错误的是

A. 医疗事故和医疗纠纷是两个不同的概念

B. 医疗事故的责任双方往往是患者和医生

C. 医疗事故如果情况严重，会追究医生个人的刑事责任

D. 根据对患者人身造成的直接损害程度，医疗事故分为四级

E. 医疗事故是因医护人员的过失而造成患者的人身损害

35. 构成医疗事故的主观方面，应当是

A. 技术水平欠缺的技术过失

B. 疏忽大意的过失

C. 违反操作规程的故意

D. 违反卫生法规和诊疗护理法规、常规的责任过失

E. 过于自信的过失

36. 《医疗事故处理条例》将医疗事故分为四级，它们是根据

A. 对患者人身造成的损害程度

B. 医疗事故的责任

C. 患者病情严重程度

D. 医疗事故的定性

E. 患者患病的病种情况

37. 因抢救急危患者，未能及时书写病历的，有关医务人员应当在抢救结束后几小时内据实补记，并加以注明

A. 3 小时　　　　　　B. 6 小时

C. 9 小时　　　　　　D. 12 小时

E. 24 小时

38. 当事人自知道或者应当知道其身体健康受到损害之日起（　）内，可以向卫生行政部门提出医疗事故争议处理申请。

A. 半年　　　　　　　B. 1 年

C. 1 年半　　　　　　D. 2 年

E. 2 年半

39. 当事人对首次医疗事故技术鉴定结论不服的，可以自收到首次医疗事故技术鉴定结论之日起（　）内向所在地卫生行政部门提出再次鉴定的申请。

A. 5 日　　　　　　　B. 10 日

C. 15 日　　　　　　D. 20 日

E. 25 日

40. 医疗纠纷需进行尸检，尸检时间应在死后

A. 12 小时内　　　　B. 24 小时内

C. 36 小时内　　　　D. 48 小时内

E. 72 小时内

41. 发生重大医疗过失行为，医疗机构应当在规定的时限向当地卫生行政部门报告，重

大医疗过失行为的情形是指

A. 造成患者一般功能障碍

B. 造成患者轻度残疾

C. 造成患者组织损伤导致一般功能障碍

D. 造成患者明显人身损害的其他后果

E. 导致 3 人以上人身损害后果

42. 调整医疗活动中医患双方权利和义务，保障医患双方合法权益得以实现的具体卫生行政法规是

A. 《医疗事故处理条例》

B. 《中华人民共和国食品卫生法》

C. 《麻醉药品管理办法》

D. 《中华人民共和国传染病防治法》

E. 《中华人民共和国药品管理法》

43. 医疗机构内死亡的，尸体应立即移放太平间。死者尸体存放时间一般不超过

A. 1 周　　　　　　　B. 2 周

C. 3 周　　　　　　　D. 4 周

E. 5 周

44. 进行医疗事故赔偿调解的依据是

A. 卫生行政部门作出的医疗事故技术鉴定结论报告

B. 卫生行政部门审核的、依照条例规定作出的医疗事故鉴定技术结论

C. 双方当事人自行协商解决的医疗事故技术鉴定报告结论

D. 双方当事人有争议的医疗事故鉴定结论

E. 卫生行政部门作出的鉴定结论

45. 重大医疗过失行为，例如导致 3 人以上人身损害后果，医疗卫生机构应当在几小时内向所在地卫生行政部门报告

A. 6 小时内　　　　B. 8 小时内

C. 12 小时内　　　　D. 24 小时内

E. 48 小时内

46. 医疗事故的责任主体是依法取得

　　A. 大学毕业证书的医学院校毕业生

　　B. 医学教育资格的机构

　　C. 医疗机构执业许可证的机构

　　D. 考试合格取得资格的考生

　　E. 医学临床研究资格的机构

47. 以下属于《母婴保健法》规定可以申请医学技术鉴定的是

　　A. 对孕妇、产妇保健服务有异议的

　　B. 对婚前医学检查结果有异议的

　　C. 对婚前卫生咨询有异议的

　　D. 对产前检查结果有异议的

　　E. 对医学指导意见有异议的

48. 《中华人民共和国传染病防治法》规定，国家对传染病实行的方针与管理办法是

　　A. 预防为主，防治结合，统一管理

　　B. 预防为主，防治结合，分类管理

　　C. 预防为主，防治结合，划区管理

　　D. 预防为主，防治结合，分片管理

　　E. 预防为主，防治结合，层级管理

49. 国家对传染病菌种毒种的采集采取

　　A. 集中管理　　　　B. 分类管理

　　C. 分区管理　　　　D. 地狱自制

　　E. 医院管理

50. 医疗机构发现法定传染病疫情或者发现其他传染病暴发流行时，其疫情报告应当遵循的原则是

　　A. 专门管理　　　　B. 层级管理

　　C. 级别管理　　　　D. 特别管理

　　E. 属地管理

51. 医疗机构在发现甲类传染病时，对疑似患者在明确诊断前，应在指定场所进行

　　A. 访视　　　　　　B. 留验

　　C. 就地诊验　　　　D. 医学观察

　　E. 单独隔离治疗

52. 在自然疫源地和可能是自然疫源地的地区兴办的大型建设项目开工前，建设单位应当申请当地卫生防疫机构对施工环境进行

　　A. 环保调查　　　　B. 卫生调查

　　C. 卫生资源调查　　D. 环境资源调查

　　E. 危害因素调查

53. 有权对拒绝隔离治疗的霍乱患者采取强制措施的机构是

　　A. 医疗机构　　　　B. 防疫机构

　　C. 公安机关　　　　D. 卫生行政部门

　　E. 政府综合执法机构

54. 对于住院的甲型肝炎患者使用过的卫生洁具，医疗机构应当采取的措施是

　　A. 销毁

　　B. 彻底清洗

　　C. 必要的卫生处理

　　D. 请卫生行政机关处理

　　E. 请防疫机构处理

55. 目前规定法定传染病的病原体中不包括的是

　　A. 立克次体　　　　B. 细菌

　　C. 原虫　　　　　　D. 弓形虫

　　E. 病毒

56. 对从事传染病预防、医疗、科研的人员以及现场处理疫情的人员，为了保障其健康，他们所在单位应当根据国家规定采取

　　A. 卫生防治措施和强制治疗措施

　　B. 卫生防治措施和强制隔离措施

　　C. 卫生防治措施和医疗保健措施

　　D. 卫生防治措施和追踪调查措施

　　E. 卫生防治措施和紧急控制措施

57. 为查找传染病原因，医疗机构依法对疑似传染病患者尸体进行解剖查验，并应当

　　A. 有患者死亡前签署的同意尸检的书面意见

B. 征得死者家属同意并签字

C. 征得死者家属同意

D. 可以告知死者家属

E. 告知死者家属

58. 疾病预防控制机构发现传染病疫情或者接到传染病疫情报告时应当及时采取

A. 封闭场所并销毁物品

B. 强制隔离治疗

C. 必要的卫生处理

D. 报告上级卫生行政机关处理

E. 提请卫生防疫部门处理

59. 国家对传染病菌种毒种的采集、保藏、携带、运输和使用实行的管理方式是

A. 分类管理　　　　B. 行业管理

C. 专项管理　　　　D. 集中管理

E. 分层管理

60. 传染病暴发、流行时，县级以上地方人民政府应当首先采取的措施为

A. 宣布疫区

B. 限制或者停止集市、集会

C. 停业、停工、停课

D. 临时征用房屋、交通工具

E. 立即组织力量防治，切断传播途径

61. 除《中华人民共和国传染病防治法》规定以外的其他传染病，根据其暴发、流行情况和危害程度，需要列入乙类、丙类传染病的，由哪个部门决定并予以公布

A. 国务院办公厅

B. 国务院公安部门

C. 国务院畜牧兽医部门

D. 国务院卫生行政部门

E. 国务院司法部门

62. 医疗机构配制的制剂，应是本单位临床需要而市场上没有供应的品种，并须经所在地哪个部门批准后方可配制

A. 省级卫生行政部门

B. 县级卫生行政部门

C. 省级药品监督管理部门

D. 县级药品监督管理部门

E. 省级工商行政管理部门

63. 对于已确认发生严重不良反应的药品，国务院、省、自治区、直辖市人民政府的药品监督管理部门可以采取停止生产、销售、使用的紧急控制措施，并应当在一定期限内组织鉴定，该期限为。

A. 3 日　　　　　　　B. 5 日

C. 7 日　　　　　　　D. 15 日

E. 30 日

64. 医疗机构从事药剂技术工作必须配备

A. 保证制剂质量的设施

B. 管理制度

C. 检验仪器

D. 相应的卫生条件

E. 依法经过资格认定的药师或者其他药学技术人员

65. 医疗机构在药品购销中暗中收受回扣或者其他利益，依法对其给予罚款处罚的机关是

A. 卫生行政部门

B. 药品监督管理部门

C. 工商行政管理部门

D. 劳动保障行政部门

E. 中医药管理部门

66. 医疗机构使用麻醉药品和第一类精神药品的，需首先取得药品购用印鉴卡，批准和发放该印鉴卡的部门是

A. 省级人民政府卫生行政主管部门

B. 省级人民政府药品监督管理部门

C. 市级人民政府卫生行政主管部门

D. 市级人民政府药品监督管理部门

E. 设区的市级人民政府卫生行政主管部门

C. 疫苗   D. 血液制品

E. 血清

67. 对已确认发生严重不良反应的药品，可以采取停止生产、销售、使用的紧急控制措施的是人员为

A. 地方人民政府和药品监督管理部门

B. 国务院或者省级人民政府的药品监督管理部门

C. 药品监督管理部门及其设置的药品检验机构

D. 药品监督管理部门及其设置的药品检验机构的工作人员

E. 药品生产、经营企业和医疗机构的药品检验机构或者人员

68. 药品的生产企业、经营企业、医疗机构违反《中华人民共和国药品管理法》规定，给药品使用者造成损害的，

A. 依法承担赔偿责任

B. 依法给予行政处分

C. 依法给予行政处罚

D. 依法追究刑事责任

E. 不予行政处罚

69. 新生儿出生后，监护人应在规定时限为其办理预防接种证，该时限

A. 6 个月   B. 1 个月

C. 2 个月   D. 3 个月

E. 4 个月

70. 国家实行特殊管理的药品不包括

A. 麻醉药品

B. 疫苗

C. 精神药品

D. 医疗用毒性药品

E. 放射性药品

71. 下列不属于药品的是

A. 抗生素   B. 血液

72. 医疗机构药剂人员调配处方时的错误行为是

A. 处方须经过核对，对处方所列药品不得擅自更改

B. 处方所列药品缺货时用同类药品代用

C. 对有配伍禁忌的处方，应当拒绝调配

D. 对有超剂量的处方，应当拒绝调配

E. 必要时，经处方医师更正或者重新签字，方可调整

73. 医务人员将不符合国家规定标准的血液用于患者，造成患者死亡或者严重损害患者身体健康的，由司法机关追究的法律责任是

A. 违宪责任   B. 行政责任

C. 民事责任   D. 刑事责任

E. 经济责任

74. 医疗机构临床用血原则不正确的是

A. 严格掌握输血指征

B. 不得浪费和滥用血液

C. 遵照合理、科学的原则

D. 一般不需要做输血记录

E. 严禁无输血适应证的输血

75. 公民临床用血时，交付用于血液的费用没有包括

A. 血液采集费用

B. 血液购买费用

C. 血液储存费用

D. 血液分离费用

E. 血液检验费用

76. 《献血法》规定，国家实行的献血制度是

A. 义务   B. 有偿

C. 自愿   D. 无偿

E. 互助

77. 为保障公民临床急救用血的需要，国家提倡并指导择期手术的患者
   A. 率先鲜血   B. 互助鲜血
   C. 自愿鲜血   D. 自身储血
   E. 同型输血

78. 《临床输血技术规范》的立法宗旨是规范、指导医疗机构
   A. 科学、合理用血
   B. 安全、科学用血
   C. 合理、安全用血
   D. 合理、卫生用血。
   E. 科学、卫生用血

79. 医疗机构发现发生或者可能发生传染病暴发流行时，应当
   A. 在 1 小时内向所在地县级人民政府卫生行政主管部门报告
   B. 在 2 小时内向所在地县级人民政府卫生行政主管部门报告
   C. 在 4 小时内向所在地县级人民政府卫生行政主管部门报告
   D. 在 6 小时内向所在地县级人民政府卫生行政主管部门报告
   E. 在 8 小时内向所在地县级人民政府卫生行政主管部门报告

80. 在突发公共卫生事件应急处理工作中，有关单位和个人不配合有关专业技术人员调查、采样、技术分析和检验的，对有关责任人给予
   A. 警告
   B. 吊销执照
   C. 降级或者撤职
   D. 行政处分或者纪律处分
   E. 追究刑事责任

81. 《突发公共卫生事件应急条例》规定，医疗卫生机构应当对传染病做到

A. 早发现、早观察、早隔离、早治疗
B. 早报告、早观察、早治疗、早康复
C. 早发现、早报告、早隔离、早治疗
D. 早发现、早报告、早隔离、早康复
E. 早预防、早发现、早治疗、早康复

82. 对流动人口中的传染性非典型肺炎患者、疑似患者处理的原则是
   A. 就地控制、就地治疗、就地康复
   B. 就地隔离、就地治疗、就地康复
   C. 就地控制、就地观察、就地治疗
   D. 就地隔离、就地观察、就地治疗
   E. 就地观察、就地治疗、就地康复

83. 突发公共卫生事件应急处理指挥部根据突发事件应急处理的需要，可以对以下哪些环节采取控制措施
   A. 食物   B. 食物和水源
   C. 水源和交通   D. 交通
   E. 水源

84. 对新发现的突发传染病，国家卫生健康委员会根据危害程度、流行强度，依法及时宣布为
   A. 法定传染病   B. 甲类传染病
   C. 乙类传染病   D. 丙类传染病
   E. 丁类传染病

85. 突发事件应急工作应当遵循的方针是
   A. 统一领导，分级负责
   B. 预防为主，常备不懈
   C. 反应及时，措施果断
   D. 依靠科学，加强合作
   E. 现场处理，监督检查

二、A2 型题

86. 男，71 岁。因腹主动脉瘤在某市级医院接受手术治疗，术中发生大出血，经抢救无效死亡。其子女要求复印患者在该医院的全部病历资料，而院方只同意复印其中一

部分。根据《医疗事故处理条例》规定，其子女无权复印的病历资料是

A. 手术同意书

B. 医学影像检查资料

C. 特殊检查同意书

D. 上级医师查房记录

E. 手术及麻醉记录单

87. 某医师，在去年8月至今年6月的执业活动中，为了从个体推销商手中得到好处，多次使用未经批准的药品和消毒药剂，累计获得回扣8205元。根据《中华人民共和国医师法》的规定，应当依法给予该医师的处罚错误的是

A. 责令改正，给予警告

B. 没收非法所得

C. 处6000元以上10000元以下的罚款

D. 情节严重的，责令暂停六个月以上一年以下执业活动

E. 情节严重的，吊销医师执业证书

88. 肖某，毕业于中等卫校，在乡卫生院工作，2000年取得执业助理医师执业证书。他要参加执业医师资格考试，根据《中华人民共和国医师法》的规定，应取得执业助理医师执业证书后，在医疗机构中工作需要满

A. 6年　　　　B. 5年

C. 4年　　　　D. 3年

E. 2年

89. 赵某，68岁。患胆管癌，术中术者用手指钝性剥离胆总管而撕破静脉急性大出血，慌乱中用钳夹止血，造成静脉完全离断，虽经吻合，赵某终因急性肝功能衰竭而死亡，产生的后果属于

A. 医疗差错

B. 病情严重而发生的难以避免的死亡

C. 医疗事故

D. 医疗意外

E. 手术难以避免的并发症

90. 某外科医师陈某，乘火车出差，一孕妇早产，列车广播寻找医师，李某遂自告奋勇为产妇接生，终因手法不规范，导致婴儿臂丛神经损伤，李某的行为属于

A. 违规操作，构成医疗事故

B. 非法行医，不属于医疗事故

C. 超范围行医，构成医疗事故

D. 见义勇为，不构成医疗事故

E. 采取紧急医疗措施，不属于医疗事故

91. 某县医院妇产科医师计划开展结扎手术业务，按照规定参加了相关培训，培训结束后，有关单位负责对其进行了考核并颁发给相应的合格证书，该有关单位是指

A. 地方医师协会

B. 所在医疗保健机构

C. 国家卫生健康委员会

D. 地方医学会

E. 地方人民政府卫生行政部门

92. 孙某怀孕期间到医院进行产前检查，此时医生如果发现一些情况存在，就会提出终止妊娠的医学意见，这些情况中不包括

A. 孙某患严重心脏病，继续妊娠会危及其生命

B. 胎儿患严重遗传性疾病

C. 胎儿有一般性肢体缺陷

D. 孙某患严重高血压，继续妊娠会危及其生命

E. 孙某患严重糖尿病，继续妊娠会严重危害其健康

93. 黄某因医疗事故受到吊销医师执业证书的行政处罚，1年半后向当地卫生行政部门申请重新注册。卫生行政部门经过审查决定对黄某不予注册，理由是黄某的行政处

罚自处罚决定之日起至申请注册之日止不满

A. 1 年   B. 2 年

C. 3 年   D. 4 年

E. 5 年

94. 医生吴某看卖医疗器械能挣钱，便与院领导拉关系，请假离岗卖医疗器械，时间近 3 年，对吴某离岗 3 年以上的行为，医院应当报告准予注册的卫生行政部门的期限是

A. 离岗近三年的当时

B. 离岗满二年的 30 日内

C. 离岗满二年的 15 日内

D. 离岗满二年后 3 个月内

E. 离岗满二年的 10 日内

95. 某患者咳嗽，发热 3 天到医院就诊。初步诊断为疑似传染型的非典型肺炎，应住院治疗，但是患者以工作离不开为由予以拒绝，医院该对患者应采取的措施是

A. 定期观察

B. 居家观察

C. 立即进行单独隔离治疗

D. 请提示卫生行政部门

E. 尊重患者的自主决定权

96. 患儿男，因发热 3 日到县医院就诊，门诊接诊医生检查后发现患儿的颊黏膜上有科氏斑，拟诊断为麻疹。医生遂嘱患儿的家长带患儿去市传染病医院就诊。按照《中华人民共和国传染病防治法》的规定，接诊医生应当

A. 请上级医生会诊，确诊后再转诊

B. 请上级医生会诊，确诊后隔离治疗

C. 向医院领导报告，确诊后由防疫部门进行转送隔离

D. 向医院领导报告，确诊后对刘某就地进行隔离

E. 在规定时间内，向当地防疫机构报告

97. 甲县某养鸡场发生高致病性禽流感疫情。其相邻养鸡场场主杨某因舍不得灭杀种鸡，便趁夜晚驾车将数十只种鸡运往位于乙县的表哥家藏匿，但在途经乙县、丙县和丁县交界处时，被丁县动物防疫部门截获。遂将车上的种鸡在丁县全部灭杀以及无害化处理。在与杨某的交涉中，丁县动物防疫人员发现杨某体温高、不断咳嗽，随后便通知了上述各县疾病预防控制部门。对于杨某进行医学观察的场所应选择在

A. 甲县   B. 乙县

C. 丙县   D. 丁县

E. 上级市

98. 某药品监督管理部门接到多名眼疾患者举报，反应在县医院眼科就诊使用某药后发生眼内炎。药品监管部门经过调查确认该药为劣药，其法定依据为

A. 国务院药监部门规定禁止使用

B. 没有注明生产批号

C. 未经批准可进口

D. 夸大适应证及功能

E. 被严重污染

99. F 药厂销售代表和某医院多名医师约定，医师在处方时使用 F 药厂生产的药品，并按使用量的多少给予提成。事情曝光以后，按《中华人民共和国药品管理法》的规定，对 F 药厂可以作出行政处罚的部门是

A. 市场监督管理部门

B. 工商行政管理部门

C. 税务管理部门

D. 医疗保险部门

E. 卫生健康主管部门

100. 某患者到省人民医院就医，接诊医师在诊治过程中，使用了一种新上市的抗生素，致使该患者出现了严重不良反应。按照《中华人民共和国药品管理法》的规定，该医院应当向有关部门报告。接受报告的部门是
    A. 国家工商行政管理部门
    B. 省级药品监督管理部门和卫生行政部门
    C. 国家药品监督管理部门
    D. 国务院卫生行政部门
    E. 国家中医药管理部门

101. M 药厂销售代表在和某医院几名医师达成协议后，医师在处方时使用 M 药厂生产的药品，并按使用量的多少收受了药厂给予的提成。事情曝光以后，对 M 药厂按《中华人民共和国药品管理法》的有关规定处理；对于医师的错误行为，有权决定给予处分、没收违法所得的部门是
    A. 医师协会
    B. 工商行政管理部门
    C. 药品监督管理部门
    D. 消费者权益保护协会
    E. 卫生健康主管部门

102. 某县药品监督管理部门接到某药店将保健食品作为药品出售给患者的举报后，立即对该药店进行了查处，并依照《中华人民共和国药品管理法》的规定，将其销售给患者的保健食品认定为
    A. 按假药论处的药物
    B. 假药
    C. 劣药
    D. 食品
    E. 按劣药论处的药

103. "献血大王"张某，在过去的 7 年间，献

血总量已达 5600ml。现张某即将 50 周岁，如果其身体一直保持健康状态，满 55 周岁以前，还可争取无偿献血
    A. 7 次   B. 8 次
    C. 9 次   D. 10 次
    E. 11 次

104. 某村发生一起民居垮塌事故，重伤者 9 人，急送乡卫生院抢救。市中心血站根据该院用血要求，急送一批无偿献血的血液到该院。抢救结束后，尚余 900ml 血液，该院却将它出售给另一医疗机构。根据《中华人民共和国献血法》规定，对于乡卫生院的这一违法行为，县卫生局除了应当没收其违法所得外，还可以对其处以罚款
    A. 十万元以下   B. 五万元以下
    C. 三万元以下   D. 一万元以下
    E. 五千元以下

105. 医师李某，申请开办儿科诊所，经执业注册后。开展了儿科诊疗活动，同时也以所学知识诊治一些妇科患者，李某的行为是
    A. 法律允许的行为
    B. 医师执业规定所允许的
    C. 只要不发生差错，法律即允许
    D. 超执业范围的行为
    E. 只要是患者自愿，都是法律允许的

106. 我国西南部某城市数年前发生 1 次天然气井喷事故，有害的硫化氢气体造成死亡 243 人，累积门诊治疗中毒者 2.7 万人次。判定此次事件为突发公共卫生事件的最主要依据是
    A. 累及野生动物和家禽家畜
    B. 大量居民被迫迁移
    C. 突然发生并严重损坏公众健康
    D. 自然环境的破坏

E. 多人发生中毒

三、X 型题

107. 下列属于医师在执业活动中权利的是

   A. 获得符合国家规定标准的执业基本条件和职业防护装备

   B. 从事医学教育、研究、学术交流

   C. 参加专业培训，接受继续医学教育

   D. 宣传卫生保健知识

   E. 树立敬业精神，遵守职业道德

108. 医师在执业活动中应当履行的义务包括

   A. 宣传普及卫生保健知识

   B. 尊重患者隐私权

   C. 人格尊严、人身安全不受侵犯

   D. 努力钻研业务，及时更新知识

   E. 爱岗敬业，努力工作

109. 下列情形中不属于医疗事故的是

   A. 在紧急情况下为抢救垂危患者生命而采取紧急措施造成不良后果的

   B. 在医疗活动中由于患者病情异常或者患者体质特殊而发生医疗意外的

   C. 无过错输血感染造成不良后果的

   D. 因患方原因延误诊疗导致不良后果的

   E. 因不可抗力造成不良后果的

110. 关于事故赔偿被抚养人的生活费，以下叙述不正确的是

   A. 不满 16 周岁的，抚养到 16 岁

   B. 不满 16 周岁的，抚养到 18 岁

   C. 年满 16 周岁但无劳动能力的，抚养

30 年

   D. 60 周岁以上的，不超过 20 年

   E. 70 周岁以上的，不超过 10 年

111. 医师开具处方可以使用

   A. 药品通用名称

   B. 复方制剂药品名称

   C. 新活性化合物的专利药品名称

   D. 药品的商品名或曾用名

   E. 国家卫生健康委员会公布的药品习惯名称

112. 全国突发事件应急预案应当包括

   A. 突发事件应急处理指挥部的组成和相关部门的职责

   B. 突发事件信息的收集、分析、报告、通报制度

   C. 突发事件应急处理技术和监测机构及其任务

   D. 突发事件预防、现场控制，应急设施、设备、救治药品和医疗器械以及其他物资和技术的储备与调度

   E. 突发事件应急处理专业队伍的建设和培训

113. 我国卫生法的表现形式包括

   A. 宪法

   B. 卫生法律、法规、规章

   C. 技术性法规

   D. 国际卫生条约

   E. 政府红头文件

第二章 循证医学与临床科研设计

一、A1 型题

1. 对于循证医学以下说法错误的是

    A. 不能排斥传统医学

    B. 循证医学决不是"食谱医学"

    C. 系统评价和 Meta 分析是循证医学的核心

    D. 循证医学尚需在实践中不断完善

    E. 循证医学可以替代传统医学

2. 以下哪类研究的证据可以直接用于医学实践

    A. 人群应用性研究

    B. 分子生物学研究

    C. 动物实验

    D. 药物作用的离体研究

    E. 转化性研究

3. 循证医学的 ( ) 是要求任何医疗措施的实施都应建立在最新、最好的医学科学研究信息的基础上。

    A. 基础   B. 理论

    C. 要点   D. 目的

    E. 核心

4. ( ) 是指在疾病的诊治过程中，将个人的临床经验与现有的最好临床科学证据相结合，同时考虑病人的价值观，最后为每个病员作出最佳诊治决策。

    A. 循证医学   B. 实验医学

    C. 现代医学   D. 基础医学

    E. 临床医学

二、X 型题

5. 当我们面临大量问题，需要根据哪些要素确定应该优先回答的问题

    A. 哪个问题攸关患者生命健康

    B. 哪个问题可能在临床上重复出现

    C. 哪个问题短期内最可能得到答案

    D. 哪个问题风险最小

    E. 哪个问题最令人感兴趣

6. 循证医学显示了现代医学的进展，不仅有利于临床医学由经验型向科学型的转变，还将在医疗卫生领域引入人性化服务。传统医学是以经验为主，即根据医师的 ( ) 原理来处理病人。

    A. 经验

    B. 实验

    C. 直觉

    D. 大家的讨论结果

    E. 病理生理

第三章 医学伦理学

一、A1 型题

1. 医学伦理学的特征之一是

    A. 灵活性   B. 集体性

    C. 继承性   D. 组织性

    E. 非规范性

2. 关于医学伦理学的任务，错误的是

    A. 反映社会对医学的需求

    B. 为医学的发展导向

    C. 为符合道德的医学行为辩护

    D. 努力解决医学活动中产生的伦理问题

    E. 满足患者的所有要求和利益

3. 医学伦理学的研究对象是

    A. 医学道德难题   B. 医德基本理论

    C. 医学道德关系   D. 医德基本实践

    E. 医德基本规范

4. 从伦理学上分析，生物－心理－社会医学模式取代生物医学模式的本质上反映了

    A. 医疗技术的进步

    B. 以疾病为中心为医学观念

    C. 重视人的躯体健康

    D. 医学道德的进步

    E. 人的寿命延长

5. 属于医学伦理学基本范畴的是

    A. 有利、公正   B. 权利、义务

    C. 廉洁奉公   D. 医乃仁术

    E. 等价交换

6. 医学伦理学的基本理论不包括

    A. 人道论   B. 社会论

    C. 生命论   D. 美德论

    E. 道义论

7. 医学伦理学发展到生命伦理学阶段，其理论基础的核心是

    A. 生命神圣论

    B. 美德论

    C. 义务论

    D. 人道论

    E. 生命质量与生命价值论

8. 医学伦理学的学科性质属于

    A. 医德学   B. 元伦理学

    C. 规范伦理学   D. 应用伦理学

    E. 道德哲学

9. 现代生命伦理学面对的矛盾、悖论乃至道德冲突，本质上源于

    A. 新的科技成果在医疗卫生领域特别是临床上的应用

    B. 生命科学与技术的进步

    C. 社会对医学评价标准的全面化提升

    D. 社会传统文化与科技成果广泛运用之间矛盾的反映

    E. 科学主义和市场经济的挑战

10. 关于医学伦理的"不伤害"原则，叙述错误的是

    A. 无损伤

    B. 尽可能避免身体的伤害

    C. 尽可能避免生理的伤害

    D. 尽可能避免心理的伤害

    E. 尽可能避免经济上的损失

11. 关于医技伦理学，叙述正确的是

    A. 是一门研究医技人员专业知识和技术的科学

B. 以医技道德为研究对象

C. 是社会科学与伦理道德相互作用的产物

D. 是一般伦理学原理在临床诊疗实践中的具体应用

E. 是研究医技人员之间关系的科学

12. 医学伦理的"尊重"原则不包括

A. 尊重患者的生命

B. 尊重患者的一切主观意愿

C. 尊重患者的自主权

D. 尊重患者的人格尊严

E. 尊重患者的隐私

13. 在医学上能够做到的

A. 就是伦理上应该做的

B. 在伦理上不一定是需要做的

C. 在伦理上是不应该做的

D. 在伦理上是缺乏根据的

E. 都是经过伦理学检验的

14. 医学与医学伦理学的关系是

A. 医学实践活动是医学伦理学产生的结果

B. 医学实践活动是医学伦理学的尺度和方式

C. 医学道德是医学工作者实现人类健康服务的保障

D. 只要技术过硬就能够实现全心全意为人民健康服务的目的

E. 在现代医学科学研究中医学道德服从医学成果

15. 目前我国医学伦理学的主要研究方向是

A. 公民道德问题

B. 临床医学问题

C. 公共道德的学说和体系

D. 生命科学的发展

E. 医学实践中的道德问题

16. 医患冲突的结果，可能造成

A. 患者的被动－攻击行为

B. 患者不遵从医嘱

C. 患者的情绪不好

D. 患者难以公开谈出自己的需要

E. 以上情况均有可能发生

17. 良好医患关系的重要性不包括

A. 提高患者的社交能力

B. 以提高患者的治疗效果

C. 减轻患者心理负担

D. 造就医患之间良好的心理气氛

E. 本身就是一种治疗手段

18. 随着病情的变化，关于医患关系以下最准确的是

A. 一直保持不变

B. 由主动－被动模式转化为指导－合作模式

C. 由主动－被动模式转化为共同参与模式

D. 最终都要进入共同参与模式

E. 由一种模式转向另一种模式

19. 下列会直接影响医务人员与患者无法进行语言沟通的是

A. 声调　　　　B. 手势

C. 谈话地点　　D. 封闭式谈话

E. 讨论式交谈

20. 医患沟通的伦理准则不包括

A. 尊重　　　　B. 有利

C. 公正　　　　D. 诚信

E. 公开

21. 医患沟通的伦理意义不包括

A. 实践"人是目的"的伦理价值

B. 发挥道德情感的传递作用

C. 推动人道主义精神的发展

D. 促进医患双方道德境界的提升

E. 减少纠纷的需要

22. 现代医学实践中医患关系的常用模式是

A. 主动 - 被动型模式

B. 指导 - 合作型模式

C. 指导 - 参考型模式

D. 共同参与型模式

E. 相互协作型模式

23. 医患关系的意义是

A. 有利于医学事业的发展

B. 共同维护患者利益和社会利益

C. 相互信任、支持与协作

D. 相互学习与竞争

E. 彼此平等和相互尊重

24. 医患之间正常的信托关系应该建立于 （ ） 的基础之上。

A. 上下级关系

B. 契约关系

C. 亲属关系

D. 社会主义医德关系和法制关系

E. 货币交易关系

25. 医患关系的本质是

A. 一般的契约关系

B. 纯粹的信托关系

C. 具有契约性质的信托关系

D. 具有买卖性质的依附关系

E. 具有协作性质的买卖关系

26. 下列各项中不属于医患之间非技术关系的是

A. 道德关系　　B. 利益关系

C. 价值关系　　D. 经济关系

E. 法律关系

27. 医患关系是契约关系，表明

A. 医患关系不是民事法律关系

B. 医患之间是平等的

C. 医患关系的主体是来就诊的患者

D. 医患关系是患者出于无奈与医务人员及医疗机构结成的

E. 医患关系的客体是社会

28. 关于医患关系，错误的是

A. 随着技术的进步，医患关系在很大程度上被物化了

B. 医患关系的物化必然割裂了医生和患者的情感

C. 医患关系已从传统的道德调整向道德调整和法律规范的过渡

D. 医患关系的法制化趋势对医生的职业道德提出了越来越高的要求

E. 医患之间的不协调的出现和增加在一定程度上说明了医患关系的民主化趋势

29. 患者的自主性取决于

A. 医患之间的契约关系

B. 医患之间的经济关系

C. 医患之间的政治关系

D. 医患之间的亲疏关系

E. 医患之间的工作关系

30. 在医患交往中，强调维护患者权益取决于

A. 患者在信托关系中居于弱势地位

B. 患者在信托关系中有明确要求

C. 患者在信托关系中居于强者地位

D. 医师对患者的承诺

E. 医师对患者的关心

31. 对于长期慢性患者，宜采取的医患关系模式是

A. 主动 - 被动型　　B. 被动 - 主动型

C. 指导 - 合作型　　D. 共同参与型

E. 合作 - 指导型

32. 关于医患关系的性质，错误的是

A. 医患关系是建立在信赖基础上的特殊人际关系

B. 医患关系是建立在平等基础上的契约关系

C. 医患关系是同志式的平等关系

D. 医患关系双方因为医生处于主动一方，患者处于被动一方而成为不平等的人际关系

E. 医患关系是以社会主义法制为保障建立起来的信托关系

33. 以下表述符合医学影像技术伦理的是

A. 放射检查导致患者放射性损伤

B. 普遍应用 CT、MR 为患者做检查

C. 运用影像技术进行胎儿性别鉴定

D. 医疗机构争相购买昂贵的大型医疗影像设备

E. 从影像结果中寻求对疾病诊断的同时，加强与患者的直接沟通

34. 医技人员与患者关系的内涵是指

A. 口腔专业人员与患者的关系

B. 单纯医技人员与患者的关系

C. 所有医务人员与患者及其家属的关系

D. 影像以及检验等医疗专业人员与患者的关系

E. 所有参与医技工作的医院相关职工与患者及其社会联系之间的关系

35. 口腔医师职业道德的一般规范中，"团结协作"的内涵是

A. 口腔医师对患者要充满同情之心

B. 口腔医师对本职工作要严格认真

C. 口腔医师在技术和知识上不断更新

D. 口腔医师正确处理同行和同事间的关系

E. 口腔医师做到自觉遵纪守法，不以医谋私

36. 口腔修复工作中特有的道德要求是

A. 坚持以患者为中心，全心全意为患者服务

B. 钻研技术，更新知识，提高技能

C. 拓宽知识范围，加强美学修养

D. 加强沟通，做到知情同意

E. 强调社会效益、兼顾经济效益

37. 提高口腔修复质量，避免或减少医患纠纷的特有措施是

A. 耐心细致，解释清楚

B. 严格的口腔检查及适当的全身检查

C. 认真制订治疗方案，做到知情同意

D. 全面认真地问诊，充分了解患者的需求

E. 严格操作规程，确保治疗质量

38. 以下属于检验标本送检过程中的伦理的是

A. 骨髓标本收集时要防范发生麻醉意外

B. 骨髓穿刺应最大程度减少对患者的物理创伤

C. 涉及患者隐私的标本采集要在适宜的采集场所进行

D. 对检验标本逐个进行认真登记和分类

E. 标本采集要严格执行消毒措施，防止发生血液交叉感染

39. 有关医学影像技术伦理建设描述，以下选项正确的是

A. 建立医学影像技术应用规范以防止医学影像技术被滥用

B. 影像医疗的需求应超前于患者的实际购买力

C. 医疗影像新技术的应用应遵循的唯一原则是"疗效最佳"

D. 要增加医务人员对医学影像技术的依赖

E. 各级医院均应配置医学影像大型设备

40. 以下属于标本采集准备阶段的伦理的是

A. 骨髓标本收集时要防范发生麻醉意外

B. 事先与患者进行适当的交流和沟通

C. 标本采集要严格执行消毒措施，防止发生血液交叉感染

D. 骨髓穿刺应最大程度减少对患者的物理创伤

E. 涉及患者隐私的标本采集要在适宜的采集场所进行

41. 有关临床检验标本采集中出现差错的处理，最正确的描述是

A. 直接交由医院行政部门交涉处理

B. 真诚地向患者进行解释以争取患者的谅解

C. 和患者进行激辩，以弄清事实真相

D. 由检验部门主管负责出面解释

E. 将所有责任全部推到患者身上

42. 患者抽血紧张时，医务人员最恰当的用语是

A. （称呼），瞧人家都不紧张，没事的

B. 嗨，抽点血都紧张，胆子真小

C. （称呼），我帮您抽血轻一点，不会痛的

D. （称呼），抽血是为你好，配合一点

E. 胳膊伸直，别动

43. 医务人员医德考评的首要标准是

A. 遵纪守法，廉洁行医

B. 因病施治，规范医疗服务行为

C. 救死扶伤，全心全意为人民服务

D. 严谨求实，努力提高专业技术水平

E. 尊重患者的权利，为患者保守医疗秘密

44. 下列有关医德考评说法正确的是

A. 医德考评要完全做到量化考核

B. 医德考评要坚持实事求是、客观公正的原则

C. 各医疗机构仅仅针对骨干医技人员建

立医德档案

D. 医德考评要纳入医院管理体系，每年进行三次

E. 医德考评不得与医技人员的年度考核、定期考核等工作相结合

45. 医技人员医德考评应当认定为较差的情形是

A. 在医疗服务活动中接受患者或家属的口头感谢

B. 复印医学文书及有关资料的

C. 出具医学证明文件供他人使用的

D. 医疗服务态度较差，但未造成恶劣影响或者严重后果的

E. 违反医疗服务政策，多计费、多收费或者私自收取费用，情节严重的

46. 医技人员不认真履行职责，导致发生医疗事故或严重医疗差错的，医德考评结果应记为

A. 优秀   B. 良好

C. 中等   D. 一般

E. 较差

47. 以下符合医技人员服务规范的是

A. 到点后上班，调试设备，让患者等候

B. 上班时间内谈论工作之外的琐事

C. 检查前不予解释，告知患者自行阅读注意事项

D. 向患者解释检查事项和实验结果的意义

E. 不告知患者取结果的时间、地点

48. 下列属于患者的义务的是

A. 对医务人员所采取的防治医疗措施决定取舍

B. 平等享受合理质量医疗资源

C. 自主思考，就关于自己医疗问题作出的合乎理性和价值观的决定

D. 保有、维护名誉不受他人侵犯

E. 支持医学科学研究

49. 不属于患者义务的是

A. 支持医学发展

B. 遵守医院规章制度

C. 对医疗机构及其医务人员进行监督

D. 尊重医务人员的人格劳动

E. 支付医疗费用

50. 临终关怀的伦理意义表现在

A. 它有利于建立和谐社会

B. 它体现生命神圣、质量和价值的统一

C. 它理解临终病人的需求

D. 它维护临终病人的生命尊严

E. 它同情和关心临终病人的家属

51. 现代意义上的临终关怀的目的不包括

A. 使临终患者的生存质量得到提高

B. 为医护人员提供心理咨询

C. 帮助患者在舒适和安宁中走完人生的最后旅程

D. 使家属得到慰藉

E. 为家属提供居丧照护

52. 对患有不治之症且濒临死亡而又极度痛苦的病人。停止采用人工干预方式抢救而缩短病人痛苦的死亡过程称为

A. 医生助死　　　B. 积极安乐死

C. 消极安乐死　　D. 自愿安乐死

E. 非自愿安乐死

53. 下列违背道德要求的是

A. 个人利益优先，兼顾社会利益

B. 社会利益优先，兼顾个人利益

C. 为人民服务

D. 尊老爱幼

E. 舍己为人

54. 医德修养的根本途径和方法是

A. 自我批评　　　B. 自我反思

C. 见贤思齐　　　D. 接受患者监督

E. 与医疗实践结合

55. 医学道德评价的标准包括

A. 疗效标准、社会标准、科学标准

B. 舆论标准、价值标准、疗效标准

C. 科学标准、社会标准、舆论标准

D. 科学标准、疗效标准、价值标准

E. 社会标准、价值标准、舆论标准

56. 医学道德修养的范畴包括

A. 意志、情操、仪表、品行

B. 举止、仪表、意志、情感

C. 情操、信念、习惯、举止

D. 情操、举止、仪表、品行

E. 仪表、品行、情操、信念

57. 医学道德教育的过程不包括

A. 提高道德意识

B. 培养医德情感

C. 锻炼医德意志

D. 坚定医德信念

E. 进行自我教育和自我锻炼

58. 正确把握医德评价依据的观点是

A. 动机论

B. 手段论

C. 效果论

D. 目的论

E. 动机与效果、目的与手段辩证统一论

59. 对医德评价的意义理解错误的是

A. 表明评价者个人的喜好

B. 形成健康的医德氛围

C. 调节医学人际关系

D. 有助于将外在医德规范化为医务人员的信念

E. 有助于指导医务人员选择高尚的医德行为

二、A2 型题

60. 一位符合安乐死条件的病人，医生使用药物结束其痛苦的生命。称为

A. 强迫安乐死　　　B. 医助安乐死

C. 被动安乐死　　　D. 主动安乐死

E. 自杀安乐死

61. 一位服用了 60 多片安定的精神病患者被送到医院急救，患者父母表示无力承担抢救费用。按照急救伦理的要求，医生应该选择的处理措施是

A. 在征得患者父母同意和医院领导同意的情况下，迅速实施抢救

B. 在征得患者父母同意的情况下，放弃治疗

C. 放弃治疗，让患者父母将其接回家

D. 向民政部门反映，争取社会支持，并由他们决定是否抢救

E. 仅给予患者家庭能够承受费用的支持疗法

三、B1 型题

（62～64 题共用备选答案）

A. 共同参与模式

B. 指导－合作模式

C. 主动－被动模式

D. 契约模式

E. 工程模式

62. 在患者处于急性感染但无意识障碍的情况下，通常采用的医患关系模式是

63. 对危重、昏迷、手术等情况下的患者，适用的医患关系模式是

64. 对大多数慢性病患者，"帮助患者自疗"的医患关系模式是

四、X 型题

65. 以下方法中属于卫生技术伦理和社会影响评估的有哪些

A. 非结构式访谈法

B. 成本效果分析

C. 前后试验

D. 成本最小化分析

E. 半结构式访谈法

66. 伦理和社会影响评估的资料收集方法有哪些

A. 结构式访谈法　　　B. 小组访谈法

C. 非结构式访谈法　　D. 观察法

E. 半结构式

67. 卫生技术的两重性是指

A. 是用于卫生保健领域的特定知识体系

B. 服务于政策的制定

C. 能增强诊断和防治疾病的能力，改善人类健康水平

D. 是用于医疗服务系统的特定知识体系

E. 带来诸如伦理问题、卫生技术不良反应问题、医疗费用不合理快速增长等消极影响和不良后果

68. 改善医患关系的措施包括

A. 医方提高专业技术、品德修养、尊重患者权利等

B. 患方尊重医务人员和医院的规章制度，普及医学伦理法律知识，积极配合治疗

C. 完善医疗制度，规范医院的管理，完善卫生补偿体制

D. 建立协调医患关系的组织

E. 确立公正的社会舆论导向

69. 医学道德的意义包括

A. 有助于形成医务人员的内在品质

B. 有助于培养医务人员的人文素养和道德情操

C. 有助于促进医学科学工作发展

D. 是将医学道德原则和规范转化为内心信念的重要环节

E. 是确保维护社会公益的原则

第四章　影像技术学

一、A1 型题

1. 不能发现透光性结石的检查方法是
   A. KUB
   B. CT
   C. B 超
   D. IVP
   E. MRI

2. 关于 X 线物理效应的叙述，不正确的是
   A. 感光作用
   B. 荧光作用
   C. 穿透作用
   D. 干涉与衍射作用
   E. 着色作用

3. 关于 X 线的发生过程，下列叙述错误的是
   A. 阴极与阳极间的电势差陡增
   B. X 线主要由 X 线管窗口发射，热能由散热装置散发
   C. 当向 X 线管两极提供高压电时，电子以高速由阴极向阳极行进，轰击阳极钨靶而发生能量转换
   D. 1% 以下的能量转换为 X 线，99% 以上转换为热能
   E. 向 X 线管灯丝供电、加热，在阳极附近产生自由电子

4. 关于 X 线图像特点，说法不正确的是
   A. X 线图像是灰阶图像
   B. 人体组织结构的密度与 X 线图像上密度是同一概念
   C. X 线图像是重叠图像
   D. 伴影会使 X 线图像的清晰度减低
   E. 锥形 X 线束使图像有一定程度的放大和变形

5. 诊断 X 线机装置的组成不包括
   A. 影像装置
   B. 专用机械装置
   C. 高压发生装置
   D. 控制装置
   E. 影像归档和通信系统

6. 关于 X 线的叙述，错误的是
   A. X 线具有一定的波长和频率
   B. X 线属于电磁波中的电离辐射
   C. X 线比可见光的波长短
   D. X 线是带电粒子
   E. X 线本质是一种电磁波

7. 下列关于 X 线检查的叙述哪一项是错误的
   A. 对于缺乏自然对比的组织或器官应采用人工对比
   B. 荧光透视常用于集体体检
   C. 普通检查包括荧光透视和摄影
   D. 造影检查属于特殊检查
   E. 自然对比和人工对比是 X 线检查的基础

8. X 线透视主要利用 X 线特性的
   A. 穿透性与胶片感光效应
   B. 荧光效应和电离效应
   C. 穿透性与荧光效应
   D. 穿透性与电离效应
   E. 生物学效应

9. X 线管内高速电子的动能取决于
   A. 两极间的管电压
   B. 靶物质的原子序数
   C. X 线管灯丝加热电压
   D. 管电流
   E. 阴极灯丝焦点大小

10. X 线使胶片感光形成潜影是利用了 X 线的

A. 穿透性   B. 感光特性

C. 着色特性   D. 生物效应

E. 荧光效应

A. 0.5 倍   B. 1 倍

C. 1.5 倍   D. 2 倍

E. 2.5 倍

11. 常规高电压正位 X 线胸片的拍摄要求正确的是

  A. 电压为 80 ~ 120kV

  B. 中心线通过第 3 胸椎水平

  C. 胸部适当前倾，两上臂内旋

  D. 深呼气状态下屏气曝光

  E. 焦 - 片距为 150 ~ 180cm

12. 下列选项叙述正确的是

  A. X 线衰减后的强度与入射 X 线强度成反比，与所穿过物质的密度及厚度成反比

  B. X 线衰减后的强度与入射 X 线强度成反比，与所穿过物质的密度及厚度成正比

  C. X 线衰减后的强度与入射 X 线强度成正比，与所穿过物质的密度及厚度成正比

  D. X 线衰减后的强度与入射 X 线强度成正比，与所穿过物质的密度及厚度成反比

  E. X 线衰减后的强度与入射 X 线的强度成反比，与所穿过物质的密度成正比、与厚度成反比

13. 能量 80keV 的电子入射到 X 射线管的钨靶上产生的结果是

  A. 连续 X 射线的最大能量是 80keV

  B. 特征 X 射线的最大能量是 80keV

  C. 产生的 X 射线绝大部分是特征 X 射线

  D. 仅有 1% 的电子能量以热量的形式沉积在钨靶中

  E. 特征 X 射线的最大能量是 160keV

14. 连续 X 射线的最长波长是最短波长的

15. 影响 X 线穿透力最重要的因素是

  A. 曝光时间   B. 焦片距

  C. 管电流   D. 管电压

  E. 曝光剂量

16. 关于荧光透视的叙述，错误的是

  A. 透视过程中可转动患者体位，改变方向进行观察

  B. 透视过程中可以观察气管的动态变化，如心、大血管搏动、膈运动及胃肠蠕动等

  C. 透视操作方便，费用低

  D. 透视可立即得出结论

  E. 透视可清晰观察密度与厚度差别小的气管及厚度与密度较大的部位

17. X 线穿透均匀物质时，其衰减与下列哪一项相关

  A. 物质与 X 线源的距离

  B. 物质的衰减系数

  C. X 线的曝光时间

  D. X 线束的厚度

  E. 物质的面积

18. 下列叙述不正确的是

  A. X 线是真空管内高速行进的电子流轰击钨靶时产生的

  B. X 线管为一高真空的二极管，杯状的阴极装着灯丝

  C. X 线发生的装置主要包括 X 线管、变压器和操作台

  D. 软 X 线摄影主要用于检查软组织，特别是乳腺的检查

  E. X 线普通检查包括荧光透视、X 线摄影及软 X 线摄影

19. 以下对 X 线的叙述，正确的是

　　A. X 线的硬度大→频率高→穿透力强

　　B. X 线的硬度大→波长长→穿透力强

　　C. X 线的硬度大→频率高→穿透力弱

　　D. X 线的硬度大→波长长→穿透力弱

　　E. X 线的硬度大→HVL 小→穿透力强

20. 以下不属于影响 X 线照片密度的因素是

　　A. 照射量　　　　　B. 管电压

　　C. 摄影距离　　　　D. 被照体厚度

　　E. 被照体面积

21. 关于 X 线的特性，下列哪项叙述是正确的

　　A. X 线是一种波长较长的电磁波

　　B. X 线能激发荧光物质，使波长长的 X 线转换为波长短的可见荧光

　　C. X 线仅对生物和人体组织产生电离效应

　　D. X 线能穿透可见光不能穿透的物体

　　E. X 线是一种特殊的可见光

22. 数字成像较模拟成像的优势，叙述不正确的是

　　A. 进行高保真的存储和传输

　　B. 高保真地调阅图像

　　C. 图像后处理

　　D. 空间分辨力高

　　E. 密度分辨率高

23. 关于 X 线的产生，以下叙述错误的是

　　A. 1895 年，德国科学家伦琴发现 X 线

　　B. X 线波长长，能穿透一切物体

　　C. X 线发生装置主要包括 X 线管、变压器和操作台

　　D. X 线管为一高真空二极管，阴极装着灯丝，阳极由钨靶和附属散热装置组成

　　E. X 线管阴极电子轰击阳极钨靶时，发生能量转换，其中 1% 以下的能量转换为

X 线，99% 以上转换为热能

24. X 线是一种波长很短的电磁波，其波长范围为

　　A. 0.0002 ~ 500nm　　B. 0.0006 ~ 500nm

　　C. 0.0002 ~ 100nm　　D. 0.0006 ~ 50nm

　　E. 0.0002 ~ 10nm

25. 关于软 X 线的叙述，以下选项不正确的是

　　A. 60kV 以下的管电压产生的 X 线

　　B. 也称软组织摄影

　　C. 波长较长

　　D. 多用于乳腺、阴茎、喉侧位等

　　E. 成像基础主要以光电吸收为主

26. 骨、肌肉、脂肪、液体、空气在 X 线片上由白到黑的排序是

　　A. 骨、肌肉、脂肪、液体、空气

　　B. 骨、肌肉、液体、脂肪、空气

　　C. 骨、液体、肌肉、脂肪、空气

　　D. 骨、液体、肌肉、空气、脂肪

　　E. 骨、肌肉、液体、空气、脂肪

27. X 线透过被照体后形成的强度差异，称为

　　A. 人工对比度　　　　B. 照片对比度

　　C. X 线对比度　　　　D. 胶片对比度

　　E. 天然对比度

28. 关于 X 线特性的描述，下列叙述错误的是

　　A. X 线穿透力越强，组织吸收 X 线越少，电离效应越小

　　B. X 线波长越短，X 线穿透力越强

　　C. 组织越厚，吸收 X 线越多

　　D. 组织密度越高，对 X 线吸收越多

　　E. X 线管电压越大，X 线波长越长

29. X 线随距离增加而减弱，也可在穿过物体时被吸收或产生散射线而减弱。下列哪种说法正确

　　A. X 线的吸收与该物质的原子序数的立方成反比

B. X 线的吸收与物体的厚度成反比

C. X 线的吸收与波长成正比

D. X 线的吸收与物体的密度成正比

E. X 线吸收与距离成正比

30. 连续 X 线光子的能量取决于

A. 电子接近核的情况

B. 电子的能量

C. 核电荷

D. 核电荷、电子的能量、电子接近核的情况

E. 核电荷、电子的质量、电子接近核的情况

31. 关于放射防护的方法和措施，下列哪一说法是错误的

A. X 线在一定的曝射量范围内对人体是安全的

B. 简易的防护措施是距离防护

C. 主动防护目的是尽量减少 X 线的发射剂量

D. 限制每次检查的照射次数是减少曝射量的重要措施

E. 继发射线能量小，但对人体的危害也小

32. 下列各项中正确的是

A. X 线摄影时用增感屏是为了缩短曝光时间

B. X 线透视时只要荧光板够亮，无须暗适应

C. 透视检查，即使长时间检查，也不会引起"X 线烧伤"

D. 一般断层摄影一次摄一张片就够了

E. 腹部 X 线摄影仅用于发现各种结石和异物

33. 下列叙述不正确的是

A. 电压越高，产生的 X 线波长越短，穿

透力越强

B. X 线是在真空管内高速行进成束的电子流撞击钨靶时而产生的

C. X 线管产生的 X 线仅占总能量的 10% 左右

D. X 线波长短，具有强穿透力，能穿透可见光不能穿透的物体

E. X 线通过任何物质都能产生电离效应

34. 依据人体在 X 线影像上的密度，下列组织中密度最低的是

A. 钙化　　　　　　B. 体液

C. 神经组织　　　　D. 脂肪

E. 软骨

35. 腹部 X 线摄影能显示肾轮廓原因，与之有关的组织是

A. 尿液　　　　　　B. 空气

C. 血液　　　　　　D. 肌肉

E. 脂肪

36. 透视的缺点是

A. 不可转动患者体位

B. 缺乏客观记录

C. 不能了解器官的动态改变

D. 操作不便

E. 费用昂贵

37. 为了消除 IP 板上的残留信息，必须采用

A. 弱光照射　　　　B. X 线照射

C. 强光照射　　　　D. 紫外线照射

E. 红光照射

38. 体层摄影最常用于

A. 骨骼

B. 腹部

C. 四肢及关节

D. 气管、支气管、肺

E. 头颅

39. 下列叙述正确的是

A. X 线波长短，具有很强的穿透力，能穿透一切可见光不能穿透的物质

B. X 线激发荧光物质，使波长短的 X 线转变成波长长的可见荧光

C. 经 X 线照射后，感光的溴化银中的银离子被氧化而析出金属银

D. X 线的生物效应是指人体对 X 线有一定的耐受性

E. 通过测量空气的电离程度可计算出 X 线的波长

中被高密度组织或病变遮挡的正常组织或病理改变

D. 造影检查用于显示缺乏自然对比的组织结构

E. 记波摄影用于显示肺部病变

40. 在对被检者的防护措施中，错误的是

A. 做好非检查部位的屏蔽防护

B. 为减少照片斑点，尽量增大 X 线照射量

C. 减少废片率

D. 限制检查次数，避免不必要的短期重复检查

E. 严格控制照射量

41. 关于 X 线的特性，叙述错误的是

A. 荧光效应是进行透视检查的基础

B. 穿透性是 X 线成像的基础

C. 感光效应是 X 线摄影的基础

D. 生物效应是放射治疗的基础

E. 穿透性是进行 X 线检查时需要注意防护的原因

42. 下列 X 线特性中哪项是放射治疗的基础，也是进行 X 线检查时需要注意防护的原因

A. 电离效应　　　　B. 穿透性

C. 感光效应　　　　D. 康普顿效应

E. 荧光效应

43. 关于 X 线检查方法的选择，下述哪项是错误的

A. 体层摄影多用于了解病变内部的情况

B. 放大摄影用于显示较细微的病变

C. 高电压摄影用于显示那些在常规摄影

44. 放射线照射急性损伤在早期反复出现的症状，可能性最大的是

A. 皮肤烧伤　　　　B. 口腔炎

C. 肺纤维化　　　　D. 白细胞数减少

E. 脱发

45. 关于透视及摄影的叙述，以下选项正确的是

A. 对脊柱、骨盆的观察不受限

B. X 线摄影时用增感屏，可增加辐射剂量

C. 透视影像的空间分辨率更高

D. 可动态观察心脏、大血管搏动

E. X 线透视时只要荧光板够亮，无须暗适应

46. 关于放射防护，下列叙述不正确的是

A. 主动防护的目的是尽量减少 X 线的发射剂量

B. 使用原子序数较高的物质材料阻挡 X 线属于屏蔽防护

C. 限制照射范围，减少辐射量

D. 原发射线比继发射线的能量小，对放射工作者的影响大

E. 放射工作者最简易的防护措施是距离防护

47. 下列防护物质中，最理想的防护物是

A. 铁　　　　　　　B. 铜

C. 铅　　　　　　　D. 铝

E. 建筑材料

48. 关于 X 线穿透力，下列叙述错误的是

A. X 线穿透力与 X 线管电压无关

B. X 线穿透性是 X 线成像的基础

C. 同一组织，X线穿透物体的厚度越大，穿透力越弱

D. 同一厚度，X线穿透物体的密度越大，穿透力越弱

E. X线在穿透过程中有一定程度的衰减

B. 减少伴影的方法是增大靶片距离

C. 伴影的产生与锥形束有关

D. 斜射投照会造成影像歪曲失真

E. X线束是从X线管向人体做锥形投射，因此使X线影像有一定的放大和变形

49. 关于放射防护，以下哪种叙述是错误的

A. 使用原子序数较高的物质材料阻挡X线

B. 屏蔽防护是最主要的防护措施之一

C. 最简易的防护措施是距离防护

D. X线穿透人体一定会产生生物损害

E. 限制每次检查的照射次数，避免短期不必要的多次重复检查

50. 关于X线检查的防护，叙述错误的是

A. X线穿透人体将产生一定的生物效应

B. 主动防护的目的是尽量减少X线的发射剂量，选择适当的摄像参数

C. 被动防护的目的是使受检者尽可能少接受射线剂量

D. 接触的X线量超过容许的辐射量，就将发生放射损害

E. 合理使用X线，避免不必要的检查，特别是重视孕妇及小儿患者的检查

51. 不能发现透光性肾盂结石的检查方法为

A. 透视　　　　　　B. MRI

C. IVP　　　　　　D. B超

E. CT

52. 关于X线防护原则，下列叙述错误的是

A. 减少X线发射剂量

B. 建立剂量限制体系

C. 最简易的防护措施是距离防护

D. 缩短受照时间

E. 缩短焦物距

53. 下列叙述中不正确的是

A. 影像放大率与靶片距离成正比

54. 关于X线诊断的叙述，下列哪一项是错误的

A. X线诊断是依靠对临床资料，包括病史、症状、体征及其他临床检查资料进行分析推理得出的

B. 观察分析X线片时，首先应注意投照技术条件

C. 为了不遗漏重要X线征象，应按一定顺序、全面而系统地进行观察

D. X线影像反映的是正常与大体病理的解剖特点

E. 分析X线片时，结合临床的重要性是区别"同病异影""异病同影"

55. 下列哪项不是X线影像的特点

A. 是X线穿透路径上所有结构的重叠

B. 有一定的放大

C. 图像灰度反映了X线穿透组织的密度

D. X线强度过低时图像的噪声增加

E. 伴影使影像的清晰度提高

56. CR摄影和DR相比

A. 时间分辨力和空间分辨力俱佳

B. 时间分辨力好，空间分辨力不足

C. 空间分辨力好，时间分辨力不足

D. 时间分辨力和空间分辨力均不足

E. 密度分辨力低，空间分辨力高

57. DR与CR摄影的区别，错误的是

A. DR系统兼容性低于CR摄影

B. DR成像时间短于CR摄影

C. DR图像信噪比优于CR摄影

D. CR摄影是X线间接转换技术，DR是

X线直接或简单间接转换技术

E. CR 摄影曝光剂量小于 DR

58. CR 摄影系统在肌肉骨骼系统的应用实践中，对哪一类病变的显示可能受到限制

A. 胸椎病变　　　B. 短骨病变

C. 长骨病变　　　D. 脊柱侧弯

E. 关节软骨病变

59. 关于 CR 摄影系统的影像板，叙述错误的是

A. 影像板上的图像信息经计算机处理后可永久保存

B. 影像板上记录的信号为模拟信号

C. 自影像板上读出的信息为数字信息

D. 影像板可反复使用

E. 影像板代替胶片保存 X 线影像信息

60. 使用 CR 摄影显示优于常规 X 线胸片

A. 肺泡病变

B. 肺结节性病变

C. 肺间质肺炎

D. 肺间质纤维化

E. 特发性肺间质纤维化

61. 胸部 CR 摄影时为显示被肋骨遮蔽而观察不到的肺部病变，应选用哪种后处理方法

A. 时间减影法　　B. 窗位处理

C. 灰阶处理　　　D. 放大摄影

E. 能量减影法

62. 以下选项不属于 CR 摄影摄像优点的是

A. 时间分辨力好

B. 提高图像密度分辨力

C. 实现常规 X 线摄影信息数字化

D. 辐射剂量降低

E. 多信息显示

63. CR 摄影在显示哪方面病变时不如常规 X 线胶片摄影

A. 骨结构

B. 结石

C. 肠管积气及气腹

D. 肺间质及肺泡病变

E. 软组织

64. CR 摄影和常规 X 线摄影相比

A. 密度分辨力和空间分辨力均不足

B. 密度分辨力好，空间分辨力不足

C. 空间分辨力好，密度分辨力不足

D. 密度分辨力和空间分辨力俱佳

E. 空间分辨力不足，时间分辨力较好

65. 使用 DR，其优于传统 X 线胸片的疾患是

A. 肺间质纤维化

B. 间质肺炎

C. 肺泡病变

D. 肺内渗出性病变

E. 脱屑性间质性肺炎

66. 关于 DR 的叙述，以下选项是错误的是

A. 曝光量小

B. 较 CR 摄影成像速度快

C. 容易与原 X 线设备匹配

D. 探测器寿命长

E. 信噪比高

67. 高分辨力 CT 扫描的主要优点是

A. 影像边缘清晰

B. 组织对比度好

C. 相对密度分辨率高

D. 相对空间分辨率高

E. 噪声小

68. 高分辨力 CT 扫描（HRCT）是

A. 应用高 mAS、薄层厚（1 ~ 2mm）、大矩阵（>512×512）及骨重建算法

B. 应用高 kV、薄层厚（1 ~ 2mm）、大视野及骨重建算法

C. 应用高 kV、薄层厚（5 ~ 10mm）、大矩阵（>1024×1024）及骨重建算法

D. 应用高 mAS、薄层厚（1～2mm）、大视野及骨重建算法

E. 应用高 mAS、薄层厚（5～10mm）、大矩阵（＞1024×1024）及骨重建算法

69. 决定 CT 机连续工作时间长短的最关键指标是

A. 磁盘容量

B. 扫描速度

C. 重建速度

D. X 线管容量

E. X 线管阳极热容量

70. 关于 CT，下列叙述错误的是

A. 螺旋 CT 是多轴、多排探测器

B. 高软组织分辨力

C. 密度差别建立了数字化标准

D. 扫描速度快及容积扫描是螺旋 CT 最明显的优势

E. 断层显示解剖

71. 螺旋扫描的基本概念是指

A. X 线球管的旋转方式是螺旋形的

B. 扫描床是呈螺旋形进退的

C. 扫描采集数据的轨迹是螺旋形的

D. 重建图像的数据直接来自螺旋数据

E. 显示的图像按照螺旋方式排列

72. FPD 可用于 DSA 的根本原因是

A. 视野大

B. 对比度好

C. 空间分辨率高

D. 成像速度慢

E. 可以动态成像

73. CT 成像原理利用的是

A. 多方位成像特性

B. 横断面图像显示特性

C. X 线的吸收衰减特性

D. 数据采集系统（DAS）特性

E. X 线透过被照体之后的直进性

74. 与传统 CT 比较，滑环技术改进的核心是

A. 高压电缆

B. X 线球管

C. 扫描机架

D. 馈电方式

E. 高压发生器

75. 根据 CT 的工作原理，X 线穿透人体后首先被下述哪一部分接受

A. 计算机

B. 探测器

C. 准直器

D. 磁盘

E. 照相机

76. 根据 CT 的工作原理，下列哪项是错误的

A. 计算机控制扫描、数据采集、图像重建、显示和存储各个环节

B. 探测器接收的信号需放大后经过模/数转换

C. 模/数转换后的数据为显示数据

D. AP（阵列处理器）处理后的数据为显示数据

E. 图像存储包括拍片、磁盘及光盘存储

77. 不属于 CT 特殊扫描的是

A. 靶扫描

B. CT 透视

C. 灌注扫描

D. 胃肠充气扫描

E. CTA

78. 螺旋 CT 与传统 CT 最主要的区别是

A. 动态扫描

B. 容积扫描

C. 同层扫描

D. 高分辨扫描

E. 靶扫描

79. 下列不是多层螺旋 CT 特点的是

A. 扫描层面更薄

B. 覆盖范围更长

C. 检查时间更短

D. 增加球管消耗

E. 图像后处理功能更强

80. 关于多层螺旋 CT 叙述，下列哪项不正确

A. 可同时重建多个层面图像的 CT 设备

B. 可同时采集多个层面数据的设备

C. X 线束为锥形

D. 纵轴多排探测器

E. 多个数据采集通道

81. 螺旋 CT 数据采集的扫描方式是

 A. 动态扫描   B. 容积扫描

 C. 同层扫描   D. 高分辨扫描

 E. 超高速扫描

82. 螺旋 CT 与传统 CT 的本质区别是

 A. 加快扫描速度

 B. 获得的是三维数据信息

 C. 获得的是二维数据信息

 D. 提高患者检查的效率

 E. 图像后处理功能更强

83. 多层螺旋 CT 与单层螺旋 CT 最大的不同是

 A. X 线束为锥形

 B. 可获得人体的容积数据

 C. 使用滑环技术

 D. 扫描框架采用短几何结构

 E. 可进行连续数据采集

84. 螺旋 CT 与常规断层扫描相比，最明显的两大优势是

 A. 扫描速度快及容积扫描

 B. 探测器的改进及扫描速度快

 C. 扫描速度快及图像后处理

 D. 计算机系统的改变及容积扫描

 E. 容积扫描及图像后处理

85. 螺旋扫描最重要的应用基础是

 A. 计算机系统的进步

 B. 滑环技术

 C. 特殊重建技术

 D. 探测器的进步

 E. 图像后处理技术

86. 下列哪项不是螺旋 CT 的灌注参数

 A. 注射速率   B. 达峰时间

 C. 组织血流量   D. 组织血容量

 E. 平均通过时间

87. CT 与常规 X 线比较，其优势不正确的选项是

 A. 建立了数字化标准

 B. 高软组织分辨力

 C. 断层显示解剖

 D. 空间分辨率高

 E. 密度分辨率高

88. 下列哪种病变或组织增强 CT 扫描无强化

 A. 正常软组织   B. 囊变

 C. 炎症   D. 肿瘤

 E. 动静脉畸形

89. 下述螺旋 CT 的扫描优点，哪项不正确

 A. 容积扫描

 B. 减少患者接受 X 线剂量

 C. 明显提高空间分辨率

 D. 缩短扫描时间

 E. 减少图像的运动伪影

90. CT 血管成像（CTA）是

 A. 在靶血管内对比剂充盈最佳的时间进行螺旋扫描，然后利用图像后处理技术建立二维或三维的血管影像

 B. 注射对比剂后，对选定层面进行快速扫描，观察对应体素 CT 值的动态变化，利用反映灌注情况的参数通过数模转换成灰阶或伪彩图像

 C. 对确定层位进行连续扫描，用部分替代扫描与重建的方式来完成的不同时间图像的快速成像方法

 D. 仿真内镜

 E. 容积再现

91. 不属于 CT 常规扫描的是

 A. 颅脑 CT 常规扫描

 B. CT 透视

 C. 增强扫描

 D. 靶扫描

E. 高分辨力扫描

92. 有关 CT 的分析与诊断，以下选项不正确的是
    A. 应先了解扫描的技术与方法，是平扫还是增强扫描
    B. 良好的解剖影像背景是 CT 的显影特点，也是诊断的主要依据
    C. 发现病变不仅要分析病变的位置、大小、形状、数目和边缘，病变密度及强化程度，还要观察邻近器官的受压、移位和浸润
    D. 须应用窗技术，分别调节窗位和窗宽，使观察组织显示更为清楚
    E. 结合临床资料可对病变病理性质做出诊断

93. 关于 CT 的临床应用，错误的是
    A. CT 是四肢血管疾病的重要检查手段之一
    B. 是眶内异物的首选检查方法
    C. 可提高骨骼的细微病变的检出
    D. 密度分辨力显著提高
    E. 应逐渐将 CT 视为常规检查及诊断手段

94. 多平面重组（MPR）是
    A. 在靶血管内对比剂充盈最佳的时间进行螺旋扫描，然后利用图像后处理技术建立二维或三维的血管影像
    B. 对确定层位进行连续扫描，用部分替代扫描与重建的方式来完成的不同时间图像的快速成像方法
    C. 注射对比剂后，对选定层面进行快速扫描。观察对应体素 CT 值的动态变化，利用反映灌注情况的参数，通过数模转换成灰阶或伪彩图像
    D. 螺旋扫描后，根据需要重建不同方位的断层图像，常规是冠状位、矢状位、斜位等方向的重建

E. 将像素大于某个确定域值的所有像素连接起来的一个三维的表面数学模型，然后用一个电子模拟光源在三维图像上发光，通过阴影体现深度关系

95. 与 MRI 相比，以下选项属于 CT 优势的是
    A. 直接多轴面成像
    B. 化学成像，信息量大
    C. 密度分辨率高
    D. 空间分辨率高
    E. 无碘过敏危险

96. 属于图像后处理的是
    A. CT 透视
    B. 靶扫描
    C. 血管成像扫描
    D. 灌注扫描
    E. MPR

97. 关于时间分辨力，错误的是
    A. 指的是扫描机架旋转一周的时间
    B. 在多层螺旋 CT 中，时间分辨力与扫描覆盖范围和重建方式有关
    C. 在多层螺旋 CT 中，时间分辨力与每帧图像的采集时间、重建时间及连续成像的能力有关
    D. 表示设备的动态扫描功能
    E. 时间分辨力越低，对于 CT 心脏成像的能力越好

98. 绝对 CT 值应用不包含
    A. 可通过组织的 CT 值辨认不同组织性质
    B. 肉眼观察低密度的组织，CT 值为 0Hu 左右为水
    C. 颅内病变，CT 值 >94Hu，提示钙化
    D. 增强前后 CT 值对比，明确组织及情况
    E. CT 值为 −120 ~ −30Hu 为脂肪

99. 关于 CT 值叙述，正确的是
    A. 是物体的 X 线衰减值
    B. 是一相对值
    C. 是物体的密度值

D. 只反映了物体的厚度值

E. 反映了 X 线管发出的 X 线强度

100. 脑血肿的 CT 值是

A. CT 值 >94Hu

B. CT 值 <20Hu

C. CT 值 < −20Hu

D. CT 值 −100 ～ −30Hu

E. CT 值为 60 ～ 80Hu

101. 关于 CT 窗口技术的叙述，错误的是

A. 窗位大小取决于所要观察目标的平均 CT 值

B. 肝脏窗宽一般为 120 ～ 150Hu，窗位 35 ～ 45Hu

C. 窗宽越窄，空间分辨力越大

D. 适当的窗宽、窗位因机器和所要观察目标而异

E. 窗宽越窄，密度分辨力越大

102. 不同 CT 值范围提示不同成分，下列叙述中错误的是

A. −1000Hu 提示为空气

B. 3 ～ 18Hu 提示为液体

C. 20 ～ 80Hu 提示为脂肪

D. 80 ～ 300Hu 提示为钙化

E. >400Hu 提示为骨骼

103. 窗宽是指

A. 监视器中最亮灰阶所代表 CT 值与最暗灰阶所代表 CT 值的跨度

B. 监视器中最亮灰阶所代表 CT 值

C. 监视器中最暗灰阶所代表 CT 值

D. 窗位的上限

E. 窗位的下限

104. 关于 CT 值的表述，不正确的是

A. CT 值是指物质密度的绝对值

B. CT 值与物质的厚度无关

C. CT 值与物质的 X 线衰减系数相关

D. CT 值是物质相对于水的 X 线衰减值

E. CT 值与 X 线至物质间的距离无关

105. 病变与周围组织密度接近，为突出病变，CT 的窗宽调整应为

A. 窗宽、窗位同时调高

B. 窗宽、窗位同时调低

C. 适当调大窗宽

D. 适当调高窗位

E. 适当调窄窗宽

106. 关于窗宽及窗位，叙述错误的是

A. 窗宽 500Hu，上限 500Hu，下限 0Hu，窗位 200Hu

B. 窗位是决定观察变化的区域

C. 窗位是上限所代表 CT 值与下限所代表 CT 值的中心值

D. 窗宽是指上限所代表 CT 值与下限所代表 CT 值的跨度

E. 窗宽是确定所观察图像中 CT 值变化的跨度

107. 窗位是指

A. 窗宽上限的 CT 值

B. 窗宽下限的 CT 值

C. 窗位的上限所代表的 CT 值

D. 窗宽上限所代表 CT 值与下限所代表 CT 值的中心值

E. 窗位的下限所代表的 CT 值

108. CT 图像显示技术中，应用多而且最重要的技术是

A. 放大技术　　　B. 黑白反转

C. 窗口技术　　　D. 旋转方向成像

E. 三维重建技术

109. 关于重建时间的叙述，不正确的是

A. 缩短重建时间可减少患者的检查时间，提高检查效率

B. 重建时间与被重建图像的矩阵大小有

关，矩阵大，所需重建时间长

C. 重建时间的长短与阵列处理器的运算速度与计算机内存容量的大小有关，阵列处理器快，内存容量大，图像重建时间越短

D. 重建时间短可减少运动伪影

E. 指的是计算机的阵列处理器将扫描原始数据重建成图像所需要的时间

110. 关于重建及重组的叙述，错误的是

A. 原始扫描数据经过计算机采用特定的算法处理，最后得到能用于诊断的一幅横断面图像，该处理方法或过程称为重建或图像的重建

B. 重组是不涉及原始数据处理的一种处理方法

C. 多平面图像是一种重建方法

D. 三维图像处理是一种重组方法

E. 重组图像与重建图像层厚的大小和数目密切相关，扫描的层厚越薄，图像的数目越多，重组的效果越好

111. 关于密度分辨力，叙述错误的是

A. 降低噪声提高信噪比的重要条件是提高探测器的效率和 X 线剂量

B. 噪声越大，密度分辨力越低

C. 信噪比越大，密度分辨力越高

D. 提高 X 线剂量可以提高密度分辨力

E. 物体的直径越大，密度分辨力越高

112. 降低噪声的措施不包括

A. 减少 MAs

B. 提高 KV

C. 增加准直宽度

D. 增大单位体素内光子量

E. 增加 MAs

113. 像素（pixel）是

A. 构成体素的空间矩阵

B. 各向同性图像

C. 构成数字图像矩阵的基本单元

D. 代表一定厚度的三维体积单元

E. 由矩阵构成

114. 关于多排螺旋 CT 重建间隔的叙述，不正确的是

A. 表示每两层重建图像之间的间隔

B. 扫描范围为 100mm，准直宽度为 10mm，重建间隔为 5mm，将获得层厚 10mm 的图像 20 幅

C. 重建间距大，重建时间延长

D. 重建间距减少可以降低部分容积效应的影响和改善 3D 后处理的图像质量

E. 常规 CT 重建间隔减少将增加辐射量；螺旋扫描的重建间隔减少不增加额外的辐射量

115. 对 CT 图像密度分辨力影响最小的因素是

A. 信噪比　　　　B. 待检物体大小

C. 待检物体密度　　D. 噪声

E. X 线的剂量

116. 关于部分容积效应，叙述错误的是

A. 同一扫描层面垂直厚度内含有两种以上不同密度组织相互重叠时，这些位置的像素所获得的 CT 值不能反映其中任何一种组织 X 线衰减值的现象

B. 被扫描的正常组织或病变组织直径小于层厚时，此时的 CT 值能够真实反映该组织的密度

C. 被扫描病变仅占据层厚的一部分，如病变密度高于邻近组织，此时测得的 CT 值低于实际 CT 值，反之，则高于实际 CT 值

D. 当病变直径小于扫描层厚时，可及时调整扫描层厚，减少部分容积效应

E. 相邻两个不同密度组织的斜行交界部如同时处于一个层面，CT 图像显示的

交界处 CT 值会失真，两者的交界也
会失真变得模糊

117. CT 增强扫描可以

A. 区别肿瘤的恶性程度

B. 区别病变的良恶性

C. 将肿瘤与瘤周水肿分开

D. 区别先天和后天性病变

E. 区别脑肿瘤和脑脓肿

118. 关于 CT 增强扫描，叙述错误的是

A. CT 值监测激发扫描能保证精确的扫描
延迟时间

B. 常规增强扫描常用于颅脑的扫描，对
对比剂的注射速率要求严格

C. 肝动脉供血的时相扫描称为肝动脉期
扫描

D. 小剂量试验常用于寻求对比剂的峰值
时间，寻找最佳延迟时间

E. 不同时相扫描需要设定不同的扫描
时间

119. 下列用于减少 CT 影像运动伪影的方法，
错误的是

A. 提高扫描速度

B. 检查前训练患者呼吸

C. 儿科患者服用镇静剂

D. 减少或不做吞咽动作

E. 降低 X 线扫描剂量

120. CTU 主要使用的是何种重建技术

A. MPR   B. MIP

C. SSD   D. VRT

E. CPR

121. 彩色多普勒血流显像所显示的血管内的
不同颜色表示

A. 动脉和静脉   B. 血流的速度

C. 血流方向   D. 血管粗细

E. 血流阻力

122. 下列方法可以减少影像部分容积效应
的是

A. 提高扫描条件（kV 值，mA 值）

B. 缩短扫描时间

C. 减小扫描层厚

D. 改变重建方法

E. 选择适当的窗宽、窗位

123. 有关弛豫的表述，正确的是

A. T_2 值越长，说明组织横向弛豫越快

B. 横向弛豫的原因是同相进动的质子失
相位

C. 纵向弛豫越快的组织 T_1 值越长

D. 同一组织的纵向弛豫速度快于横向
弛豫

E. 射频脉冲关闭后，宏观横向磁化矢量
指数式衰减被称为横向弛豫

124. 不属于 MRI 检查适应证的是

A. 脊髓病变   B. 主动脉夹层

C. 肺气肿   D. 脑肿瘤

E. 脑血管病变

125. 避免金属伪影的对策有

A. 金属植入物尽量做得小一些

B. 使用钛合金制造的金属置入物

C. 使用金属抑制序列

D. 延长扫描时间

E. 嘱患者控制身体活动

126. 同一组织 T_1 与 T_2 值的关系是

A. T_1 值大于 T_2 值

B. T_1 弛豫发生早于 T_2 弛豫

C. T_1 值小于 T_2 值

D. T_1 值等于 T_2 值

E. T_1 弛豫发生晚于 T_2 弛豫

127. 梯度回波序列的主要优点是

A. 提高空间分辨率

B. 增加磁场均匀性

C. 提高图像信噪比

D. 提高成像速度

E. 减少噪声

128. 关于纵向弛豫的叙述，正确的是

A. 又称自旋－晶格弛豫

B. 与物质密度有关

C. 横向磁化矢量由零恢复到最大值

D. 纵向磁化矢量由最大值恢复到零

E. 与 FOV 大小有关

129. MR 图像上金属伪影一般出现在

A. 金属置入物对侧

B. 金属置入物内部

C. 金属置入物上方

D. 整个 MRI 图像上满布伪影

E. 金属置入物周围

130. 不属于 MR 设备的是

A. 主磁体　　　　B. 射频系统

C. 平板探测器　　D. 模拟转换器

E. 计算机

131. CT 血管内对比剂主要类型是

A. 脂溶性和水溶性对比剂

B. 单体型和多体型对比剂

C. 离子型和非离子型对比剂

D. 硫酸钡和碘化合物对比剂

E. 混悬液型和水溶性对比剂

132. 关于碘化油，下列叙述错误的是

A. 可用于脑血管造影检查

B. 吸收慢，造影完毕后应尽量将其吸出

C. 黏度高、比重大、不溶于水

D. 可用于瘘管、子宫、输卵管、支气管造影

E. 属无机碘制剂

133. 对比剂的导入方式分为以下哪两种

A. 直接导入法和间接导入排泄法

B. 口服法和静脉注射法

C. 口服法和灌注法

D. 口服法和排泄法

E. 口服法和插管法

134. 关于水溶性有机碘对比剂在体内的代谢，下列哪项说法是正确的

A. 除肝胆、肾外再无其他排泄途径

B. 肝胆、肾排泄量相同

C. 主要经肝、胆排泄

D. 主要经肾排泄，以肾小球滤过排泄为主

E. 主要经胃肠道排泄

135. 关于胃肠双重对比造影剂，叙述错误的是

A. 高浓度　　　　B. 不易沉淀

C. 低黏度　　　　D. 黏附性强

E. 粗颗粒

136. 下列患者需慎用血管内碘对比剂的是

A. 梗阻性黄疸　　B. 一侧肾积水

C. 乙肝携带者　　D. 肺结核

E. 氮质血症

137. 关于对比剂性肾病，以下选项叙述是正确的是

A. 血管内注射对比剂 12 小时内血清肌酐升高 25% 以上

B. 血管内注射对比剂 48 小时后血清肌酐升高 25% 以上

C. 血管内注射对比剂 24～48 小时血清肌酐升高 25% 以上或增高 >44.2μmol/L

D. 血管内注射对比剂 48 小时后血清肌酐增高 >44.2μmol

E. 血管内注射对比剂 12 小时内血清肌酐升高 >44.2μmol

138. 根据对比剂对 X 线吸收程度的不同，可将其分为以下哪两种

A. 离子型和非离子型

B. 碘制剂和非碘制剂

C. 血管内对比剂和血管外对比剂

D. 细胞内对比剂和细胞外对比剂

E. 阴性对比剂和阳性对比剂

139. 最常用的阴性对比剂是

A. 氮气　　　　　　　B. 空气

C. 氢气　　　　　　　D. 氧气

E. 二氧化碳

140. 下面哪项与胸部扫描技术无关

A. 发现肿瘤扫描范围应包括肾上腺

B. 观察肺间质改变用 HRCT

C. 口服碘水对比剂

D. 螺旋扫描，层厚不得超过 5mm

E. 扫描范围由肺尖到肺底

141. 下列哪种原因引起的伪影在头颅 CT 检查中可以忽略

A. 义齿

B. 头部金属固定器

C. 心跳和呼吸

D. 患者躁动

E. 岩骨

142. 不属于碘过敏试验的是

A. 口含试验　　　　　B. 皮下试验

C. 肌内注射　　　　　D. 静脉注射

E. 眼结膜试验

143. 属于离子型对比剂的是

A. 泛影葡胺　　　　　B. 碘化油

C. 碘普罗胺　　　　　D. 碘佛醇

E. 碘帕醇

144. 下列哪项不属于对比剂不良反应中特异质反应的病因

A. 患者的精神因素

B. 药物的剂量因素

C. 抗原抗体反应

D. 应急激活系统

E. 细胞释放的组胺等介质

145. 对比剂根据浓度不同分为高浓度和低浓度对比剂，其界限是

A. 300mgl/L　　　　　B. 320mgl/L

C. 350mgl/L　　　　　D. 370mgl/L

E. 400mgl/L

146. 发生对比剂性肾病的高危因素不包括

A. 糖尿病　　　　　　B. 肾功能不全

C. 脱水　　　　　　　D. 失血

E. 肥胖

147. 碘对比剂的副反应是

A. 过敏反应

B. 药物毒性反应

C. 过敏反应和药物毒性反应

D. 失眠

E. 嗜睡

148. 下列不属于对比剂过敏反应的是

A. 面部潮红、眼及鼻分泌物增加

B. 打嗝

C. 胸闷、气短、哮喘

D. 皮疹、恶心、轻度呕吐

E. 循环、呼吸衰竭

149. 下列哪项临床表现属于血管内对比剂毒副反应中的物理 – 化学反应

A. 呼吸困难

B. 颜面部及结膜水肿

C. 血压骤降

D. 荨麻疹

E. 恶心、呕吐

150. CT 检查应用血管内碘对比剂时，最重要的是

A. CT 检查室内备有心肺复苏设备

B. 学习心肺复苏抢救

C. 密切观察患者

D. 与急诊科建立良好联系

E. 检查前对患者说明对比剂使用的必要性及可能出现的不良反应

151. 关于 CT 增强碘对比剂过敏，叙述正确的是

A. 过敏患者可做过敏试验

B. 碘对比剂过敏试验阳性的患者一定不能接受碘对比剂增强扫描

C. 一般无须碘过敏试验，除非产品说明书特别要求

D. 碘对比剂过敏患者，CT 增强时可减少用量预防过敏反应的发生

E. 有青霉素过敏史的患者，为增强检查禁忌证

152. 动态增强扫描的方法是静脉注射对比剂后

A. 做螺距为 1 的螺旋扫描

B. 动态观察对比剂排入肾盂输尿管的过程

C. 在感兴趣层面内注射对比剂前后对比扫描

D. 在感兴趣区同一层面于一定时间范围内重复扫描

E. 快速移床快速扫描

153. 关于 Gd – DTPA 的临床应用，错误的是

A. 怀疑脑转移病变时可加大剂量 2～3 倍

B. 只限于中枢神经系统疾病的应用

C. 常规临床用量为 0.2ml/kg

D. 用于关节造影时应稀释

E. 常规临床用量为 0.1mmol/kg

154. CT 检查时不宜使用对比剂的是

A. 肾功能不全患者

B. 常规体检患者

C. 昏迷患者

D. 脂肪肝患者

E. 心功能不全、呼吸困难患者

155. 有关 MR 对比剂的叙述，正确的是

A. 利用对比剂的衰减作用来达到增强效果

B. 利用对比剂本身的信号达到增强效果

C. 直接改变组织的信号强度来增加信号强度

D. 通过影响质子的弛豫时间，间接改变组织信号强度

E. 通过改变梯度场的强度来进行增强

156. 排泄性尿路造影在注入对比剂多久后肾盂肾盏显影最浓

A. 1～2min   B. 3～5min

C. 6～10min   D. 15～30min

E. 60～120min

157. 下列检查无须对比剂即可显示尿路全貌的是

A. KUB   B. IVP

C. 逆行性尿路造影   D. CTU

E. MRU

158. 肾脏 CT 动态增强扫描最先出现的期相是

A. 动脉期   B. 皮质期

C. 髓质期   D. 实质期

E. 排泄期

159. 确诊重复肾的首选检查方法是

A. KUB   B. CT

C. 尿路造影   D. 超声

E. MRI

160. 目前诊断肾细胞癌最可靠的影像学方法是

A. IVP   B. 超声

C. PET – CT   D. CT

E. MRI

二、A2 型题

161. 女，30 岁，闭经，溢乳 1 年。CT 检查技

术最常采用

- A. 头颅轴位平扫
- B. 乳腺、盆腔横断位扫描
- C. 蝶鞍冠状位薄层增强扫描
- D. 头颅冠状位扫描
- E. 蝶鞍矢状位扫描

三、A3/A4 型题

(162～163 题共用题干)

患者，女性，55 岁。右侧肢体活动不利 2 天。既往风湿性心脏病史 20 年。CT 平扫：脑桥左侧低密度灶，脑桥无明显变形。

162. 该患者最可能诊断为

- A. 脑干出血
- B. 脑干胶质瘤
- C. 脑脓肿
- D. 脑梗死
- E. 海绵状血管瘤

163. 可行下列哪种检查进一步明确诊断

- A. 脑 CT 增强扫描
- B. 脑电图
- C. DSA
- D. MRI 检查
- E. 超声检查

(164～166 题共用题干)

CT 最早用于颅脑检查，对颅脑疾病具有很高诊断价值。适用于颅脑外伤、脑血管意外、脑肿瘤、新生儿缺氧缺血性脑病、颅内炎症、脑实质变性、脑萎缩、术后和放疗后复查以及先天性颅脑畸形等。扫描基线有听眦线、听眉线和听眶线。颅脑增强扫描分为平扫后增强扫描和直接增强扫描两种方法。平扫后增强扫描是在平扫基础上加做的增强扫描。直接增强扫描是注入对比剂后的逐层连续扫描。

164. 关于颅脑扫描基线和应用，叙述错误的是

- A. 听眦线是外耳孔与眼外眦的连线
- B. 头部 CT 检查常以听眦线作为扫描基线

- C. 听眉线是眉上缘的中点与外耳道的连线
- D. 经听眉线扫描的图像对眼窝、中颅凹和后颅凹上部显示较好
- E. 听眶线是眶下缘与外耳道的连线

165. 关于颅脑冠状位扫描技术的描述错误的是

- A. 患者体位有颏顶位和顶颏位
- B. 颏顶位，听眦线与台面趋于平行
- C. 顶颏位，正中矢状面与台面中线垂直
- D. 层厚与层间距，视被检部位的大小选择 3～5mm
- E. 头皮下软组织病变，首选冠状位扫描

166. 关于颅脑扫描基线和应用的叙述错误的是

- A. 扫描基线有听眦线
- B. 扫描基线有听眉线
- C. 扫描基线有听眶线
- D. 头部 CT 检查常以此听眶线作为扫描基线
- E. 经听眉线扫描的图像对显示第四脑室和基底节区组织结构较好

四、B1 型题

(167～169 题共用备选答案)

- A. 可以观察食管壁厚度
- B. 可以清晰显示食管黏膜皱襞
- C. 食管细胞类型
- D. 黏膜层与肌层
- E. 不能直接显示食管

167. X 线平片

168. CT 扫描

169. 气钡双重造影

(170～173 题共用备选答案)

- A. 利用透过人体的 X 线，直接使胶片感光的成像方法

B. 利用透过人体的 X 线，首先记录于影像板上，然后经激光读取影像板上的潜影，经计算机处理后获得数字化图像的成像方法

C. 利用透过人体的 X 线，在荧光成像基础上进行缩微摄片的成像方法

D. 利用透过人体的 X 线，首先由弧形排列的探测器取得信息，经计算机处理而获得的重建断层图像的成像方法

E. 利用透过人体的 X 线，直接用平板探测器等类似的电子暗盒取得信息，经计算机处理后获得数字化图像的成像方法

170. CR 是

171. DR 是

172. CT 是

173. 荧光摄影是

（174～177 题共用备选答案）

A. 放大摄影　　　　B. 软线摄影

C. 荧光透视　　　　D. 高千伏摄影

E. 体层摄影

174. 微焦点采用

175. 了解病变内部结构常采用

176. 了解心脏搏动采用

177. 减少曝光量采用

（178～181 题共用备选答案）

A. 造影检查　　　　B. 软线摄影

C. 荧光摄影　　　　D. 高电压摄影

E. 放大摄影

178. 显示被高密度组织或病变遮挡的组织

179. 乳腺检查是

180. 显示缺乏自然对比的组织是

181. 细微病变采用的是以下哪种摄影方法

（182～185 题共用备选答案）

A. 电离效应　　　　B. 生物效应

C. 感光效应　　　　D. 穿透性

E. 荧光效应

182. X 线成像的基础是

183. X 线损伤基础是

184. X 线摄影基础是

185. 进行透视检查的基础是

A. 穿透性　　　　　B. 荧光效应

C. 感光效应　　　　D. 电离效应

E. 生物效应

（186～189 题共用备选答案）

A. 将螺旋扫描所获得的容积数据进行后处理，重建出空腔器官表面的立体图像，以三维角度模拟内镜观察空腔结构的内壁

B. 螺旋扫描后，根据需要组成不同方位（常规是冠状位、矢状位、斜位）重新组合的断层图像

C. 将像素大于某个确定域值的所有像素连接起来的一个三维的表面数学模型，然后用一个电子模拟光源在三维图像上发光，通过阴影体现深度关系

D. 把扫描后的图像叠加起来，把其中的高密度部分做一投影，低密度部分删掉，形成这些高密度部分三维结构的二维投影

E. 先确定扫描容积内的像素密度直方图，以直方图的不同峰值代表不同组织百分比，换算成不同的灰阶（或彩色）以不同的透明度三维显示扫描容积内的各种结构

186. 容积重建（VR）是

187. CT 仿真内镜（CTVE）是

188. 表面遮蔽显示（SSD）是

189. 最大密度投影（MIP）是

（190～192 题共用备选答案）

A. MPR　　　　　　B. SSD

C. MIP　　　　　　D. VR

E. CTVE

190. 多平面重组的简写是

191. 表面遮蔽显示的简写是

192. 测量血管最准确的 CT 后处理是

（193～197 题共用备选答案）

   A. 多方位重组   B. 表面遮蔽显示

   C. 最大密度投影   D. 容积再现

   E. CT 仿真内镜

193. 观察胃肠道内壁、气管内壁应选择

194. 目前，使用最多的 CT 图像后处理是

195. 尿路、支气管树的显示应选择

196. 骨关节的三维显示应选择

197. 观察肿块性病变的长轴应选择

（198～200 题共用备选答案）

   A. −1000Hu   B. −40Hu

   C. 2000Hu   D. 40Hu

   E. 200Hu

198. 空气的 CT 值是

199. 人体脂肪的 CT 值是

200. 钙化的 CT 值是

（201～202 题共用备选答案）

   A. 碘海醇

   B. 泛影葡胺

   C. 注射用六氟化硫微泡（声诺维）

   D. ^{131}I

   E. ^{18}FDG

201. 属于离子型对比剂的是

202. 目前 CT 常用的对比剂是

（203～204 题共用备选答案）

   A. 条纹伪影

   B. 同心圆伪影

   C. 环状伪影

   D. 亨氏伪影

   E. 放射状伪影

203. 在 CT 扫描过程中，扫描部位随意和不随

意的运动，可产生

204. 由致密结构或金属引起的伪影是

（205～207 题共用备选答案）

   A. 部分容积效应   B. 噪声

   C. 伪影   D. 信噪比

   E. 化学位移

205. 干扰正常信号的信息是

206. 扫描物体中并不存在而在图像中出现的

影像是

207. X 线经过厚度内的组织密度不均时引起

的组织 CT 值失真是

（208～209 题共用备选答案）

   A. CT   B. 普通平片

   C. MR   D. 彩超

   E. EBCT

208. 密度分辨力最高的是

209. 多方位多参数成像的是

五、X 型题

210. 与 CTA 相比，DSA 具有以下哪些优点

   A. 能显示 3 级甚至末梢血管

   B. 超选入分支血管造影以明确肿瘤供血

     动脉

   C. 提供肿瘤血流动力学情况

   D. 显示肿瘤与周围组织结构的解剖关系

   E. 进行肿瘤术前栓塞治疗

211. DSA 的禁忌证包括

   A. 对碘对比剂过敏者

   B. 肝炎患者

   C. 有凝血障碍者

   D. 肾功能不全者

   E. 脾功能亢进者

212. 以下哪种疾病，MRI 诊断价值优于 CT

   A. 主动脉夹层动脉瘤

   B. 识别纵隔淋巴结

   C. 室壁瘤、心房黏液瘤

D. 肺间质纤维化

E. 先天性心脏病

213. KUB 检查前应当做的准备有

A. 除去皮肤表面阻光物如膏药等

B. 检查前 1 周不吃矿物类中成药

C. 检查前 1 周不作上消化道钡剂造影

D. 检查当日禁饮食

E. 必要时先做腹部透视

214. 泌尿系统 MRI 的特殊检查方法有

A. 脂肪抑制扫描技术

B. MRA

C. 增强扫描

D. MRU

E. 梯度回波序列的正、反相位成像

215. 磁共振尿路造影（MRU）特点是

A. 属于无创检查

B. 采用重 T_2WI 成像技术

C. 用 MIP 技术进行三维重建

D. 主要用于尿路梗阻性疾病的检查

E. 属于 MR 水成像技术

216. CT 图像的质量参数包括

A. 操作人员技术依赖性

B. 部分容积效应

C. 空间分辨力和密度分辨力

D. 噪声与伪影

E. 周围间隙现象

第五章 影像解剖学

一、A1 型题

1. 正常状态下，X线片可以显示的结构是
- A. 肾脏
- B. 输尿管
- C. 膀胱
- D. 肾上腺
- E. 前列腺

2. 于前后方向将人体纵切为左右两半的切面是
- A. 冠状面
- B. 矢状面
- C. 正中面
- D. 横切面
- E. 水平面

3. 关于冠状面，错误的说法是
- A. 是将人体纵切为前后两部分的切面
- B. 是将人体纵切为左右两部分的切面
- C. 与水平面垂直
- D. 与矢状面垂直
- E. 又叫额状面

4. 人体的基本组织不包括
- A. 上皮组织
- B. 结缔组织
- C. 肌肉组织
- D. 神经组织
- E. 脂肪组织

5. 以下不是长骨的是
- A. 腓骨
- B. 肋骨
- C. 跖骨
- D. 掌骨
- E. 指骨

6. 以下关于骨髓的描述正确的是
- A. 全部位于长骨的骨髓腔内
- B. 黄骨髓有造血功能
- C. 胎儿和幼儿无黄骨髓，只有红骨髓
- D. 黄骨髓主要成分为水
- E. 红骨髓不会转变为黄骨髓

7. 以下关于椎骨的描述正确的是
- A. 一共有25个
- B. 一般由椎体和椎弓组成
- C. 第1颈椎又称枢椎
- D. 胸椎的棘突最短
- E. 椎体在前，椎弓在后

8. 椎弓和椎体围成
- A. 椎间孔
- B. 椎孔
- C. 横突孔
- D. 椎骨上下切迹
- E. 椎管

9. 椎间孔由
- A. 椎体和椎弓围成
- B. 椎弓根和椎弓板围成
- C. 所有椎孔连接而成
- D. 由所有横突孔连接而成
- E. 相邻椎骨的上、下切迹围成

10. 下列关于肋骨的说法正确的是
- A. 第7~10肋软骨连成肋弓
- B. 分为真肋和假肋
- C. 肋骨均以肋软骨与胸骨相连
- D. 第1~8肋前端连于胸骨，称真肋
- E. 第10~12肋前端游离于腹壁肌层中

11. 卵圆孔位于
- A. 额骨
- B. 颞骨
- C. 蝶骨
- D. 筛骨
- E. 枕骨

12. 以下不参与构成翼点的骨是
- A. 蝶骨
- B. 额骨
- C. 顶骨
- D. 枕骨
- E. 颞骨

13. 以下说法错误的是

    A. 胸骨分为胸骨柄、胸骨体、剑突 3 个
       部分

    B. 胸骨角平对第 4 肋软骨，是重要标志

    C. 胸廓具有支持功能

    D. 胸廓具有保护脏器的功能

    E. 胸廓具有呼吸功能

14. 以下关于胸廓的说法，错误的是

    A. 圆筒形的笼状支架

    B. 具有弹性

    C. 上小下大

    D. 前后径小横径大

    E. 吸气时前后径和横径都增大

15. 不参与骨盆构成的是

    A. 骶尾骨   B. 髋骨

    C. 骶髂关节   D. 髋关节

    E. 耻骨联合

16. 关于脊柱的叙述错误的是

    A. 长度因姿势不同而异

    B. 正常人可有轻度的侧弯

    C. 颈部棘突短，呈水平位

    D. 颈曲突向后

    E. 腰曲突向前

17. 关节的辅助结构不包括

    A. 囊内韧带   B. 关节盘

    C. 半月板   D. 关节唇

    E. 关节面

18. 下列关于肩关节的构成和 X 线解剖，错误的是

    A. 由肩胛骨的关节盂与肱骨头构成

    B. 有纤维软骨构成的盂唇

    C. 是球窝关节

    D. 关节盂小浅

    E. 正位上，前缘与肱骨头内侧部分重叠

19. 有半月板的关节是

    A. 膝关节   B. 胸锁关节

    C. 下颌关节   D. 肘关节

    E. 椎间关节

20. 下列关于胸锁乳突肌的描述，正确的是

    A. 其阴影由颈部外下方斜向内上方

    B. 位于颈部内侧

    C. 起于锁骨

    D. 两侧收缩使头前屈

    E. 一侧收缩头倾向同侧，脸转向对侧

21. 关于胸大肌的描述，正确的是

    A. 起自胸骨、第 1~6 肋软骨和锁骨的内
       侧半

    B. 止于肱骨外科颈

    C. 收缩时肱骨后伸

    D. 收缩时肱骨旋外

    E. 收缩时牵引肩胛骨向前

22. 关于胸大肌投影的描述，错误的是

    A. 投影于两肺中野外带

    B. 呈扇形致密影

    C. 外缘清楚

    D. 斜向外上方与腋前皮肤皱褶影相连续

    E. 呈类圆形致密影

23. 关于腹直肌的描述，正确的是

    A. 位于腹直肌鞘中

    B. 上窄下宽

    C. 有 5~6 条横行的腱划

    D. 腱划与鞘的前后层紧密愈着

    E. 腹直肌鞘有完整的前后层

24. 关于三角肌的描述，错误的是

    A. 位于肩部，呈三角形

    B. 使肩关节外展

    C. 止于三角肌粗隆

    D. 只起于肩胛骨

    E. 受腋神经支配

25. 上呼吸道最狭窄处是

A. 鼻后孔　　　　B. 喉口

C. 前庭裂　　　　D. 声门裂

E. 喉与气管交界处

26. 下列哪个鼻窦开口于中鼻道的前份

A. 上颌窦　　　　B. 额窦

C. 筛窦　　　　　D. 蝶窦

E. 矢状窦

27. 眦耳线是指

A. 前连合后缘中点至后连合前缘中点的连线

B. AC－PC 线

C. 眶下缘至外耳门中点的连线

D. 眼外眦与外耳门中点的连线

E. 人类学基线

28. 辐射冠是指

A. 半卵圆中心

B. 投射纤维

C. 联络纤维

D. 连合纤维

E. 联络纤维和连合纤维

29. 半卵圆中心的髓质成分包括

A. 辐射冠、联络纤维和连合纤维

B. 辐射冠、投射纤维和连合纤维

C. 投射纤维、连合纤维

D. 联络纤维、连合纤维

E. 投射纤维、连合纤维和连接两大脑半球相应皮质的纤维

30. 可显示脑的发育、成熟度、脑内各种元素分布及生化变化的检查方法为

A. X 线平片检查　　　B. CT

C. 多层螺旋 CT　　　D. MRI

E. B 超

31. 对颞骨内微小结构的评价最有优势的检查方法为

A. X 线平片检查　　　B. CT

C. MRI　　　　　　　D. B 超

E. MR 功能成像

32. 在 CT 图像上，正常脑沟的宽度不超过

A. 1mm　　　　　B. 2mm

C. 3mm　　　　　D. 4mm

E. 5mm

33. 关于横断面上中央沟的描述错误的是

A. 大部分为一条不被中断的沟

B. 较深

C. 可有一条或两条沟与之平行

D. 中央前回厚于中央后回

E. 中央沟为顶叶和枕叶间的界线

34. 脑内白质与灰质相比，一般在 MR 信号和 CT 密度表现为

A. T_1WI 呈高信号，T_2WI 呈高信号，CT 为低密度

B. T_1WI 呈高信号，T_2WI 呈低信号，CT 为高密度

C. T_1WI 呈高信号，T_2WI 呈低信号，CT 为低密度

D. T_1WI 呈低信号，T_2WI 呈低信号，CT 为高密度

E. T_1WI 呈低信号，T_2WI 呈高信号，CT 为低密度

35. 侧脑室前角外侧为下列哪个结构

A. 透明隔　　　　B. 穹窿柱

C. 尾状核头　　　D. 丘脑

E. 内囊

36. 大脑外侧裂形成下列哪几个脑叶的界缘

A. 顶叶、额叶、岛叶

B. 枕叶、顶叶、额叶

C. 颞叶、枕叶、顶叶

D. 颞叶、岛叶、枕叶

E. 额叶、岛叶、颞叶

37. 大脑外侧裂池内走行下列哪条动脉

A. 大脑中动脉　　　B. 颈内动脉

C. 大脑前动脉　　　D. 大脑后动脉

E. 基底动脉

38. 第三脑室两侧为

　　A. 豆状核　　　　　B. 背侧丘脑

　　C. 丘脑前结节　　　D. 丘脑枕

　　E. 内囊

39. 豆状核是指

　　A. 尾状核、壳核

　　B. 壳核、屏状核

　　C. 壳核、苍白球

　　D. 苍白球、杏仁核

　　E. 苍白球、尾状核

40. 基底节通常包括

　　A. 尾状核、壳核、内囊、屏状核和杏仁核

　　B. 尾状核、壳核、内囊、屏状核和豆状核

　　C. 尾状核、壳核、苍白球、屏状核和杏仁核

　　D. 豆状核、壳核、苍白球、屏状核和杏仁核

　　E. 丘脑、壳核、苍白球、屏状核和杏仁核

41. 经前连合的横断面，居断面中央的解剖结构为

　　A. 中脑　　　　　　B. 额叶

　　C. 颞叶　　　　　　D. 小脑

　　E. 大脑外侧沟

42. 五角形的鞍上池由下列哪些脑池构成

　　A. 大脑纵裂池、外侧窝池、交叉池、脚间池

　　B. 大脑纵裂池、外侧窝池、交叉池、桥池

　　C. 大脑纵裂池、环池、交叉池、桥池

　　D. 四叠体池、外侧窝池、交叉池、脚间池

　　E. 大脑纵裂池、外侧窝池、交叉池、小脑上池

43. 蝶骨大翼由前内向后外分布有

　　A. 圆孔、棘孔、卵圆孔

　　B. 圆孔、卵圆孔、棘孔

　　C. 棘孔、圆孔、卵圆孔

　　D. 卵圆孔、圆孔、棘孔

　　E. 卵圆孔、棘孔、圆孔

44. 走行于圆孔、卵圆孔、棘孔的解剖结构分别为

　　A. 上颌神经、脑膜中动脉、下颌神经

　　B. 脑膜中动脉、上颌神经、下颌神经

　　C. 下颌神经、上颌神经、脑膜中动脉

　　D. 上颌神经、下颌神经、脑膜中动脉

　　E. 下颌神经、脑膜中动脉、上颌神经

45. 经垂体的横断面位于垂体两侧的解剖结构为

　　A. 蝶窦　　　　　　B. 海绵窦

　　C. 颞叶　　　　　　D. 鞍背

　　E. 脑桥

46. 垂体高度是指

　　A. 冠状面上鞍底上缘至腺垂体上缘的最大距离

　　B. 矢状位上鞍底上缘至腺垂体上缘的最大距离

　　C. 冠状面上鞍底上缘至神经垂体上缘的最大距离

　　D. 矢状位上鞍底上缘至神经垂体上缘的最大距离

　　E. 冠状面上鞍底上缘至腺垂体的最大距离

47. 鞍上池内结构由前向后依次为

　　A. 视交叉、漏斗、灰结节、乳头体

B. 漏斗、视交叉、灰结节、乳头体

C. 视交叉、灰结节、乳头体、漏斗

D. 灰结节、乳头体、漏斗、视交叉

E. 乳头体、灰结节、漏斗、视交叉

48. 关于脑桥小脑角池的描述错误的是

A. 前外界为颞骨岩部内侧壁

B. 后界为小脑中脚和小脑半球

C. 内侧界为脑桥基底部或延髓上外侧部

D. 第四脑室外侧隐窝经外侧孔开口于此

E. 三叉神经和听神经经此池入内耳道

49. 下列关于咽旁间隙的描述错误的是

A. 较宽大，三角形

B. 位于翼内肌、腮腺、脊柱与咽侧壁间

C. 上至颅底，下达舌骨平面

D. 咽旁前间隙内有颈内动、静脉及Ⅸ～Ⅻ对脑神经

E. 为潜在性的疏松结缔组织区域

50. 翼腭窝内走行结构为

A. 翼腭动脉、上颌神经、翼腭神经节

B. 翼腭动脉、下颌神经、翼腭神经节

C. 翼腭动脉、下颌神经、脑膜中动脉

D. 翼腭动脉、上颌神经、脑膜中动脉

E. 上颌神经、脑膜中动脉、翼腭神经节

51. 下列关于寰椎、枢椎的描述错误的是

A. 寰枢椎正中关节由寰椎前弓与枢椎齿突构成

B. 寰枢椎正中关节后方有脊髓及其被膜、血管

C. 枢椎侧块内没有横突孔及椎动脉、椎静脉经过

D. 枢椎后外侧有粗大的胸锁乳突肌断面

E. 寰椎前方有椎前肌的存在

52. 颈椎结核寒性脓肿可向下蔓延，其原因是

A. 沿咽旁前间隙的蔓延

B. 沿咽旁后间隙的蔓延

C. 沿椎前间隙蔓延

D. 沿咽后间隙蔓延

E. "腮腺床"的存在

53. 小脑扁桃体位置变异较大，可突入枕骨大孔，但不超过以下

A. 1mm　　　　B. 2mm

C. 3mm　　　　D. 4mm

E. 5mm

54. 上矢状窦直通

A. 下矢状窦　　　B. 窦汇

C. 直窦　　　　D. 横窦

E. 乙状窦

55. 经半卵圆中心的层面上，位居左右半球之间的是

A. 大脑镰　　　　B. 卵网孔

C. 胼胝体　　　　D. 矢状窦

E. 透明隔

56. 经垂体的横断层上，垂体后方是

A. 鞍背　　　　B. 脑桥

C. 壳　　　　　D. 海绵窦

E. 颞叶

57. 下列骨骼不参与眼眶的构成的是

A. 颧骨　　　　B. 筛骨

C. 蝶骨　　　　D. 腭骨

E. 上颌骨

58. 颈总动脉一般在下列哪个平面分为颈内、外动脉

A. 舌骨平面　　　B. 甲状软骨上缘

C. 下颌体　　　　D. 腮腺

E. 下颌下腺

59. 喉腔中最狭窄部位为

A. 声门下腔　　　B. 喉中间腔

C. 喉咽腔　　　　D. 声门裂

E. 喉室

60. 主动脉弓横断层面主动脉弓内侧从前向后的解剖结构为

A. 上腔静脉、气管、食管

B. 气管、上腔静脉、食管

C. 气管、食管、上腔静脉

D. 食管、气管、上腔静脉

E. 食管、上腔静脉、气管

61. 正常胸部 CT，一般升主动脉与降主动脉横径比为

A. 1：1   B. 2：1

C. 2.5：1   D. 1.5：1

E. 0.5：1

62. 气管前间隙由哪些结构围成

A. 主动脉弓、上腔静脉、奇静脉弓、气管

B. 主动脉弓、气管、奇静脉、升主动脉

C. 降主动脉、上腔静脉、奇静脉弓、气管

D. 升主动脉、上腔静脉、奇静脉、气管

E. 主动脉弓、上腔静脉、奇静脉、降主动脉

63. 关于主动脉肺动脉窗的描述错误的是

A. 其范围为主动脉弓下缘和肺动脉干上缘

B. 左外侧界为左纵隔胸膜

C. 内侧界为气管

D. 前方为动脉韧带

E. 后方为食管和胸主动脉

64. 主动脉肺动脉窗含有的结构为

A. 动脉韧带、动脉韧带淋巴结、左侧喉返神经

B. 动脉韧带、动脉韧带淋巴结、右侧喉返神经

C. 动脉韧带、动脉韧带淋巴结、胸导管

D. 动脉韧带、动脉韧带淋巴结、奇静脉

E. 动脉韧带、动脉韧带淋巴结、心包上隐窝

65. 下列关于隆嵴下间隙的描述错误的是

A. 前为肺动脉干和右肺动脉

B. 两侧为左、右侧主支气管

C. 后为食管

D. CT 横断解剖出现率为 50%

E. 内有隆嵴下淋巴结

66. CT 测量右肺动脉心包段管径的理想部位为

A. 右肺动脉起始部

B. 右肺叶间动脉经上腔静脉与中间支气管之间至肺门

C. 左、右主支气管前方右肺动脉

D. 右肺上叶支气管前内侧肺动脉

E. 右肺门区右肺动脉

67. 黄韧带的附着部位在

A. 椎弓板和关节突内侧

B. 横突内侧

C. 棘突内侧

D. 上、下关节突

E. 下关节突

68. X 线影像上，膝关节间隙包含

A. 骨端、关节软骨、关节腔

B. 关节软骨、关节囊、骨端

C. 关节腔

D. 滑膜、关节腔、关节囊

E. 关节软骨、关节腔、关节囊、交叉韧带、半月板

69. X 线平片只能识别哪种正常关节结构

A. 关节软骨

B. 关节囊

C. 骨性关节面

D. 解剖关节间隙

E. 滑膜

70. 下述有关关节的叙述哪项错误

　A. 关节软骨主要靠骨膜营养

　B. 平片所示关节间隙主要由关节软骨构成

　C. 关节囊由纤维层和内滑膜层构成

　D. 平片难以区分正常关节囊与周围软组织

　E. 高质量平片能隐约显示关节周围软组织层次

71. 关于"关节病变"，X 线平片不能观察哪种改变

　A. 关节两骨端

　B. 骨性关节面情况

　C. 关节软骨情况

　D. 关节间隙宽

　E. 关节周围软组织情况

72. 关于胃黏膜脱垂，下列描述错误的是

　A. 胃窦部黏膜厚而长，比较松弛，排列紊乱

　B. 以突入食管多见

　C. 可出现消化道出血

　D. 同时伴有胃炎或溃疡

　E. X 线表现为幽门管增宽，十二指肠球底呈伞缘状

73. 关于胃肠道黏膜的叙述，哪项是错误的

　A. 食管部黏膜有 2~4 条平行的皱襞

　B. 十二指肠球部有几条纵行黏膜，有的在幽门处并拢

　C. 空肠密集的环状黏膜可描述为羽毛状

　D. 回肠黏膜有管腔收缩时可看到环状皱襞

　E. 结肠黏膜纵、横、斜三种方向的皱襞都存在

74. 有关肝脏检查的描述中，错误的是

　A. 纵裂的内侧是右肝前叶

　B. 胆囊左缘紧邻肝方叶

　C. CT 扫描在肝门区可显示门静脉，有时肝动脉也能清晰显示

　D. 正常肝脏的密度比脾脏高

　E. 肝尾状叶位于肝门和下腔静脉之间

75. 肝门区的结构包括

　A. 肝动脉、门静脉、肝总管

　B. 肝动脉、门静脉、肝静脉

　C. 肝动脉、肝静脉、胆总管

　D. 肝动脉、门静脉、下腔静脉

　E. 肝动脉、肝静脉、下腔静脉

76. 第二肝门指的是

　A. 三支肝静脉汇入下腔静脉处

　B. 肠系膜上静脉与脾静脉汇合处

　C. 门静脉左右分支处

　D. 肝动脉、门静脉、胆管进出肝脏处

　E. 尾状叶静脉汇入下腔静脉处

77. 关于腹腔动脉的分支，叙述正确的是

　A. 肝总动脉、脾动脉、肠系膜上动脉

　B. 肝总动脉、脾动脉、胃左动脉

　C. 胃左动脉、脾动脉、肠系膜上动脉

　D. 肾动脉、胃左动脉、肠系膜上动脉

　E. 胃左动脉、肠系膜下动脉、肠系膜上动脉

78. 胆总管依行程可分为几段

　A. 二段　　　　　　　　B. 三段

　C. 四段　　　　　　　　D. 五段

　E. 六段

79. 肝外胆系由以下列哪几部分组成

　A. 左右肝管、肝总管、胆总管、胆囊、胆囊管

　B. 左右肝管、肝总管、胆囊管、胆总管

　C. 胆囊管、肝总管、胆总管、胆囊

　D. 肝总管、胆囊管、胆总管、胆囊

　E. 胆囊管、肝总管、胆总管

80. 关于胰腺区的解剖，叙述错误的是
    A. 胰腺位于腹膜后
    B. 胰腺钩突部前方为肠系膜上静脉
    C. 胰头的上方是门静脉及肝动脉，后方
       是下腔静脉
    D. 胰腺位于脾静脉的前方
    E. 胆总管自胰头的前上缘穿过

81. 在肾盂造影时，如压力过高可出现造影剂
    逆流，以下错误的是
    A. 肾盂肾盏旁回流
    B. 肾盂肾窦回流
    C. 肾盏血管回流
    D. 肾盂淋巴管回流
    E. 输尿管回流

82. 男性尿道最窄处是
    A. 尿道外口
    B. 海绵体部尿道
    C. 球部尿道
    D. 尿道舟状窝
    E. 前列腺部尿道

83. 输尿管行程可分为几段
    A. 二段   B. 三段
    C. 四段   D. 五段
    E. 六段

84. 仰卧位时，下腹部探测输尿管与髂动脉的
    关系是
    A. 从后方穿过髂动脉
    B. 跨过左髂总动脉末端及右髂外动脉起
       始部的前面
    C. 与髂动脉内侧平行走行
    D. 与髂外动脉平行走行
    E. 与髂动脉外侧平行走行

85. 关于左肾静脉走行的描述，正确的是
    A. 经过肠系膜上静脉的前方
    B. 穿过腹主动脉后方

C. 经过肠系膜上动脉的前方
D. 穿过肠系膜上动脉与腹主动脉之间
E. 穿过肠系膜下动脉后方

86. 下列哪个器官不位于腹膜后间隙内
    A. 胰腺   B. 肾脏
    C. 肾上腺   D. 输尿管
    E. 胆总管

87. 关于右侧肾上腺的解剖区域，下述正确
    的是
    A. 位于肝的内后方，右膈脚外侧，下腔
       静脉后方，右肾内上方
    B. 位于肝外后方，右膈脚内侧，下腔静
       脉后方，右肾内上方
    C. 位于肝的内后方，右膈脚内侧，下腔
       静脉前方，右肾内上方
    D. 位于肝的内后方，右膈脚外侧，下腔
       静脉前方，右肾内上方
    E. 位于肝的内后方，右膈脚外侧，下腔
       静脉后方，右肾外上方

88. 下列哪种软骨不是构成喉的支架软骨
    A. 甲状软骨   B. 环状软骨
    C. 会厌软骨   D. 杓状软骨
    E. 气管软骨

89. 右主支气管的特点是
    A. 细而短   B. 粗而短
    C. 细而长   D. 粗而长
    E. 较倾斜

90. 肾上腺位于
    A. 肾包膜外   B. 肾纤维囊内
    C. 肾脂肪囊内   D. 肾筋膜内
    E. 肾前筋膜前方

91. 关于肺尖的体表投影描述，下列哪项正确
    A. 相当于第 7 颈椎棘突的高度
    B. 相当于第 6 颈椎棘突的高度
    C. 相当于第 1 胸椎棘突的高度

D. 相当于第 7 颈椎椎体的高度

E. 相当于第 6 颈椎椎体的高度

92. 平静呼吸时，关于肺的下界描述，下列哪项是错误的

　　A. 两肺下缘各沿第 6 肋向外后走行

　　B. 在锁骨中线处与第 7 肋相交

　　C. 在腋中线处与第 8 肋相交

　　D. 在肩胛线处与第 10 肋相交

　　E. 最后终于第 10 胸椎棘突的外侧

93. 关于肺的描述，下列哪项是错误的

　　A. 大体呈圆锥形

　　B. 具有一尖

　　C. 具有一底

　　D. 具有肋面、内侧面两面

　　E. 具有前缘、后缘、下缘三缘

94. 深呼吸时两肺下缘可向上下各移动多大范围

　　A. 不移动　　　　　B. 0～1cm

　　C. 2～3cm　　　　D. 3～4cm

　　E. 4～5cm

95. 胸膜腔的最低部分是

　　A. 膈胸膜　　　　　B. 肋胸膜

　　C. 纵隔胸膜　　　　D. 胸膜顶

　　E. 肋膈隐窝

96. 后纵隔内不含有的结构为

　　A. 奇静脉　　　　　B. 迷走神经

　　C. 胸交感干　　　　D. 胸导管

　　E. 膈神经

97. 膈的主动脉裂孔位置

　　A. 在第 12 胸椎水平

　　B. 在第 11 胸椎水平

　　C. 在第 10 胸椎水平

　　D. 在第 8 胸椎水平

　　E. 在第 1 腰椎水平

98. 咽与食管的分界处平

　　A. 第四颈椎体的上缘

　　B. 第六颈椎体上缘

　　C. 第六颈椎体下缘

　　D. 第四颈椎体下缘

　　E. 第五颈椎体下缘

99. 下列关于十二指肠的描述，正确的是

　　A. 属于下消化道的一部分

　　B. 在小肠中长度最短、管径最小

　　C. 可分为降部、水平部、升部

　　D. 有胰管和胆总管的开口

　　E. 降部的外侧壁有十二指肠大乳头

100. 小肠中最短、最宽又最固定的部分是

　　A. 十二指肠　　　　B. 空肠

　　C. 回肠　　　　　　D. 结肠

　　E. 盆腔内小肠

101. 下列哪一个不属于大肠

　　A. 盲肠　　　　　　B. 升结肠

　　C. 直肠　　　　　　D. 回肠

　　E. 乙状结肠

102. 不属于肝门的结构是

　　A. 门静脉

　　B. 肝固有动脉

　　C. 肝管

　　D. 胆总管

　　E. 神经、淋巴管结构

103. 关于胆总管的描述，下列哪项是正确的

　　A. 由左、右肝管汇合而成

　　B. 胆总管与胆囊管汇合成肝总管

　　C. 胆总管开口于十二指肠水平部

　　D. 宽度超过 1cm

　　E. 开口于十二指肠降部的乳头处

104. 关于胰腺的描述，下列哪项是正确的

　　A. 只有内分泌功能

　　B. 胰尾邻接脾门

C. 胰管和肝总管汇合开口于十二指肠
乳头

D. 空肠环绕胰头

E. 胰腺分为胰头、胰体两部分

105. 阑尾根部连于

A. 盲肠下端　　B. 盲肠后壁

C. 盲肠内侧壁　　D. 盲肠后内侧壁

E. 盲肠前壁

106. 下列关于肝的描述，错误的是

A. 大部分位于右季肋部和上腹部

B. 肝后部邻接右肾和右肾上腺

C. 肝有双重血液供应

D. 肝门处有肝固有动脉、门静脉、神
经、淋巴管出入

E. 肝膈面有胆囊窝

107. 下列关于腹部盆腔脏器位置的描述，错
误的是

A. 肾是腹膜外位器官

B. 肝是腹膜内位器官

C. 膀胱是腹膜间位器官

D. 卵巢是腹膜内位器官

E. 子宫是腹膜间位器官

108. 腹膜内位器官有

A. 盲肠、肝

B. 脾、卵巢

C. 输尿管、子宫

D. 胆囊、阑尾

E. 空回肠、十二指肠降部

109. 膀胱三角区膀胱壁缺乏

A. 黏膜层　　B. 肌层

C. 黏膜肌层　　D. 黏膜下层

E. 浆膜层

110. 关于直肠的叙述，错误的是

A. 女性前方有子宫及阴道

B. 位于小骨盆内，骶骨前方

C. 在矢状面上会阴曲，凸向后

D. 其上端平第 3 骶椎前方续乙状结肠

E. 下端膨大称直肠壶腹

111. 颅骨由多少块骨组成

A. 10 块骨　　B. 15 块骨

C. 20 块骨　　D. 23 块骨

E. 30 块骨

112. 面颅骨的功能是什么

A. 容纳、支持和保护脑

B. 构成眼眶、鼻腔和口腔的骨性支架

C. 维持颅腔的形状和结构

D. 增加头部的美观度

E. 促进颅骨的生长和发育

113. 颅腔的主要功能是什么

A. 容纳、支持和保护脑

B. 构成眼眶、鼻腔和口腔的骨性支架

C. 维持颅腔的形状和结构

D. 促进颅骨的生长和发育

E. 调节颅内压力和脑脊液循环

114. 松果体钙化在成人平片显影率高达多少

A. 10% ~ 20%　　B. 20% ~ 30%

C. 30% ~ 40%　　D. 40% ~ 50%

E. 50% ~ 60%

115. 脉络丛钙化最常见于颅内的哪个部位

A. 额叶　　B. 顶叶

C. 枕叶　　D. 侧脑室三角区

E. 颞叶

116. 大脑镰钙化最常见的部位是

A. 大脑镰前部　　B. 大脑镰后部

C. 大脑镰中部　　D. 大脑镰顶部

E. 大脑镰底部

117. 以下哪项不属于前列腺分区

A. 纤维肌质区　　B. 外周区

C. 移行区　　D. 中央区

E. 周围区

118. 松果体钙化形成的钙化斑通常呈什么形状

 A. 条状

 B. 环状

 C. 点状或点状聚集

 D. 斑块状

 E. 类圆形致密影

119. 成人颅盖骨分为哪几个部分

 A. 内板、外板和板障

 B. 内骨膜、中骨膜和外骨膜

 C. 颅顶、颅底和颅侧壁

 D. 额骨、枕骨和顶骨

 E. 颅顶、颅底和颅缘

120. 儿童颅盖骨的厚度与成人相比如何

 A. 较薄   B. 相同

 C. 较厚   D. 不一定

 E. 无法比较

121. 冠状缝连接的是哪两个部位

 A. 额骨和顶骨 B. 额骨和枕骨

 C. 颞骨和枕骨 D. 顶骨和颞骨

 E. 顶骨和枕骨

122. 人字缝连接的是哪两个部位

 A. 额骨和颞骨 B. 额骨和枕骨

 C. 颞骨和枕骨 D. 顶骨和颞骨

 E. 顶骨和枕骨

123. 在颅盖骨 X 线中，颞骨鳞部位于哪个区域

 A. 冠状缝前 B. 冠状缝后

 C. 人字缝前 D. 人字缝后

 E. 顶骨下方较透亮区

124. 关于冠状缝和人字缝的描述，说法正确的是

 A. 冠状缝自颅穹窿前中 1/3 交界处下行

  至前、中颅凹交界处，人字缝自枕内粗隆上方数厘米处向前下方延伸

 B. 冠状缝自枕内粗隆上方数厘米处向前下方延伸，人字缝自颅穹窿前中 1/3 交界处下行至前、中颅凹交界处

 C. 冠状缝自颅穹窿前中 1/3 交界处下行至前、中颅凹交界处，人字缝自颅穹窿前中 1/3 交界处向前下方延伸

 D. 冠状缝自枕内粗隆上方数厘米处向前下方延伸，人字缝自枕内粗隆上方数厘米处向前下方延伸

 E. 冠状缝自颅穹窿前中 1/3 交界处向前下方延伸，人字缝自枕内粗隆上方数厘米处向前下方延伸

125. 颅底 X 线解剖中，哪个结构位于中线前部，与鼻中隔相续

 A. 筛骨垂直板 B. 颧骨弓

 C. 蝶窦   D. 翼突内板

 E. 岩骨

126. 颅底 X 线解剖中，蝶窦的两侧壁旁紧邻磨牙呈什么形状的致密影

 A. 人   B. 圆

 C. 八   D. 轴

 E. 盾

127. 颅底 X 线解剖中，岩骨前缘颈内动脉管外口呈什么形状的透亮影

 A. 圆形   B. 三角形

 C. 矩形   D. 椭圆形

 E. 不规则形

128. 颅底 X 线解剖中，翼突板的后方有两个孔，一个是卵圆孔，另一个是

 A. 棘孔   B. 破裂孔

 C. 蝶窦   D. 额孔

 E. 鼻后孔

129. 颅底 X 线解剖中，颞骨岩部位于枕骨大

孔的前外方, 呈什么形状的致密影

A. 八字形   B. 圆形

C. 椭圆形   D. 三角形

E. 轴位

130. 新生儿颅骨解剖中, 脑颅骨与面颅骨比例约为

A. 1：1   B. 2：1

C. 4：1   D. 8：1

E. 16：1

131. 18 岁时, 脑颅骨与面颅骨比例约为

A. 1：1   B. 2：1

C. 4：1   D. 8：1

E. 16：1

132. 在眼眶 X 线后前位中, 眶上裂上界为

A. 蝶骨小翼

B. 蝶骨大翼阴影

C. 蝶骨体

D. 眶下裂影

E. 泪腺窝顶

133. 在眼眶 X 线后前位中, 眼眶外上缘有一新月形稍高密度区, 其上缘为

A. 眶上缘   B. 泪腺窝顶

C. 颧弓   D. 眶下裂影

E. 蝶骨小翼

134. 眶的中部和后部在 X 线影像上的表现分别是

A. 中部有一弧形致密影, 后部有一较细的前凸弧形致密线

B. 中部有一较细的前凸弧形致密线, 后部有一弧形致密影

C. 中部有一弧形致密影, 后部有一较细的后凸弧形致密线

D. 中部有一较细的后凸弧形致密线, 后部有一弧形致密影

E. 中部有一较细的前凸弧形致密线, 后

部有一较细的后凸弧形致密线

135. 在顶颏位 X 线解剖中, 上颌窦的形状是

A. 圆形   B. 方形

C. 三角形   D. 椭圆形

E. 长方形

136. 在顶颏位 X 线解剖中, 筛窦位于

A. 额骨内   B. 眼眶内上方

C. 筛骨内   D. 下颌骨内

E. 颧骨内

137. 下颌骨 X 线正位呈

A. 马蹄状   B. 方形

C. 圆形   D. 椭圆形

E. 梯形

138. 下颌骨的哪个部位与颞骨形成关节

A. 冠突   B. 髁状突

C. 下颌切迹   D. 牙槽突

E. 下颌角

139. 以下哪项是大脑半球不对称的标志之一

A. 大脑半球的颜色差异

B. 大脑半球的大小差异

C. 大脑半球的形状差异

D. 大脑半球的纹理差异

E. 大脑半球纵裂后部的轻度弯曲

140. 下列有关经侧脑室体层面影像解剖, 说法有误的是

A. 中央沟位于大脑半球背外侧面、两侧侧脑室体前端连线水平

B. 中线有大脑纵裂池和大脑镰

C. 两侧侧脑室的大小完全对称

D. 在左、右前角间为胼胝体膝

E. 后角间则为胼胝体压部

141. 中央沟的位置是

A. 位于大脑半球的背内侧面

B. 位于大脑半球的背外侧面

C. 位于大脑半球的前内侧面

D. 位于大脑半球的前外侧面

E. 位于大脑半球的顶部

142. 在经四叠体池层面，第三脑室两侧邻接的是哪个结构

A. 小脑　　　　B. 丘脑

C. 松果体　　　D. 海马体

E. 大脑皮层

143. 在经四叠体池层面，第三脑室后端常见的钙化影是位于哪个结构

A. 小脑　　　　B. 丘脑

C. 松果体　　　D. 海马体

E. 脑干

144. 可显示鞍上池的层面是

A. 经半卵圆中心的层面

B. 经胼胝体压部层面

C. 经前连合层面

D. 经视交叉层面

E. 经下颌颈层面

145. 在颅脑矢状面断层解剖中，第三脑室中央可见卵圆形的结构是

A. 丘脑间粘合　　B. 室间孔

C. 视交叉　　　　D. 顶盖

E. 松果体

146. 脑干的正中矢状断面自上而下的结构顺序是

A. 脑桥、中脑、延髓

B. 中脑、脑桥、延髓

C. 延髓、脑桥、中脑

D. 中脑、延髓、脑桥

E. 脑桥、延髓、中脑

147. 上呼吸道与下呼吸道的解剖分界是

A. 口咽部　　　B. 鼻咽部

C. 喉咽部　　　D. 环状软骨

E. 甲状软骨

148. 在胸部 X 线诊断中，以下错误的是

A. 肺结核——前弓位摄影

B. 中叶综合征——侧位摄影

C. 左心室增大——左前斜位摄影

D. 液气胸——卧位摄影

E. 肺气肿——呼气时摄影

149. X 线胸片上，正常肺门影应位于

A. 第 2 ~ 4 前肋内带

B. 第 4 ~ 6 前肋内带

C. 第 5 ~ 7 前肋内带

D. 第 4 ~ 5 前肋内带

E. 第 3 ~ 5 前肋内带

150. X 线胸片的中肺野指

A. 第 2 前肋下缘、第 4 前肋上缘之间的区域

B. 第 2 ~ 4 前肋上缘之间的区域

C. 第 2 ~ 4 肋骨最低点之间的区域

D. 第 2 前肋上缘、第 4 前肋下缘之间的区域

E. 第 2 ~ 4 前肋下缘之间的区域

151. 关于胸部组织的信号特征，以下叙述不正确的是

A. 脂肪：T_1WI 呈高信号（白色），T_2WI 呈稍高信号（灰白色）

B. 快速流动血液在 SE 序列上：长 T_1 和短 T_2 信号（黑色）

C. 肺组织：T_1WI 呈高信号（白色），T_2WI 呈高信号（白色）

D. 成人胸腺：T_1WI 呈高信号（白色），T_2WI 呈等信号（灰色）

E. 血管壁：T_1WI 呈中等信号，T_2WI 呈稍低信号（灰黑色）

152. CT 显示"五个血管断面"见于胸部哪个层面

A. 主动脉弓层面

B. 胸廓入口上层面

C. 胸廓入口层面

D. 主动脉弓上层面

E. 气管分叉层面

153. 正常情况下胸部 MRI 不能显示的结构是

A. 气管   B. 胸腺

C. 食管   D. 胸膜

E. 皮肤

154. 以下关于胸部的 X 线解剖叙述，错误的是

A. 两侧肺野各可分为上、中、下 3 个肺野

B. 肺动脉与支气管伴行

C. 右肺有 10 个肺段，左肺有 8 个肺段

D. 80% 病例中右肺门比左肺门长

E. 肺纹理主要由肺静脉形成，肺动脉、支气管及淋巴管参与阴影形成

155. 肺门阴影主要解剖结构是

A. 肺静脉、支气管

B. 肺动脉、支气管

C. 肺动脉、肺静脉

D. 肺动脉、肺静脉、支气管

E. 肺动脉、肺静脉、支气管、淋巴结

156. 逆行性尿路造影不能显示的结构是

A. 肾盏   B. 肾盂

C. 肾实质   D. 输尿管

E. 膀胱

157. 右肾一般较左肾低

A. 0.5～1cm   B. 1～2cm

C. 2～3cm   D. 3～4cm

E. 3.5～4.5cm

158. 男性尿道最宽处位于

A. 尿道膜部   B. 尿道前列腺部

C. 尿道球部   D. 尿道舟状窝

E. 尿道嵴

159. 以下哪个不是输卵管的分部

A. 输卵管漏斗   B. 输卵管壶腹

C. 输卵管峡   D. 韧带部

E. 子宫部

160. 以下选项不是子宫固定装置的是

A. 子宫阔韧带   B. 子宫圆韧带

C. 子宫主韧带   D. 骶子宫韧带

E. 子宫副韧带

161. 阴道前庭的开口不包括

A. 尿道外口

B. 尿道内口

C. 左前庭大腺导管

D. 右前庭大腺导管

E. 阴道口

162. 正常情况下哪个结构在超声下不能显示

A. 肾脏   B. 输尿管

C. 膀胱   D. 子宫

E. 前列腺

163. 位于肾皮质的结构不包括

A. 肾小球   B. 肾小囊

C. 肾小体   D. 肾小管

E. 肾锥体

164. 下列哪项不属于肾小球的分部

A. 近曲小管   B. 远曲小管

C. 集合管   D. 髓袢升支

E. 髓袢降支

165. 异位肾发生在

A. 常为左侧   B. 常为右侧

C. 左右概率相似   D. 只发生在左侧

E. 只发生在右侧

166. 马蹄肾双肾融合部位最常见于

A. 上极   B. 中部

C. 背侧   D. 下极

E. 腹侧

167. 输尿管结石易停留在

　　A. 输尿管上段

　　B. 输尿管中段

　　C. 输尿管下段

　　D. 输尿管三个生理狭窄处

　　E. 输尿管膀胱壁内段

168. 肾上腺分为皮质和髓质，哪种检查可以将二者区分

　　A. 超声　　　　　B. CT 平扫

　　C. CT 增强　　　D. MRI

　　E. 均不可区分

169. 可以区分睾丸及附睾的影像学检查方法为

　　A. KUB　　　　　B. 超声

　　C. 尿路造影　　　D. CT

　　E. MRI

170. 老年人前列腺大小（前后径 × 上下径 × 左右径）可达

　　A. 2.0cm × 3.0cm × 4.0cm

　　B. 2.5cm × 3.0cm × 3.0cm

　　C. 3.0cm × 3.0cm × 4.0cm

　　D. 4.3cm × 5.0cm × 5.0cm

　　E. 4.5cm × 6.0cm × 6.0cm

171. T_2WI 上显示子宫体的三层结构为

　　A. 内膜、肌层及浆膜层

　　B. 黏膜、肌层及浆膜层

　　C. 内膜、结合带、肌外层

　　D. 黏膜、内膜及肌层

　　E. 内膜、肌层及肌外层

172. T_2WI 上显示宫体及宫颈、阴道的信号分层情况是

　　A. 宫体分 4 层，宫颈分 3 层，阴道分 2 层

　　B. 宫体、宫颈、阴道均为 3 层

　　C. 宫体、宫颈、阴道均为 4 层

　　D. 宫体分 3 层，宫颈分 4 层，阴道分 2 层

　　E. 宫体分 3 层，宫颈分 2 层

173. 对女性生殖系统有意义的影像学检查方法除外

　　A. 普通 X 线片　　B. 子宫输卵管造影

　　C. 超声　　　　　D. CT

　　E. MRI

二、B1 型题

（174～175 题共用备选答案）

　　A. 大脑纵裂　　　B. 中央沟

　　C. 中央前沟　　　D. 中央后沟

　　E. 顶枕沟

174. 大脑半球额叶、顶叶的分界为

175. 大脑半球顶叶、枕叶的分界为

（176～178 题共用备选答案）

　　A. 大脑外侧窝池　　B. 鞍上池

　　C. 脑桥小脑脚池　　D. 小脑延髓池

　　E. 环池

176. 围绕中脑大脑脚两侧，连接四叠体池和脚间池的脑池为

177. 呈 "Y" 形，主干延伸至岛叶表面分为前、后支脑池为

178. 池内有小脑下后动脉经过的脑池为

（179～181 题共用备选答案）

　　A. 基底动脉　　　B. 前交通动脉

　　C. 后交通动脉　　D. 大脑前动脉

　　E. 大脑中动脉

179. 由左、右椎动脉合成的动脉为

180. 连接颈内动脉和大脑后动脉的为

181. 为颈内动脉的延续，走行于大脑外侧沟的动脉为

三、X 型题

182. 关于胰腺的解剖及 MRI 表现，正确的是

　　A. 胰腺分为头、体、尾三个部分

　　B. 胰头、体、尾位于腹膜后

　　C. 钩突是胰头的一部分

　　D. 脾静脉位于胰体、尾后方

　　E. 胆总管下端位于胰头后方

183. 在逆行性尿路造影检查中，可出现哪些肾脏回流征象

    A. 肾小盏回流   B. 肾大盏回流

    C. 肾小管回流   D. 肾窦回流

    E. 淋巴管回流

184. 肾脏的 CT 增强扫描表现，正确的有

    A. 肾血管显示欠清晰，仅仅依靠 CTA 方可清晰显示肾动脉

    B. 皮质期，肾皮质明显强化，髓质强化不明显

    C. 髓质期，皮、髓质强化程度类似，肾实质密度均匀

    D. 排泄期肾盏和肾盂明显充盈强化，肾实质强化程度减低

    E. CTA 可以清晰、形象地显示肾动脉结构

185. 骨与关节 X 线摄片检查常规要求

    A. 一般摄取正、侧位片

    B. 两侧对称的骨与关节，改变轻微，难以确诊时，应拍摄对侧相应部位对照

    C. 应包括周围软组织和邻近的关节

    D. 脊椎、手足等部位应加摄斜位片

    E. 髌骨、跟骨可取切线位摄片

186. 正常颅壁压迹主要包括哪些类型

    A. 脑回压迹   B. 血管压迹

    C. 囟门压迹   D. 蛛网膜颗粒压迹

    E. 脑室压迹

187. 下列关于新生儿颅骨解剖，说法正确的是

    A. 无鼻窦影像   B. 无牙齿

    C. 颅缝宽   D. 有颅囟

    E. 无颅囟

188. 在眼眶 X 线侧位中，以下哪些结构可见

    A. 鼻骨部分   B. 上颌骨额突

    C. 颧骨的额突   D. 颅中窝前壁

    E. 蝶骨小翼

189. 关于眼眶 X 线解剖，正确的描述是

    A. 眶腔密度较正常上颌窦密度稍低

    B. 在眶内，上内侧可见眶下裂影

    C. 在眼眶外侧可见颧弓

    D. 眼眶呈锥体形，尖朝前，底朝后

    E. 眼眶外上缘有新月形稍高密度区，其上缘为泪腺窝顶，下眶为眶上缘

190. 在鼻腔和鼻窦 X 线解剖中，以下哪些结构可以在顶颏位中清晰显示出来

    A. 额窦   B. 筛窦

    C. 上颌窦   D. 下颌窦

    E. 鼻甲

191. 关于下颌骨 X 线正位影像表现，叙述正确的是

    A. 中间联合部为下颌体

    B. 两侧后方为下颌支

    C. 体部两侧有圆形小孔为颏孔，自颏孔向外上行走之细管状阴影为下颌管

    D. 下颌体与下颌支交界处为下颌角

    E. 下颌支髁突与冠突完全重叠

192. 关于下颌骨 X 线侧位影像表现，叙述正确的是

    A. 下颌体上有牙槽突

    B. 下颌体前部为颏部

    C. 下颌支上有两个突出，前方为髁状突，后方为冠突

    D. 颏孔向后上方弧形管状影为下颌管

    E. 下颌体下缘与下颌支交界处为下颌角

193. 经中央旁小叶下部层面显示以下哪些结构

    A. 扣带回   B. 中央旁小叶

    C. 楔前叶   D. 顶枕沟

    E. 楔叶

194. 老年人大脑镰钙化常呈（ ）高密度影。

A. 条状   B. 点状

C. 弯曲状   D. 斑块状

E. 均匀状

195. 颅脑经松果体层面影像解剖，叙述正确的是

A. 在该层面中部可见两侧基底核和丘脑

B. 内囊呈"＜"形

C. 前肢内侧是尾状核从大脑半球表面延伸至岛叶后端

D. 新生儿左侧的外侧沟常较细窄

E. 新生儿左侧的颞平面小于右侧

196. 经鞍上池层面影像解剖，叙述正确的是

A. 鞍上池有六条边，前面是颞叶钩回

B. 前部两侧为额叶，其间被大脑纵裂分开

C. 鞍上池呈星形

D. 前角通大脑纵裂池

E. 两前外侧角通大脑侧裂池

197. 经眼球层面影像解剖，叙述正确的是

A. 前方为锥形的眶腔

B. 眼球边缘呈圆环状

C. 眼球后面有束状软组织条索通向眶尖，为视神经

D. 两侧眶腔之间为蝶窦，后邻筛窦

E. 大脑颞叶位居颞骨岩部前方颅中窝内

198. 下列有关胸椎 X 线正位图像，叙述正确的是

A. 胸椎椎体呈四方形

B. 椎体上下面平坦

C. 椎间隙宽度均匀

D. 椎弓根投影于椎体阴影内两侧，呈水滴状致密影

E. 棘突呈叠瓦状投影于中线上，呈环形致密影

第六章 基本病变的影像学特征

一、A1 型题

1. 正常肋软骨钙化最早始于
   A. 第 1 肋骨   B. 第 2 肋骨
   C. 第 3 肋骨   D. 第 11 肋骨
   E. 第 12 肋骨

2. 关于正常肋软骨钙化，正确的是
   A. 最早始于第 2 肋骨
   B. 年龄为 25~30 岁
   C. 是从第 1 肋向第 12 肋顺序钙化
   D. 正常肋软骨 X 线胸片不能显示
   E. 钙化后的肋软骨 X 线胸片可显示

3. 胸部正位片中，哪个部位的病变不易被观察到
   A. 肺门   B. 肋膈角
   C. 肺野   D. 胸膜
   E. 纵隔病变

4. 胸部 X 线正位片在心膈角区发现团状阴影，而侧位片未见明显显示，最可能是
   A. 食管囊肿   B. 心包囊肿
   C. 支气管肺炎   D. 心包脂肪垫
   E. 大叶性肺炎

5. 以下病变，双肺多发钙化不常见的是
   A. 肺泡微石症   B. 肺癌
   C. 肺结核   D. 矽肺
   E. 骨肉瘤肺转移瘤

6. 肺内病灶与钙化对应的关系，正确的是
   A. 错构瘤：弧形蛋壳样钙化
   B. 畸胎瘤：小骨块或齿状影
   C. 肉芽肿：沙砾样钙化
   D. 淋巴瘤：团块样完全钙化

   E. 肺癌：爆米花样钙化

7. 以下哪种疾病不会出现胸膜钙化
   A. 出血机化   B. 慢性肺炎
   C. 硅肺   D. 脓胸
   E. 结核性胸膜炎

8. 常见的良性结节钙化类型不包括
   A. 中心致密钙化灶
   B. 同心圆状钙化
   C. 爆米花样钙化
   D. 点状、偏心、无定形钙化
   E. 中心弥漫性钙化

9. "爆米花样"钙化常见于
   A. 结核球   B. 矽肺
   C. 错构瘤   D. 肺癌
   E. 间皮瘤

10. 恶性肿瘤的钙化特点是
    A. 钙化比较分散
    B. 钙化的密度较一致
    C. 钙化的边界清晰
    D. 钙化形态比较规则
    E. 钙化一般为点状、偏心性、无定形

11. 肺的局限性纤维化常见病因是
    A. 小叶性肺炎   B. 慢性肺炎
    C. 硬皮病   D. 类风湿病
    E. 胶原病

12. 结核球的影像学特点是
    A. 肺内孤立性结节，无分叶、毛刺，发病前有发热史
    B. 肺内孤立性结节，内有爆米花样钙化
    C. 左肺下叶后基底段肿块，增强后可见

其内有胸主动脉分支进入肿块内

 D. 上叶尖后段或下叶背段结节，周围有卫星灶，边界光滑，增强后无强化

 E. 肺内孤立性结节，有分叶及毛刺，远端可见胸膜四陷征

13. 间质性肺水肿的典型 X 线征象是

 A. 印戒征   B. 残根征

 C. KerleyB 线   D. 蝶翼征

 E. 空气支气管征

14. 间质性肺水肿发生水肿液聚积的部位不包括

 A. 肺泡间隔

 B. 支气管及血管周围结缔组织

 C. 肺泡导管

 D. 小叶间隔

 E. 胸膜下结缔组织

15. 中央型肺水肿典型 X 线征象是

 A. 双肺大小不一的弥漫性片状模糊影

 B. 双肺下野可见柯氏 A 和 B 线

 C. 肺门阴影轻度大而模糊

 D. 以肺门为中心的蝶翼状阴影

 E. 局部的肺叶实变阴影

16. 单侧肺水肿可见于

 A. 长期一个方向侧卧

 B. ARDS

 C. 缺氧

 D. 两侧胸腔积液放水过快、过多

 E. 两侧肺挫伤

17. 颅咽管瘤的钙化多呈

 A. 块状   B. 蛋壳样

 C. 散在钙化   D. 毛线团状

 E. 爆米花样

18. 膀胱结石的磁共振表现为

 A. T_1WI 为低信号，T_2WI 为高信号

 B. T_1WI 为高信号，T_2WI 为高信号

 C. T_1WI 为低信号，T_2WI 为低信号

 D. T_1WI 为高信号，T_2WI 为低信号

 E. T_1WI 为等信号，T_2WI 为高信号

19. 肾结核发生钙盐沉着致全肾钙化，称为

 A. 瓷化肾   B. 自截肾

 C. 肾钙乳沉积   D. 肾钙化

 E. 硬化肾

二、A3/A4 型题

(20~22 题共用题干)

 患者，女性，17 岁。右眼视力减退、头痛 3 年；头颅 CT 示鞍上池内囊实性占位，周围壁可见粗大颗粒状钙化；MR 示鞍上池内囊实性占位，囊内 T_1WI 及 T_2WI 均呈高信号，视交叉及垂体受压。

20. 患者最可能诊断为

 A. 颅咽管瘤   B. 脑膜瘤

 C. 垂体瘤   D. 动脉瘤

 E. 星形细胞瘤

21. 该患者囊内 CT 呈低密度，MR 囊内 T_1WI 及 T_2WI 均呈高信号原因可能为

 A. 囊内主要含有水

 B. 囊内含有胆固醇

 C. 囊内为急性出血

 D. 肿瘤坏死囊变

 E. 囊内血流丰富

22. 对于鞍上池描述正确的是

 A. 亦称交叉池

 B. 脚间池的一部分

 C. 由交叉池和脚间池构成

 D. 形态仅为五角星形

 E. 其内无血管走行

三、B1 型题

(23~24 题共用备选答案)

 A. 增殖   B. 空洞

C. 渗出　　　　　D. 纤维化

E. 钙化

23. 肺部急性炎症的主要表现是

24. 肺部慢性炎症主要表现为

(25～27 题共用备选答案)

A. 块状钙化　　　B. 散在点状钙化

C. 蛋壳样钙化　　D. 索条状钙化

E. 爆米花样钙化

25. 室管膜瘤常见钙化为

26. 少突胶质细胞瘤的典型 CT 表现为

27. 颅咽管瘤的钙化呈

四、X 型题

28. 在 X 线平片检查中，能够显示肾脏的哪些异常改变

A. 肾区内高密度钙化影

B. 肾影位置异常

C. 肾影大小改变

D. 肾影轮廓改变

E. 肾实质密度异常

29. 尿路造影中，常见的异常征象有

A. 肾实质显影异常

B. 肾盏肾盂受压变形

C. 肾盏肾盂破坏

D. 肾盏、肾盂、输尿管扩张积水

E. 肾盏、肾盂、输尿管和膀胱腔内充盈缺损

30. 下列哪些肾脏病变做 CT 平扫，呈"软组织密度"表现

A. 肾结核

B. 黄色肉芽肿性肾盂肾炎

C. 肾脓肿

D. 放线菌病

E. 获得性囊性肾病变

31. 与脑水肿同密度 CT 图像的病变是

A. 脑梗死　　　　B. 脑出血

C. 脑脓肿　　　　D. 局限性脑炎

E. 脑白质病变

32. 间质性肺水肿的 X 线表现有

A. 肺纹理和肺门血管阴影模糊

B. 支气管袖口征

C. 蝶翼征

D. 胸膜下水肿

E. 两上肺静脉分支增粗

33. 肺泡性肺水肿的 X 线征象有

A. 间隔线阴影

B. 病变动态变化较快

C. 胸腔积液

D. 蝶翼征

E. 上肺静脉扩张

34. 急性肺水肿与肺炎急性期的鉴别点为

A. 肺水肿病变发生迅速、动态变化快

B. 肺水肿有间隔线阴影

C. 肺水肿 X 线表现为大片状高密度影，边缘清楚

D. 肺水肿患者多有心脏及肾脏的原发病

E. 肺水肿无发热等肺炎的临床表现

35. 颅内生理钙化包括

A. 松果体钙化

B. 脉络膜丛钙化

C. 大脑镰钙化

D. 床突间韧带钙化

E. 脑肿瘤钙化

36. 以下脑肿瘤易钙化的是

A. 脑膜瘤　　　　B. 颅咽管瘤

C. 松果体瘤　　　D. 少枝胶质细胞瘤

E. 髓母细胞瘤

第七章 各系统基本影像征象

一、A1 型题

1. CT 引导经皮穿刺肺活检的相对禁忌证不包括

　　A. 伴有严重慢性阻塞性肺疾病

　　B. 穿刺路线不能避开叶间胸膜或肺大疱

　　C. 坏死所穿刺病变可能是动静脉瘘

　　D. 怀疑所穿刺病变可能是肺包虫病

　　E. 肺门肿块

2. 常规 X 线胸片对以下哪种结构显示最差

　　A. 肋骨　　　　　　B. 肋软骨

　　C. 胸骨　　　　　　D. 胸椎

　　E. 锁骨

3. 关于胸部疾病 MRI 的检查论述，错误的是

　　A. MRI 对纵隔肿瘤和心脏大血管病变具有很高的诊断价值

　　B. MRI 对肺组织病变检查效果好，可取代 X 线和 CT

　　C. 通常取仰卧位用体部线圈采用自旋回波序列

　　D. 应用心电门控技术可减少心脏搏动造成的伪影

　　E. MRI 不用对比剂也可显示心脏及大血管

4. 肺部高分辨率 CT 技术条件不正确的是

　　A. 薄层扫描

　　B. 软组织算法重建

　　C. 高 kV

　　D. 宽窗宽（>1000）

　　E. 低窗位（>−600）

5. 关于胸部摄影，以下叙述不正确的是

　　A. 肺及膈上肋骨摄影时应深吸气后屏气曝光

　　B. 心脏摄影应取平静呼吸下屏气曝光

　　C. 心脏摄影比肺脏摄影条件需增加 5~10kV

　　D. 胸骨正位摄影应采用高千伏、低毫安、近距离、短时间曝光

　　E. 取下照射野范围内的各种金属物

6. 胸部最基本的 CT 扫描平面为

　　A. 斜矢状位　　　　B. 矢状位

　　C. 斜冠状位　　　　D. 冠状位

　　E. 横轴位

7. MRI 检查易于显示淋巴结病变，主要取决于

　　A. 纵隔中有脂肪组织形成天然对比

　　B. 软组织对比度好

　　C. 必须通过增强扫描提高组织间的对比度

　　D. 淋巴结 T_1WI 为低信号，T_2WI 为高信号

　　E. 血管存在流空效应

8. 蛛网膜下腔出血，CT 扫描最适宜的时间为

　　A. 发病当天　　　　B. 发病 3 天后

　　C. 发病 1 周后　　　D. 发病 2 周后

　　E. 发病 3 周后

9. 关于胸部组织的信号特征，下列叙述错误的是

　　A. 脂肪：T_1WI 呈高信号（白色），T_2WI 呈稍高信号（灰白色）

　　B. 快速流动血液在 SE 序列上：长 T_1 和短 T_2 信号（黑色）

　　C. 肺组织：T_1WI 呈高信号（白色），T_2WI 呈高信号（白色）

　　D. 成人胸腺：T_1WI 呈高信号（白色），T_2

WI 呈等信号（灰色）

E. 血管壁：T_1WI 呈中等信号，T_2WI 呈稍低信号（灰黑色）

10. MRI 动态增强扫描，动脉增强早期，下列组织结构，最早出现不均匀斑片状强化的是

A. 肝脏　　　　　　B. 脾脏

C. 胰腺　　　　　　D. 肌肉

E. 腹主动脉

11. 在正常腹平片上见不到的软组织影是

A. 肝脏　　　　　　B. 肾脏

C. 膈　　　　　　　D. 腰大肌

E. 肾上腺

12. 关于结肠的气钡双重造影下列说法正确的是

A. 误诊率高，通常不能显示小的结肠息肉

B. 容易使位于结肠弯曲处的结肠息肉漏诊

C. 是影像学诊断结肠息肉的首选检查方法

D. 对右半结肠病变显示良好可替代结肠镜

E. 婴幼儿肠壁薄弱，属于检查的禁忌范围

13. 正常肾脏的 MRI 表现是

A. T_1加权像肾皮质比肌肉信号低

B. T_1加权像肾实质比肝脏信号低

C. T_1加权像肾髓质信号低于肾皮质

D. T_1加权像肾皮质信号低于肾髓质

E. 常规 MRI 容易显示正常输尿管

14. 在泌尿系平片上显示肾脏轮廓是由于

A. 肾脏密度较高

B. 肾脏密度较低

C. 肾脏周围脂肪组织密度

D. 肠道清洁干净

E. 借助肠气密度

15. 正常肾上腺的 MRI 信号与肝实质信号强度相比

A. T_1 及 T_2 加权像均为等信号

B. T_1 加权像低信号、T_2 加权像高信号

C. T_1 加权像高信号、T_2 加权像低信号

D. T_1 及 T_2 加权像均为高信号

E. T_1 及 T_2 加权像均为低信号

16. 正常前列腺的中央带与外周带在 T_2WI 的信号特点为

A. 两部分均为高信号

B. 两部分均为低信号

C. 中央带为低信号，外周带为高信号

D. 外周带为低信号，中央带为高信号

E. 中央带为等信号，外周带为低信号

17. 关于女性生殖系统的超声检查，错误的是

A. 需适当地充盈膀胱

B. 子宫体为均质中等回声

C. 子宫内膜的厚度和回声与月经周期有关

D. 双侧卵巢显示清晰，$4cm \times 3cm \times 1cm$

E. 双侧输卵管显示清晰

18. 肾上腺疾病的影像学检查，首选方法是

A. X 线平片　　　　B. MRI

C. CT　　　　　　　D. USG

E. 尿路造影

19. 关于四肢关节的 X 线，以下描述正确的是

A. X 线所见关节间隙代表关节腔

B. X 线所见关节间隙包括关节软骨及其间的真正关节间隙

C. 小儿的关节间隙较成人的狭窄

D. 随年龄的增长，小儿的关节间隙逐渐加宽

E. 关节软骨及关节囊可以在 X 线片上明

显显示

20. 新生儿 X 线胸片影像学表现不正确的是

    A. 心尖不明显

    B. 心胸比偏大

    C. 肺野外带无肺纹理

    D. 左膈比右膈高

    E. "帆征"提示胸腺瘤

21. X 线胸片提示一侧肺野均匀一致密度增高时，可排除

    A. 一侧胸腔大量积液

    B. 一侧肺不张

    C. 一侧肺切除

    D. 一侧肺实变

    E. 液气胸

22. 肺的影像基本单位是

    A. 次级肺小叶   B. 初级肺小叶

    C. 肺腺泡   D. 肺泡

    E. 肺泡囊

23. 立卧位 KUB 上，正常肾脏的上下活动度小于

    A. 同一个体 0.5 个腰椎高度

    B. 同一个体 1 个腰椎高度

    C. 同一个体 1.5 个腰椎高度

    D. 同一个体 2 个腰椎高度

    E. 同一个体 3 个腰椎高度

24. 哪种检查能部分反映肾功能损害情况和程度

    A. KUB   B. IVP

    C. RP   D. 肾穿刺造影

    E. CT 平扫

二、B1 型题

（25 ~ 28 题共用备选答案）

    A. MRI   B. CT

    C. ECT   D. X 线平片

    E. 超声成像

25. 检查骨关节常用方法是

26. 检查关节与软组织的最佳方法是

27. 检查四肢软组织的首选方法是

28. 检查椎间盘和脊髓的最佳方法是

三、X 型题

29. 鼻咽及喉部正常 MRI 表现有

    A. 鼻咽腔 T_1WI 和 T_2WI 呈低信号

    B. 声带类似或稍高于肌肉信号

    C. 咽旁间隙呈高信号，肌肉组织呈低信号

    D. 喉前庭、喉室、梨状窝 T_1WI 和 T_2WI 均呈低信号

    E. 浅表黏膜 T_1WI 呈低信号，T_2WI 呈高信号

30. 关于正常眼眶 MRI 的表现，论述正确的有

    A. 眼球前房和玻璃体呈长 T_1 低信号和长 T_2 高信号

    B. 视神经及眼外肌 T_1WI 和 T_2WI 呈中等信号

    C. 脉络膜和视网膜 T_1WI 呈中等信号，T_2WI 呈中等信号

    D. 眼球壁巩膜 T_1WI 和 T_2WI 均呈低信号

    E. 眼眶骨皮质呈低信号，骨髓呈高信号

31. 下列胸部疾患摄影位置，正确的是

    A. 少量胸腔积液——侧卧水平正位或斜位

    B. 肺下积液——单纯后前位

    C. 包裹性积液——切线位

    D. 慢性支气管炎——常规正位深吸气与深呼气位对照

    E. 肺癌——常规正侧，体层摄影

32. 以下关于正常胸部结构 MRI 表现的叙述，正确的是

    A. 气管、支气管表现为各序列低信号

B. 心包可有少量液体，表现为长 T_1、长 T_2 信号

C. MRI 有时难以区分支气管及血管影

D. 胸膜呈长 T_1、长 T_2 信号

E. 肺小叶间隔 MRI 也可显示

33. 关于结肠正常影像，以下叙述正确的是

    A. 结肠黏膜有纵、横、斜 3 种方向

    B. 升结肠的结肠袋比降结肠明显

    C. 左半结肠黏膜皱襞以纵向为主

    D. 左半结肠比右半结肠粗

    E. 低张双对比造影可显示无名沟

34. 胰腺 CT 解剖描述，正确的有哪些

    A. 胰位于腹膜后肾前间隙中，前为腹膜壁层，后为肾前筋膜

    B. 正常胰头宽径最大范围不应超过同层面上椎体的横径

    C. 胰体、尾层面高于胰头，钩突最低

    D. 胰体、胰尾宽径不得大于同层面椎体横径的 2/3，也不应小于它的 1/3

    E. 胰头在十二指肠内呈圆形或分叶状，十二指肠球部在其右缘，下腔静脉在其后方，这是确定胰头的标志

35. 有关胆道疾病的 MRI 表现，论述正确的是

    A. 正常胆汁在 T_1WI 上可以呈高信号，也可以是低信号

    B. MRCP 在胆道完全梗阻和狭窄的判断上准确率为 100%

    C. 胆囊结石在 T_1WI 和 T_2WI 以及 MRCP 图像上均呈无信号或低信号改变

    D. 正常胆汁 T_2WI 和 MRCP 图像上均呈高信号

    E. MRCP 可显示肝内胆管及未扩张的胰管，是梗阻性黄疸的首选影像学检查方法

36. 以下肝脏病变的 MRI 特征叙述，正确的是

A. Caroli 病，肝内小胆管明显扩张

B. 肝血色病，T_1WI 肝脏信号一致性减低

C. 肝腺瘤，T_1WI 低信号包膜

D. 肝硬化结节，T_1WI 稍高信号，T_2WI 低信号

E. 出血和中央坏死组织在 T_2WI 上为极低信号

37. 肾上腺疾病的影像检查方法包括

    A. 腹部平片   B. 腹部 CT

    C. 静脉尿路造影   D. B 超

    E. MRI

38. 在泌尿系统影像学检查中，尿路造影是常用的检查方法，其主要是指哪些检查

    A. X 线排泄性尿路造影

    B. X 线逆行性尿路造影

    C. CT 尿路造影

    D. MR 尿路造影

    E. 核素扫描

39. 在尿路造影中，关于输尿管正确的表现包括

    A. 输尿管分三段

    B. 输尿管有三个狭窄

    C. 输尿管全长为 25 ~ 30cm

    D. 输尿管宽 3 ~ 7mm

    E. 注入对比剂后 30min，肾盂肾盏显示满意，松开腹压即可显示双侧输尿管

40. 正常肾组织的 MRI 表现，论述正确的是

    A. 肾窦脂肪组织在 T_1WI 和 T_2WI 上分别呈高或中等信号

    B. SE 序列检查在 T_1WI 上皮质信号高于髓质

    C. 在 T_2WI 像上皮髓质难以分辨均呈高信号

    D. SE 序列检查在 T_1WI 上髓质信号高于皮质

E. 肾动脉和肾静脉均表现为低信号

41. 正常肾脏 SE 序列 T_1WI 和 T_2WI 检查时，正常表现是

A. T_1WI 像上肾皮质呈较高信号

B. T_1WI 像上肾髓质呈较低信号

C. T_2WI 像上，肾皮髓质难以区分

D. 正常肾盏难以显示，肾盂可识别

E. 在 T_1WI 脂肪抑制像上，肾皮髓质的信号差异不显著

42. 正常肾上腺的 MRI 表现

A. 位于肾筋膜囊内

B. 肾上腺厚度小于 10mm

C. 可以分辨出皮、髓质结构

D. 常规 T_1WI 和 T_2WI 像上，肾上腺信号强度类似于正常肝实质

E. T_1WI 和 T_2WI 并脂肪抑制技术检查，肾上腺信号显著高于周围被抑制的脂肪组织

43. 肾上腺 MRI 检查的特点包括

A. MRI 组织分辨率高

B. 增强扫描肾上腺均匀强化

C. MRI 空间分辨率高，能够发现小病灶

D. 作为 CT 检查之后的补充检查

E. 梯度回波序列的正、反相位成像常能鉴别肾上腺腺瘤与非腺瘤

44. 正常膀胱的 MRI 表现有

A. T_1WI 像上膀胱壁呈中等信号

B. T_2WI 膀胱壁内层为低信号，外层为中等信号

C. 膀胱壁厚度为 2.9 ~ 8.8mm，平均 5.4mm

D. 没有运动伪影

E. 可以有化学位移伪影

45. 正常骨结构的影像学表现，正确的是

A. 骨膜在 CT 或 MRI 上均可表现为线状影

B. 骨膜在普通 X 线上不能显影

C. 骨髓在 MRI 上既可表现为中等信号也可表现为高信号

D. 骨皮质在 CT 上呈高密度线状或带状影

E. MRI 上骨皮质在 T_1WI 和 T_2WI 上均为极低信号影

第八章 神经系统疾病的影像诊断

一、A1 型题

1. 诊断颅内血管性疾病的金标准是

　　A. CT　　　　　　　B. CTA

　　C. MR　　　　　　　D. MRA

　　E. DSA

2. 急性脑卒中宜选择

　　A. 颅骨平片　　　　B. CT 扫描

　　C. 脑室造影　　　　D. 血管造影

　　E. MRI

3. 下列关于脑出血的描述不正确的是

　　A. 急性期 CT 表现为高密度灶, CT 值一般在 100Hu 以上

　　B. 急性期 T_1WI 和 T_2WI 上血肿呈等或低信号

　　C. 慢性期 CT 图像上呈水样密度

　　D. 基底节区血肿多呈肾型

　　E. 血肿强化后可呈靶征

4. 关于脑血肿变化过程中 CT 表现的叙述, 不正确的是

　　A. 新鲜血肿表现为高密度

　　B. 血肿从边缘部吸收变淡

　　C. 血肿吸收期从血肿中央开始变淡

　　D. 血肿低密度期, 水肿消失, 无占位效应

　　E. 3 个月后血肿囊性变呈液体密度

5. 关于脑梗死影像表现, 下列描述不正确的是

　　A. 发病 24 小时内, CT 可正常

　　B. 发病 24 小时内, MRI 可有阳性表现

　　C. 发病 24 小时内, CT 上强化最明显

　　D. 对小脑、脑干病变, MRI 优于 CT

　　E. DWI 序列优于常规的 T_1WI、T_2WI

6. 急性脑梗死发病 8 ~ 24 小时, 病变区常见 CT 表现为

　　A. 高密度影, 边界清楚, 轻微占位效应

　　B. 低密度影, 边界清楚, 占位效应明显

　　C. 等密度影, 占位效应不明显

　　D. 略低或低密度影, 边界不清, 轻微占位效应

　　E. 混杂密度影, 占位效应不明显

7. 脑出血与脑梗死的 CT 表现相似主要是在

　　A. 超急性期　　　　B. 急性期

　　C. 亚急性早期　　　D. 亚急性晚期

　　E. 慢性期

8. 脑梗死超急性期 MR 扫描出现 DWI 高信号, 主要是因为

　　A. 脑梗死区的血管源性水肿导致水分子扩散加快

　　B. 脑梗死区的脑间质性水肿导致水分子扩散受限

　　C. 脑梗死区的细胞毒性水肿导致水分子扩散受限

　　D. 脑梗死区的细胞毒性水肿导致水分子扩散加快

　　E. 脑梗死区的 DWI 的 T_2 穿透效应

9. 高血压脑出血常见的部位是

　　A. 壳核出血　　　　B. 丘脑出血

　　C. 尾状核头出血　　D. 内囊出血

　　E. 基底节 - 丘脑区

10. 脑梗死发病多长时间后, 属于脑水肿高峰期

A. 6 小时内　　　　B. 2 ~ 15 天

C. 1 周内　　　　　D. 2 ~ 3 周

E. 4 ~ 6 周

11. 脑梗死后可以见到"模糊效应"常在

A. 第 1 周　　　　　B. 第 2 周

C. 第 2 ~ 3 周　　　D. 第 4 周

E. 第 8 周

12. 脑梗死分布的依据是

A. 脑实质　　　　　B. 脑白质

C. 脑叶　　　　　　D. 脑沟

E. 脑血管分布区

13. 脑梗死好发于

A. 大脑前动脉供血区

B. 大脑中动脉供血区

C. 大脑后动脉供血区

D. 椎动脉供血区

E. 基底动脉供血区

14. 下列关于脑梗死的描述，不正确的是

A. 梗死灶与病变动脉供血区一致

B. CT 表现为低密度或等密度改变

C. MRI 急性期呈长 T_1、长 T_2 信号

D. 梗死灶常呈楔形或扇形

E. 增强扫描后各期脑梗死病灶均不强化

15. 脑出血与脑梗死在 CT 上的密度在哪个时期相仿

A. 急性期　　　　　B. 超急性期

C. 亚急性期早期　　D. 亚急性期晚期

E. 慢性期

16. 颅内最常见的肿瘤是

A. 胶质瘤　　　　　B. 髓母细胞瘤

C. 脑膜瘤　　　　　D. 松果体瘤

E. 生殖细胞瘤

17. 下列关于腔隙性脑梗塞，叙述错误的是

A. 腔隙灶直径为 2 ~ 3.5cm

B. 是脑穿支小动脉闭塞引起的深部脑组织较小面积的缺血性坏死

C. 主要病因是高血压和动脉硬化

D. 好发部位为基底核区和丘脑区

E. MRI 比 CT 检测更敏感

18. 以下叙述髓母细胞瘤错误的是

A. 不发生于小脑半球

B. 以儿童常见

C. 可引起脑积水

D. CT 常为稍高密度

E. 恶性肿瘤

19. 下列 CT 表现哪项不符合胶质瘤的特点

A. 病灶多位于白质

B. 多呈低密度

C. 病灶边界不清

D. 可为不规则环形伴壁结节强化

E. 常伴相邻的硬脑膜强化

20. 不是髓母细胞瘤的 CT 表现的是

A. 发生于小脑蚓部

B. 造成梗阻性脑积水

C. 肿瘤明显强化

D. 可以见到瘤周水肿

E. 脂肪密度

21. 肿瘤内常有钙化的神经胶质瘤是

A. 星形细胞瘤

B. 室管膜瘤

C. 少突胶质细胞瘤

D. 髓母细胞瘤

E. 多形性胶质母细胞瘤

22. 关于髓母细胞瘤，下列说法正确的是

A. 起源于小脑蚓部，常从前向后突入、压迫或阻塞第四脑室，引起梗阻性脑积水

B. 表现为后颅窝囊实性肿块，典型呈大囊小结节，结节明显强化，并可见粗

大血管与病灶相连

C. 增强扫描多呈环状强化

D. 很少伴有出血、囊变、钙化

E. 第四脑室、第三脑室及双侧侧脑室常扩大

23. 鞍区动脉瘤与脑膜瘤的鉴别要点不包括

    A. 脑膜瘤占位效应明显，动脉瘤一般占位效应较轻

    B. 脑膜瘤多有邻近骨质反应，动脉瘤不存在

    C. 脑膜瘤常有块状钙化，动脉瘤表现为点状强化

    D. 脑膜瘤多明显均匀强化，动脉瘤常与血管同步明显强化

    E. 脑膜瘤增强后常有"脑膜尾征"，动脉瘤增强后呈"靶征"

24. 关于颅内肿瘤，下列不属于神经上皮肿瘤的是

    A. 室管膜瘤　　　　B. 脑膜瘤

    C. 星形细胞瘤　　　D. 髓母细胞瘤

    E. 少突胶质细胞瘤

25. 关于海绵状血管瘤和脑膜瘤的鉴别点，下列说法错误的是

    A. 脑膜瘤发生在脑外，海绵状血管瘤脑内外都可以发生

    B. 脑膜瘤可有邻近骨质反应，海绵状血管瘤不存在

    C. 脑膜瘤多明显强化，海绵状血管瘤强化方式差别很大，一般很少均质明显强化

    D. 脑膜瘤占位效应轻，海绵状血管瘤占位效应明显

    E. 脑膜瘤几乎不合并出血，海绵状血管瘤可合并出血

26. 桥脑小脑角区最常见的均匀强化肿瘤为

    A. 听神经鞘瘤　　　B. 脑膜瘤

    C. 胆脂瘤　　　　　D. 三叉神经瘤

    E. 垂体腺瘤

27. 脑膜瘤来源于

    A. 蛛网膜　　　　　B. 硬脑膜

    C. 软脑膜　　　　　D. 硬脑膜内层

    E. 硬脑膜外层

28. 脑膜瘤不发生在以下哪个部位

    A. 大脑镰旁　　　　B. 大脑凸面

    C. 海绵窦　　　　　D. 侧脑室外侧白质区

    E. 桥脑小脑角池

29. 发生在桥小脑角区肿瘤中岩骨有明显骨质增生的是

    A. 三叉神经瘤　　　B. 脑膜瘤

    C. 脂肪瘤　　　　　D. 动脉瘤

    E. 听神经瘤

30. 少突胶质细胞瘤的特征表现是

    A. CT平扫多呈低密度病灶

    B. 瘤内点状、条状、团块状或脑回状钙化

    C. 瘤周有水肿

    D. 瘤内伴有囊变、坏死

    E. 在MRI T_1WI 为低信号、T_2WI 为高信号

31. 关于少突胶质细胞瘤的影像表现，错误的是

    A. 弯曲条索状钙化

    B. 常有囊变区

    C. 钙化发生率为50%

    D. WHO分级常为Ⅱ级

    E. 瘤内可合并出血

32. 胶质母细胞瘤最典型的征象是

    A. 占位效应明显

    B. 病灶内囊变、坏死

    C. 花环状强化

D. 瘤周水肿重

E. 中线结构移位

33. 关于胶质母细胞瘤，以下叙述错误的是

A. NAA 升高

B. rCBF 升高

C. Cho 升高

D. T_1WI 出现高信号

E. DWI 呈混杂信号

34. 脑实质内病变，常需与胶质母细胞瘤相鉴别的是

A. 脑脓肿

B. 亚急性期脑梗死

C. 脑膜瘤

D. 毛细胞星形细胞瘤

E. 转移瘤

35. 以下 WHO 不属于 I 级的肿瘤是

A. 毛细胞型星形细胞瘤

B. 弥漫性中线胶质瘤

C. 胚胎发育不良神经上皮瘤

D. 室管膜下巨细胞星形细胞瘤

E. 室管膜下瘤

36. 多形性胶质母细胞瘤的典型 CT 表现为

A. 病灶不均匀强化

B. 花环样环状强化

C. 病灶边缘不锐利

D. 占位效应较重

E. 病灶内钙化

37. 关于脑膜瘤的描述，错误的是

A. 起源于脑膜细胞，最好发于脑表面富有蛛网膜颗粒的部位

B. 大部分位于幕上，以大脑凸面和矢状窦旁多见

C. 质地坚硬，包膜完整

D. 由颈外动脉分支供血，血供丰富，颈内动脉不供血

E. 与局部颅骨或硬脑膜呈广基底紧密相连

38. 以下是脑膜瘤典型 CT 表现的是

A. 钙化、囊变坏死

B. 骨质破坏

C. 明显瘤周水肿

D. 等密度，明显均匀强化

E. 占位效应明显

39. 以下选项中与脑转移瘤常见 CT 表现不符合的是

A. 多发散在等、低密度病灶

B. 位置较表浅

C. 可无水肿

D. 水肿范围与肿瘤大小成正比

E. 常为明显强化

40. 颅内最常见的恶性肿瘤是

A. 生殖细胞瘤　　　B. 转移瘤

C. 淋巴瘤　　　　　D. 胶质母细胞瘤

E. 髓母细胞瘤

41. 颅内不出现钙化的肿瘤是

A. 垂体腺瘤　　　　B. 少突胶质细胞瘤

C. 室管膜瘤　　　　D. 节细胞胶质瘤

E. 颅咽管瘤

42. 垂体瘤的 CT 表现不正确的是

A. 蝶鞍扩大　　　　B. 鞍底下陷

C. 瘤周水肿　　　　D. 肿瘤有强化

E. 垂体柄移位

43. 以下选项中常表现为轻度强化的肿瘤是

A. 转移瘤　　　　　B. 脑膜瘤

C. 淋巴瘤　　　　　D. 垂体微腺瘤

E. 生殖细胞瘤

44. 下列选项中不会发生脑脊液播散的肿瘤是

A. 星形细胞瘤　　　B. 垂体腺瘤

C. 髓母细胞瘤　　　D. 生殖细胞瘤

E. 室管膜瘤

45. 下列选项中，一般不引起邻近脑实质水肿的是

　　A. 垂体腺瘤　　　　B. 脑膜瘤

　　C. 听神经瘤　　　　D. 星形细胞瘤

　　E. 少突胶质细胞瘤

46. 关于脑挫裂伤的叙述，错误的是

　　A. 多发生于着力点及附近，也可发生于对冲部位

　　B. 常由于旋转力作用所致

　　C. 包括脑挫伤和脑裂伤两种

　　D. 常并发蛛网膜下腔出血

　　E. 早期病理改变包括脑水肿、坏死、出血、软化等

47. 关于硬膜下积血与硬膜外积血的鉴别点，错误的是

　　A. 硬膜外血肿呈双凸形，硬膜下血肿呈新月形

　　B. 硬膜外血肿较局限，一般不跨过颅缝

　　C. 硬膜外血肿以额颞部、顶颞部最常见

　　D. 硬膜下血肿无明显中间清醒期

　　E. 硬膜外血肿为硬脑膜动静脉破裂所致，而硬膜下积血为静脉窦破裂

48. 髓外硬膜下最常见的肿瘤是

　　A. 神经纤维瘤　　　B. 神经鞘瘤

　　C. 脊膜瘤　　　　　D. 转移瘤

　　E. 淋巴瘤

49. 关于硬膜外血肿，下列描述错误的是

　　A. 一般不超过颅缝

　　B. 常见的临床表现为中间清醒期

　　C. 常发生在受力点对侧

　　D. 常合并骨折

　　E. CT 检查下呈方梭或双凸透镜形高密度区

50. 关于弥漫性轴索损伤叙述，不正确的是

　　A. 首选 CT 检查

　　B. DWI 序列对诊断脑弥漫性轴索损伤有很高的敏感性

　　C. 主要发生在中线部位

　　D. 常伴有严重的神经系统后遗症

　　E. CT、MRI 不能直接显示轴索损伤，主要显示轴索断裂引起的水肿和出血等一些间接征象

51. 大脑前动脉破裂所致的蛛网膜下腔出血，高密度影常积聚于

　　A. 脑室系统　　　　B. 视交叉池

　　C. 桥小脑角池　　　D. 脚间池

　　E. 环池

52. 以下选项中属于交叉池内出血常见原因的是

　　A. 原因不明　　　　B. 动脉瘤破裂

　　C. 静脉瘤破裂　　　D. 高血压性脑出血

　　E. 血管瘤破裂

53. 视神经梭形肿块，典型病例可见"轨道征"，常见于

　　A. 眶内炎性假瘤　　B. 黑色素瘤

　　C. 视神经脑膜瘤　　D. 视网膜母细胞瘤

　　E. 视神经胶质瘤

54. 下面关于脑转移瘤错误的是

　　A. 多位于深部脑白质

　　B. MRS 不具有特征性

　　C. 表现多样，CT 平扫可为等密度、略低密度或略高密度

　　D. 多为多发，大小不一，典型表现是"小瘤大水肿"，即很小的肿瘤周围却有广泛水肿

　　E. 不同来源的肿瘤强化方式常不同，来自肺癌的转移瘤多为环形强化，来自乳腺癌的转移瘤多为结节状强化

55. 引起脑内转移瘤并常伴有出血的肿瘤是

A. 肺癌、甲状腺癌、黑色素瘤

B. 结肠癌、骨肉瘤、肺癌

C. 鼻咽癌、绒癌、甲状腺癌

D. 前列腺癌、黑色素瘤、淋巴瘤

E. 肺癌、前列腺癌、结肠癌

56. 蛛网膜下腔出血的最佳 CT 扫描时间

A. 3~5 天   B. 第 1 周

C. 1~10 天   D. 1~5 天

E. 1~3 天

57. 自发性蛛网膜下腔出血最常见的原因是

A. 高血压   B. 颅内动脉瘤

C. 血液病   D. AVM

E. 脑动脉粥样硬化

58. 亚急性硬膜下血肿在外伤后多长时间出现

A. 7~10 天   B. 1~3 天

C. 4 天~4 周   D. 4 天~3 周

E. 7 天~5 周

59. 急性硬膜下血肿，以下描述错误的是

A. 外伤 3 天内发生的血肿

B. 有灶周水肿

C. 可超越颅缝

D. 有占位效应

E. 新月形高密度影

60. 不是硬膜外血肿特点的是

A. 呈梭形   B. 内缘光滑锐利

C. 常有骨折   D. 可越过颅缝

E. 中线结构移位较轻

61. 自发性蛛网膜下腔出血的原因依次是

A. 动脉瘤 > 高血压动脉粥样硬化 > AVM

B. 高血压动脉粥样硬化 > 动脉瘤 > AVM

C. 动脉瘤 > AVM > 高血压动脉粥样硬化

D. AVM > 高血压动脉粥样硬化 > 动脉瘤

E. 高血压动脉粥样硬化 > AVM > 动脉瘤

62. 脑挫裂伤描述，以下选项中错误的是

A. 低密度水肿区出现斑片状高密度出血灶

B. 明显占位效应

C. 病变局部脑池沟变小、消失

D. 可发生在白质或灰质，不能同时受累

E. 可伴有蛛网膜下腔出血

63. 关于结节性硬化症的叙述，以下错误的是

A. 是常染色体显性遗传性疾病

B. 多见于成人

C. 病变以皮肤、神经系统受累为主

D. 有家族发病倾向

E. 典型三联征：癫痫、智力低下、面部皮肤皮脂腺瘤

64. 以下关于多发性硬化的叙述，错误的是

A. 多见于中青年女性

B. 病程常为缓解与复发交替为特征

C. 极少累及视神经

D. 具有直角脱髓鞘征

E. 增强扫描活动期病灶可发生强化

65. 多发性硬化最常见的部位是

A. 基底节

B. 脑干

C. 视交叉及视神经

D. 侧脑室周边脑白质

E. 小脑白质

66. 下列不是脱髓鞘疾病的常见病理改变的是

A. 神经纤维髓鞘破坏

B. 病变分布于中枢神经系统白质

C. 小静脉周围炎性细胞浸润

D. 神经轴索严重坏死

E. 神经细胞相对完整

67. 下列选项不属于多发性硬化与视神经脊髓炎共同点的是

A. 多见于侧脑室旁白质区

B. 都属于脱髓鞘疾病

C. 都可累及脊髓

D. 长度多大于 3 个椎体节段

E. 进展期之前扫描可见强化

68. 脑脓肿壁形成早期 CT 表现，以下描述正确的是

A. 水肿最明显　　　B. 结节样增强

C. 不均匀环形强化　D. 均匀环形强化

E. 无水肿

69. 下列哪种疾病行颅脑增强 CT 扫描诊断效能优于 CT 平扫

A. 脑梗死　　　　　B. 脑脓肿

C. 脑萎缩　　　　　D. 脑出血

E. 脑白质病

70. 脑脓肿壁短 T_2 低信号最可能是

A. 钙化　　　　　　B. 含铁血黄素沉着

C. 胶原结构　　　　D. 血管影

E. 铁沉积

71. 关于脑脓肿的描述，不正确的是

A. 血源性播散性脑脓肿往往多发

B. 开放性外伤可形成脑脓肿

C. 免疫抑制或免疫缺陷患者发生脑脓肿概率高于正常者

D. 脑脓肿一般不伴周围水肿

E. 乳突、中耳的感染可以直接蔓延至颅内形成脑脓肿，多位于颞叶及小脑

72. 病变内出现气体密度或信号，以下最可能的诊断是

A. 脑结核　　　　　B. 脑囊虫

C. 脑脓肿　　　　　D. 脑膜瘤

E. 胶质瘤

73. 以下描述不正确的是

A. 脑囊虫头节总是显示清楚

B. 脑囊虫可发生在第四脑室内

C. 药物治疗后的脑囊虫会缩小

D. 脑囊虫破裂会出现化学性脑膜炎

E. 脑囊虫退变死亡会产生脑水肿

74. 关于脑囊虫的 CT 表现，不正确的是

A. 单发囊泡型可见结节状高密度囊虫头节影

B. 急性脑炎型 CT 表现类似病毒性脑炎

C. 多发结节型可见结节样低密度影，周围水肿明显

D. 脑室型 CT 能直接显示脑室内囊虫

E. 脑室型最常发生于第四脑室

75. 脑囊虫病分型不包括

A. 脑实质型　　　　B. 脑室型

C. 脑膜型　　　　　D. 混合型

E. 脑炎型

76. 脑囊虫病的 CT 表现不包括

A. 可导致脑积水

B. 不发生于外侧裂池

C. 脑实质内多发点状钙化影

D. 脑白质区广泛低密度影

E. 脑实质内的囊性灶，囊内可见小结节

77. 以下疾病颅脑 CT 增强无强化的是

A. 动脉瘤　　　　　B. 转移瘤

C. 脑膜瘤　　　　　D. 脑脓肿

E. 急性期脑炎

78. 脑囊虫存活期，MRI 上的典型征象是

A. 白靶征或黑靶征　B. 椒盐征

C. 动脉致密征　　　D. 灯泡征

E. 牛眼征

79. 脑室内囊虫多位于

A. 侧脑室体部　　　B. 侧脑室三角区

C. 第三脑室　　　　D. 第四脑室

E. 中脑导水管

80. 下列不符合脑膜炎的是

A. 病原菌包括细菌、病毒、真菌等

B. 临床主要症状包括发热、头痛、脑膜

刺激征等

 C. MRI 增强扫描检查效果优于 MRI 平扫

 D. CT 平扫能诊断大多数脑膜炎

 E. 化脓性脑膜炎脑脊液检查可表现为白细胞增加，蛋白增加，血糖降低

81. 下列叙述不符合化脓性脑膜炎的 CT 表现的是

 A. 脑室扩大

 B. 脑室壁强化

 C. 增强后脑膜强化

 D. 脑实质内低密度影并团块状强化

 E. 基底池密度增高

82. 关于神经纤维瘤病的叙述，不正确的是

 A. 是神经皮肤综合征中最常见的

 B. 主要特点是多器官、多系统受累，以周围神经系统受累最为明显

 C. 是常染色体显性遗传性疾病

 D. Ⅰ型称为周围型神经纤维瘤病

 E. Ⅱ型称为中央型神经纤维瘤病

83. 神经纤维瘤病Ⅱ型的主要表现是

 A. 视神经纤维瘤

 B. 多发性脊柱神经鞘瘤

 C. 多发性脑膜瘤

 D. 双侧听神经瘤

 E. 双侧三叉神经纤维瘤

84. 星形细胞瘤分 4 级，属Ⅰ级星形细胞瘤的是

 A. 有占位效应　　　B. 常无增强

 C. 团块增强　　　　D. 花冠状增强

 E. 瘤周水肿明显

85. 毛细胞星形细胞瘤的特点不包括

 A. 好发于小脑半球和丘脑

 B. 常为附壁结节强化，壁不强化

 C. 瘤周水肿较轻

 D. 多见于儿童

 E. 增强扫描明显不均匀强化

86. 下列关于颅内动脉瘤的叙述，不正确的是

 A. 破裂后可引起颅内血肿

 B. 薄壁无血栓的动脉瘤，增强后呈明显均一强化

 C. 自发性蛛网膜下腔出血半数由颅内动脉瘤破裂所致

 D. 颅内动脉瘤常表现为块状钙化

 E. 有附壁血栓的动脉瘤，血管造影对其诊断有明显优势

87. 椎管内累及脊髓范围最大的肿瘤为

 A. 星形细胞瘤　　　B. 室管膜瘤

 C. 神经鞘瘤　　　　D. 脊膜瘤

 E. 血管母细胞瘤

88. 以下关于Ⅱ级星形细胞瘤 CT 表现的叙述，错误的是

 A. 肿瘤与水肿区不易区分

 B. 病灶呈不均匀环形强化

 C. 瘤体边缘可清楚

 D. 病灶几乎不强化

 E. 病灶占位效应较轻

89. 以下哪种肿瘤极少发生在松果体区

 A. 胶质瘤　　　　　B. 脑膜瘤

 C. 室管膜瘤　　　　D. 生殖细胞瘤

 E. 松果体细胞瘤

90. 关于室管膜瘤的描述，以下选项正确的是

 A. 主要发生在两侧侧脑室

 B. 瘤周水肿明显

 C. 可以种植转移

 D. 主要发生在第三脑室

 E. 不可能发生在脑室外

91. 室管膜瘤最好发于哪个年龄

 A. 婴儿　　　　　　B. 青少年

 C. 中年　　　　　　D. 老年

 E. 任何年龄

92. 儿童第四脑室内呈"塑型"或"钻孔"样生长的占位性病变，首先考虑
    A. 髓母细胞瘤
    B. 室管膜瘤
    C. 脉络丛乳头状瘤
    D. 胆脂瘤
    E. 生殖细胞瘤

93. 髓外硬膜内肿瘤 X 线脊髓造影表现，描述正确的是
    A. 多为部分性梗阻
    B. 阻塞层面呈杯口状压迹
    C. 脊髓移位不明显
    D. 梗阻面呈梳状或锯齿状突然中断
    E. 以上全部错误

94. 与颅咽管瘤影像学特点不符的是
    A. 好发于儿童
    B. 密度/信号常不均匀
    C. 肿瘤边界清楚
    D. 好发于 40~60 岁患者
    E. 不会引起脑积水

95. 以下选项中 CT 平扫常为混杂密度的颅内肿瘤是
    A. 垂体腺瘤
    B. 转移瘤
    C. 颅咽管瘤
    D. 弥漫性星形细胞瘤
    E. 脑膜瘤

96. 以下选项中属于强化主要是以血脑屏障破坏引起的肿瘤是
    A. 脑转移瘤
    B. 脑膜瘤
    C. 胶质母细胞瘤
    D. 毛细胞星形细胞瘤
    E. 中枢神经系统淋巴瘤

97. 椎管内最常见的肿瘤是

    A. 脊膜瘤
    B. 神经鞘瘤
    C. 室管膜瘤
    D. 星形细胞瘤
    E. 转移瘤

98. 脊髓外硬膜下肿瘤最常见的为
    A. 囊肿和血管瘤
    B. 各种转移
    C. 胶质瘤和髓母细胞瘤
    D. 神经鞘瘤和脊膜瘤
    E. 淋巴瘤和白血病

99. 关于脊髓内星形细胞瘤叙述，错误的是
    A. 发病率低于室管膜瘤
    B. 经常合并脊髓空洞
    C. 常累及多节段脊髓
    D. 恶性程度较脑内星形细胞瘤低
    E. 增强扫描Ⅰ~Ⅱ级星形细胞瘤常不发生强化

100. 关于椎管内神经源性肿瘤，叙述错误的是
    A. 可发生于椎管任意节段，以颈、胸段常见
    B. 多有完整包膜
    C. 神经纤维瘤发病率略少于神经鞘瘤
    D. 沿着椎间孔向椎管外生长
    E. 多见于成年人

101. 下列描述不符合化脓性脑膜炎的 CT 表现的是
    A. 增强后脑膜强化
    B. 基底池密度增高
    C. 脑积水
    D. 硬膜下水瘤
    E. 脑实质内片状低密度区

二、A2 型题

102. CT 显示跨越颅中后窝哑铃状肿块，岩骨尖部骨质破坏，增强扫描明显强化，第四脑室可见移位。最可能诊断为
    A. 听神经瘤
    B. 脑膜瘤

C. 皮样囊肿　　　　D. 胶质瘤

E. 三叉神经瘤

103. 患者，男，65 岁。高血压，突发右侧肢体障碍并意识丧失入院，经头部 CT 诊断为右侧基底节区脑出血，经治疗后一段时间复查头颅 MRI，血肿主体信号为 T_2WI 高信号，T_1WI 高信号。以下选项中正确的是

A. 从 MRI 信号上看，血肿为亚急性早期表现

B. 从 MRI 信号上看，血肿为超急性期表现

C. 从 MRI 信号上看，血肿为急性期表现

D. 从 MRI 信号上看，血肿为亚急性晚期表现

E. 从 MRI 信号上看，血肿为慢性期表现

104. 患者，男，64 岁。突发右侧肢体肌力丧失 6 小时，急查头部 CT 示左侧额颞叶脑白质、灰质模糊，脑回模糊，密度稍低，考虑此时最佳诊断是

A. 超急性期脑梗死　B. 急性期脑梗死

C. 间质性脑水肿　　D. 正常解剖变异

E. 蛛网膜下腔出血

105. 患者，男，73 岁。突发意识障碍伴右肢体活动不利 2 天，头部 CT 平扫示左侧额颞叶大范围低密度区伴明显占位效应区。诊断为

A. 左侧额颞叶大面积脑出血

B. 左侧额颞叶大面积急性期脑梗死

C. 左侧额颞叶大面积慢性期脑梗死

D. 左侧额颞叶大面积软化灶

E. 左侧额颞叶蛛网膜囊肿

106. 患者，女，55 岁。右侧肢体活动不利 2 天。既往风湿性心脏病史 20 年。CT 平扫：脑桥左侧低密度灶，脑桥无明显变形。该患者最可能诊断为

A. 脑干出血　　　　B. 脑干胶质瘤

C. 脑脓肿　　　　　D. 脑梗死

E. 海绵状血管瘤

107. 患者，男，61 岁。突发意识障碍 2 小时，临床怀疑超急性期脑梗死，但患者肾功能不全。为检测脑组织血流动力学参数，可以选择的磁共振技术是

A. 时间飞跃法血管成像

B. 相位对比法血管成像

C. 扩散张量成像

D. 磁敏感法成像

E. 动脉自旋标记法灌注扫描

108. 患者，男，65 岁。右肢体运动障碍 2 天。CT 示左中央区低密度，内有斑片状高密度，诊断为

A. 急性脑梗死　　　B. 亚急性脑梗死

C. 慢性脑梗死　　　D. 急性出血性脑梗死

E. 急性脑出血

109. 患者，女，57 岁。左侧肢体肌力下降，头颅 MRI 示右侧额顶叶可见不规则形病灶，大小约 3.2cm × 2.6cm × 2.9cm，边界不清，T_1WI 呈不均匀低信号，T_2WI 呈不均匀稍高、高信号，中心可见囊变区，DWI 呈不均匀高信号，周围水肿明显，占位效应明显，增强扫描病灶呈不均匀明显强化。最可能的病变是

A. 胶质母细胞瘤　　B. 淋巴瘤

C. 炎性肉芽肿　　　D. 恶性脑膜瘤

E. 转移瘤

110. 患者，男，37 岁。无诱因癫痫发作 2 个月，行头颅增强 MRI 示左侧额叶皮质及皮质下肿胀，周围无水肿，脑沟稍变窄，T_1WI 呈稍低信号，T_2WI 及 T_2FLAIR 呈稍高信号，增强扫描未见强化。可能的诊断是

A. 节细胞胶质瘤

B. 弥漫性星形细胞瘤

C. 病毒性脑炎

D. 少突胶质细胞瘤

E. 癫痫持续状态

111. 患儿，男，8 岁。头痛 3 个月。头颅 MRI 示小脑蚓部可见一边界略不清肿块影，突向第四脑室内，T_1WI 呈稍低信号，T_2WI 呈稍高信号，信号尚均匀，DWI 呈明亮高信号，增强扫描病灶中度不均匀强化，幕上脑室可见积水、扩张。该患者首先考虑的诊断是

A. 毛细胞星形细胞瘤

B. 髓母细胞瘤

C. 血管母细胞瘤

D. 脉络膜丛乳头状瘤

E. 室管膜瘤

112. 患者，男，37 岁。头痛 1 周。头颅 MRI 增强可见左侧侧脑室前角一结节影，直径约 1.2cm，T_1WI 呈低信号，T_2WI 呈稍高信号，T_2 FLAIR 呈稍高信号，增强扫描轻微强化，脑室未见扩张，中线结构居中。可能的诊断是

A. 脉络丛乳头状瘤

B. 室管膜瘤

C. 中枢神经细胞瘤

D. 室管膜下瘤

E. 室管膜下巨细胞星形细胞瘤

113. 患者，女，20 岁。闭经、泌乳 4 个月。首选的垂体检查技术是

A. CT 头颅薄层平扫

B. CT 薄层头颅平扫 + 增强

C. 头颅 MRI 平扫 + 增强

D. 垂体 MRI 平扫 + 增强

E. 垂体薄层 CT 平扫 + 增强

114. 患者，男，63 岁。咳嗽 3 个月，伴咯血。头颅 CT 增强扫描示脑实质内多发类圆形

低、稍低密度影，周围可见明显水肿，增强扫描可见结节、环状强化，水肿不强化。最可能的病变是

A. 脑转移瘤

B. 多发海绵状血管瘤

C. 脑囊虫病

D. 脑部结核

E. 胶质母细胞瘤并发转移

115. 患者，女，36 岁。外伤后持续昏迷 36 小时，MRI 检查如下图，最可能的诊断是

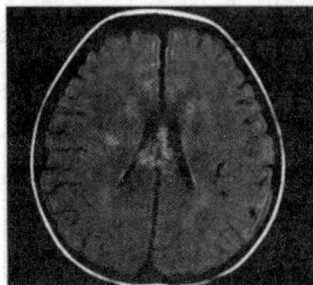

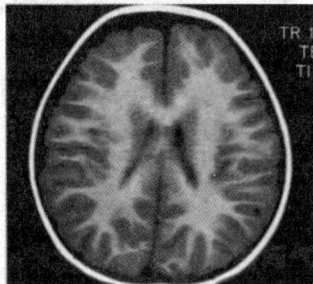

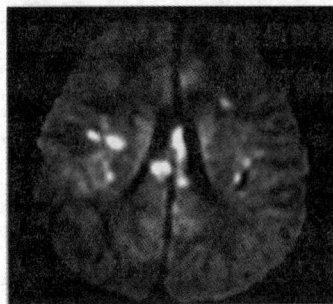

A. 脑出血   B. 脑挫裂伤

C. 弥漫性轴索损伤 D. 脑梗死

E. 脑水肿

116. 患者，男，31 岁。头颅外伤 5 小时，CT 轴位平扫示左额骨骨折，头皮血肿，额

顶部梭形不均匀高密度，中线结构右移。诊断为

A. 亚急性硬膜下血肿

B. 急性硬膜外血肿

C. 急性硬膜下血肿

D. 急性脑内血肿伴硬膜外血肿

E. 脑挫裂伤伴硬膜下血肿

117. 患者，女，76岁。突发右侧肢体活动不利3天，头部CT可见左侧基底节区肾形高密度影，同一天头部MRI可见该病T_2WI为明显低信号，T_1WI为低/等信号，周围可见水肿信号。以下最合适的诊断是

A. 颅内血肿，MRI表现符合急性期血肿表现

B. 颅内血肿，MRI表现符合亚急性早期血肿表现

C. 颅内血肿，MRI表现符合亚急性晚期血肿表现

D. 颅内血肿，MRI表现符合慢性期血肿表现

E. 颅内血肿，MRI表现符合超急性期血肿表现

118. 患者，男，79岁。高血压病史20年，1小时前突然昏迷，急诊头部CT示左侧基底节区肾形高密度影，CT值为72Hu。下列诊断最合适的是

A. 颅内血肿，继发性可能大

B. 颅内血肿，高血压相关可能大

C. 蛛网膜下腔出血

D. 硬膜外出血

E. 硬膜下出血

119. 患者，男，23岁。无外伤史，突发头痛就诊。头部CT平扫可见鞍上池、双侧侧裂池内高密度影，其余脑组织内未见异常密度。以下叙述最恰当的是

A. CT诊断颅内血肿，最可能是动静脉畸形所致

B. CT诊断颅内血肿，最可能的原因是颅内占位

C. CT诊断蛛网膜下腔出血，最可能的原因是高血压导致小动脉破裂

D. CT诊断蛛网膜下腔出血，最可能的原因是动脉瘤破裂

E. CT诊断硬膜下出血，最可能的原因是动脉瘤破裂

120. 患者，男，29岁。头部外伤，CT示右颞叶前部团块状高密度，鞍上池右侧变窄、左移。最有可能的诊断是

A. 右颞叶血肿

B. 右颞叶急性血肿

C. 右颞叶血肿，伴脑水肿

D. 右颞叶急性血肿并钩回疝

E. 右颞叶血肿并小脑扁桃体疝

121. 患者，男，68岁。突发左侧肢体活动不利，头部MRI显示右侧颞叶及部分额顶叶大范围长T_2、长T_1信号，DWI为高信号。下列描述最合适的是

A. 考虑急性期脑梗死，同时还要观察同侧颈内动脉/大脑中动脉的流空信号是否存在

B. 考虑急性期脑梗死，同时还要观察同侧颈内动脉/大脑前动脉的流空信号是否存在

C. 考虑脑出血，同时还要观察同侧颈内动脉/大脑中动脉是否有动脉瘤

D. 考虑蛛网膜下腔出血，同时还要观察同侧颈内动脉/大脑前动脉是否有动脉瘤

E. 考虑脑脓肿，同时还要观察颅内是否有播散灶

122. 患者，男，41岁。头部外伤6小时，头

部 CT 平扫示双侧侧脑室旁脑白质内、胼胝体压部散在分布点状及小片状高密度影。以下诊断最合适的是

A. 外伤后颅内血肿

B. 外伤后颅内多发水肿

C. 外伤后颅内多发出血，提示弥漫性轴索损伤/剪切伤

D. 外伤后蛛网膜下腔出血

E. 无外伤相关改变，颅内所见提示多发腔隙灶

123. 患者，男，70 岁。突然昏迷，CT 扫描示右侧额顶颞部呈新月形高密度影，CT 值为 75Hu，中线结构左移。可能的诊断为

A. 急性出血性脑梗死

B. 急性硬膜外血肿

C. 蛛网膜下腔出血

D. 急性硬膜下血肿

E. 脑内血肿

124. 患者，女，65 岁。头痛半个月，头部 CT 显示左额顶颅骨内板下新月形异常密度影，其上部低密度，下部相对高密度平面。诊断为

A. 左侧额顶部慢性硬膜下血肿

B. 左侧额顶部亚急性硬膜下血肿

C. 左侧额顶部急性硬膜下血肿

D. 左侧额顶部亚急性硬膜外血肿

E. 左侧额顶部急性硬膜外血肿

125. 患儿，男，2 岁。外伤后头痛。CT 轴位平扫示双侧额顶部颅骨内板下半月形高密度，脑实质受压，中线结构居中，诊断为

A. 双侧硬膜外血肿

B. 双额顶硬膜下血肿

C. 双额顶硬膜下积液

D. 双额顶蛛网膜囊肿

E. 慢性硬膜下血肿

126. 患儿，女，11 岁。头外伤 1 小时，从自行车上跌倒后枕部着地，头部 CT 显示枕部小条状高密度影，跨枕部中线两侧连续分布，高密度影中还可见一个点状极低密度影。根据上述情况，以下选项最恰当的是

A. 枕部高密度影，考虑硬膜下出血，其内点状极低密度影，考虑脑脊液

B. 枕部高密度影，考虑硬膜下出血，其内点状极低密度影，考虑气体

C. 枕部高密度影，考虑硬膜外出血，其内点状极低密度影，考虑脑脊液

D. 枕部高密度影，考虑硬膜外出血，其内点状极低密度影，考虑气体，应在骨窗上仔细观察局部有无颅骨骨折

E. 枕部高密度影，考虑蛛网膜下腔出血，其内点状极低密度影，考虑脑脊液

127. 患者，男，21 岁。头部外伤（车祸伤），头部 CT 平扫示左侧颞叶团状高密度影，鞍上池左侧变窄、右移，左侧侧脑室受压，中线向右明显移位。以下最合适的诊断组合是

A. 左侧颞叶血肿伴占位效应，小脑扁桃体疝形成

B. 左侧颞叶血肿伴占位效应，海马沟回疝（小脑幕切迹疝）形成

C. 左侧颞叶血肿伴占位效应，枕骨大孔疝形成

D. 左侧颞叶血肿伴占位效应，无脑疝形成

E. 左侧颞叶硬膜外血肿形成伴占位效应

128. 患者，女，38 岁。头晕、乏力 2 年，头颅 MRI 示双侧侧脑室旁、半卵圆中心可见多发斑片状异常信号，T_1WI 呈稍低、低信号，T_2WI 呈稍高、高信号，DWI 部分呈高信号，边界尚清，部分病灶垂直于侧脑室分布。可能的诊断是

A. 多发性硬化

B. 急性播散性脑脊髓炎

C. 多发腔隙性脑梗死

D. 脑炎

E. 脑白质疏松症

129. 男性，64 岁，以"反应迟钝 2 月余，加重 3 天"为主诉入院。患者 2 个月前出现反应迟钝，伴发热、头胀痛，以左侧颞部为主，伴头昏、嗜睡、易激惹，伴间断命名不能，3 天前上述症状加重。神经系统查体：反应迟钝，不完全性感觉、运动性失语，右侧肌力降低，上肢 4 级，下肢 4 级。实验室检查：血常规、肝肾功能、尿常规、便常规未见异常。应首选的影像学检查是

A. CT

B. MRI

C. DSA

D. B 超

E. X 线平片

130. 患者，女，34 岁。头痛数年，头颅 MRI 平扫及增强扫描，如下图所示最可能的诊断是

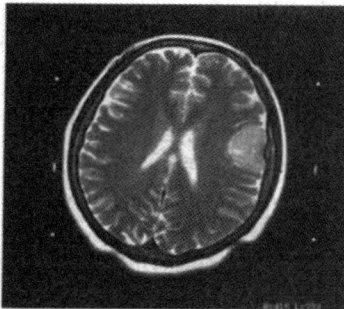

T₂WI

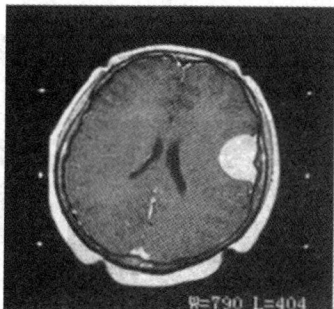

T₁WI+C

A. 脑膜瘤

B. 星形细胞瘤

C. 生殖细胞瘤

D. 动脉瘤

E. 三叉神经瘤

131. 患者，男，60 岁。头痛，CT 示左额叶有一 4cm×2.5cm 低密度病变，内有斑片样钙化，轻度不均匀强化，灶周轻度水肿，中线右偏。最大的可能是

A. 少突胶质细胞瘤

B. 脑膜瘤

C. 胶质母细胞瘤

D. 转移瘤

E. 恶性淋巴瘤

132. 患者，男，37 岁，因头晕头痛伴呕吐颈椎酸痛 1 周。行头颅 CT 如下图。可能的诊断是

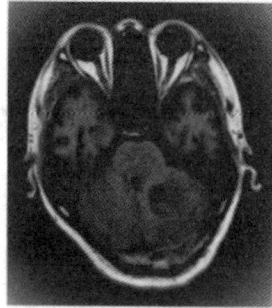

（1）

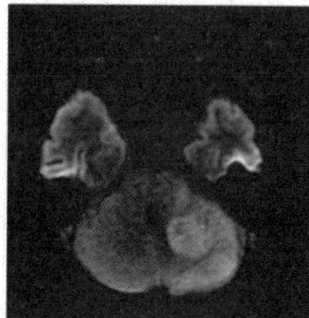

（2）

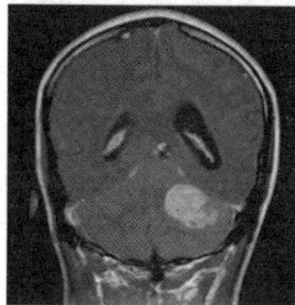

（3）

A. 脑膜瘤

B. 非中线髓母细胞瘤

C. 毛细胞星形细胞瘤

D. 转移瘤

E. 实性血管母细胞瘤

133. 患者，男，65岁。右侧肢体肌力弱，CT示左额顶叶有一2.5cm×4cm混杂密度区，花环样强化，中线右移位。最大可能为

A. 恶性脑膜瘤　　　B. 少突胶质细胞瘤

C. 恶性淋巴瘤　　　D. 胶质母细胞瘤

E. 脑结核球

134. 患者，女，35岁。CT示松果体区等高密度小结节影，增强扫描呈轻中度强化，诊断为

A. 生殖细胞瘤　　　B. 松果体瘤

C. 畸胎瘤　　　　　D. 星形细胞瘤

E. 室管膜瘤

135. 患者，女，34岁。无诱因抽搐1周，头颅增强MRI显示右侧顶叶近大脑中线处见一囊状长 T_1、长 T_2 信号影，瘤周可见轻度水肿，增强后轻度强化。可能的诊断是

A. 弥漫性星形细胞瘤

B. 脑膜瘤

C. 脑炎

D. 脑梗死

E. 蛛网膜囊肿

136. 患者，女，32岁。闭经泌乳半年，CT冠状扫描示垂体左侧可疑低密度灶，直径约8.0mm。关于影像学分析下列正确的是

A. 必须行矢状位增强扫描

B. 延迟扫描显示病灶最清楚

C. 动态增强扫描早期垂体显示最佳，病灶最易显示

D. 垂体柄向患侧移位

E. 出现鞍底骨质改变，不管是否与低密度灶有关均应诊断为垂体微腺瘤

137. 患者，男，38岁。头痛伴呕吐1个月，头颅MRI示松果体区可见一肿瘤样病变，边界清楚，信号尚均匀，T_1WI 呈低信号，T_2WI 呈稍高信号，增强扫描中度强化，第三脑室受压，幕上脑室积水。最可能的诊断是

A. 脑膜瘤　　　　　B. 室管膜瘤

C. 星形细胞瘤　　　D. 松果体细胞瘤

E. 生殖细胞瘤

138. 患者，女，41岁。头痛2周，行头颅增强MRI示左侧小脑半球内占位性病变，增强扫描明显不均匀强化。以下可能的诊断和鉴别诊断中，最不可能的是

A. 血管母细胞瘤

B. 髓母细胞瘤

C. 转移瘤

D. 毛细胞星形细胞瘤

E. 淋巴瘤

139. 患者，男，31岁。左侧视力减退10天，行头颅MRI平扫如下图。最可能的诊断是

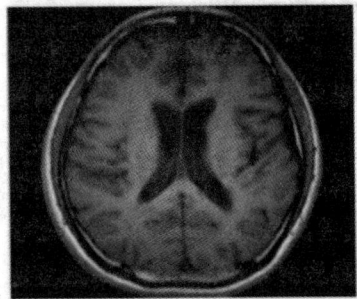

（1）

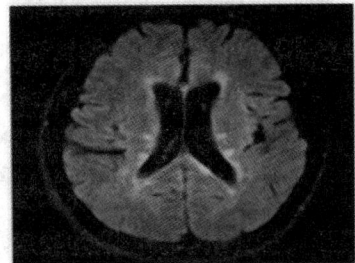

（2）

A. 多发性硬化　　B. 腔隙性脑梗死

C. 脑转移瘤　　　D. 脑白质疏松

E. 脑炎

140. 患者，女，54 岁。反复头痛 2 年，行头颅 MRI 平扫如下图。可能的诊断是

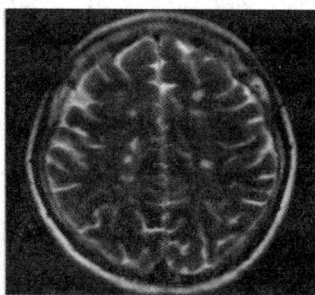

（1）

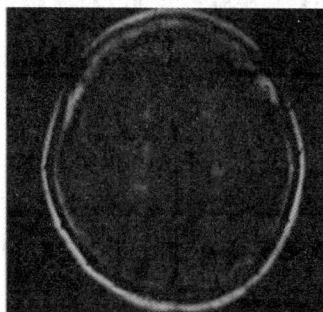

（2）

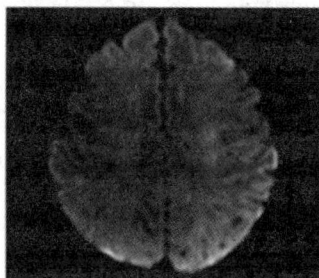

（3）

A. 多发性硬化

B. 多发腔隙性脑梗死

C. 脑白质疏松

D. 脑转移瘤

E. 多发扩大 V－R 间隙

141. 患者，男，76 岁。肺癌病史 6 个月，头痛 1 周，无发热。行头颅 MRI 增强扫描示 T_2 FLAIR 为部分脑沟模糊，信号增高，

增强扫描示部分脑沟、小脑幕及脑干周围明显强化。最可能的诊断是

A. 结核性脑膜炎

B. 硬脑膜转移瘤

C. 化脓性脑膜炎

D. 蛛网膜下腔出血

E. 柔脑膜转移瘤

142. 患者，女，39 岁。因右侧耳鸣、听力下降半年余入院，MRI 检查发现右侧桥小脑角区一类椭圆形异常信号，与右侧内听道相连，病灶在 T_1WI 呈等低信号，T_2WI 呈稍高信号，内部可小类圆形长 T_1、长 T_2 信号，边界清楚，增强扫描病灶明显不均匀强化。该患者最可能的诊断是

A. 听神经鞘瘤

B. 脑膜瘤

C. 表皮样囊肿

D. 听神经纤维瘤

E. 三叉神经鞘瘤

143. 患儿，女，5 岁。咳嗽、发热 1 周余，头痛 3 天，MRI 增强扫描图可见软脑膜弥漫均匀增厚并明显强化。最可能的诊断是

A. 脑脓肿　　　B. 脑膜炎

C. 脑淋巴瘤　　D. 脑结核

E. 生殖细胞瘤

144. 患者，女，50 岁。右眼突，CT 示视神经肿瘤，内有钙化，视神经孔扩大，骨质增生，增强明显。诊断为

A. 脑膜瘤　　　　B. 横纹肌瘤

C. 胶质瘤　　　　D. 转移瘤

E. 炎性假瘤

145. 患者，女，23 岁。两下肢感觉麻木，结合图像。最可能的诊断是

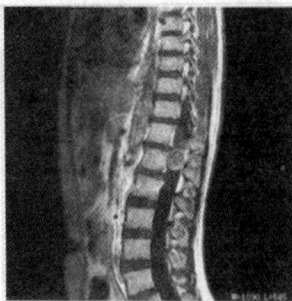

T₁WI

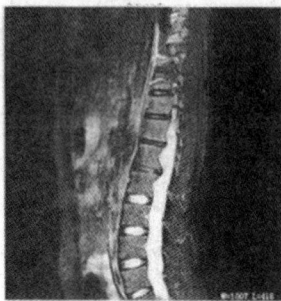

压脂T₂WI

A. 胸髓积水   B. 胸髓血肿

C. 室管膜瘤   D. 神经鞘瘤

E. 椎管内脂肪瘤

146. 患者，男，30 岁。癫痫 3 个月，喜食生肉，血清补体试验阳性，CT 示左额叶有一 $1.0 \sim 1.5 cm^2$ 囊样低密度影，周围见脑水肿，增强后病灶呈环形强化，诊断为

    A. 脑内结核   B. 脑脓肿

    C. 胶质瘤   D. 脑囊虫

    E. 胶质母细胞瘤

147. 患儿，6 岁。头痛、呕吐、步态不稳。MRI 示小脑蚓部、大小约 3cm×4cm 肿块影，T_1WI 呈等低信号，T_2WI 呈等高信号，DWI 呈高信号，增强扫描呈明显均匀强化。诊断为

    A. 血管母细胞   B. 表皮样囊肿

    C. 脑脓肿   D. 髓母细胞瘤

    E. 脑发育不全

148. 患者，男，73 岁。头痛 3 个月，并左侧肢体肌力减低，逐渐加重。CT 示右额顶叶有一 3.5cm×4.0cm 混杂密度，中线右移，增强扫描示不规则花环样强化，其最大可能的诊断是

    A. 脑膜瘤   B. 星形细胞瘤

    C. 少突胶质细胞瘤 D. 胶质母细胞瘤

    E. 转移瘤

149. 患者，女，51 岁。因渐进性上肢活动障碍伴麻木 3 个月余。CT 平扫及 CTM 检查，片示 $C_1 \sim C_2$ 水平髓外硬膜下占位性病变，呈软组织密度，病变向右侧椎间孔延伸。最可能的诊断为

    A. 星形细胞瘤   B. 神经鞘瘤

    C. 脊膜瘤   D. 室管膜瘤

    E. 血管网状细胞瘤

150. 患者，女，20 岁。右颈部包块 2 年，CT 示右颈动脉鞘区有一 2.0cm×3.0cm 的囊实性肿块，实性部分增强。最可能的诊断为

    A. 腮腺囊肿   B. 颈动脉球瘤

    C. 神经鞘瘤   D. 恶性淋巴瘤

    E. 腮裂囊肿

151. 患儿，男，8 岁。运动障碍 2 个月，CT 示视神经呈梭形增粗，视交叉增粗，中度、均匀强化。最可能的诊断是

    A. 视网膜母细胞瘤

    B. 视神经脑膜瘤

    C. 视神经胶质瘤

    D. 海绵状血管瘤

    E. 黑色素瘤

152. 患儿，女，14 岁。头痛 2 周，CT 平扫示左侧外侧裂池消失，脑室轻度扩大，拟诊脑膜炎。进一步检查的方法是

    A. 增强扫描   B. 冠状位平扫

    C. 矢状位平扫   D. 动态扫描

E. CT 三维成像

153. 患儿，男，11 岁。头痛、呕吐 2 周。CT 示第四脑室扩大，内有菜花样混杂密度，不均匀强化。最可能的诊断为

A. 脑膜瘤　　　　　B. 室管膜瘤

C. 星形细胞瘤　　　D. 髓母细胞瘤

E. 脉络丛乳头状瘤

154. 患儿，男，10 岁。MRI 示第四脑室内一边界清楚的分叶状肿物，呈 T_1WI 稍低信号，T_2WI 稍高信号，增强扫描病灶明显均匀强化，病灶周围可见清晰的脑脊液间隙影。该患者首先考虑的诊断是

A. 髓母细胞瘤

B. 星形细胞瘤

C. 脑膜瘤

D. 脉络膜丛乳头状瘤

E. 室管膜瘤

155. 患者，男，73 岁。头颅 MRI 示左侧小脑半球可见一不规则占位性病变，边界不清，T_1WI 呈低信号，T_2WI 呈稍高信号，其内信号不均，可见囊变区，DWI 实性部分呈高信号，周围水肿明显，增强扫描明显不均匀强化，最可能的诊断为

A. 胶质瘤　　　　　B. 转移瘤

C. 脑膜瘤　　　　　D. 血管母细胞瘤

E. 髓母细胞瘤

156. 患者，男，41 岁。体检头颅 CT 发现左顶 4.0cm×3.0cm 囊性肿块，患者否认有外伤史，否认高血压、糖尿病病史，其他实验室检查未见明显异常，体格检查未见阳性体征。若囊性肿块表现为类圆形，囊壁不显示，有占位效应，增强后无增强，最可能诊断为

A. 皮样囊肿　　　　B. 胆脂瘤

C. 蛛网膜囊肿　　　D. 脑囊虫病

E. 脑膜瘤

157. 患者，男，32 岁。头痛、发热、血象高。CT 平扫示脑实质内不规则的稍低密度灶，增强扫描示低密度灶未见强化，周边环形强化。最可能的诊断是

A. 脑出血　　　　　B. 脑梗死

C. 脑脓肿　　　　　D. 脑膜瘤

E. 皮样囊肿

158. 患者，男，51 岁。发热伴头痛 7 天，MRI 平扫图可见右侧额叶类圆形薄壁囊性病灶，囊壁较规则，周围伴有水肿带，囊内 T_2WI 及 DWI 高信号、T_1WI 低信号。首先考虑的疾病是

A. 转移瘤

B. 脑囊虫病

C. 胶质母细胞瘤

D. 单纯疱疹性病毒性脑炎

E. 脑脓肿

159. 成人，头痛、发热、血象高，CT 检查见脑实质内不规则的稍低密度灶；增强扫描显示低密度灶未见强化，周边轻度强化，最可能的诊断是

A. 脑脓肿　　　　　B. 胶质瘤

C. 皮样囊肿　　　　D. 脑梗死

E. 脑膜瘤

160. 患者，男，27 岁。头痛，高热 3 天。CT 示左枕叶一囊状低密度影，大小约 3.0cm×3.5cm，周边见等密度环状影，瘤周见指状水肿，并见侧脑室受压移位，增强后病灶呈环形强化。诊断为

A. 脑内结核　　　　B. 脑脓肿

C. 胶质瘤　　　　　D. 脑囊虫

E. 胶质母细胞瘤

161. 患者，男，26 岁。癫痫 2 个月。CT 扫描示左侧额叶内一直径 1cm 的囊性低密度

影，边界清楚，囊周无水肿，轻度强化，内有点状明显强化。最可能的诊断是

A. 星形细胞瘤　　B. 胶质母细胞瘤

C. 脑脓肿　　　　D. 脑囊虫病

E. 血管母细胞瘤

162. 患者，男，27 岁。癫痫发作若干次。头部 MRI 的 T_1WI 及 T_1WI 可见脑实质内多发类圆形囊性病灶，其内可见白靶征及黑靶征。最可能的诊断是

A. 结节性硬化　　B. 脑脓肿

C. 脑囊虫病　　　D. 脑实质结核

E. 胶质瘤

163. 患者，女，31 岁。发热 1 个月，头部 MRI 发现双侧内侧颞叶片状稍长 T_1、稍长 T_2 信号，FLAIR 呈高信号，DWI 信号无明显增高，无明显强化。以下诊断最可能的是

A. 急性脑梗死

B. 慢性脑梗死

C. 胶质母细胞瘤

D. 单纯疱疹病毒性脑炎

E. 淋巴瘤

164. 患儿，女，6 岁。咳嗽、发热 1 周余，头痛 3 天，临床怀疑脑膜炎，已经做过头颅 CT 平扫，未发现明确异常。以下可作为进一步检查的最好方法是

A. CT 增强检查

B. MRI 平扫

C. MRI 平扫及增强检查

D. PET – CT

E. DSA

165. 患者，男，45 岁。癫痫发作若干次。头部 MRI 诊断为脑囊虫病，经过一段时间的有效治疗，痊愈期再次行头部 CT 平扫复查。以下最符合此时 CT 表现的是

A. 颅内未见任何异常密度

B. 颅内可见多发小囊状影，但其内无点状密度影

C. 颅内可见多发小囊状影，内仍可见点状密度影，但点状影为钙化密度

D. 颅内多发点状钙化

E. 颅内多发线状钙化

166. 患儿，男，6 岁。智力迟钝，视力低下，躯干及四肢皮肤咖啡牛奶斑，MRI 可见左侧视神经、视交叉增粗，明显强化；双侧丘脑、小脑半球白质多发结节状 FLAIR 高信号灶。下列首先考虑的诊断是

A. 神经纤维瘤病Ⅰ型

B. 神经纤维瘤病Ⅱ型

C. 结节性硬化

D. 脑颜面血管瘤综合征

E. VHL 病

167. 患者，女，26 岁。因左侧听力下降 3 个月就诊，头颅 MRI 示左侧桥小脑角区一类椭圆形异常信号，与左侧颞骨岩部呈宽基底，内听道未见扩大，病灶在 T_1WI 呈等信号，T_2WI 呈稍高信号，增强扫描明显均匀强化，边界清楚。该患者最可能的诊断是

A. 听神经鞘瘤　　B. 三叉神经鞘瘤

C. 脑膜瘤　　　　D. 表皮样囊肿

E. 脉络丛乳头状瘤

168. 患者，女，34 岁。癫痫发作，头颅 MRI 示右侧颞叶皮质下可见类圆形异常信号，边界清楚，T_1WI 呈稍低信号，T_2WI 呈稍高信号，信号略不均匀，未见囊变区，周围无水肿，邻近脑沟略变窄，DWI 呈略低信号，增强扫描病灶轻微不均匀强化。诊断为

A. 弥漫性星形细胞瘤

B. 少突胶质细胞

C. 毛细胞星形细胞瘤

D. 多形性黄色星形细胞瘤

E. 脑膜瘤

169. 患儿，女，4 岁。右侧肢体无力及头痛，头颅 MRI 示右侧丘脑区一占位性病变，边界尚清，呈囊实性，DWI 实性部分呈等信号，增强扫描病变明显不均匀强化，周围轻度水肿，中线结构稍左偏。该患儿可能的诊断是

A. 脑脓肿

B. 生殖细胞瘤

C. 毛细胞星形细胞瘤

D. 淋巴瘤

E. 节细胞胶质瘤

170. 患者，女，43 岁。头痛 2 个月，头颅 CT 示右侧额叶可见一混杂密度影，以等、低密度为主，其内可见不规则致密影，病灶可见轻度水肿，占位效应较轻。最可能的诊断是

A. 星形细胞瘤　　B. 少突胶质细胞瘤

C. 胶质母细胞瘤　D. 转移瘤

E. 淋巴瘤

171. 患者，男，51 岁。左侧下腰部疼痛 2 个月，加重 10 天，伴左下肢麻木 20 天，行腰椎增强 MRI 示 $T_{10} \sim L_1$ 层面椎管内占位，位于硬膜囊内，病灶与脊髓分界不清，T_1WI 呈低信号，T_2WI 呈不均匀高信号，其内夹杂少许 T_2 低信号，增强扫描病变明显不均匀强化。可能的诊断是

A. 神经鞘瘤　　　B. 神经纤维瘤

C. 室管膜瘤　　　D. 星形细胞瘤

E. 脊膜瘤

172. 患者，男，52 岁。腰背部疼痛伴四肢麻木 1 年余，偶有头痛，胸腹部有束带感，双上肢麻木，无活动障碍，双下肢麻木、无力，有踩棉花感。行胸椎增强 MRI 示 $T_{3 \sim 5}$ 椎管内偏左侧病变，脊髓受压变扁，病灶呈囊实性，T_1WI 呈等低、T_2WI 呈高或稍高信号，增强扫描明显不均匀强化，椎间孔未见扩大。最可能的诊断是

A. 脊膜瘤　　　　B. 室管膜瘤

C. 星形细胞瘤　　D. 神经鞘瘤

E. 血管畸形

173. 患者，男，26 岁。2 天前无诱因出现左侧腰部疼痛和弯腰活动受限，无下肢放射痛，打喷嚏、解大便时疼痛加剧，卧床休息休息后可好转。怀疑椎管内占位性病变，最合适的检查是

A. 腰椎 X 线片

B. 腰椎 CT 平扫

C. 腰椎 CT 增强

D. 腰椎 MRI 平扫

E. 腰椎 MRI 增强

三、A3/A4 型题

（174 ~ 175 题共用题干）

患者，女性，30 岁。突发剧烈头痛 1 天，查体无明显阳性体征。患者头颅 CT 平扫显示鞍上池、外侧窝池及额叶、颞叶脑沟散在不规则高密度影。

174. 该患者诊断为

A. 脑梗死　　　　B. 脑出血

C. 硬膜下血肿　　D. 蛛网膜下腔出血

E. 硬膜外血肿

175. 该疾病最常见原因为

A. 脑梗死　　　　B. 静脉瘤

C. 海绵状血管瘤　D. 毛细血管扩张症

E. 动脉瘤破裂

（176 ~ 178 题共用题干）

患者，女，63 岁。突然出现剧烈头痛 6

小时，伴呕吐无发热，无高血压病史，右侧瞳孔对光反射消失，上眼睑下垂，眼球向上、下及内侧运动受限，颈项强直，克氏征阳性。CT 示右大脑外侧裂，枕大池呈高密度影。

176. 最可能的诊断为

A. 脑干出血　　　　B. 脑室出血

C. 小脑出血　　　　D. 蛛网膜下腔出血

E. 内囊出血

177. 为进一步治疗及预防，最有意义的检查是

A. 脑电图

B. 颅脑 X 线平片

C. 腰穿

D. 头颅增强 CT 扫描

E. 全脑血管造影

178. 该患者受累的脑神经是

A. 右侧滑车神经　　B. 右侧三叉神经

C. 右侧动眼神经　　D. 右侧展神经

E. 右侧面神经

(179～180 题共用题干)

患者，女，67 岁。右侧肢体活动不利 8 天，有风湿性心脏病史 12 年。CT 平扫示：脑桥左侧卵圆形低密度灶，边界清。

179. 本病例最有可能诊断为

A. 脑出血　　　　B. 脑囊肿

C. 脑梗死　　　　D. 脑脓肿

E. 胶质瘤

180. 进一步确诊应做的检查是

A. 脑血流图　　　　B. 脑地形图

C. MRI 检查　　　　D. 脑电图

E. 开颅检查

(181～182 题共用题干)

患者，男，58 岁。突然剧烈头痛呕吐并摔倒 3 小时就诊。查体：患者面色苍白，全身冷汗，意识清楚，BP 150/90mmHg。

181. 最符合临床表现的疾病是

A. 脑内出血　　　　B. 脑梗死

C. 脑膜炎　　　　D. 脑脓肿

E. 脑囊虫病伴感染

182. 首先应做哪些影像检查

A. CT　　　　B. MRI

C. ECT　　　　D. MRA

E. TCD

(183～184 题共用题干)

患者，男，57 岁。因"突发右侧头痛 25 小时，突发左侧肢体乏力 24.5 小时"入院。专科查体：口语表达尚可，言语稍有不清，计算力减退。双眼向右侧凝视。双侧额纹对称，眼裂对称，左侧鼻唇沟稍浅，示齿时口角向右歪斜。伸舌左偏。左侧肢体肌力 0 级，痛刺激左上肢可伸直，痛刺激左下肢可屈曲。右侧肢体肌力 5 级。左侧 Babinski 征阳性。否认高血压、心脏疾病，有糖尿病史及长期大量吸烟史。

183. 该患者最可能的诊断是

A. 脑梗死

B. 脑出血

C. 蛛网膜下腔出血

D. 脑肿瘤

E. 脑脓肿

184. 首选的检查是

A. 超声多普勒

B. 头颅 CT 平扫

C. 头颅 MRI 平扫

D. 头颅 MRI 平扫 + 增强

E. 脑血管造影

(185～187 题共用题干)

患者，女，38 岁。头痛、头晕、耳鸣 2 年，一侧肢体活动不利近 1 年。CT 平扫示：右侧中后颅窝卵圆形略高密度灶，边缘锐利，

右侧岩骨尖，骨质变薄；MRI 示 T_1WI 呈等信号，T_2WI 呈高信号；CT 及 MRI 增强扫描呈均一强化。

185. 本病例最有可能诊断为

　　A. 听神经瘤　　　B. 胶质瘤

　　C. 脑膜瘤　　　　D. 三叉神经瘤

　　E. 脑脓肿

186. 本病例最为可靠的 MRI 影像特征是

　　A. 牛眼征　　　　B. 胡椒盐征

　　C. 靶征　　　　　D. 脑膜尾征

　　E. 灯泡征

187. 最需与本病例进行鉴别的疾病是

　　A. 三叉神经瘤　　B. 胶质瘤

　　C. 听神经瘤　　　D. 脑淋巴瘤

　　E. 脑脓肿

（188～189 题共用题干）

　　患者，男，26 岁。头外伤昏迷 5 分钟后清醒，送医院途中再度陷入昏迷，伴呕吐。体检：浅昏迷，双侧瞳孔等大等圆、光反射迟钝，左侧肢体肌力Ⅳ级，巴宾斯基征阳性。

188. 最可能的诊断是

　　A. 脑震荡　　　　B. 硬膜外血肿

　　C. 硬膜下血肿　　D. 脑内血肿

　　E. 脑挫裂伤

189. 若进行 CT 检查，典型表现是

　　A. 颅内无异常

　　B. 颅内散在点片状高密度影

　　C. 颅骨内板与脑表面之间双凸镜形高密度影

　　D. 颅骨内板下新月形高密度影

　　E. 脑内圆形高密度影

（190～192 题共用题干）

　　患者，男，31 岁。头部外伤 6 小时，伤后有一过性意识障碍，3 小时后再次出现昏迷。检查左颞部头皮血肿，左瞳孔散大。CT

扫描显示左侧颞叶硬膜外血肿。

190. 颅内出血的来源是

　　A. 大脑前动脉　　B. 大脑中动脉

　　C. 脑膜中动脉　　D. 颞浅动脉

　　E. 枕动脉

191. 颞叶硬膜外血肿已引起

　　A. 原发性脑水肿

　　B. 继发性脑水肿

　　C. 原发性脑干损伤

　　D. 小脑幕切迹疝

　　E. 枕骨大孔疝

192. 首选治疗方案

　　A. 应用止血药

　　B. 应用脱水药

　　C. 钻孔引流术

　　D. 应用皮质激素类药物

　　E. 甘露醇脱水准备开颅

（193～194 题共用题干）

　　患者，女，46 岁。头痛、发热 4 天。CT 平扫示脚间池内葡萄状低密度，有强化，脑室扩大。

193. 该患者最可能的诊断为

　　A. 化脓性脑膜炎

　　B. 结核性脑膜炎

　　C. 脑膜型脑囊虫病

　　D. 病毒性脑膜脑炎

　　E. 真菌性脑膜炎，髓鞘形成异常

194. 显示非活动性脑猪囊尾蚴病最佳的检查方法为

　　A. X 线平片　　　B. MRI

　　C. CT　　　　　　D. CT 三维成像

　　E. SPECT

四、B1 型题

（195～196 题共用备选答案）

　　A. 听神经瘤　　　B. 三叉神经瘤

C. 室管膜瘤　　　D. 脑囊虫病

E. 脑膜瘤

195. CT 示左矢状窦旁高密度结节、均质，宽基底附着于窦壁，无瘤周水肿，明显强化

196. 患者癫痫发作，CT 扫描脑实质内多发囊性病灶，无灶周水肿，同时可见多发钙化灶，查体发现皮下多发结节

（197～198 题共用备选答案）

A. 神经鞘瘤　　　B. 室管膜瘤

C. 脊索瘤　　　　D. 淋巴瘤

E. 转移瘤

197. 脊髓呈梭形膨大，蛛网膜下腔对称性狭窄，当肿瘤较大时可造成蛛网膜下腔完全阻塞，显示肿瘤以上蛛网膜下腔呈大杯口征的肿瘤是

198. 脊髓受压移位，患侧蛛网膜下腔增宽的肿瘤是

五、X 型题

199. 大面积脑梗死的典型表现包括

A. 梗死区域与该区动脉供血区域一致，呈扇形或楔形，同时累及灰质和白质

B. 梗死发生 6 小时后，可见大脑中动脉水平段条形高密度影，外囊与岛叶皮层界限模糊

C. 梗死区脑沟变浅

D. 6～24 小时部分病灶出现低密度

E. 病侧脑室受压，严重时出现脑疝

200. 在 CT 图像上，Ⅰ、Ⅱ级星形细胞瘤需要与下面哪些疾病鉴别

A. 亚急性脑梗死

B. 局限性脑炎

C. 单发转移瘤

D. 脑内血肿吸收期

E. 脑膜瘤

201. 少枝胶质细胞瘤的 CT 表现有

A. 多呈类圆形，边界不清楚

B. 病灶内可见不规则钙化

C. 可为低密度

D. 瘤周可有轻度水肿

E. 多数有强化

202. 下列关于血管网状细胞瘤的叙述，正确的是

A. 绝大多数发生于颅后窝

B. 肿瘤多数为囊性，少数为实质性

C. 囊壁上常有壁结节

D. CT 增强扫描可表现为"印戒征"

E. 实质性肿瘤增强后呈不均匀性强化

203. 关于垂体腺瘤的描述，以下选项正确的是

A. 大腺瘤可突出到鞍上池

B. 大腺瘤不会导致脑积水

C. 腺瘤可以呈哑铃状

D. 腺瘤可以侵犯海绵窦

E. 肿瘤直径小于 1.0cm 者称为垂体微腺瘤

204. 关于垂体瘤 X 线平片检查，下列叙述哪项是正确的

A. 垂体瘤是鞍内型肿瘤，引起蝶鞍扩大是其特点

B. 垂体瘤向单侧性生长较大时，可致一侧鞍底下陷呈双重鞍底

C. 蝶鞍没有扩大不能考虑垂体瘤

D. 不同类型的垂体瘤引起的蝶鞍扩大形态上往往相同

E. 鞍旁型肿瘤可出现明显双重鞍底，应与垂体瘤鉴别

205. 髓母细胞瘤的 CT 表现是

A. 肿瘤均一强化

B. 造成梗阻性脑积水

C. 可以见到瘤周水肿

D. 脂肪密度

E. 常发生于小脑蚓部

206. 以下有关室管膜瘤的诊断要点，正确的是

    A. CT 平扫呈低密度影

    B. 脊髓不规则增粗

    C. 蛛网膜下腔增宽

    D. 增强扫描肿瘤可轻度强化

    E. MRI 扫描肿瘤 T_1WI 呈低信号，T_2WI 呈高信号

207. 关于脑转移瘤，下列说法正确的是

    A. 肿瘤在 T_1WI 呈低信号，T_2WI 呈高信号

    B. 瘤周水肿明显，占位效应明显

    C. 肿瘤明显强化

    D. 转移部位以幕上多见

    E. 肿瘤很少坏死、囊变和出血

208. 以下选项中属于蛛网膜下腔出血表现的是

    A. 基底节高密度影

    B. 外侧裂池高密度影

    C. 大脑纵裂旁高密度影

    D. 环池高密度影

    E. 脑沟高密度影

209. 硬膜下血肿的 CT 征象为

    A. 亚急性期表现为高、等、低或混杂密度

    B. 慢性期表现为颅板下方新月形高密度影

    C. 由于常合并脑挫裂伤，故占位征象显著

    D. 少数慢性硬膜下血肿内可形成分隔

    E. 慢性硬膜下血肿可以形成盔甲脑

210. 患者，男，40 岁。查体头颅 CT 发现左顶 4.0cm×3.0cm 囊性肿块，患者否认有外伤史，否认高血压、糖尿病病史，其他实验室检查未见明显异常，体格检查未见阳性体征。可能诊断为以下哪些疾病

    A. 皮样囊肿　　　B. 胆脂瘤

    C. 蛛网膜囊肿　　D. 脑囊虫病

    E. 脑膜瘤

211. 关于脊柱硬膜外脓肿的描述，正确的是

    A. 发生在胸椎及腰骶椎最常见

    B. 金黄色葡萄球菌是最常见的致病菌

    C. X 线常无阳性表现

    D. MRI 有助于本病的早期诊断

    E. 脊柱硬膜外脓肿的最常见病原菌是链球菌

212. 脑挫裂伤的 CT 征象有

    A. 损伤区局部呈低密度影

    B. 散在点片状出血

    C. 不合并蛛网膜下腔出血

    D. 占位及萎缩表现

    E. 合并脑内血肿等征

213. 多发性硬化的好发部位分别为

    A. 脑干多见于大脑脚及四脑室底部和中脑导水管

    B. 大脑半球主要位于脑室周围及深部白质

    C. 脊髓主要见于腰段

    D. 也可见于小脑半球

    E. 也可见于视神经

214. 关于脑膜瘤的描述，正确的是

    A. 肿瘤可发生于颅内任何部位，大多数居脑内

    B. 其好发部位与蛛网膜颗粒的分布部位一致

    C. 肿瘤有包膜，多为结节状或颗粒状

    D. 肿瘤生长快，血供不丰富

E. 肿瘤除恶变者外，一般不浸润至脑
实质

215. 下列颅内肿瘤容易合并出血的是
A. 多形性胶质母细胞瘤
B. 转移瘤
C. 脑膜瘤
D. 成血管细胞瘤
E. 髓母细胞瘤

216. 多发性硬化的诊断要点，描述正确的是
A. 反复发作，病灶新旧程度不一
B. 脑内多发脱髓鞘病变
C. 多位于侧脑室旁
D. 水肿及占位效应明显
E. 急性期病灶可强化

217. 关于多发性硬化的描述正确的是
A. 多见于年轻男性
B. 多见于年轻女性
C. 症状多变
D. 病灶多位于脑白质
E. 无明显占位征象

218. 关于胶质瘤，下列描述正确的是
A. 脑胶质瘤是最常见的颅内原发性脑
肿瘤
B. 占位效应与肿瘤恶性程度有关
C. 强化程度与恶性程度有关
D. 恶性程度高的和后颅窝肿瘤病史多
较短
E. 星形细胞瘤成人多见于大脑半球，儿
童则多发在小脑

219. 桥小脑角区听神经鞘瘤与脑膜瘤的鉴别
诊断中，正确的表述有
A. 脑膜瘤是桥小脑角区最常见的肿瘤
B. 内耳道增宽是诊断听神经鞘瘤的可靠
征象
C. 脑膜瘤表现为宽基底与脑膜相连，内

耳道正常
D. 脑膜瘤基底部岩椎的骨质可增生
E. 神经鞘瘤很少囊变

220. 关于单纯疱疹病毒脑炎，描述正确的是
A. 病变累及颞叶、岛叶、扣带回
B. 大脑凸面、枕叶后部也可受累，基底
节正常
C. 双侧发生，但也可不对称
D. 无强化
E. 病程缓慢

221. 患者，女，37 岁。停经 35^{+3} 周，头痛 5
天，恶心呕吐 4 天。头痛为持续性胀痛，
无放射痛，伴右侧面部肿胀，眼睑水肿，
睁眼困难。孕期有妊娠高血压综合征及
妊娠糖尿病。既往史：高度近视，左眼
850 度，右眼 800 度。根据患者病史，诊
断是
A. 紧张性头痛
B. 高血压脑出血
C. 蛛网膜下腔出血
D. 颅内感染
E. 多发性硬化

222. 患者，女，57 岁。眩晕，CT 示左侧桥脑
小脑脚区低密度病灶，脑干轻度受压。
关于影像学分析，下列哪些是正确的
A. 诊断应考虑胆脂瘤、胶质瘤等
B. 脑池室增宽应首先考虑脑外病变
C. 脑池增宽应首先考虑胶质瘤
D. 脑池形态一致应首先考虑听神经瘤
E. 扫描病灶无强化不首先考虑听神经瘤

223. 神经纤维瘤病的 CT 和 MRI 表现有
A. 颅内单发或多发神经纤维瘤
B. 颅内有异常钙化
C. 伴发其他颅内肿瘤
D. 颅骨的发育异常

E. 脊柱骨质的发育异常

224. 蛛网膜下腔出血的间接征象有

A. 脑积水　　　　B. 脑水肿

C. 脑室内出血　　D. 脑疝

E. 脑梗死

225. 患者，男，21 岁。CT 示颅后窝中线区略低密度病灶，3cm×3cm 大小，关于影像学分析下列哪些是正确的

A. 四脑室前移，首先考虑髓母细胞瘤

B. 四脑室前移，脑积水明显，首先考虑室管膜瘤

C. 灶周围见残存的脑室，首先考虑脑室肿瘤

D. 四脑室受压、变形，灶周水肿明显，鉴别诊断应考虑髓母细胞瘤、星形细胞瘤等

E. 水肿的程度是鉴别髓母细胞瘤和室管膜的首要因素

226. 垂体微腺瘤在 CT 扫描时的间接征象包括

A. 垂体高度增加

B. 垂体内有出血

C. 垂体柄偏移

D. 颈内动脉被包绕

E. 鞍底局限性下陷或局部骨质吸收

227. 患者，男，46 岁。头痛 5 年，CT 示左外侧裂旁等密度病灶，关于影像学分析，下列哪些是正确的

A. 病灶以宽基底附着于颅骨内板，明显强化，应考虑脑膜瘤

B. 现病灶无灶周水肿，明显均匀强化，可肯定脑膜瘤的诊断

C. 现病灶明显均匀强化，临近脑沟增宽，应考虑脑外肿瘤

D. 现病灶邻近脑沟增宽，MRI 检查有助于鉴别诊断

E. 现病灶明显强化，灶周水肿明显，脑沟及外侧裂闭塞，应考虑胶质瘤

228. 结核性脑膜炎的临床表现包括下列哪些

A. 全身中毒表现

B. 脑膜刺激征

C. 颅内压增高征象

D. 癫痫及意识障碍

E. 大脑与脑干受损的表现，精神症状

229. 化脓性脑膜炎的 CT 表现是

A. 脑室系统扩大

B. 脑内不规则形高密度区

C. 软脑膜、蛛网膜可见线形强化

D. 基底池及脑沟显影模糊

E. 颅骨内板下新月形低密度区

230. 脑脓肿 CT 表现分哪几期

A. 急性脑炎期　　B. 急性脑炎晚期

C. 化脓期　　　　D. 病灶吸收期

E. 包膜形成期

231. 患者，女，58 岁。右侧肢体无力 3 个月，CT 示左顶叶手掌样低密度病灶，3cm×4cm 大小，关于影像学分析，下列哪些是正确的

A. 脑室受压变窄右移，无强化，2 周后复查无明显变化，可除外星形细胞瘤

B. 实质内出现不规则强化，应考虑星形细胞瘤及转移瘤

C. 脑室受压变窄右移，2 周后复查病灶缩小应考虑感染

D. 脑室受压变窄，无强化，临床有高热，应考虑感染

E. 内出现结节样强化，应考虑星形细胞瘤、转移瘤和肉芽肿样病变

232. 患者，女，35 岁。闭经泌乳 1 年，CT 冠状扫描示垂体右侧低密度灶，直径约 9mm，关于影像学分析，下列哪些是正

确的

A. 增强早期垂体显示最佳，病灶最易显示

B. 后延迟扫描显示病灶最清楚

C. 现鞍底骨质改变，不管是否与低密度灶有关，均应诊断为垂体微腺瘤

D. 右侧低密度灶向上凸起应考虑垂体微腺瘤

E. 患者无视物模糊，可除外垂体微腺瘤

233. 患者，男，20 岁。头痛 3 个月，CT 示鞍区实性病灶，关于影像学分析，下列哪些是正确的

A. 位于鞍上应首先考虑颅咽管瘤

B. 位于鞍上偏前，有明显强化，无钙化应首先考虑脑膜瘤

C. 无钙化可除外颅咽管瘤

D. 位于鞍旁并明显强化，应考虑动脉瘤的可能

E. 位于鞍旁并灶周水肿，无胶质瘤可能

234. 患者，男，67 岁。头痛 2 周，CT 示左额叶不均匀混杂密度肿块，周围大片水肿，关于影像学分析，下列哪些是正确的

A. 内见条索样钙化，应考虑少枝胶质细胞瘤

B. 边界模糊不清，增强后瘤体不均匀强化应考虑星形细胞瘤

C. 内无条索样钙化，可除外少枝胶质细胞瘤

D. 周围出现环样强化，病灶中心密度高向四周渐低，应考虑有出血的可能

E. 边界模糊不清，增强后瘤体不均匀强化应考虑转移瘤

235. 髓外硬膜下肿瘤造影表现正确者为

A. 阻塞近端蛛网膜下腔呈大杯口

B. 阻塞近端蛛网膜下腔呈水平状或锯齿状突然中断

C. 部分阻塞时，造影剂呈对称分流

D. 阻塞远端蛛网膜下腔逐渐正常

E. 阻塞远端蛛网膜下腔呈水平状中断

236. 关于髓外硬膜下肿瘤 X 线造影表现正确者

A. 脊髓受压，向健侧移位

B. 脊髓膨大，无移位

C. 脊髓受压，向患侧移位

D. 脊髓常常无变化

E. 阻塞近端蛛网膜下腔呈小杯口状，远端逐渐移行为正常

237. 患者，女，25 岁。顺产后 6 天，头痛 3 天，为全头部胀痛，呈持续性。根据患者病史，怀疑哪些诊断

A. 蛛网膜下腔出血

B. 脑出血

C. 颅内感染

D. 颅内肿瘤

E. 可逆性后部白质脑病

238. 关于脑膜瘤描述正确的有

A. 位于脑外

B. 瘤旁水肿明显

C. 平扫稍高密度并均一性增强

D. 位于脑内

E. 可有钙化或小囊变区

239. 关于神经鞘瘤的临床病理特点，下列哪些是正确的

A. 可发生于脊髓的各个节段

B. 呈孤立结节状，有完整包膜

C. 常与 1～2 个脊神经根相连

D. 可发生囊变

E. 与脊髓有明显粘连

240. 脑囊虫病的包囊分哪些层

A. 细胞层　　　　B. 胶原纤维层

C. 胶质增生层　　D. 神经组织层

E. 炎性细胞层

241. 脑囊虫死亡后，MRI 征象包括

A. 白靶征　　　　　　B. 黑靶征

C. 灯泡征　　　　　　D. 牛眼征

E. 脑膜尾征

242. 脑脓肿在化脓期和包膜形成期的 MRI 征象，下列哪些描述是正确的

A. T_1WI 脓肿和其周围水肿为高信号

B. Gd - DTPA 增强扫描，脓肿壁显著强化

C. 延迟扫描，增强环厚度向外进一步扩大

D. 脓肿壁欠光滑，有多发小结节

E. 多房脓肿可形成壁结节假象

243. 椎管内神经鞘瘤的 X 线表现包括

A. 脊髓造影可见肿瘤侧蛛网膜下隙增宽，健侧变窄

B. 完全阻塞时，阻塞端呈典型的双杯口状

C. 完全阻塞时，阻塞端呈典型的梭形

D. 脊髓受压，并向健侧移位

E. 部分阻塞时，可以显示围绕肿瘤边缘的充盈缺损

244. 下列选项中，异常脑 MRI 分析正确的有

A. 脑水肿在 T_1WI 呈低信号，T_2WI 呈高信号

B. 脑梗死急性期 T_1WI 呈低信号，T_2WI 呈高信号

C. 3 天内急性血肿 T_1WI 和 T_2WI 呈等或稍低信号，MRI 上不易发现

D. 2 周以上为慢性血肿，T_1WI 和 T_2WI 均呈高信号，周围低信号环更加明显

E. 3 天至 2 周内为亚急性血肿，T_1WI 和 T_2WI 血肿周围信号增高并向中心部位推进，周围可出现含铁血黄素沉积形成的低信号环

第九章　头颈部疾病的影像诊断

一、A1 型题

1. 鼻咽部最常见的良性肿瘤是

    A. 纤维瘤   B. 血管瘤

    C. 脂肪瘤   D. 混合瘤

    E. 鼻咽纤维血管瘤

2. 鼻咽癌向颅内转移最常见的途径为

    A. 卵圆孔   B. 眶下裂

    C. 破裂孔   D. 棘孔

    E. 颈静脉孔

3. 鼻咽癌患者 CT 显示咽旁间隙向哪个方向移位

    A. 向内   B. 向外

    C. 向前   D. 向后

    E. 向下

4. 关于鼻咽癌，以下叙述错误的是

    A. 最常见的症状是回缩性血涕、鼻塞、颈部淋巴结肿大

    B. 鼻咽侧位见鼻咽顶后壁软组织增厚、气道狭窄

    C. CT 检查对鼻咽癌的早期诊断、病变范围、肿瘤的发展方向和分期有重要价值

    D. 鼻咽癌 CT 平扫呈等密度，一般无囊变和钙化

    E. 黏膜下型早期 CT 冠状面很难发现，而横断面扫描有助于诊断

5. 鼻咽癌患者出现同侧咀嚼肌群萎缩，提示肿瘤

    A. 经圆孔侵入颅中窝

    B. 经卵圆孔侵入颅中窝

    C. 经破裂孔侵入颅中窝

    D. 向外侵犯咀嚼肌

    E. 经棘孔侵入颅中窝

6. 关于鼻咽癌表现的描述，下列选项中错误的是

    A. 好发于顶壁和顶后壁

    B. 常伴囊变或钙化

    C. 早期可表现为鼻咽侧壁平坦、僵直、咽隐窝消失

    D. 在注射对比剂后，肿瘤呈轻度强化

    E. 对骨的侵犯可为单纯性骨破坏、骨质硬化或两者兼有

7. 早期鼻咽癌的 CT 表现为

    A. 无特征性

    B. 咽隐窝变浅、消失

    C. 咽隐窝加深、扩大

    D. 腭帆张肌肿大

    E. 咽旁间隙内移

8. 下述不是鼻咽癌放疗后 CT 表现的是

    A. 鼻咽壁肌肉水肿、增厚

    B. 咽隐窝变浅

    C. 鼻咽腔扩大

    D. 鼻窦炎

    E. 乳突炎

9. 关于"喉部肿瘤"的特点，下列说法错误的是

    A. 恶性居多

    B. 恶性者多为鳞癌

    C. 声门上区喉癌发生率最高

    D. 声门区喉癌多位于真声带前部

    E. CT 对早期喉癌价值有限

10. 喉部恶性肿瘤中最常见的类型是

    A. 腺癌   B. 肉瘤

    C. 鳞癌   D. 未分化癌

    E. 黑色素瘤

11. 关于喉癌，以下叙述错误的是

    A. 会厌癌表现为会厌增厚或肿块，向前累及会厌谷使之狭窄或封闭

    B. 杓会厌皱襞癌显示声门上区喉腔侧壁增厚或肿块，喉腔变形狭窄

    C. 室带癌室带增厚或肿块，累及喉室致其变浅或封闭

    D. 后壁癌原发少见，常为邻近癌侵及所致，表现为后壁增厚或软组织肿块

    E. 声门下型常见，表现为声带以下喉壁增厚或肿块

12. 关于声门上型喉癌，下列哪项不是其 CT 表现

    A. 喉前庭腔影不规则狭窄

    B. 假声带区域软组织密度增高

    C. 会厌前间隙增大，密度增高

    D. 声带的喉室面局限性隆起不平整

    E. 会厌和会厌皱襞增厚、肿胀、僵硬

13. 声门区喉癌原发于

    A. 梨状窝   B. 真声带

    C. 假声带前联合   D. 喉室

    E. 杓会厌襞

14. 喉部最常见的良性肿瘤是

    A. 纤维瘤   B. 血管瘤

    C. 喉神经鞘瘤   D. 乳头状瘤

    E. 神经纤维瘤

15. 颞骨外伤常见的症状不包括

    A. 出血   B. 耳漏

    C. 耳聋   D. 面瘫

    E. 呕吐

16. 单纯型慢性化脓性中耳炎病变主要局限在

    A. 外耳道   B. 乳突小房

    C. 乳突窦   D. 乳突窦入口

    E. 鼓室黏膜层

17. 有关中耳胆脂瘤不正确的表述是

    A. CT 显示为鼓室内占位

    B. CT 值可为脂肪密度

    C. CT 为软组织密度时不支持胆脂瘤的诊断

    D. 听小骨破坏移位

    E. 乳突窦口可有扩大

18. 关于胆脂瘤的特征性表现，下列选项错误的是

    A. 低密度

    B. 无瘤周水肿

    C. 明显强化

    D. 沿脑脊液间隙走行

    E. 无明显占位效应

19. 下面 CT 征象最有利于中耳胆脂瘤诊断的是

    A. 鼓膜增厚内陷

    B. 中耳腔扩大

    C. 外耳道嵴破坏

    D. 中耳内软组织影

    E. 听骨链移位

20. 颞骨外伤骨折类型多见

    A. 横行骨折   B. 纵行骨折

    C. 凹陷型   D. 粉碎型

    E. 穿通型

21. 慢性化脓性鼻窦炎 CT 的特征表现为

    A. 鼻甲肥大

    B. 窦腔内积液

    C. 窦腔透过度减低

    D. 窦壁骨质硬化增厚

    E. 鼻窦黏膜增厚

22. 非侵袭性真菌性鼻窦炎与化脓性鼻窦炎的

CT 主要鉴别点是

A. 鼻窦黏膜增厚

B. 鼻窦窦壁骨质破坏

C. 窦腔内软组织肿物伴点状或斑片状钙化

D. 鼻窦窦壁骨质增生硬化

E. 鼻窦内软组织肿物

23. 以下 CT 表现最有利于筛窦黏液囊肿的诊断的是

A. 窦腔内呈软组织密度

B. 窦壁骨质有破坏

C. 窦腔呈气球样扩大

D. 窦腔内病变无增强

E. 病变内相邻眶内侵犯

24. 下面有关翼腭窝的描述，不正确的是

A. 向上经眶上裂通眼眶

B. 向外通颞下窝

C. 向内经蝶腭孔通鼻腔

D. 向后经圆孔入海绵窦、颅中窝

E. 向上经眶下裂通眼眶

25. 鼻窦黏液囊肿最好发于

A. 上颌窦和蝶窦　　B. 上颌窦和筛窦

C. 蝶窦和筛窦　　D. 筛窦和额窦

E. 全组鼻窦

26. 鼻腔和鼻窦的恶性肿瘤最常见的病理类型是

A. 腺癌　　　　B. 鳞癌

C. 未分化癌　　D. 黑色素瘤

E. 腺样囊性癌

27. 鼻窦病变最佳的检查方法是

A. CT　　　　B. MRI

C. DSA　　　D. HRCT

E. 头颅 X 线

28. 关于颞下窝，下列正确的是

A. 上通颞窝　　　B. 下通颅中窝

C. 前为蝶窦　　　D. 后为上颌窦

E. 外为鼻咽部

29. 侵袭性真菌性鼻窦炎累及眼部时可导致的症状不包括

A. 眼球突出　　B. 视力下降

C. 眼肌麻痹　　D. 眼后疼痛

E. 失明

30. 上颌窦癌向后侵犯，会出现哪种症状

A. 窦外侧骨壁破坏，壁外脂肪密度消失

B. 窦部皮下脂肪与肌间隙消失

C. 颞下窝结构不清

D. 翼突破坏，翼腭窝增宽

E. 齿槽骨破坏

31. 对鼻窦黏液囊肿的描述，不正确的是

A. 是良性病变

B. 为鼻窦黏膜腺体内液体滞留形成

C. 有鼻窦口阻塞

D. 受累窦腔气球样膨大

E. CT 增强扫描病变强化明显

32. 鼻窦黏膜囊肿，以下不正确的是

A. 好发于上颌窦

B. 病变边缘不规则，分叶状

C. 窦腔类圆形膨胀增大

D. 窦壁骨质多正常

E. CT 表现为窦腔内较低软组织密度影，有增强

33. 关于鼻咽部纤维血管瘤的表述，下列选项不正确的是

A. 多见于 50 岁以上的男性

B. 相邻骨结构异常

C. 为无包膜的血管性肿瘤

D. 起源于鼻咽顶或翼腭窝

E. 增强 CT 扫描病变显著强化

34. 下列关于鼻窦黏液囊肿描述，不正确的是

A. 上颌窦少见

B. CT 表现为窦腔内软组织密度影

C. 常伴有窦壁骨质受压变薄

D. 为窦壁黏膜下腺体导管开口阻塞，黏液潴留所致

E. 囊肿内容物为黏稠液体，内含大量胆固醇

35. 以下异常是鼻道窦口复合体的解剖异常的是

A. 钩突气房　　　　B. 下鼻甲肥大

C. 鼻中隔偏曲　　　D. 后鼻孔闭锁

E. 终末隐窝

36. 鼻腔和鼻窦各部位的恶性肿瘤的发生率依次为

A. 鼻腔、上颌窦、筛小房、额窦、蝶窦

B. 上颌窦、鼻腔、筛小房、额窦、蝶窦

C. 上颌窦、筛小房、鼻腔、额窦、蝶窦

D. 上颌窦、筛小房、额窦、鼻腔、蝶窦

E. 上颌窦、筛小房、额窦、蝶窦、鼻腔

37. 鼻窦良性肿瘤最常见的病理类型是

A. 血管瘤　　　　　B. 骨瘤

C. 混合瘤　　　　　D. 纤维瘤

E. 乳头状瘤

38. 对上颌窦癌诊断最有价值的 CT 征象为

A. 窦腔密度高伴骨质破坏

B. 窦腔密度高伴骨质增生

C. 窦腔密度高伴骨壁膨胀

D. 窦腔密度高伴气液面

E. 窦腔密度高伴同侧鼻腔高密度

39. CT 示咽旁间隙向外移位，提示占位性病变来源于

A. 腮腺　　　　　　B. 鼻咽

C. 腺样体　　　　　D. 下颌下腺

E. 颈深淋巴结

40. 下列关于视网膜母细胞瘤的描述，错误的是

A. 本病绝大多数见于 3 岁以下儿童

B. 白瞳征是其常见症状

C. CT 表现为眼球内不规则实性肿块

D. 肿块内出血坏死常见，钙化少见

E. 肿瘤可经视神经管侵入颅内

41. 下列关于视神经脑膜瘤的描述错误的是

A. X 线平片可显示视神经管扩大

B. CT 表现为与视神经相连的梭形或圆锥形肿块

C. CT 增强后肿块明显强化

D. 当肿块包绕视神经生长时多提示肿瘤侵犯视神经

E. 肿瘤可扩散至颅内形成沟通瘤

42. 眶内海绵状血管瘤最有特征性的 CT 表现是

A. 肿瘤位于眼肌圆锥内

B. 肿瘤与眼球相邻

C. 肿瘤内静脉石

D. 肿瘤增强明显

E. 肿瘤增强早期呈不均匀增强

43. 下列关于"眶内淋巴瘤"的诊断要点，以下选项中错误的是

A. 多位于肌锥外

B. 成人多见

C. 不易出血

D. 分叶状，边界不规则

E. 平扫密度均匀，可明显均匀强化

44. 成人眶内最常见的良性肿瘤是

A. 视网膜母细胞瘤

B. 海绵状血管瘤

C. 视神经脑膜瘤

D. 视神经胶质瘤

E. 黑色素瘤

二、A2 型题

45. 患者，男，58 岁。右颈部肿块 3 个月，CT

示右咽隐窝和耳咽管闭塞，局部有软组织密度肿块，颈部淋巴结肿大。诊断为

A. 纤维血管瘤   B. 神经血管瘤

C. 腺样体增生   D. 鼻咽癌

E. 结核

46. 患者，男，42 岁。头痛、左侧面麻半年。CT 平扫：左侧鼻咽顶壁见一不规则肿块影，并伴左侧破裂孔、卵圆孔周围骨质破坏。增强扫描明显不均匀强化。最可能的诊断为

A. 脑膜瘤   B. 三叉神经瘤

C. 动脉瘤   D. 骨软骨瘤

E. 鼻咽癌

47. 患者，女，43 岁。左侧眼球向外下突出 2 个月余，逐渐加重，伴复视。CT 示左侧额窦扩大，窦腔内呈软组织密度，骨壁变薄，左眼球受压移位。诊断为

A. 额窦癌

B. 额窦黏液囊肿

C. 额窦黏膜下囊肿

D. 慢性额窦炎

E. 额窦骨纤维异常增殖症

48. 患者，男，56 岁。右侧面部肿胀、麻木 2 个月余，伴流涕。CT 示右侧上颌窦内软组织密度影，后外侧壁骨质消失。诊断为

A. 上颌窦黏液囊肿

B. 上颌窦黏膜囊肿

C. 上颌窦癌

D. 上颌窦血管瘤

E. 上颌窦炎

49. 患儿，男，12 岁。左眼突出伴视力下降 2 个月。CT 示左侧视神经柱形增粗，有轻度强化，左侧视神经孔扩大，视交叉左侧亦增粗、增强，诊断为

A. 炎性假瘤

B. 视神经脑膜瘤

C. 视神经胶质瘤

D. 视神经母细胞瘤

E. 视神经血管瘤

50. 患者，男，32 岁。右耳流脓 1 年，鼓膜穿孔。CT 示外耳道嵴骨消失，听小骨破坏，鼓室壁破坏，内有软组织密度影，诊断为

A. 血管球瘤   B. 转移瘤

C. 胆脂瘤   D. 中耳癌

E. 面神经纤维瘤

51. 老年患者，右眼视力下降半年。CT 示眼环局限性增厚，玻璃体腔后一密度均匀的等密度肿块，增强后呈中等均匀强化，最可能的是

A. 血管瘤   B. 眶内炎性假瘤

C. 眼型 Graves 病   D. 脉络膜黑色素瘤

E. 海绵状血管瘤

52. 患者，男，60 岁。鼻出血 3 个月，CT 示右上颌窦密度增高，前外壁破坏。最可能的诊断是

A. 上颌窦腺瘤   B. 上颌窦囊肿

C. 上颌窦炎   D. 上颌窦癌

E. 上颌窦黏膜囊肿

53. 患者，男，16 岁。因反复鼻出血行鼻咽 CT 检查，示鼻咽顶后壁较大软组织肿块，向前进入鼻、筛窦和上颌窦，向外侧经扩大的翼上裂进入翼腭窝和颞窝，向上经蝶窦和破裂孔达海绵窦，邻近骨骼可见压迫性改变，增强扫描后可见肿瘤强化明显。应首先考虑诊断为

A. 鼻咽癌

B. 鼻咽纤维血管瘤

C. 鼻咽增殖体肥大

D. 鼻咽恶性淋巴瘤

E. 鼻咽结核性脓肿

54. 患者，男，61 岁。右侧颜面肿胀，右眼球渐突出 5 个月。CT 显示右上颌窦腔增大，窦壁变薄伴局部骨质消失，窦腔内见软组织密度影，含气消失。最可能的诊断是

A. 鼻息肉　　　　　B. 上颌骨骨髓炎

C. 黏液囊肿　　　　D. 上颌窦癌

E. 纤维血管瘤

55. 患者，男，45 岁。左侧眼球突出，伴眼球运动障碍 1 年，行 CT 检查示左侧眼眶内见一等密度类圆形占位，边界清楚、光滑，增强扫描呈明显均匀强化，病灶内见斑点状钙化影，视神经明显受压移位。首先考虑的诊断是

A. 神经鞘瘤　　　　B. 海绵状血管瘤

C. 淋巴管瘤　　　　D. 横纹肌肉瘤

E. 炎性假瘤

56. 患者，女，42 岁。右侧听力下降，MRI 检查如图。最可能的诊断为

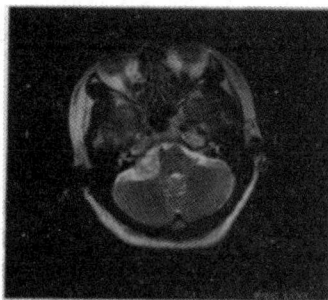

T₂WI

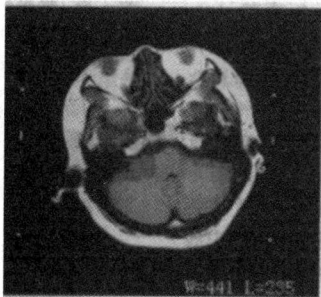

T₁WI

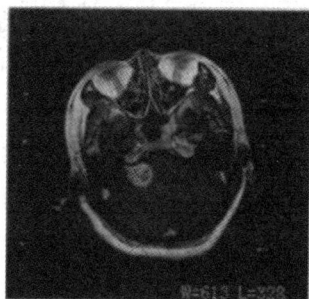

T_1WI+C

A. 表皮样囊肿　　　B. 听神经瘤

C. 三叉神经瘤　　　D. 脑膜瘤

E. 脑梗死

57. 患者，男，64 岁。左眼球突出近 1 年，鼻涕带血，面颊部隆起，同时面颊部有麻木感，CT 检查显示上颌窦内不规则软组织肿块，平扫呈等密度，边缘模糊，肿块中见残留骨片，增强扫描强化形式多样。最可能的诊断是

A. 上颌窦囊肿　　　B. 上颌窦息肉

C. 上颌窦血管瘤　　D. 上颌窦癌

E. 骨肉瘤

58. 患者，男，51 岁。鼻塞、头痛 10 余年。CT 平扫：筛窦扩大，内可见一类圆形膨胀性软组织密度影，密度较均匀，CT 值约 20Hu，边缘光滑，周围骨质受压变薄。最可能的诊断为

A. 筛窦神经鞘瘤　　B. 筛窦恶性肿瘤

C. 筛窦黏液囊肿　　D. 筛窦黏膜下囊肿

E. 筛窦慢性炎症

三、A3/A4 型题

（59～60 题共用题干）

患者，女，51 岁。无明显诱因流泪、眼球突出 5 年余。近半年症状加重，并出现头痛。查体：左眼球向鼻下方突出，眼眶外上方可触及一较硬肿块。CT 平扫：左侧泪腺窝区可见不规则肿块影，密度不均匀，内可见片状

低密度坏死区及斑点状钙化影，增强扫描肿块不均匀强化，眼眶顶壁可见不规则骨质破坏区。

59. 最可能的诊断是

A. 泪腺良性混合瘤

B. 泪腺恶性混合瘤

C. 泪腺淋巴瘤

D. 颅前窝底脑膜瘤

E. 泪腺囊肿合并感染

60. 泪腺最常见的肿瘤为

A. 混合瘤   B. 泪腺癌

C. 淋巴瘤   D. 神经源性肿瘤

E. 炎性假瘤

(61~62 题共用题干)

患者，男，61 岁。右侧颜面肿胀，右眼球渐突出 5 个月。CT 显示右上颌窦腔增大，窦壁变薄伴局部骨质消失，窦腔内见软组织密度，含气消失。

61. 最大可能是

A. 鼻息肉   B. 上颌骨骨髓炎

C. 黏液囊肿   D. 上颌窦癌

E. 纤维血管瘤

62. 如果是鼻窦癌，病理上多见的类型是

A. 鳞状细胞癌   B. 腺癌

C. 囊腺癌   D. 未分化癌

E. 肉瘤

四、B1 型题

(63~64 题共用备选答案)

A. 多位于肌锥内偏上象限，常见显著增强，瘤内可见小囊变区

B. 肌锥内肿块包绕或推移视神经，瘤内偶见钙化

C. 肌锥内肿块与视神经分界不清，视神经管扩大

D. 肌锥内肿块增强呈"路轨"征，瘤内

多见钙化

E. 眶壁骨质增生伴紧贴眶骨的肿块，瘤内可见钙化

63. 视神经胶质瘤

64. 眶内脑膜瘤

(65~67 题共用备选答案)

A. 急性化脓性中耳乳突炎

B. 单纯型慢性化脓性中耳乳突炎

C. 肉芽肿型慢性化脓性中耳乳突炎

D. 胆脂瘤型慢性化脓性中耳乳突炎

E. 中耳癌

65. CT 见中耳鼓室及乳突密度增高，并可见小液平，乳突气房间隔骨质吸收，密度减低，最可能的诊断为

66. CT 见上鼓室、鼓窦入口及鼓窦扩大，并见软组织密度肿块影，最可能的诊断为

67. CT 见中耳腔内不规则软组织肿块影，周边骨质呈不规则虫蚀状破坏，增强扫描病灶明显强化，最可能的诊断为

五、X 型题

68. 关于鼻咽癌的 CT 征象，以下选项说法正确的是

A. 鼻咽腔变形、不对称

B. 鼻咽侧壁增厚、软组织肿块

C. 咽周软组织及间隙改变

D. 癌肿多呈浸润生长，与周围组织分界不清

E. 颅底骨质无破坏

69. 鼻咽癌放疗早期，其 MRI 检查可见

A. 黏膜肿胀

B. 咽隐窝消失、变平

C. 鼻窦、乳突炎

D. 肌肉萎缩、变性

E. 鼻咽腔扩大

70. 鼻窦黏液囊肿

A. 多发生于上颌窦

B. 单侧多见

C. 囊内黏蛋白不太多，含水较多时，为等 T_1、长 T_2 信号

D. 含黏蛋白多时，T_1WI、T_2WI 均为等或高信号

E. 水分吸收，囊内分泌物黏稠时，T_1WI、T_2WI 均呈低信号

71. 慢性化脓性中耳乳突炎单纯型 CT 表现有

A. 听小骨部分吸收、破坏

B. 鼓室黏膜增厚

C. 乳突窦或较大的气房黏膜增厚

D. 上鼓室、乳突窦入口可见骨壁破坏

E. 气房间隔增粗、密度增加

72. 患者，男，48 岁。主诉为鼻塞、头痛 3 个月余，3 个月前始出现鼻塞、流涕，偶有涕中带血，并伴有头痛，呈阵发性，既往体健，否认高血压、心脏病病史。实验室检查未见明显异常。应做哪些检查

A. CT　　　　B. MRI

C. ECT　　　　D. X 线平片

E. 放射性核素骨扫描

73. 关于慢性单纯型化脓性中耳乳突炎，下列叙述正确的是

A. 又称咽鼓管鼓室型

B. 锤骨或砧骨部分骨质吸收破坏

C. 乳突气房透光度减低

D. 气房间隔骨质增生

E. 气房外围骨质明显增生

74. 中耳继发性胆脂瘤的并发症包括

A. 脑脓肿　　　B. 乳突皮下脓肿

C. 水平半规管瘘　D. 乙状窦周围脓肿

E. 乙状窦栓塞

75. 以下属于声门型喉癌的 CT 表现的是

A. 局部声带增厚，欠光滑

B. 局部增厚的声带有增强

C. 前联合软组织厚度大于 3mm

D. 杓状软骨增厚，硬化

E. 会厌喉面软组织增厚

76. 以下符合鼻窦癌的描述是

A. 鳞状细胞癌多见

B. 肿块 T_1WI 为等信号，T_2WI 为中等稍高信号

C. 坏死囊变 T_1WI 为低信号，T_2WI 为高信号

D. MRI 对肿瘤引起的骨质破坏显示较 CT 好

E. 骨壁破坏表现窦壁黑线消失

77. 关于泪腺混合瘤，下列说法正确的是

A. 占泪腺上皮性肿瘤的 50%

B. 80% 为良性，20% 恶性

C. 泪腺肿瘤中最常见的一种

D. 肿瘤组织只起源于泪腺上皮组织的内层

E. 瘤内不会见到软骨及骨化

78. 视神经胶质瘤

A. 多起自视神经孔附近

B. 肿瘤位于眶内者，可表现为视力下降、眼球突出

C. 视力损害晚

D. 多见学龄前儿童

E. 一般不引起血行和淋巴道转移

79. 视神经鞘脑膜瘤的 CT 征象

A. 钙化多见

B. 增强呈"路轨"征

C. 少数可伴神经纤维瘤病

D. 视神经管可扩大

E. 视神经增厚

80. 视神经鞘增厚和增强呈"路轨"征见于

A. 视神经鞘炎症

B. 视神经鞘出血

C. 海绵状血管瘤

D. 视神经鞘脑膜瘤

E. 转移癌浸润

81. 有关眼眶海绵状血管瘤的描述，正确的是

A. 多位于肌锥内

B. 良性肿瘤

C. 肿瘤 T_1WI 呈等信号（与肌肉比）

D. 明显强化

E. 包膜 T_1WI、T_2WI 均呈低信号

第十章 呼吸系统疾病的影像诊断

一、A1 型题

1. X 线诊断大叶性肺炎最主要的影像特征是

  A. 两肺多发大片影

  B. 肺大叶性或肺段性阴影

  C. 含气支气管像

  D. 肺纹理模糊增重

  E. 横膈运动受限

2. 以下肺炎中能明确分期的是

  A. 支气管肺炎　　　B. 支原体肺炎

  C. 过敏性肺炎　　　D. 大叶性肺炎

  E. 金黄色葡萄球菌肺炎

3. 大叶性肺炎病后 2 ~ 3 天为红色肝样变期，肺泡内充满黏稠渗出物，其中有纤维素及多量红细胞，病后 4 ~ 6 天为灰色肝样变期，肺泡内红细胞减少，白细胞明显增加，其 X 线表现是

  A. 实变阴影密度不均，病变呈散在、大小不一和分布不规则的斑片状阴影，以后有条索状阴影，最后恢复正常

  B. 病区呈一片密度均匀增深的阴影，形态与肺叶轮廓相符，其中可见空气支气管征

  C. 病区局限性肺纹理增强、增深，肺透亮度稍降低，病变位于下叶时，则同侧膈肌轻度升高，运动受限

  D. 病变区呈大片实影，其中有透亮区及液平区

  E. 病变区呈团块状致密阴影，边缘清楚，不规则

4. 属于大叶性肺炎 CT 表现的是

  A. 空气支气管征　　B. 支气管双轨征

  C. 支气管腔狭窄　　D. 支气管壁增厚

  E. 支气管截断

5. 大叶性肺炎的蔓延途径是

  A. 肺泡壁　　　　　B. 肺泡腔内的浆液

  C. 肺动脉　　　　　D. 肺泡孔

  E. 肺静脉

6. 大叶性肺炎实变期一般出现在发病后

  A. 0.5 ~ 1 天　　　B. 2 ~ 3 天

  C. 4 ~ 5 天　　　　D. 5 ~ 7 天

  E. 8 ~ 10 天

7. 关于大叶性肺炎，说法错误的是

  A. 典型的病理变化为充血期、红色肝样变期、灰色肝样变期、消散期

  B. 发病一开始即可出现阳性 X 线征象

  C. 典型 X 线表现为大片状实变，内见支气管充气征

  D. 最常见的致病菌为肺炎双球菌

  E. 多见于青壮年

8. 关于大叶性肺炎的 CT 表现，以下叙述不恰当的是

  A. 病变可呈大叶性表现，也可呈肺段性分布

  B. 病变密度比较均匀，在叶间裂处边缘清晰

  C. 病变中可见空气支气管征，有助于同阻塞性肺不张鉴别

  D. 实变的肺叶体积均较正常时体积增大

  E. 消散期病变呈散在、大小不一的斑片状影

9. 大叶性肺炎多见于

　　A. 青壮年　　　　B. 婴幼儿

　　C. 青少年　　　　D. 老年人

　　E. 学龄儿童

10. 胸部刀切征（方形征）可见于

　　A. 球形肺炎

　　B. 周围型肺癌

　　C. 结核球

　　D. 曲霉菌感染

　　E. 硬化性肺泡细胞瘤

11. 小叶性肺炎发病开始后多少小时内，往往没有明显的 X 线征象

　　A. 2 小时　　　　B. 4 小时

　　C. 12 小时　　　D. 18 小时

　　E. 36 小时

12. 关于支气管肺炎，以下叙述错误的是

　　A. 是指肺泡内的纤维素性炎症

　　B. 多见于婴幼儿及年老体弱患者

　　C. 多见于双下肺

　　D. X 线主要表现为沿支气管分布的斑片影

　　E. 治疗不佳可形成脓胸、慢性炎症及支气管扩张

13. 慢性支气管炎最早期多发生在

　　A. 肺泡　　　　　B. 较大支气管

　　C. 细支气管　　　D. 终末支气管

　　E. 肺泡孔

14. 慢性支气管炎的病理变化，不包括

　　A. 支气管黏膜上皮变性、坏死、增生及鳞状上皮化生

　　B. 肺组织高度纤维化

　　C. 管壁平滑肌束断裂、萎缩

　　D. 软骨变性、萎缩、钙化或骨化

　　E. 腺体增生、肥大、黏液化和退变

15. 关于支气管肺炎，错误的是

　　A. 可有肺不张

　　B. 可有肺气肿表现

　　C. 肺纹理增多、模糊

　　D. 可形成空洞

　　E. 斑片状阴影沿肺纹理走行，多分布于双肺上叶

16. 支气管肺炎的蔓延途径为

　　A. 肺动脉　　　　B. 肺静脉

　　C. 肺泡孔　　　　D. 肺泡壁

　　E. 终末支气管

17. 支气管肺炎易发生的年龄期是

　　A. 新生儿期　　　B. 围生期

　　C. 婴幼期　　　　D. 青少年

　　E. 学龄期

18. 急性肺脓肿是指发病在

　　A. 10 日内　　　 B. 15 日内

　　C. 30 日内　　　 D. 45 日内

　　E. 60 日内

19. 血源性肺脓肿最常见的部位是

　　A. 肺尖较多　　　B. 外围较多

　　C. 肺门周围较多　D. 膈上较多

　　E. 左心缘较多

20. 典型肺脓肿壁出现 3 层环状结构，腔内可有分隔，增强扫描强化最明显的是

　　A. 水肿带

　　B. 纤维肉芽组织

　　C. 炎性坏死组织

　　D. 脓肿内分隔

　　E. 内层

21. 肺脓肿最常见的感染途径是

　　A. 吸入性　　　　B. 接触性

　　C. 感染性　　　　D. 直接蔓延

　　E. 血源性

22. 以下疾病 X 线胸片上不表现为广泛索条、

网格状影的是

A. 肺脓肿急性期

B. 石棉肺

C. 癌性淋巴管炎

D. 特发性肺间质纤维化

E. 慢性支气管炎

23. 关于慢性肺脓肿空洞的 X 线表现，不正确的是

A. 呈不规则形

B. 常有液平面

C. 呈圆形或椭圆形

D. 边缘较清楚

E. 空洞内壁不光整

24. 肺脓肿急性化脓性炎症阶段 X 线表现为

A. 大片状阴影　　　B. 粟粒样阴影

C. 小片状阴影　　　D. 胸腔积液

E. 空洞

25. 肺脓肿特征性 X 线征象是

A. 偏心性空洞壁厚而不规则

B. 渗出性病变中出现空洞，内有气 – 液平面

C. 大片浓密阴影

D. 支气管阻塞或狭窄

E. 胸腔积液

26. 关于慢性肺脓肿的叙述，正确的是

A. 纤维组织增生形成假包膜

B. 急性肺脓肿迁延 2 个月以上

C. 一般无气液平面

D. 无病变周围播散病灶

E. 平片多难做出诊断

27. 易出现脓胸或脓气胸的肺炎是

A. 支原体肺炎

B. 间质性肺炎

C. 大叶性肺炎

D. 金黄色葡萄球菌肺炎

E. 支气管肺炎

28. 以下肺脓肿的 CT、MRI 表现特点，错误的是

A. MR 对脓胸的显示敏感

B. 肺脓肿早期病灶在 MR 上 T_1WI 呈等信号，T_2WI 呈高信号

C. 脓肿内气体在 MR 各序列均呈极低信号

D. 肺脓肿治愈后 CT 及 MRI 均可见钙化影

E. 肺脓肿早期病灶在 CT 肺窗表现为大片状高密度影，可跨叶段分布

29. 关于急性肺脓肿，错误的是

A. 好发于上叶后段或下叶背段

B. 呈圆形软组织影，边界模糊

C. 病变于胸膜交界处呈锐角

D. 增强扫描呈均匀强化

E. CT 引导下可行导管引流治疗

30. 肺脓肿的 CT 表现不包括

A. 早期可为较大的片状高密度影

B. 按肺叶分布

C. 可见"空气支气管征"

D. 可有空洞，其内可见气液平面或液液平面

E. 增强扫描空洞壁可见明显强化

31. 下列疾病最易引起胸膜改变的是

A. 大叶性肺炎

B. 肺结核

C. 麻疹肺炎

D. 急性血吸虫肺炎

E. 肺组织细胞增多症

32. 纵隔淋巴结肿大常见于

A. 肺结核　　　　　B. 大叶性肺炎

C. 支原体肺炎　　　D. 过敏性肺炎

E. 病毒性肺炎

33. 肺结核的确诊方法为

A. PET – CT　　　　B. 痰培养

C. 胸部 X 线片　　　D. MRI 胸部扫描

E. CT 胸部扫描

34. 以下哪项不是结核球的 CT 表现

A. 卫星灶多见　　　B. 常有钙化

C. 或见毛刺征　　　D. 可呈分叶状

E. 常见薄壁空洞

35. 以下哪项属于原发型肺结核

A. 原发综合征　　　B. 结核球

C. 粟粒型肺结核　　D. 结核性胸膜炎

E. 继发性肺结核

36. 透视下最易漏诊的结核类型是

A. 慢性纤维空洞型肺结核

B. 原发综合征

C. 结核球

D. 急性粟粒型肺结核

E. 浸润性肺结核

37. 急性粟粒型肺结核病变早期出现的影像是

A. 双肺粟粒样结节，呈三均匀

B. 双肺出现粟粒样结节

C. 双肺多发斑片状密度增高影

D. 双肺野呈磨玻璃样密度增高影

E. 双肺透过度增高

38. 急性血行播散型肺结核的主要特点是

A. 渗出、增殖为主

B. 增殖为主

C. 纤维化为主

D. 空洞为主

E. 混合性病灶

39. 继发性肺结核与原发性肺结核的主要不同点是

A. 一般无肺门淋巴结肿大

B. 肺内病灶钙化较少见

C. 胸腔积液

D. 病灶位于上叶尖后段及下叶背段

E. 病灶形态多样，可形成空洞

40. 以下选项不属于继发型肺结核的是

A. 胸内淋巴结结核

B. 结核球

C. 浸润型肺结核

D. 干酪性肺炎

E. 纤维空洞性肺结核

41. 肺结核发生 1 ~ 2 周，临床症状较重，而 X 线表现阴性的为

A. 原发性肺结核

B. 急性粟粒型肺结核

C. 浸润型肺结核

D. 慢性血行播散型肺结核

E. 结核瘤

42. 关于急性粟粒型肺结核的叙述中，以下不正确的是

A. 肺内阴影与临床症状出现时间大致相同

B. 病灶为渗出性或增殖性

C. "三均匀"是其特点

D. 大多数病灶吸收约需 16 个月

E. X 线阴影的改善晚于临床症状改善

43. 浸润性肺结核最多见于

A. 上叶前段

B. 下叶基底段

C. 上叶尖后段及下叶背段

D. 上叶尖段

E. 下叶背段

44. 浸润性肺结核最常见的病理改变是

A. 肺腺泡结节　　　B. 纤维组织增生

C. 空洞形成　　　　D. 干酪性肺炎

E. 结核球

45. 垂柳征最常见于

A. 肺炎

B. 肺癌

C. 急性粟粒型肺结核

D. 慢性纤维空洞型肺结核

E. 原发综合征

46. 下列是粟粒性肺结核在 X 线胸片的特征的是

A. 两肺尖部一般不受累

B. 从肺尖到肺底大小均匀的结节影

C. 胸膜增厚

D. 胸腔积液

E. 肺门淋巴结增大

47. X 线胸片上，肺内网状、蜂窝状阴影不常见于

A. 尘肺

B. 间质性肺炎

C. 间质纤维化

D. 急性粟粒性肺结核

E. 含铁血黄素沉着症

48. 亚急性血行播散型肺结核的主要表现

A. 粟粒影像大小不一、分布不均、密度不均

B. 病灶多见钙化

C. 临床上有高热、呼吸困难等症状

D. 纤维化呈条索状阴影也是其特征性表现

E. 常形成空洞透亮区

49. 胸内淋巴结结核最先受累的是

A. 气管旁淋巴结

B. 隆突下淋巴结

C. 气管 - 支气管淋巴结

D. 支气管 - 肺门淋巴结

E. 纵隔淋巴结

50. 诊断肺结核最可靠的依据是

A. 低热、盗汗

B. 结核病接触史

C. 结核菌素试验阳性

D. 痰结核菌阳性

E. 血淋巴细胞增多

51. 婴幼儿肺结核最常见的 X 线表现是

A. 钙化灶

B. 结核球

C. 胸腔积液

D. 肺内浸润和肺门淋巴结肿大

E. 空洞

52. 以下哪项不是肺结核恶化的征象

A. 干酪样坏死　　B. 液化及空洞

C. 支气管播散　　D. 沿淋巴管播散

E. 纤维化

53. 肺结核大于 5mm 的小结节多为

A. 干酪性病灶　　B. 纤维性病灶

C. 钙化性病灶　　D. 增殖性病灶

E. 纤维增殖性病灶

54. 肺结核的空洞可以表现出多种类型，但下列一般不出现的是

A. 虫蚀样空洞　　B. 薄壁空洞

C. 张力空洞　　　D. 偏心厚壁空洞

E. 厚壁空洞、内壁光滑

55. 肺结核病灶是否属开放性的主要依据是

A. 胸部 X 线摄片见干酪样病灶及空洞

B. 肺结核空洞伴反复咯血

C. 痰中找到结核菌

D. 结核菌素试验为强阳性

E. 肺结核已有血行播散

56. 关于继发性肺结核，不正确的是

A. 可见结核球或干酪性肺炎

B. 常有肺门淋巴结肿大

C. 多为内源性，偶为外源性

D. 可见薄壁、张力性、干酪厚壁、纤维性等不同类型的空洞

E. 多位于肺局部，如肺尖、锁骨下区及下叶背段

57. 不属于肺结核愈合常可发生改变的是

    A. 病灶吸收　　　　B. 纤维化

    C. 钙化　　　　　　D. 空洞净化

    E. 病灶边缘模糊

58. 以下影像表现不属于肺结核干酪性病灶的是

    A. 干酪性肺炎

    B. 云絮状模糊阴影

    C. 慢性纤维空洞

    D. 厚壁室洞

    E. 结核球

59. 以下不属于肺结核进展期的是

    A. 病灶边缘模糊

    B. 新发活动性病变

    C. 病灶较前增多

    D. 空洞变大

    E. 出现钙化

60. 典型结核结节中心组织的构成是

    A. 肉芽组织、干酪组织

    B. 干酪组织

    C. 郎罕氏巨细胞

    D. 淋巴细胞

    E. 干酪组织、淋巴细胞

61. HRCT 显示沿胸膜下分布的多发小囊状透亮影，直径在 10mm 以下，属于哪一种类型的肺气肿

    A. 全小叶型　　　　B. 小叶中心型

    C. 间隔旁型　　　　D. 混合型

    E. 瘢痕型

62. 密度、大小、分布均匀的粟粒样病灶为下列哪型肺结核的影像学表现

    A. 浸润型

    B. 血行播散型

    C. 慢性纤维空洞型

    D. 原发型

    E. 胸膜炎

63. 肺间质性水肿时最早出现的 CT 表现是

    A. 双肺蝶翼状高密度影

    B. 小叶间隔均匀增厚

    C. 小叶间隔串珠样增厚

    D. 沿支气管树分布的腺泡状阴影

    E. 双肺周边部位多发的斑片状高密度病灶

64. 特发性肺间质纤维化的病因为

    A. 肿瘤浸润　　　　B. 真菌感染

    C. 粉尘沉积　　　　D. 不明原因

    E. 大气污染

65. 特发性肺间质纤维化的 CT 典型征象是

    A. 肿块影

    B. 胸膜下弧形线状影

    C. 小结节影

    D. 蜂窝状影

    E. 磨玻璃样影及实变影

66. 特发性间质纤维化的 HRCT 表现不包括

    A. 磨玻璃样密度及实变影

    B. 蜂窝状影

    C. 胸膜下弧线影

    D. 线样影，由于小叶间隔增厚所致，与胸膜面垂直

    E. 弥漫多发粟粒样小结节

67. 关于特发性肺间质纤维化，以下选项叙述错误的是

    A. 是一种原因不明的弥漫性纤维性肺泡炎

    B. 病变早期 X 线表现可正常或仅见两肺中下野细小网织阴影

    C. 病变从胸膜下至肺门逐渐加重

    D. 肺纤维化严重时可发生肺动脉高压和肺源性心脏病

    E. 晚期呈蜂窝肺改变

68. 特发性肺间质纤维化的患者，以下提示有肺泡壁损伤的肺部 HRCT 是

　　A. 胸膜下线状影

　　B. 磨玻璃密度病灶

　　C. 蜂窝状改变

　　D. 小叶间隔增厚

　　E. 支气管血管束增粗

69. 对肺间质纤维化显示最好的扫描技术是

　　A. 螺旋 CT　　　　　B. MRI

　　C. X 线　　　　　　D. CT 三维重建

　　E. HRCT

70. 特发性肺纤维化的病理改变不包括

　　A. 弥漫性纤维性肺泡炎

　　B. 肺泡壁损害所引起的感染性炎症反应

　　C. 急性期肺泡内皮细胞和基底膜受损

　　D. 肺泡壁损害所引起的非感染性炎症反应

　　E. 晚期肺泡壁、小叶间隔及胸膜下广泛纤维化

71. 特发性肺间质纤维化患者出现胸膜下的磨玻璃密度病灶提示

　　A. 是病变晚期的表现

　　B. 有伴发感染

　　C. 确诊特发性间质纤维化

　　D. 病理上为小叶间隔所致

　　E. 应用激素治疗有可能完全消退

72. 下列选项中关于特发性肺间质性纤维化的 CT 表现，不正确的是

　　A. 早期出现胸膜下磨玻璃阴影

　　B. 网状阴影分布于肺外周

　　C. 小叶间隔不规则增厚

　　D. 小叶中心结构增大

　　E. 小叶内结构无异常

73. 间质性肺炎比较典型的 CT 表现是

　　A. 肺纹理增粗、模糊

　　B. 双肺弥漫性磨玻璃密度

　　C. 大片状阴影

　　D. 小点状阴影

　　E. 小片状阴影

74. 婴幼儿间质性肺炎最主要的改变是

　　A. 肺气肿　　　　　B. 肺实变

　　C. 胸膜下线　　　　D. 间质纤维化

　　E. 支气管扩张

75. 下列关于柱状支气管扩张病理，描述错误的是

　　A. 支气管上皮脱落

　　B. 好发在 5~6 级支气管

　　C. 支气管壁内炎细胞浸润

　　D. 管壁肿胀及周围有纤维组织增生

　　E. 管壁平滑肌、腺体和软骨减少或缺如

76. 支气管扩张最好发的部位为

　　A. 左上叶　　　　　B. 左下叶

　　C. 右上叶　　　　　D. 右中叶

　　E. 右下叶

77. 支气管扩张不可能见到以下哪种 CT 征象

　　A. 印戒征　　　　　B. 轨道征

　　C. 气液平　　　　　D. 桃尖征

　　E. 蜂窝影

78. 下列关于支气管扩张 CT 表现叙述，错误的是

　　A. 柱状支气管扩张表现为管壁增厚

　　B. 距胸膜下 3cm 内的肺周边部见到支气管

　　C. "印戒征"是扩张支气管与扫描平面垂直时的特征表现

　　D. 扩张支气管内可出现气液平面

　　E. 扩张支气管与扫描平面垂直时表现为"轨道征"

79. 全小叶型肺气肿的典型 CT 表现是

　　A. 蜂窝样改变

B. 肺内肺大疱形成

C. 双肺弥漫分布的小囊状无壁透亮影

D. 散在小圆形无壁小囊状透亮影

E. 胸膜下肺大疱

80. 关于支气管扩张 CT 表现的叙述，正确的是

 A. 无感染时扩张支气管管壁增厚变薄

 B. 正常时，肺动脉直径稍大于伴行支气管

 C. 典型曲张型扩张可显示气液平面

 D. 扩张支气管不应出现在胸膜下 3mm 内

 E. 囊状支气管扩张特征性表现为"印戒征"

81. 不符合支气管扩张症诊断的 CT 表现是

 A. 印戒征

 B. 空气潴留

 C. 支气管壁增厚

 D. 蜂窝肺

 E. 多发囊状阴影伴气 – 液平面

82. 目前诊断支气管扩张较好的方法是

 A. 支气管造影 B. 胸部平片

 C. HRCT   D. MRI

 E. 胸部体层摄影

83. 支气管扩张的 X 线影像学表现，下列叙述不正确的是

 A. 囊状或蜂窝状影

 B. 胸片正常可除外此病

 C. 局部肺纹理增多、走行紊乱

 D. 不规则管状透明影

 E. 不规则杵状致密影

84. 多发性肺囊肿与囊性支气管扩张的鉴别在于，前者

 A. 支气管造影时，对比剂不易进入

 B. 囊性病变直径较大

 C. 无液气平面

D. 邻近支气管扭曲变形

E. 不并发感染

85. 以下哪种情况不需要选用 CT 增强扫描

 A. 纵隔肿块

 B. 肺门肿块合并肺不张

 C. 支气管扩张引起的咯血

 D. 复杂大血管畸形

 E. 纵隔淋巴结肿大

86. 以下哪项不属于空腔性病变

 A. 支气管扩张 B. 肺大疱

 C. 肺气囊   D. 肺囊肿

 E. 包裹性气胸

87. 以下选项中属于空腔性病变的是

 A. 壁的厚度小于 3mm 的继发性肺结核中的透亮区

 B. 弥漫性支气管肺泡癌中蜂窝影

 C. 血源性肺脓肿中出现的壁菲薄的透亮区

 D. 干酪性肺炎中不规则的透亮区

 E. 支气管扩张出现的囊状透亮区

88. 主支气管异物最重要、最常见的间接征象是

 A. 肺气肿   B. 肺不张

 C. 肺部感染 D. 纵隔摆动

 E. 支气管扩张

89. 支气管异物常发生于

 A. 左上叶   B. 左下叶

 C. 左舌叶   D. 右上叶

 E. 右下叶

90. 不是支气管异物间接征象的是

 A. 肺气肿   B. 肺不张

 C. 肺部感染 D. 纵隔摆动

 E. 支气管内异物影

91. 异物位于主支气管时，以下叙述错误的是

A. 呼气性活瓣阻塞时，患侧肺透过度增加，肺纹理变细

B. 呼气性活瓣阻塞时，透视下纵隔在呼气相时向健侧移位，吸气时恢复正常

C. 吸气性活瓣阻塞时，透视下纵隔在吸气相时向患侧移位，呼气时恢复正常

D. 吸气性活瓣阻塞时，透视下纵隔在呼气相时向患侧移位，吸气时恢复正常

E. 阻塞性肺炎和肺不张

92. 气管内不透 X 线的异物如硬币可直接显示，其特点为

A. 后前位上显示异物宽面，侧位显示窄面

B. 后前位上显示异物窄面，侧位显示宽面

C. 与食管异物相似

D. 不易与食管异物相鉴别

E. 后前位上显示异物可为宽面，也可为窄面

93. 以下哪个不是中央型肺癌的继发征象

A. 反或横 "S" 征

B. 阻塞性不张

C. 阻塞性炎症

D. 阻塞性肺气肿

E. 肺门区肿块

94. 中央型肺癌病理分型按发病率由高到低排列，正确的是

A. 鳞癌，大细胞癌，小细胞癌

B. 鳞癌，小细胞癌，大细胞癌

C. 小细胞癌，鳞癌，大细胞癌

D. 小细胞癌，大细胞癌，鳞癌

E. 大细胞癌，小细胞癌，鳞癌

95. 中央型肺癌 X 线不易发现的征象为

A. 肺门肿块

B. 阻塞性肺炎

C. 支气管黏液潴留

D. 肺气肿

E. 肺不张

96. 中央型肺癌的横或反 "S" 征的形成，主要与以下哪项有关

A. 右肺上叶不张　　B. 右肺中叶不张

C. 右肺下叶肺不张　D. 左肺下叶不张

E. 左肺上叶不张

97. 肺癌可以经过支气管转移扩散，最突出的例子是

A. 鳞癌　　　　　　B. 腺癌

C. 小细胞癌　　　　D. 大细胞癌

E. 类癌

98. 结核球与周围型肺癌的鉴别关键点在于前者

A. 边缘较光整

B. 病灶内呈斑点状钙化

C. 周围有卫星病灶及纤维条索影

D. 直径一般不超过 3cm

E. 干酪样厚壁空洞

99. 癌性空洞周围结构的改变最常见的为

A. 纤维条索影

B. 结节状卫星病灶

C. 斑片状卫星病灶

D. 钙化

E. 支气管狭窄或阻塞

100. 肺癌栓塞并发症不包括

A. 肺栓塞　　　　　B. 脊髓损伤

C. 局部出血　　　　D. 血肿

E. 血管栓塞

101. 以下疑诊病例中应进行胸部增强 CT 检查的是

A. 胸膜钙化

B. 特发性肺间质纤维化

C. 纵隔成熟畸胎瘤

D. 支气管扩张

E. 中心型肺癌伴肺不张

102. 以下病理类型的肺癌预后最差的是

A. 鳞癌

B. 腺癌

C. 小细胞癌

D. 细支气管肺泡癌

E. 大细胞癌

103. 结核瘤与周围型肺癌的鉴别点，不正确的是

A. 好发部位：结核好发于双肺上叶尖后段及下叶背段，癌可发生于任何部位

B. 大小：结核瘤 2～3cm，癌多在 3cm 以上

C. 边缘：结核瘤边界光滑，癌有短毛刺

D. 形状：结核瘤多呈圆形或椭圆形；癌呈分叶，有脐征

E. 钙化及空洞：结核有，癌则无

104. 诊断中央型肺癌，MRI 在哪一方面不如 CT

A. 显示支气管壁增厚、破坏，管腔狭窄、阻塞等方面

B. 显示肺门部小肿块方面

C. 确定纵隔内及肺门肿大淋巴结方面

D. 在区分肺癌和肺炎及肺不张方面

E. 确定肺门部与支气管的关系方面

105. 进展期中央型肺癌肿瘤瘤体的 X 线直接征象为

A. 支气管管腔狭窄

B. 阻塞性肺炎

C. 支气管管壁增厚

D. 阻塞性肺不张

E. 肺门肿块阴影

106. 肺癌中发病率最高的

A. 大细胞癌　　B. 腺癌

C. 小细胞癌　　D. 鳞癌

E. 细支气管肺泡癌

107. 容易发生霍纳综合征的肺癌是

A. 周围型肺癌　　B. 中央型肺癌

C. 纵隔型肺癌　　D. 肺上沟癌

E. 肺泡癌

108. 肺癌支气管动脉灌注化疗的适应证是

A. 严重肾功能损害

B. 中晚期肺癌

C. 严重肝功能损害

D. 严重心功能不全

E. 碘过敏

109. 肺部病变内"空泡征"提示为

A. 周围型肺癌，尤其是腺癌

B. 中央型肺癌

C. 肺气肿

D. 肺结核

E. 肺脓肿

110. 肺部炎性病灶内，哪一种 CT 表现提示最有可能是肺癌引起的

A. 有支气管气像

B. 炎性病变呈圆形或结节状

C. 增强扫描病变有明显强化

D. 有"树芽征"

E. 有支气管狭窄或闭塞

111. 肺癌容易发生霍纳综合征是

A. 肺上沟癌　　B. 纵隔型肺癌

C. 肺段型肺癌　　D. 瘢痕癌

E. 肺泡癌

112. 肺癌淋巴结转移的最好发部位是

A. 壁侧前组淋巴结

B. 脏侧前组淋巴结

C. 壁侧中组淋巴结

D. 脏侧中组淋巴结

E. 壁侧后组淋巴结

113. 肺癌和乳腺癌常发生肝转移，其转移途径为

    A. 门静脉　　　　　B. 肝动脉

    C. 肝静脉　　　　　D. 下腔静脉

    E. 胆管系统

114. 肺癌支气管动脉栓塞治疗最严重的并发症是

    A. 肺脓肿　　　　　B. 化疗后综合征

    C. 气胸　　　　　　D. 肺动脉栓塞

    E. 脊髓损伤

115. 肺腺癌的倍增时间平均为

    A. 120 ~ 180 天　　B. 30 天

    C. 100 天以上　　　D. 少于 60 天

    E. 2 年

116. 以下关于肺癌诊断的原则，错误的是

    A. CT 所见诊断为良性病变的患者可不必手术治疗

    B. 肺癌 CT 扫描有助于手术方式的制订及判断预后

    C. 老年人，近期有咳嗽，痰中带血，既往 X 线胸片正常，最近 X 线胸片发现肺内孤立性结节，应首先考虑肺癌的诊断

    D. CT 引导经皮穿刺活检是周围型肺癌可靠的定性诊断方法

    E. 分叶征是周围型肺癌的基本征象

117. 肺癌可以通过支气管扩散，最常见于

    A. 鳞癌

    B. 大细胞癌

    C. 支气管肺泡癌

    D. 类癌

    E. 未分化小细胞癌

118. 中央型肺癌时肺灌注显像上的缺损区与 X 线胸片的病变区相比范围

    A. 大　　　　　　　B. 稍小

    C. 明显小　　　　　D. 小

    E. 相仿

119. 周围型肺癌空洞的影像特征为

    A. 偏心厚壁空洞，内壁凹凸不平，可见壁结节

    B. 薄壁空洞，无气液平，内壁光滑

    C. 厚壁空洞，有气液平，周围肺组织有斑点状播散灶

    D. 厚壁空洞，内壁光整

    E. 薄壁空洞，边缘光整

120. 关于周围型肺癌毛刺征的描述，不正确的是

    A. 近端略粗远侧变细

    B. 粗长毛刺

    C. 呈放射状排列的僵硬短细毛刺

    D. 是癌组织向周围浸润所致

    E. 有时毛刺之间可见气肿肺组织

121. 周围型肺癌累及较大支气管，以哪种组织学类型多见

    A. 腺癌　　　　　　B. 小细胞癌

    C. 腺鳞癌　　　　　D. 类癌

    E. 鳞状上皮癌

122. 局限性阻塞性肺气肿最常见的病因是

    A. 支气管哮喘　　　B. 支气管扩张

    C. 慢性支气管炎　　D. 大叶性肺炎

    E. 支气管肺癌

123. 小叶中心型肺气肿的典型 CT 表现是

    A. 广泛肺大疱形成

    B. 蜂窝样改变

    C. 肺内散在分布的小圆形、无壁的透亮影

    D. 肺内小囊状透亮影区分布以下肺实质明显

    E. 胸膜下多发小囊状透亮影

124. 周围型肺癌与结核球的鉴别中，对于后

者最关键的征象是

A. 边缘光滑有浅分叶征

B. 病灶内斑点状钙化

C. 病灶内有小空洞

D. 病灶直径不超过 3cm

E. 卫星病灶及引流支气管

125. 周围型肺癌最常见的组织学类型为

A. 腺鳞癌　　　　B. 小细胞癌

C. 腺癌　　　　　D. 类癌

E. 鳞癌

126. 关于周围型肺癌 CT 表现，叙述不正确的是

A. 边缘较深的脐样切迹

B. 伪足征与分叶征形成的机制相同

C. 癌组织沿肺泡壁生长形成空泡征

D. 细小毛刺诊断肺癌的特异性并不高

E. 癌性空洞可为薄壁空洞

127. 以下肺良性肿瘤中较多见的是

A. 血管瘤　　　　B. 平滑肌瘤

C. 脂肪瘤　　　　D. 腺瘤

E. 纤维瘤

128. 肺内错构瘤的典型 X 线征象是

A. 肿块边界清楚

B. 肿块边缘可分叶

C. 肿块内可见爆米花样钙化

D. 肿块内可形成空洞

E. 孤立圆形阴影

129. 肺部蜂窝状改变多见于

A. 肺水肿

B. 支原体肺炎

C. 淋巴瘤

D. 类风湿性肺部改变

E. 癌性淋巴管炎

130. 肺内肿块合并肺不张时，CT 增强的目的是

A. 观察纵隔淋巴结肿大

B. 了解支气管浸润程度

C. 明确肿块血供来源

D. 显示肿块大小和边界

E. 更清楚显示肺不张边缘

131. 下列有关支气管肺癌的说法中，错误的是

A. 是男性发病率最高的恶性肿瘤

B. 鳞癌是肺癌最常见的类型

C. X 线胸片仍然是最主要的普查手段

D. 通常中央型肺癌出现症状较周围型肺癌早

E. 周围型肺癌比中央型更易漏诊

132. 以下哪项不是肺癌 X 线表现的继发征象

A. 空洞形成

B. 支气管闭塞

C. 肺门淋巴结钙化

D. 阻塞性肺炎

E. 阻塞性肺气肿

133. 常于早期即发生淋巴转移的肺癌是

A. 腺癌　　　　　B. 小细胞癌

C. 大细胞癌　　　D. 类癌

E. 鳞状上皮癌

134. 有关肺癌 CT 增强扫描特点的叙述，以下叙述不正确的是

A. 一般认为肺癌强化后 CT 值高于良性结节，低于活动性炎性病灶

B. 增强幅度大，约为 20~60Hu

C. 时间 – 密度曲线上升速度慢，峰值持续时间长

D. 强化多不均匀

E. 血流灌注高

135. 下列征象中，对周围型肺癌的诊断价值最大的是

A. 分叶和毛刺

B. 空洞

C. 钙化

D. 肺门或纵隔淋巴结肿大

E. 无卫星病灶

136. 不属于肺泡实变的疾病是

    A. 肺结核

    B. 肺出血、肺水肿

    C. 肺栓塞所致肺梗死

    D. 周围型肺癌

    E. 大叶性肺炎

137. 以下肺内结节的 CT 表现，最支持周围型肺癌诊断的是

    A. 空洞　　　　　B. 胸膜凹陷征

    C. 轻度强化　　　D. 分叶征

    E. 空泡征

138. 中央型肺癌早期的间接 X 线征象是

    A. 阻塞性肺不张

    B. 阻塞性肺炎

    C. 局限性肺气肿

    D. 支气管扩张

    E. 肿块及肺门淋巴结肿大

139. 右肺下叶肺不张的 X 线表现叙述中，以下不正确的是

    A. 肺门向下移

    B. 上叶出现代偿性肺气肿

    C. 侧位 X 线片示不张肺叶向后移位

    D. 在斜位或曝光不足的 X 线片不显示

    E. 正位片上呈底位于膈面、尖端指向肺门的三角形阴影

140. 关于周围型肺癌 X 线表现，以下叙述不正确的是

    A. 可有肺内转移灶

    B. 可有厚壁空洞，壁厚薄不均，少有液平面

    C. 反 "S" 征

D. 可有阻塞性肺炎

E. 有分叶、毛刺

141. 小细胞肺癌最常见的转移途径是

    A. 肺内气道的直接转移

    B. 血行播散

    C. 淋巴转移

    D. 支气管播散

    E. 隆突下气道的转移

142. 以下哪种组织学类型的肺癌易形成空洞

    A. 腺癌　　　　　B. 小细胞癌

    C. 大细胞癌　　　D. 鳞状上皮癌

    E. 类癌

143. 关于肺错构瘤的 CT 表现，不正确的是

    A. 肿块呈圆形常位于胸膜下

    B. 肿块内可测到脂肪密度

    C. 大多数病灶内可见钙化

    D. 肿物边缘可见浅分叶

    E. 局部血管可被推压移位

144. 以下哪种疾病不属于弥漫性肺泡实变

    A. 肺水肿

    B. 肺出血

    C. 慢性炎症

    D. 肺泡蛋白沉积症

    E. 急性呼吸窘迫综合征

145. 组织学上，周围型错构瘤的主要成分是

    A. 软骨组织　　　B. 平滑肌

    C. 骨组织　　　　D. 纤维组织

    E. 脂肪组织

146. 诊断纵隔畸胎瘤特征性的 CT 征象是

    A. 肿块位于前上纵隔

    B. 肿块有分叶

    C. 肿块内有齿样骨化

    D. 肺内转移

    E. 内部包埋条状、漩涡样或圆形软组织区的含脂肿块

147. 最常见的侵袭性胸腺瘤转移扩散途径是

A. 血行转移

B. 淋巴转移

C. 经支气管扩张

D. 沿胸膜腔种植转移

E. 直接侵犯肺和横膈

148. 关于胸腺瘤的叙述，错误的是

A. 前纵隔常见肿瘤

B. 30%～45% 伴有重症肌无力

C. 累及心包可出现心包积液

D. 好发于青年人

E. 肿瘤多为圆形或卵圆形，表面光滑或有浅分叶

149. 胸腺瘤是最常见的纵隔肿瘤之一，以下特征中正确的是

A. 常见于儿童及 20 岁以下者

B. 直径 >10cm 者，恶性变的可能性明显增加

C. 无论良恶性，胸腺瘤均有完整的包膜

D. 肿瘤内部有钙化，则提示良性

E. 恶性者易发生血行转移，但很少发生胸膜转移

150. 关于侵袭性胸腺瘤临床分期，以下错误的是

A. 一期包膜完整

B. 肿瘤穿透包膜至纵隔脂肪内为二期

C. 肿瘤向周围气管呈侵入性生长为三期

D. 沿胸膜种植可见于二期

E. 三期胸腺瘤应行手术治疗

151. 胸膜肿块与肺内肿块的鉴别点是

A. 胸膜肿块与胸壁夹角为锐角，肺内肿块与胸壁夹角为钝角

B. 胸膜肿块与胸壁夹角为钝角，肺内肿块与胸壁夹角为锐角

C. 胸膜肿块与肺交界面光滑清楚

D. 胸膜肿块局部胸壁膨隆，肌间脂肪影及筋膜层界限消失

E. 胸膜病变形态多规则，呈梭形或半圆形

152. 纵隔神经源性肿瘤 MRI 特点不包含

A. MRI 上肿瘤呈团块状，边界清晰

B. 多发生于后纵隔脊柱旁沟

C. 肿瘤不发生囊变、坏死

D. MRI 可显示肿瘤经椎间孔进入椎管，压迫脊髓

E. T_1WI 呈低信号，T_2WI 呈高信号

153. 纵隔恶性畸胎瘤 MRI 提示恶性最重要的指征是

A. 局部受侵　　　　B. 囊性变

C. 肿块内钙化　　　D. 肿块巨大

E. 肿块内出血

154. 后纵隔常见的肿瘤是

A. 食管囊肿　　　　B. 转移瘤

C. 神经源性肿瘤　　D. 脂肪瘤

E. 畸胎瘤

155. 下列为成年人前纵隔最常见的肿瘤是

A. 神经源性肿瘤　　B. 畸胎瘤

C. 胸腺瘤　　　　　D. 淋巴瘤

E. 脂肪瘤

156. 金黄色葡萄球菌肺炎特征性 X 线征象是

A. 两肺多发团片影

B. 肺脓肿形成

C. 肺气囊形成

D. 肺不张

E. 脓气胸

157. 以下属于生殖细胞类肿瘤的是

A. 神经源性肿瘤

B. 脂肪瘤

C. 血管平滑肌脂肪瘤

D. 淋巴瘤

D. 肿物内可见空洞

E. 邻近结构侵犯

158. 纵隔神经源性肿瘤的好发部位是

　　A. 前上纵隔　　　　B. 前中纵隔

　　C. 中纵隔下部　　　D. 中纵隔上部

　　E. 后纵隔脊柱旁沟

159. 以下关于纵隔肿瘤组织来源，错误的是

　　A. 胸腺瘤：起源于残留的胚胎组织

　　B. 恶性淋巴瘤：起源于淋巴组织

　　C. 支气管囊肿：起源于胚胎期气管芽突

　　D. 胸内甲状腺肿：起源于异位甲状腺或颈部甲状腺

　　E. 神经源性肿瘤：起源于神经组织

160. 支气管阻塞征象中，最早的改变为

　　A. 支气管扩张

　　B. 局限性阻塞性肺气肿

　　C. 阻塞性肺不张

　　D. 肺脓肿形成

　　E. 阻塞性炎症

161. 以下有关纵隔淋巴瘤的叙述，错误的是

　　A. 常表现为两侧对称性淋巴结肿大

　　B. 常有融合成团的趋势

　　C. 侧位 X 线片常见两侧肺门的下份密度增高相连

　　D. 出现钙化较淋巴结结核多见

　　E. 对放疗敏感

162. 以下疾病一般不累及中纵隔的是

　　A. 结节病　　　　　B. 支气管囊肿

　　C. 淋巴瘤　　　　　D. Castleman 病

　　E. 胸腺瘤

163. 以下哪一项 CT 表现不支持纵隔神经源性肿瘤的诊断

　　A. 肿物位于后纵隔，脊柱旁沟多见

　　B. 肿物软组织密度，密度多均匀，低于肌肉

　　C. 肿物有强化

164. 以下征象不是肺肿瘤与纵隔肿瘤的鉴别要点的是

　　A. 透视下见肿块随呼吸上、下移动

　　B. 肿块最大上下径在纵隔内

　　C. 肿块压迫气管

　　D. 肿块边缘与纵隔交角呈钝角

　　E. 肿瘤钙化

165. 以下哪个不是好发于前纵隔的占位

　　A. 胸内甲状腺肿　　B. 胸腺瘤

　　C. 淋巴管瘤　　　　D. 畸胎瘤

　　E. 支气管囊肿

166. 以下肿瘤好发于中纵隔的是

　　A. 胸腺瘤　　　　　B. 生殖细胞瘤

　　C. 神经鞘瘤　　　　D. 表皮样囊肿

　　E. 恶性淋巴瘤

167. 下列选项中关于淋巴瘤，错误的是

　　A. 非霍奇金淋巴瘤侵犯纵隔者较少

　　B. 淋巴瘤的淋巴结肿大为特征性 MR 征象

　　C. 恶性淋巴瘤常侵犯胸部

　　D. 淋巴瘤可累及肺、心包

　　E. 淋巴瘤的淋巴结肿大内可见出血性坏死

168. 淋巴结在短 TR 序列上在纵隔脂肪的衬托下易于显示是因为淋巴结的 T_1 与脂肪的 T_1 相比

　　A. 淋巴结的 T_1 短

　　B. 两者关系随 TR 的不同而不同，短 TR 时淋巴结的 T_1 短

　　C. 两者相等

　　D. 无法比较

　　E. 淋巴结的 T_1 长

169. 关于胸部淋巴瘤，以下选项不正确的是

A. 非霍奇金淋巴瘤可表现为前纵隔的融合肿块

B. 出现后纵隔巴结肿大几乎只见于非霍奇金淋巴瘤

C. 非霍奇金淋巴瘤可以在数天内迅速出现肺部浸润

D. 原发的肺淋巴瘤多不属于非霍奇金淋巴瘤

E. 原发的肺淋巴瘤多表现为单发肿块，生长缓慢

170. 诊断纵隔畸胎瘤的特征性 CT 征象是

A. 肿块位于上纵隔

B. 肿块有分叶

C. 增强扫描肿块边缘环形强化

D. 肿块内出现脂液平面

E. 囊内液体的 CT 密度不一

171. 畸胎类肿瘤的好发部位是

A. 前纵隔中部紧贴心底

B. 前纵隔中下部，心脏与升主动脉交界处

C. 前纵隔下部心膈角区

D. 中纵隔肺门区

E. 中纵隔上部气管旁

172. 关于横膈附近的胸腔积液的 CT 表现，不正确的是

A. 胸腔积液位于膈影内侧

B. 积液量多时膈脚向前外侧移位

C. 常规扫描胸腔积液与肝的交界面模糊，薄层高分辨扫描时，界面模糊征不复存在

D. 胸腔积液可将横膈衬托出来，表现为线样弧线影

E. 肝脏的后内缘见到液体积聚提示为胸腔积液

173. 包裹性胸腔积液的好发部位是

A. 前胸壁　　　　　B. 肺尖

C. 纵隔旁　　　　　D. 叶间裂

E. 侧后胸壁

174. 胸腔积液需要在多少以上才有 X 线表现

A. 50 ~ 100ml　　　B. 100 ~ 150ml

C. 200 ~ 250ml　　 D. 300 ~ 350ml

E. 400 ~ 450ml

175. 下列关于脓胸的病理变化及 X 线表现，错误的是

A. 肺结核不会引起脓胸

B. 可引起多根肋骨骨膜增生，沿肋骨上下缘有增浓的条状影

C. 如伴有瘘管通向支气管，可形成脓气胸

D. 早期胸膜增厚，肋膈角变平，沿胸壁内缘可见带状阴影，肋间隙狭窄，胸廓下陷，纵隔向病侧牵拉移位，膈上升

E. 胸膜感染后渗出液形成脓汁，逐渐机化，两层胸膜发生粘连，形成死腔，肺表面有纤维素包裹不易膨胀

176. 对纵隔肿瘤诊断最有价值的方法是

A. X 线　　　　　　B. 彩超

C. CT　　　　　　　D. MRI

E. 血管造影

177. 不属于横膈附近胸腔积液与腹水的鉴别点的是

A. 横膈征　　　　　B. 空气新月征

C. 界面征　　　　　D. 裸区征

E. 膈脚移位征

178. 能大致区分胸腔积液性质的影像学检查方法为

A. MR 增强扫描　　B. CT

C. CT 增强扫描　　 D. X 线

E. MR

179. 中量游离性胸腔积液的渗液曲线"外高内低弧形影"的形成与以下哪项因素无关

A. 液体的表面张力

B. 液体的重力

C. 胸腔内液体的密度

D. 液体在胸腔内的虹吸作用

E. 肺组织的弹性

180. 关于中量胸腔积液，以下选项正确的是

A. 第 2 前肋至第 4 前肋之间

B. 第 2 前肋上缘至第 4 前肋下缘之间

C. 第 2 前肋下缘至第 4 前肋下缘之间

D. 第 2 前肋上缘至第 4 前肋上缘之间

E. 第 2 前肋下缘至第 4 前肋上缘之间

181. 少量胸腔积液站立位后前位检查时仅表现为肋膈角变钝，提示液体量约为

A. 200ml　　　　B. 250ml

C. 300ml　　　　D. 350ml

E. 400ml

182. "膈倒转"常见于

A. 膈肿瘤

B. 横膈疝

C. 横膈麻痹

D. 下肺大叶性肺炎

E. 大量胸腔积液

183. 结核性胸膜炎发病原因少见于

A. 血源性感染

B. 结核菌过敏反应

C. 继发性肺结核直接蔓延

D. 肺结核淋巴管逆流

E. 原发型肺结核侵及胸膜

二、A2 型题

184. 患者寒战，高热，伴蓝绿色脓痰，诊断为肺炎，X 线显示弥漫支气管炎。可能感染的病菌是

A. 肺炎链球菌

B. 金黄色葡萄球菌

C. 铜绿假单胞菌

D. 肺炎克雷伯菌

E. 大肠埃希菌

185. 患者，男，26 岁。突起畏寒发热，右胸痛 2 天，X 线胸片示右下肺叶大片模糊影。可能的诊断是

A. 葡萄球菌肺炎　　B. 肺炎球菌肺炎

C. 克雷伯菌肺炎　　D. 肺炎支原体肺炎

E. 铜绿假单胞菌肺炎

186. 患者，女，64 岁。反复咳嗽，咳白色黏液样痰 10 年，每年冬季加重，查体：双肺呼吸音略减低，左下肺可闻及少许湿啰音；X 线胸部正位像示肺纹理增多，紊乱、扭曲及变形。则该患者最可能的诊断是

A. 支气管哮喘

B. 慢性阻塞性肺气肿

C. 支气管扩张

D. 慢性支气管炎

E. 慢性肺源性心脏病

187. 患者，男，71 岁。慢性咳嗽、咳痰 14 年，多为白黏痰，每年发作 3 个月左右，近半年来出现上二三层楼气短，为明确诊断而就诊。查外周血白细胞为 7.5×10^9/L，中性粒细胞 72%，淋巴细胞 26%，嗜酸性粒细胞 2%，尿常规正常。胸部 X 线片最可能的表现是

A. 双肺纹理增多、紊乱，伴双下肺片絮状阴影

B. 双上肺纤维索条状阴影，伴左上肺厚壁空洞

C. 肋间隙变窄，双肺透亮度降低，心脏扩大

D. 肋骨走向变平，双肺透亮度增加，横

膈降低，心影狭长

E. 气管向右移位，左肺可见大片密度增
高影

188. 患者，男，75 岁。长期卧床。发热、咳
嗽 5 天，肺部可闻及湿啰音。CT 检查示
双下肺野内小片样阴影，沿支气管分布。
最可能的 CT 诊断为
A. 大叶性肺炎
B. 真菌感染
C. 干酪性肺炎
D. 血行播散型肺结核
E. 支气管肺炎

189. 婴幼儿胸部 X 线片见沿肺纹理走行的小
三角形密度增高影及泡性小透亮区，最
先考虑的诊断为
A. 病毒性肺炎　　B. 原发性肺结核
C. 支原体肺炎　　D. 支气管肺炎
E. 大叶性肺炎

190. 老年男性，刺激性干咳 2 个月，多次查
痰，仅有一次癌细胞阳性，胸部 X 线片
及 CT 除右中肺叶局限性透亮度增加外，
未见其他异常。应首先考虑
A. 支气管结石　　B. 气管异物
C. 隐匿性肺癌　　D. 慢性支气管炎
E. 急性支气管炎

191. 片状致密阴影，边缘模糊，其中心密度
减低，形成透亮区，并有液平面。应考
虑为
A. 结核性空洞　　B. 肺脓肿
C. 肺囊肿　　　　D. 肺包虫囊肿
E. 癌性空洞

192. 患者，女，56 岁。反复发热、咳嗽、咳
脓痰 3 个月，X 线胸片见左下肺多个薄
壁囊腔，呈蜂窝状，可见多发小液气平
面。首先应考虑

A. 肺脓肿
B. 肺支气管囊肿
C. 肺癌空洞
D. 肺结核空洞
E. 囊状支气管扩张合并感染

193. 患者，女，57 岁。3 个月前发热，"发现
右肺阴影"，治疗经过不详。CT 扫描示
右上肺胸膜下多房性空洞，部分空洞内
可见小液平，病变周围散在小斑片状病
灶，相邻胸膜增厚。最可能的诊断为
A. 结核性空洞　　B. 慢性肺脓肿
C. 空洞型肺癌　　D. 肺大泡合并感染
E. 真菌性肺炎

194. 患者，男，37 岁。以右下肢挤压伤入院，
3 日前突发高热、寒战、咳嗽，伴大量腥
臭脓痰。血 WBC 2.0×10^9/L。胸部 X 线
片发现右中肺野外带大片状高密度影，
其内密度欠均，病变跨肺叶分布。以下
最可能的诊断为
A. 周围型肺癌　　B. 大叶性肺炎
C. 肺栓塞　　　　D. 急性肺脓肿
E. 肺结核

195. 锁骨上下区有形状不规则的纤维空洞，
周围有比较广泛的条索状纤维性改变，
并有新老不一的病灶，肺门上提，中下
野肺纹理呈垂柳状，常见胸膜增厚，诊
断为
A. 浸润型肺结核
B. 结核球
C. 干酪性肺炎
D. 慢性纤维空洞型肺结核
E. 干性胸膜炎

196. 青年患者，低热、乏力 1 月余，X 线片示
两肺野出现大小、密度、分布三均匀的
弥漫性粟粒结节，直径 1 ~ 2mm，边界清

楚，应考虑为

A. 亚急性血行播散型肺结核

B. 病毒性肺炎

C. 支气管肺泡癌

D. 小叶性肺炎

E. 急性血行播散型肺结核

197. 患者，男，45岁。低热、咳嗽、咳痰半月，伴消瘦。X线后前位胸片发现右肺门处致密阴影。行胸部CT检查，在右肺下叶背段可见大小约2.6cm×3.2cm肿块影，与右肺门关系密切，其内有裂隙样透亮区，周边见长短不一毛刺征及分叶征，周围肺野有斑点状较硬病灶；进一步行CT增强检查发现病灶基本呈周边环形强化。该患者最有可能的诊断为

A. 周围型肺癌　　B. 肺错构瘤

C. 肺脓肿　　　　D. 肺结核球

E. 肺韦格纳肉芽肿

198. 患者，男，28岁。咳嗽、咳痰1个月余，近1周低热，体温37.5～38.0℃，门诊抗炎治疗效果不佳。胸部X线片示右上肺-含气空洞，内未见液-气平面，周围可见多处小斑片影。最可能的诊断示

A. 肺脓肿　　　　B. 错构瘤

C. 肺大疱　　　　D. 肺结核

E. 肺支气管囊肿

199. 患者，男，56岁。因咳嗽、痰中带血3个月就诊，听诊无异常发现，胸部X线片示右肺门区4cm圆形肿块，右上肺不张，痰查癌细胞阴性。应首先考虑

A. 右上肺中央型肺癌

B. 右上肺周围型肺癌

C. 右上肺慢性纤维空洞性肺结核

D. 过敏性肺炎

E. 肺隔离症

200. 患者，男，25岁。低热2周，咳少量痰。胸片示：右上肺不均匀密度增高影，其中有空洞形成，血沉45mm/h，应首先考虑的诊断是

A. 右上肺炎　　　B. 右上肺结核

C. 右上肺囊肿　　D. 右上肺脓肿

E. 右上肺癌

201. 患者，男，27岁。咳嗽、咳痰、咯血、胸痛，在右上肺尖段发现一直径约2cm球形阴影，周围有条索状阴影，边缘清楚，内可见点状钙化。最可能的诊断是

A. 结核球　　　　B. 炎性假瘤

C. 包虫囊肿　　　D. 错构瘤

E. 肺癌

202. 患儿，8岁。患急性传染病后，又出现气急、发绀、咳嗽、鼻翼扇动等症状，而呼吸体征少。X线片主要表现为肺纹理增强、网状及小结节状影、肺气肿等。该病最可能诊断为

A. 化脓性肺炎　　B. 间质性肺炎

C. 过敏性肺炎　　D. 大叶性肺炎

E. 放射性肺炎

203. 患者，男，53岁。呼吸困难伴咳嗽1年余，逐渐加重，无咳痰，轻度杵状指。HRCT示双侧中下肺磨玻璃状斑片影伴细网状影，诊断首选

A. 特发性肺间质纤维化

B. 成人呼吸窘迫综合征

C. 细支气管肺泡癌

D. 过敏性肺炎

E. 支气管肺炎

204. 一发热患者，咳嗽，胸痛，咳脓臭痰，检查发现右下肺野大片状阴影，其中可见透光区及内有液体平面，首先应考虑

A. 大叶性肺炎　　B. 支气管肺炎

C. 肺结核　　　　D. 肺脓肿

E. 周围型肺癌

205. 患者，男，26 岁。化脓性中耳炎术后出现高热、咳嗽、咳痰，实验室检查显示白细胞计数增高，胸部 X 线片显示双肺多发片状阴影，边缘较整齐的球形病灶，部分可见空洞形成，底部见气液平面。可能的诊断是

A. 浸润性肺结核　　B. 大叶性肺炎

C. 小叶性肺炎　　　D. 血源性肺脓肿

E. 吸入性肺脓肿

206. 患儿，女，9 岁。患急性传染病后，又出现气急、发绀、咳嗽、鼻翼扇动等症状，而呼吸体征少。X 线片主要表现为肺纹理增强、网状及小结节状影、肺气肿等。该病最可能诊断为

A. 大叶性肺炎　　　B. 间质性肺炎

C. 过敏性肺炎　　　D. 化脓性肺炎

E. 放射性肺炎

207. 患者，男，32 岁。反复咳嗽、咳痰多年，加重 3 个月，伴咯血 10 天，CT 示左下肺串珠状软组织结节影，可见一小液平面。最可能的诊断是

A. 肺支气管动静脉瘘

B. 癌性淋巴管炎

C. 支气管扩张症

D. 支气管肺癌

E. 肺内转移癌

208. 患者，女，30 岁。检查发现右前上纵隔有一椭圆形阴影，其中有斑点状致密影，透视下见块影可随吞咽动作上、下移动。首先考虑

A. 胸腺瘤　　　　B. 畸胎瘤

C. 支气管囊肿　　D. 心包囊肿

E. 胸内甲状腺

209. 患者进行 CT 检查如图，示右上肺尖段见一类圆形实性结节影，浅分叶，边缘光滑，大小约 1.7cm × 1.4cm × 1.4cm，增强前后 CT 值约 35Hu、41Hu、43Hu。病灶内密度不均匀，见小斑片状低密度，平扫 CT 值约 −5Hu。最可能的诊断是

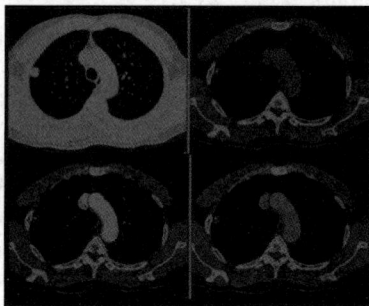

A. 周围型肺癌

B. 硬化性肺细胞瘤

C. 错构瘤

D. 结核瘤

E. 炎性假瘤

210. 患者，女，46 岁。左胸痛 4 个月，胸闷气短逐渐加重，消瘦。胸部 X 线片示左侧胸腔积液，CT 示左上肺块影，左侧胸膜凹凸不平，最可能的诊断是

A. 肺癌胸膜转移

B. 结核性胸膜炎

C. 胸膜间皮瘤

D. 乳糜胸

E. 肝硬化所致胸腔积液

211. 患者，男，46 岁。体检发现左肺下叶有一小块阴影，直径约 2.0cm，密度不均，边缘模糊；CT 片呈分叶状，边缘有短细毛刺，考虑为

A. 肺结核球　　　　B. 周围型肺癌

C. 球形肺炎　　　　D. 错构瘤

E. 硅肺结节

212. 患者，男，73 岁。咳嗽，右胸痛，痰中

带血丝 1 周。胸部后前位片示：右肺门影增大，右上肺大片状致密影，水平裂呈反"S"样改变。最可能的诊断是

A. 右上肺脓肿

B. 右上肺炎

C. 右上肺结核

D. 右上肺阻塞性肺炎

E. 右侧中央型肺癌伴阻塞性肺不张

213. 患者，女，76 岁。咳嗽、咳痰 1 个月余，不发热。X 线胸片见左肺一厚壁空洞，壁厚薄不均，内壁呈结节样，外缘呈分叶状，并见毛刺，门诊行抗炎治疗 1 周后，复查胸片无明显变化。最可能的诊断是

A. 肺结核　　　　B. 肺癌

C. 大叶性肺炎　　D. 干酪性肺炎

E. 曲霉菌感染

214. 患者，男，45 岁。20 年前患过肺结核，3 个月来有咳嗽，痰中偶带血丝，X 线检查：右上肺有 3cm×2.5cm 的阴影，边缘模糊、毛糙，内有少许细点状钙化点，余肺野清晰，3 次查痰找癌细胞阴性，最可能的诊断是

A. 肺结核　　　　B. 肺脓肿

C. 肺囊肿　　　　D. 肺癌

E. 肺良性肿瘤

215. 患者，女，47 岁。因"体检右肺发现一孤立肿物，直径约 3cm，边界清楚"来诊。CT 示增强明显强化并边缘可见血管贴边征。术中见实性、黄褐色、无包膜结节，有出血灶。镜下：多数为乳头状，其表面由立方状细胞覆盖，乳头内有圆形、多角形细胞充填，细胞温和，无核分裂象。最可能的诊断是

A. 乳头状腺瘤

B. 肺透明细胞肿瘤

C. 类癌

D. 乳头状腺癌

E. 硬化性肺泡细胞瘤

216. 患者，男，55 岁。咯血 3 天。胸部 CT 示右肺上叶见一大的厚壁偏心空洞，空洞壁厚薄不均，空洞内可见壁结节，空洞周围有毛刺。应首先考虑为

A. 右上肺炎　　　　B. 右上肺结核

C. 右上肺癌　　　　D. 右上肺囊肿

E. 右上肺脓肿

217. 患者，男，51 岁。右肺尖发现异常肿块样影，临床表现为右眼球内陷，瞳孔缩小，右上肢疼痛。可能性较大的诊断是

A. 肺结核　　　　B. 胸壁结核

C. 肺上沟瘤　　　D. 肺结节病

E. 肺转移癌

218. 患者，男，46 岁。查体发现左下肺有一直径 2.5cm 的小块影，边缘有毛刺。应考虑为

A. 肺结核球　　　B. 周围型肺癌

C. 错构瘤　　　　D. 硅肺

E. 球形肺炎

219. 患者，女，53 岁。气短 3 个月。胸片显示上纵隔增宽，右上叶支气管狭窄，考虑为

A. 胸腺瘤

B. 肺结核

C. 巨淋巴结增殖症

D. 恶性淋巴瘤

E. 中央型肺癌

220. 患者，男，63 岁。因咳嗽、痰中带血 1 个月，憋气 2 周就诊，X 线胸片示右侧大量胸腔积液，气管不移位。该患者最可能的诊断是

A. 周围型肺癌　　　B. 中央型肺癌

C. 间皮细胞瘤　　　D. 结核性胸膜炎

E. 肺栓塞

221. 患者，女，56 岁。咳嗽咳痰 3 个月，痰中带血，伴胸痛与发热。气短加重明显。X 线胸片示支气管阻塞，一侧肺门类圆形阴影，边缘毛糙，有分叶，最可能的诊断是

A. 周围型肺癌　　　B. 腺癌

C. 错构瘤　　　　　D. 中央型肺癌

E. 转移瘤

222. 患者，男，57 岁。近期出现声音嘶哑而就诊，检查发现左声带麻痹，未见肿物，患者无明显咳嗽、咯血症状。胸部透视发现左肺门影增大，左侧膈肌矛盾运动，行 CT 检查，左肺门影增大，左上叶支气管狭窄、截断，主肺动脉窗显示不清，左膈肌升高。以下诊断最恰当的是

A. 左肺炎伴有纵隔淋巴结肿大

B. 左肺门支气管结核伴膈神经粘连

C. 左侧中央型肺癌侵及喉返神经及膈神经

D. 左侧周围型肺癌淋巴结转移累及喉返神经及膈神经

E. 纵隔淋巴瘤侵犯喉返神经

223. 患者，女，36 岁。查体行胸部 CT 发现右肺下叶一类圆形结节影，边界清楚，内见爆米花样钙化。最可能的诊断是

A. 炎性假瘤　　　　B. 错构瘤

C. 肺癌　　　　　　D. 肺结核

E. 软骨瘤

224. 前上纵隔软组织密度占位病变，大小约 3cm × 4cm，CT 值为 40 ~ 60Hu，其内偏右侧见 1.8cm × 0.4cm 的钙化密度病灶。最可能的诊断是

A. 畸胎瘤

B. 胸腺瘤

C. 恶性淋巴瘤

D. 高密度支气管囊肿

E. 胸内甲状腺肿

225. 患者，女，31 岁。X 线胸片发现右前上纵隔有一椭圆形阴影，其中有斑点状致密影，透视下见块影可随吞咽动作上、下移动。首先考虑

A. 胸腺瘤　　　　　B. 畸胎瘤

C. 支气管囊肿　　　D. 心包囊肿

E. 胸内甲状腺

226. 患者，男，51 岁。CT 表现为：纵隔前中区偏左侧见边界不清、形态不规则肿块，沿胸膜向前浸润，覆盖胸壁略呈波浪状，邻近肺密度增高。左后肋膈角有一小结节影。首先应考虑为

A. 纵隔型肺癌

B. 胸膜恶性间皮瘤

C. 侵袭性胸腺瘤

D. 恶性淋巴瘤

E. 转移瘤

227. 患者，女，46 岁。主因胸闷气短 1 个月来诊，伴全身乏力，咳嗽，发热。胸片示：中上纵隔增宽，右缘呈波浪状改变，白细胞：$12.5 \times 10^9/L$。最可能的诊断是

A. 胸内甲状腺肿

B. 胸腺瘤

C. 右侧中央型肺癌

D. 淋巴瘤

E. 畸胎瘤

228. 患儿，女，2 岁。双肺纹理增多、增粗、模糊，下肺野内带有片状阴影，密度较淡，边界模糊，病灶周围可有肺气肿或肺不张，肺门阴影增大或有结节状阴影，考虑为

A. 支原体肺炎　　B. 吸入性肺炎

C. 过敏性肺炎　　D. 腺病毒肺炎

E. 机化性肺炎

229. 患儿，2岁，肺部炎症早期出现胸腔积液或液气胸，常提示的感染是

A. 链球菌

B. 肺炎双球菌

C. 金黄色葡萄球菌

D. 病毒

E. 支原体

230. 青年女性，前纵隔囊性肿物，内有脂肪－液体平面，增强扫描出现边缘环状强化，最可能的诊断是

A. 胸腺瘤　　　　B. 心包囊肿

C. 脂肪瘤　　　　D. 囊性畸胎瘤

E. 生殖细胞瘤

231. 患者，女，46岁。发现眼睑下垂5个月。胸部X线正侧位片于前中纵隔见一大小约3cm×4.2cm的软组织肿块影，边界清晰，密度均匀。最可能的诊断是

A. 淋巴瘤　　　　B. 畸胎瘤

C. 神经源性肿瘤　D. 胸内甲状腺肿

E. 胸腺瘤

232. 患者，女，45岁。两眼不能完全睁开，全身无力，前纵隔内发现肿块，最可能的诊断是

A. 胸腺瘤　　　　B. 畸胎瘤

C. 胸内甲状腺肿　D. 心包囊肿

E. 气管囊肿

233. 透视发现左前上纵隔有一椭圆形肿块，其内见斑点状钙化灶，可随吞咽动作上下移动，且局部气管受压向右侧移位。首先应考虑

A. 胸腺瘤　　　　B. 胸内甲状腺肿

C. 淋巴管瘤　　　D. 畸胎瘤

E. 淋巴瘤

234. 患者，男，36岁。发热2周，疲乏，夜间盗汗，右侧胸疼与呼吸有关，右下胸壁叩浊，X线胸片示右下肺野大片阴影，呼吸音减低，该患者最可能的诊断是

A. 慢性支气管炎　B. 肺炎

C. 肺结核　　　　D. 结核性胸膜炎

E. 肺癌胸膜转移

235. CT检查发现椎间孔扩大，椎管内见一软组织肿物，延伸至椎管外，增强扫描轻－中度强化。最可能的诊断是

A. 神经源性肿瘤　B. 纤维源性肿瘤

C. 血管源性肿瘤　D. 淋巴源性肿瘤

E. 转移性肿瘤

236. 患者，男，73岁。有甲状腺癌病史，近1周咳嗽，拍X线胸片可见双肺弥漫分布的小结节影，双中下肺较多。最可能的诊断为

A. 尘肺

B. 粟粒性肺结核

C. 甲状腺癌肺转移

D. 结节病

E. 淋巴瘤

237. 患者，男，24岁。低热，右胸刺痛，活动后气促，胸部X线片上显示右下肺野大片致密阴影上缘呈反抛物线状，该侧肋膈角消失，膈被掩盖。可能的诊断为

A. 右下肺大叶性肺炎

B. 右下肺不张

C. 右侧结核性胸膜炎

D. 右下肺脓肿

E. 右下肺积液

238. 患者胸部X线片显示左侧胸腔呈高密度阴影，左侧肋间隙增宽，纵隔阴影向右移位，胃泡影向下移位；CT平扫显示左

侧胸腔积液区随扫描层面下降而逐渐变小。最适合的诊断是

A. 腹腔大量积液

B. 胸腔大量积液

C. 胸腔大量积液合并腹腔大量积液

D. 胸腔大量积液合并腹腔少量积液

E. 胸腔大量积液合并膈倒转

239. 中年女性，因咳嗽、胸痛、胸闷 2 个月入院。立位胸部 X 线片示右下胸边缘模糊致密影，阴影上缘位于第四前肋下缘水平，外高内低，患侧横膈显示不清，应首先考虑

A. 右侧自发性气胸

B. 右下肺实变

C. 右下肺不张

D. 右侧大量胸腔积液

E. 右侧中等量胸腔积液

240. 青年男性，无任何诱因，突发胸痛、气急 1 小时就诊，听诊右肺呼吸音消失，胸片见右肺内带软组织肿块影，纵隔向左侧移位，应首先考虑

A. 右肺局限性肺气胸

B. 右侧大量自发性气胸

C. 右肺上叶肺不张

D. 右肺下叶实变

E. 右侧大量液气胸

241. 患者，女，35 岁。发热、咳嗽 2 周，当地胸透诊断为"右下肺结节"，常规 CT 平扫发现右下肺 3cm 大小软组织密度结节，局部测得 CT 值为 −32Hu。应首选的检查方法是

A. 多期 CT 增强扫描

B. 高分辨 CT 扫描

C. 超声

D. MRI 平扫

E. SPET−CT

242. 患者，女，57 岁。胸闷、呼吸不畅 1 个月。MRI 检查见中后纵隔团块状等 T_1 稍高 T_2 信号，上腔静脉受压，左右支气管包绕。最可能的诊断为

A. 纵隔淋巴瘤　　B. 结节病

C. 转移性淋巴结　D. 肺癌

E. 胸腺瘤

三、A3/A4 型题

（243~245 题共用题干）

患者，男，32 岁。寒战、高热、咳嗽、气促 4 天。4 天前受凉后突然出现寒战、高热，体温 40℃，以午后、晚间为重，咳嗽，咳暗红色血痰，右侧胸痛，深吸气及咳嗽时加重，伴气促。右上肺叩诊浊音，语颤增强，可闻及支气管呼吸音。血 WBC $19 \times 10^9/L$，N 90%。

243. 针对上述临床症状及体征，最可能的诊断是

A. 大叶性肺炎

B. 支气管肺炎

C. 支原体肺炎

D. 过敏性肺炎

E. 金黄色葡萄球菌肺炎

244. 首选的影像学检查是

A. B 超　　　　　B. CT

C. 胸部平片　　　D. MRI

E. 支气管碘油造影

245. 病变在 X 线下最可能的表现为

A. 呈网状及小斑片状影

B. 呈浓密的团块状影

C. 呈局限性斑片状阴影

D. 呈片状或三角形致密影，致密影内可见支气管充气征

E. 呈斑片状模糊致密影，密度不均

（246~247 题共用题干）

患者，男，36 岁。畏寒，发热，胸痛，

食欲缺乏 12 天，体温最高时为 40℃，伴有咳嗽、咳黏液痰，无咯血，今晨突然咳出大量脓臭痰及坏死组织，痰量约 350ml，体温降至 37.8℃，全身毒性症状减轻。查体：肺部叩诊浊音，可闻及湿啰音及胸膜摩擦音。

246. 该患者最可能的诊断是

    A. 肺脓肿　　　　　B. 缩窄性心包炎

    C. 胸腔积液　　　　D. 大叶性肺炎

    E. 肺梗死

247. 该病若确诊，其 X 线表现应是

    A. 肺内见大小结节影，支气管血管束扭曲、聚拢或变形，支气管扩张等

    B. 两肺多发或单发的球形病灶，其周围见刺状突起及与胸膜的条索影

    C. 致密的炎症阴影中出现透亮区，其中可见气液平面，可呈多发空洞，周边有渗出表现

    D. 肺内单发或多发的球形病灶，可出现厚壁或薄壁空洞

    E. 肺纹理增强、网状及小结节状影、肺气肿，肺门区有时可见"袖口征"

（248~250 题共用题干）

患者，女，28 岁。低热、乏力 2 周，咳嗽，痰中带血，CT 示右肺下叶一不规则高密度影，边界不清，其中见空洞，周围可见小斑点状卫星灶，血沉 50mm/h。

248. 最可能的诊断是

    A. 右下肺炎　　　　B. 右下肺癌

    C. 右下肺结核　　　D. 右下肺脓肿

    E. 右下肺囊肿

249. 一般来说，该病的好发部位是

    A. 右肺上叶前段

    B. 右肺中叶

    C. 右肺下叶后底段

    D. 右肺上叶尖后段

    E. 右肺下叶前底段

250. 下列检查对诊断最有意义的是

    A. 痰抗酸杆菌检查

    B. 血常规

    C. 痰细菌培养

    D. 血沉

    E. 纤维支气管镜

（251~253 题共用题干）

患者，男，61 岁。剧烈咳嗽，持续痰中带血 2 个月。患者 2 个月前无诱因出现剧烈咳嗽，痰中带血。近来偶有低热。体重无明显变化。曾口服抗生素，效果不佳。吸烟 35 年，25 支/天。查体：生命体征正常，慢性病容，浅表淋巴结未及肿大。双肺叩诊清音，未闻及啰音。心腹未见异常。可见杵状指。

251. 该患者最可能的诊断是

    A. 肺结核　　　　　B. 支气管肺炎

    C. 肺脓肿　　　　　D. 支气管扩张

    E. 肺癌

252. 在下列检查中，最具有确诊意义的检查是

    A. CT

    B. 痰脱落细胞学检查

    C. 纤维支气管镜检查

    D. MRI

    E. 胸部平片

253. 该患者 CT 表现可见

    A. 可见空泡征，边缘毛糙、细小毛刺征，分叶征也多见

    B. 两肺多发或单发大小不等结节或肿块，边缘清楚

    C. 位置表浅的肺内结节灶，瘤体内有斑点状或爆米花状钙化

    D. 两肺多发或单发的球形病灶，其周围见囊状突起及与胸膜的条索影

    E. 肺内见大小结节影，支气管血管束扭曲、聚拢或变形，支气管扩张等

(254～256 题共用题干)

患者，女，35 岁。受凉后发热、咳嗽、胸痛约 10 天，经青霉素、链霉素治疗后体温下降，胸痛缓解，但出现低热、乏力、背胀、胸痛。查体：左中下肺野叩浊音，呼吸音消失。血：WBC 10.6×10^9/L，N 0.76。胸片示左下片大片密度增高阴影，遮盖左膈肌影。

254. 该患者最可能诊断为

    A. 迁徙性肺炎   B. 脓胸

    C. 胸膜增厚   D. 胸膜间皮瘤

    E. 结核性胸膜炎

255. 还需要辅助诊断的检查是

    A. 抽胸液送检   B. B 超

    C. CT   D. EKG

    E. ESR

256. 该患者抽液时突感头晕、胸闷、四肢发凉、心悸。给予哪项处理最合适

    A. 停止抽液，给氧

    B. 平卧、观察血压

    C. 立即皮下注射 0.1% 肾上腺素 0.5ml

    D. 静脉输液

    E. 用强心剂

四、B1 型题

(257～258 题共用备选答案)

    A. 右下肺大叶性肺炎

    B. 右下肺不张

    C. 右侧渗出性胸膜炎

    D. 右下肺脓肿

    E. 右肺底积液

257. 患者，女，18 岁。淋雨后高热，咳铁锈色痰。胸部 X 线片上显示：右下肺野有大片致密阴影，内可见支气管充气征，边缘清楚，应诊断为

258. 患者，女，19 岁。淋雨后高热，胸片上显示：右下肺野有大片致密阴影，边缘

清楚，应诊断为

(259～260 题共用备选答案)

    A. 肺转移癌   B. 周围型肺癌

    C. 炎性假瘤   D. 错构瘤

    E. 结核球

259. 肺上叶前段多见，病灶呈圆形、椭圆形或不规则形肿块影，密度均匀，边缘呈分叶状或有脐样切迹，边缘毛糙，并有短细毛刺阴影，可形成空洞，常考虑为

260. 肺内团块状阴影，轮廓清楚、光滑、密度均匀，常有钙化，呈少量至大量斑点状或爆米花状，无空洞形成，应诊断为

(261～262 题共用备选答案)

    A. 小结节影，呈 "树芽" 分布

    B. 水平裂呈反 "S" 征

    C. 支气管呈 "轨道征"

    D. CT 示血管支气管影呈弧形向肿块中心卷入，称 "彗星尾征"

    E. 肺内及肺门高密度影，并见连接两者的管条状高密度影，呈 "哑铃" 状

261. 支气管肺炎出现

262. 支气管扩张出现

(263～264 题共用备选答案)

    A. 肺内孤立结节，无分叶，边缘有毛刺，发病前有发热史

    B. 肺内孤立结节，内有爆米花样钙化

    C. 右上叶后段结节，边缘光整，周围有卫星灶，增强扫描结节内无强化

    D. 肺内孤立结节，有分叶和毛刺，远端有胸膜凹陷征

    E. 左下叶后基底段肿块，CT 增强扫描示胸主动脉分支进入肿块

263. 周围型肺癌的表现是

264. 结核球的表现是

(265～269 题共用备选答案)

    A. 瘤内含气、扩张的支气管

B. 肿瘤内残存正常含气肺组织

C. 肿瘤瘢痕收缩

D. 肿瘤钙化或包埋有钙化灶所致

E. 癌细胞浸润及间质反应

265. 肺癌"空泡征"形成的病理基础是

266. 肺癌"胸膜凹陷征"形成的病理基础是

267. 肺癌钙化形成的病理基础是

268. 肺癌"支气管充气征"形成的病理基础是

269. 肺癌"细短毛刺"形成的病理基础是

（270～271 题共用备选答案）

A. 瘤内含气、扩张的支气管

B. 肿瘤内残存正常含气肺组织

C. 肿瘤内纤维化、收缩

D. 反应性纤维结缔组织增生，牵拉附近血管靠向结节或将其卷入结节形成

E. 癌细胞浸润及生长

270. 肺癌"血管集束征"形成的病理基础是

271. 肺癌"分叶征"形成的病理基础是

（272～276 题共用备选答案）

A. 神经源性肿瘤　　B. 支气管囊肿

C. 胸腺瘤　　　　　D. 畸胎瘤

E. 胸内甲状腺肿

272. 纵隔肿瘤中常出现甲状腺功能亢进的是

273. 纵隔肿瘤患者有咳毛发、豆渣样皮脂物的病史，应考虑

274. 纵隔肿瘤常出现重症肌无力的是

275. 纵隔肿瘤中可随呼吸运动而与支气管活动一致的是

276. 纵隔肿瘤中无钙化者为

五、X 型题

277. 以下与大叶性肺炎叙述相关的是

A. 咳铁锈色痰

B. 胸痛，咳嗽和呼吸加重

C. 常见于老年人、儿童

D. 起病急，病程短，预后良好

E. 抵抗力下降易发此病

278. 大叶性肺炎的 CT 征象是

A. 病变呈大叶性或肺段性分布

B. 病变中可见空气支气管征

C. 病变密度不均匀

D. 实变的肺叶体积通常与正常时相等

E. 消散期病变呈散在的、大小不一的斑片状影

279. 以下符合大叶性肺炎红色肝样变期的病理表现为

A. 渗出液内可检出肺炎链球菌

B. 鲜红色，质地变实

C. 铁锈色痰

D. 渗出液含少量中性粒细胞

E. 呼吸、咳嗽胸痛加剧

280. 大叶性肺炎的典型病理分期有

A. 红色肝样变期　　B. 灰色肝样变期

C. 溶解吸收期　　　D. 溶解消散期

E. 充血水肿期

281. 支气管肺炎的 CT 表现包括

A. 可形成空洞

B. 支气管肺炎病灶经治疗后可完全消散

C. 可有肺不张

D. 可有肺气肿

E. 斑片状阴影沿肺纹理走行，多分布于双肺上叶

282. 干酪性肺炎属于

A. 原发性肺结核

B. 慢性纤维空洞性肺结核

C. 血行播散型肺结核

D. 浸润性肺结核

E. 继发性肺结核

283. 下列关于肺结核的概念，哪些是正确的

A. 原发性肺结核只见于婴幼儿

B. 肺结核空洞多位于肺上叶

C. 肺门淋巴结肿大，常为双侧对称性

D. 结核球属Ⅱ型肺结核

E. Ⅲ型肺结核可有垂柳状肺纹理

284. 急性粟粒性肺结核的 X 线表现为

A. 发病初期 X 线片阴性

B. 分布均匀

C. 大小不等

D. 大小一致

E. 密度相近

285. 肺结核的基本影像表现包括

A. 云雾状、斑片状、粟粒状的渗出性病变

B. 斑点、条索、结节状密度较高的增殖性、纤维性病变

C. 薄壁、厚壁、虫蚀样空洞性病变

D. 干酪样病变

E. 黑色素沉着性病变

286. 肺结核患者，可见到哪些病理 X 线征象

A. 渗出性改变   B. 纤维性改变

C. 钙化性改变   D. 增殖性改变

E. 空洞性改变

287. 肺结核病的全身中毒症状有

A. 盗汗   B. 咯血

C. 低热   D. 乏力

E. 咳嗽

288. 关于继发性肺结核的叙述，以下选项中正确的是

A. 早期病变好发于上叶尖后段及下叶背段

B. 易于发生支气管播散

C. 肺门淋巴结一般不大

D. 结核瘤说明结核已治愈

E. 结核空洞多见液气平面

289. 肺结核病的主要诊断依据

A. 临床症状   B. 痰检

C. 胸部 X 线检查   D. CT 检查

E. USG 检查

290. 关于特发性肺间质纤维化，正确的是

A. 为感染性炎性病变

B. 多数起病隐匿

C. CT 扫描可见胸膜下弧线影

D. 肺功能检查为限制性通气障碍

E. CT 扫描可见小叶中心性肺气肿

291. 支气管扩张症的 CT 表现包括

A. 多发囊状阴影伴液气平面

B. 蜂窝肺

C. 支气管壁增厚

D. 空气潴留

E. 印戒征

292. 弥漫性肺间质纤维化常见于下列哪些疾病

A. 肺类风湿病

B. 系统性红斑狼疮

C. 皮肌炎

D. 系统性硬皮病

E. 风湿性肺炎

293. 支气管异物的间接征象是

A. 肺不张   B. 肺部感染

C. 纵隔摆动   D. 阻塞性肺气肿

E. 胸腔积液

294. 支持气管、支气管异物影像诊断的征象有

A. 膈肌矛盾运动   B. 肺门影增大

C. 肺不张   D. 肺气肿

E. 纵隔摆动

295. 中央型肺癌常见到的阻塞性改变为

A. 阻塞性肺气肿

B. 间质性肺气肿

C. 阻塞性肺炎

D. 阻塞性支气管扩张

E. 阻塞性肺不张

296. 进展期中央型肺癌的瘤体 CT 征象可以有

A. 支气管狭窄

B. 支气管梗阻

C. 支气管壁增厚

D. 支气管管腔内结节

E. 肺门肿块

297. 中央型肺癌胸内淋巴结转移多见于哪组淋巴结

A. 主动脉弓旁　　B. 上腔静脉后

C. 主肺动脉窗　　D. 气管旁及双肺门

E. 气管分叉下

298. 肺癌可见的转移部位为

A. 肝脏　　　　　B. 纵隔淋巴结

C. 脑　　　　　　D. 骨

E. 肺门

299. 肺癌支气管动脉化疗的适应证为

A. 肺癌术后复发者

B. 肺癌并严重肝功能损害

C. 肺癌手术治疗前局部化疗

D. 晚期不能手术的肺癌，无远处转移者

E. 肺癌并肾功能损害

300. 胸片上，空洞可见于下列哪些疾病

A. 转移性肺癌　　B. 原发性肺癌

C. 韦格肉芽肿　　D. 原发性肺结核

E. 嗜酸性肉芽肿

301. 胸膜凹陷征多见于哪种病理类型的周围型肺癌

A. 腺癌　　　　　B. 鳞状上皮癌

C. 类癌　　　　　D. 小细胞癌

E. 细支气管肺泡癌

302. 周围型肺癌主要见于哪些组织学类型

A. 细支气管肺泡癌

B. 腺癌

C. 鳞状上皮癌

D. 大细胞癌

E. 类癌

303. 胸片上，肺内孤立性结节见于

A. 错构瘤　　　　B. 肺转移瘤

C. 肺结核　　　　D. 小叶性肺炎

E. 原发性肺癌

304. 中央型肺癌较常见的组织学类型是

A. 鳞状上皮癌　　B. 小细胞癌

C. 大细胞癌　　　D. 类癌

E. 细支气管肺泡癌

305. 中央型肺癌的转移表现包括

A. 肺门阴影增大　　B. 膈肌矛盾运动

C. 肺内结节　　　　D. 胸腔积液

E. 纵隔影增宽

306. CT 在肺癌诊断中的价值是

A. 肺癌术前分期

B. 显示隐匿性病灶

C. 为纤维支气管镜检作向导

D. 筛选行纵隔镜检查的病例

E. CT 导向经皮穿刺

307. 肺癌支气管动脉化疗的并发症有

A. 化疗后综合征　　B. 局部出血

C. 脊髓损伤　　　　D. 穿刺部位血肿

E. 气胸

308. MRI 检查对于肺癌的诊断意义有

A. 易于发现肺门及纵隔淋巴结肿大

B. 易于发现肺内微小转移灶

C. 易确定胸壁转移的范围及程度

D. 可发现早期中央型肺癌阻塞性肺气肿表现

E. 可分辨阻塞性肺不张内的肺门肿块

309. 下列肺脓肿的 X 线表现中最能提示为慢

性肺脓肿的是

A. 多腔相通、多支引流和多叶蔓延

B. 内壁光滑有液平面，外缘清晰

C. 较大斑片状阴影中央局部密度减低

D. 张力性空洞及同侧肺门淋巴结增大

E. 周围有较多紊乱的条索状纤维病灶

310. CT、MRI 上有以下哪些表现，可提示胸腺瘤恶变

A. 肿瘤短期内明显增大

B. 点状、曲线状钙化出现

C. 肿瘤边界不清，向邻近组织浸润

D. 轮廓不规则、分叶状

E. 出现胸腔积液和胸膜肿瘤结节

311. 以下属侵袭性胸腺瘤特点的是

A. 包膜不完整

B. 可引起胸腔积液

C. 可引起心包积液

D. 可囊变

E. 含有大量脂肪成分

312. 以下关于淋巴瘤的叙述，正确的是

A. CT 平扫及增强扫描可更好地显示胸部淋巴瘤

B. 部分淋巴瘤肿块易于融合

C. 对放疗敏感

D. 好发于青年、老年人

E. 肺内浸润表现为网状小结节影

313. 下列哪些征象与纵隔淋巴瘤相关，并可由 MRI 显示

A. 胸腔积液

B. 心包积液

C. 前纵隔及支气管旁淋巴结肿大

D. 肺内浸润病灶

E. 病变内含有脂肪成分

314. 关于 MRI 对于胸腔积液的显示，错误的说法是

A. 对于少量的胸腔积液较敏感

B. 胸腔积液性质的判断主要依据 T_2WI 信号

C. 可以判断胸腔积液的多少

D. 有利于对叶间积液的显示

E. 难以区分胸腹水

315. 中量游离性胸腔积液的渗液曲线的形成与以下哪些因素有关

A. 胸腔内的负压状态

B. 液体的表面张力

C. 肺组织的弹性

D. 液体的重力

E. 液体在胸腔内的虹吸作用

316. 关于气胸下列哪项正确

A. 胸部平片不易发现微量气胸

B. 所有气胸都有加重甚至发展为张力性气胸的可能

C. 气胸在胸部平片上大多能得到明确诊断

D. CT 检查的目的是发现少量气胸及少见部位的气胸

E. 检查微量气胸时，宜用呼气相扫描

317. 大量气胸 X 线胸片可见

A. 患侧膈下降

B. 患侧胸廓明显塌陷

C. 纵隔健侧移位

D. 肺完全压缩

E. 肋间隙增宽

318. 可能导致气胸的原因是

A. 胸部手术   B. 胸部穿刺

C. 胸壁贯通伤   D. 胸痛

E. 无明显原因

319. 气胸的 X 线表现包括

A. 患侧胸壁下方见无肺纹理区

B. 患侧肺萎陷、密度增高，向肺门压缩

C. 张力性气胸时，纵隔向患侧移位

D. 患侧膈肌下降变平

E. 可见压缩肺的脏层胸膜线

320. 以下关于气胸的叙述，正确的是

A. 新生儿气胸多为正压换气所致，需积极治疗

B. 是肺囊性纤维化的常见并发症

C. 如为张力性气胸，则胸内腔静脉受压

D. 是肺发育不全的特征性并发症

E. 可继发于胸部骨骼损伤或胸部钝性外伤

第十一章　循环系统疾病的影像诊断

1. 房间隔缺损与室间隔缺损的主要区别点是

    A. 左心室不大

    B. 右心室增大

    C. 心脏呈二尖瓣型

    D. 肺动脉段高度隆起

    E. 肺门搏动更明显

2. 以下选项中同时出现双心室增大的疾病是

    A. 室间隔缺损　　　　B. 二尖瓣狭窄

    C. 二尖瓣关闭不全　　D. 主动脉瓣狭窄

    E. 心包炎

3. 以下先天性心脏病在主动脉弓造影时，肺动脉提前显影的是

    A. 主肺间隔缺损　　　B. 动脉导管未闭

    C. 室间隔缺损　　　　D. 房间隔缺损

    E. 法洛四联症

4. 诊断动脉导管未闭首选的无创检查方法为

    A. X 线胸片　　　　　B. CT

    C. X 线心血管造影　　D. MRI

    E. 彩色多普勒超声

5. 左心房增大最早出现的 X 线征象是

    A. 轻度肺淤血

    B. 左心房耳部突出

    C. 左前斜位左主支气管抬高

    D. 心脏右缘出现双房影

    E. 服钡见食管局限性压迹

6. 下列疾病属于右向左分流的是

    A. 房间隔缺损

    B. 二尖瓣狭窄

    C. 动脉导管未闭

    D. 先天性肺动脉狭窄

    E. 室间隔缺损出现艾森曼格综合征

7. 关于法洛四联症，下列正确的是

    A. 肺动脉狭窄、右心室肥厚、室间隔缺损、主动脉骑跨

    B. 肺动脉狭窄、右心室肥厚、室间隔缺损、动脉导管未闭

    C. 右心室增大、室间隔缺损、主动脉骑跨、动脉导管未闭

    D. 肺动脉狭窄、右心房增大、室间隔缺损、主动脉骑跨

    E. 肺动脉狭窄、左心房增大、室间隔缺损、主动脉骑跨

8. 下列选项中肺血减少的先天性心脏病是

    A. 房间隔缺损　　　　B. 法洛四联症

    C. 动脉导管未闭　　　D. 室间隔缺损

    E. 艾森曼格综合征

9. 肺门舞蹈征象最常见的先天性心脏病是

    A. 室间隔缺损　　　　B. 房间隔缺损

    C. 法洛四联症　　　　D. 动脉导管未闭

    E. 肺动脉狭窄

10. 诊断法洛四联症的"金标准"是

    A. X 线平片　　　　　B. CT

    C. X 线心血管造影　　D. MRI

    E. 彩色多普勒超声

11. 以下选项中不属房间隔缺损的 X 线征象是

    A. 右心室增大　　　　B. 右心房增大

    C. 左心房增大　　　　D. 左房不大

    E. 主动脉缩小

12. 风湿性心脏病最易侵犯的瓣膜是

  A. 主动脉瓣

  B. 二尖瓣

  C. 三尖瓣

  D. 二尖瓣 + 主动脉瓣

  E. 肺动脉瓣

13. 主动脉夹层 CT 的特征性征象是

  A. 两个不同增强密度的主动脉腔被一内膜所分隔

  B. 主动脉钙化内移

  C. 主动脉壁异常扩张

  D. 主动脉各段管径不成比例

  E. 主动脉周围血肿形成

14. 主动脉夹层的病因与下列因素无关的是

  A. 外伤

  B. 动脉粥样硬化和高血压

  C. 动脉囊性中层坏死

  D. 风湿性心脏病

  E. 医源性损伤

15. 主动脉夹层的 CT 检查可有以下哪些表现

  A. 钙化内膜片内移

  B. 可显示撕裂的内膜瓣片

  C. 可显示真腔和假腔

  D. 胸腔或心包积液

  E. 升主动脉或降主动脉增宽

16. 肺动脉高压是指肺动脉收缩压和平均压分别超过

  A. 20mmHg，10mmHg

  B. 50mmHg，40mmHg

  C. 40mmHg，30mmHg

  D. 6mmHg，50mmHg

  E. 30mmHg，20mmHg

17. 冠状动脉粥样硬化最常好发的动脉是

  A. 左回旋支

  B. 右冠状动脉近端

  C. 左冠状动脉旋支

  D. 后室间支

  E. 左冠状动脉前降支

18. 心包积液最常见的原因是

  A. 化脓性感染   B. 风湿性感染

  C. 病毒性感染   D. 结核性感染

  E. 转移瘤侵犯

19. 下列所述与大量心包积液 X 线征象不符的是

  A. 心脏普遍增大，心缘各弧度消失

  B. 心脏搏动减弱或消失

  C. 多数患者见明显肺淤血改变

  D. 心影大小短期内可明显改变

  E. 卧位透视时见心底阴影增宽

20. X 线平片示肺野清晰，心脏向两侧扩大，呈烧瓶样或球状，上腔静脉增宽，主动脉变短，心脏搏动明显减弱而主动脉搏动正常。以下哪项诊断最有可能

  A. 左室壁节段性运动不良

  B. 扩张性心肌病

  C. 心包积液

  D. 缩窄性心包炎

  E. 急性心肌梗死

21. 缩窄性心包炎的特征性 X 线征象是

  A. 心影近似三角形

  B. 心搏减弱，消失

  C. 两心缘僵直，分界不清，伴胸膜炎改变

  D. 上腔静脉扩张

  E. 心包壳状钙化

22. 肺栓塞的影像学表现是

  A. 肺透亮度降低

  B. 肺外带以胸膜为基底，尖向肺门的楔形致密影

  C. 增强扫描主动脉内充盈缺损

  D. 增强扫描实变区内血管样强化，即

"血管造影征"

　　E. 以上都不是

23. 以下选项中最具有特征意义的肺动脉栓塞表现是

　　A. 一侧肺透过度增高

　　B. 肺的外围以胸膜为基底的楔状致密影

　　C. 实变区内小透亮区

　　D. 增强扫描肺动脉主干内充盈缺损

　　E. 局限性肺血管稀少

24. 肺动脉栓塞最具有特征意义的 CT 表现是

　　A. 局部肺透过度增高

　　B. 局限性肺血管稀少

　　C. 实变区内小透亮区

　　D. 肺的外围可见以胸膜为基底的楔状致密影

　　E. 增强扫描肺动脉主干或分支内充盈缺损

二、A2 型题

25. 患者，26 岁。曾多次患肺炎，胸骨左缘 3 ~ 4 间Ⅳ级粗糙收缩期杂音，不考虑

　　A. 室间隔肌部缺损

　　B. 室间隔嵴上型缺损

　　C. 动脉导管未闭

　　D. 法洛四联症

　　E. 室间隔嵴下型缺损

26. 患儿，4 月龄，出现发绀，杵状指，气急，X 线平片示心影呈"靴形"，右心室增大，肺少血。最可能的诊断为

　　A. 房间隔缺损

　　B. 室间隔缺损

　　C. 动脉导管未闭

　　D. 法洛四联症

　　E. 先天性肺动脉狭窄

27. 患儿，15 岁。劳累后心悸气短，自幼易感冒，胸骨左缘 2 ~ 3 肋间有收缩期杂音，

肺动脉瓣第二音亢进和分裂，X 线片上有肺充血、右心房和心室增大。最可能的诊断是

　　A. 室间隔缺损　　　　B. 房间隔缺损

　　C. 肺动脉瓣狭窄　　　D. 动脉导管未闭

　　E. 法洛四联症

28. 胸骨左缘第 2 肋间连续性机器样杂音，胸片示主动脉弓及肺动脉段突出，肺血增多。下述疾病可能性大的是

　　A. 房间隔缺损　　　　B. 室间隔缺损

　　C. 肺动脉瓣狭窄　　　D. 动脉导管未闭

　　E. 法洛四联症

29. 患儿，5 岁。多次患肺炎，查体无发绀，左缘第 2 肋间闻及响亮的连续性机器样杂音，伴有震颤，脉压增宽，有周围血管搏动征。以下诊断最正确的是

　　A. 肺动脉口狭窄　　　B. 室间隔缺损

　　C. 动脉导管未闭　　　D. 法洛四联症

　　E. 完全性大动脉错位

30. 患者，男，36 岁。心悸、胸闷 3 年，自觉发热乏力、胸闷一周，3 年前确诊肺结核。查体：T：38℃，P：90 次/分，R：18 次/分，BP：130/80mmHg，口唇发绀，颈静脉怒张，颈动脉搏动明显，右肺下野呼吸音稍弱，心率 90 次/分，节律齐，腹软无压痛，肝轻度增大，肋下一指。X 线平片显示心影大小正常，心缘可见钙化。最可能的诊断是

　　A. 心包积液　　　　　B. 扩张型心肌病

　　C. 肥厚型心肌病　　　D. 缩窄性心包炎

　　E. 心肌梗死

31. 患者，男，60 岁。外伤后长期卧床，突发胸痛；既往无吸烟史。影像学检查显示右肺上叶纹理稀疏，透光度增强。进一步检查应选

　　A. 穿刺活检　　　　　B. MRI 检查

C. 胸腔镜　　　　D. 纤维支气管镜

E. 肺动脉造影

三、A3/A4 型题

（32 ~ 33 题共用题干）

患者，男，45 岁。有动脉粥样硬化病史。突然感到剧烈刀割样胸痛 2 小时，向背部放射。查体发现主动脉瓣区可闻及舒张期杂音。考虑为主动脉夹层可能。

32. 以下属于其常见胸片表现的是

A. 主动脉弓部和降主动脉上部影增宽

B. 主动脉影狭小

C. 主动脉搏动增强

D. 主动脉影位置改变

E. 主动脉影外形改变

33. 下列显示内膜钙化内移效果更佳的是

A. 透视　　　　B. 胸片

C. CT　　　　D. DSA

E. MRI

（34 ~ 36 题共用题干）

患儿，女，3 岁。生后即有发绀，哭闹时尤甚，逐年加重，喜蹲踞，查体：胸骨左缘第 3、4 肋骨间 3/6 级收缩期吹风样杂音。胸片示肺纹理稀疏、纤细，肺门影小，心影呈"靴形心"。

34. 该病例最可能诊断为

A. 房间隔缺损　　B. 心包炎

C. 肺动脉瓣狭窄　　D. 法洛四联症

E. 动脉导管未闭

35. 该病患者的心影，多表现为

A. 明显增大

B. 缩小

C. 进行性增大

D. 正常或轻度增大

E. 雪人征

36. "梨形心"是下列哪种疾病的典型心影

A. 心包积液

B. 二尖瓣狭窄

C. 肺源性心脏病

D. 房间隔缺损

E. 二尖瓣狭窄并关闭不全

（37 ~ 38 题共用题干）

患者，女，46 岁。呼吸困难、疲乏、食欲缺乏 2 个月。查体：颈静脉怒张，肝大，腹水，下肢水肿，心率增快，可见 Kussmaul 征。心脏体检：心尖搏动不明显，心浊音界不大，心音减低，可闻及心包叩击音。脉搏细弱无力，动脉收缩压降低，脉压变小。ESR 30mm/h。

37. 该患者最可能诊断为

A. 心肌病　　　　B. 缩窄性心包炎

C. 胸腔积液　　　　D. 冠心病

E. 肺梗死

38. 其 X 线检查可表现为

A. 左心房、室增大伴明显肺淤血

B. 心影向两侧增大，心脏搏动减弱或消失

C. 心影大小正常，左右心缘变直，上腔静脉常扩张，可见到心包钙化

D. 心影明显增大，上腔静脉扩张

E. 心影明显增大，心胸比大于 0.5，肺淤血

四、B1 型题

（39 ~ 41 题共用备选答案）

A. 左心房增大

B. 右心室肥大

C. 右心房、室增大

D. 左、右心室增大

E. 左、右心房增大

39. 室间隔缺损心腔变化为

40. 房间隔缺损心腔变化为

41. 法洛四联症心腔变化为

（42~44 题共用备选答案）

    A. 局限于升主动脉，破口也在升主动脉

    B. 局限或广泛，破口在降部上端

    C. 局限或广泛，破口在降部以下

    D. 夹层广泛，破口在降主动脉

    E. 夹层广泛，破口在升主动脉

42. 按 DeBaKey 分型，主动脉夹层 I 型是

43. 按 DeBaKey 分型，主动脉夹层 II 型是

44. 按 DeBaKey 分型，主动脉夹层 III 型是

五、X 型题

45. 法洛四联征在胸部后前位片上的 X 线表现为

    A. 心脏无明显增大

    B. 肺门缩小，肺血管纤细

    C. 心尖圆钝、上翘，心腰凹陷

    D. 肺血少者可能见到侧支循环

    E. 伴有右位主动脉弓则主动脉结在右侧

46. 法洛四联症造影表现为

    A. 右心造影可见收缩期左心室提早显影

    B. 透视下见双向分流

    C. 升主动脉扩张

    D. 漏斗部狭窄多呈管状

    E. 肺动脉干常细小

47. 房间隔缺损在左、右前斜位可见的 X 线征象有

    A. 肺动脉段隆起

    B. 心前间隙缩小

    C. 左心房不大

    D. 右心室段延长或隆起

    E. 心前缘与胸骨接触面增加

48. 房间隔缺损心脏造影表现为

    A. 左心房增大

    B. 左心室增大

    C. 导管经间隔缺损进入左心房

    D. 右心房造影可见分流

    E. 左心房提前显影

49. 室间隔缺损的血流动力学改变有

    A. 左心室增大   B. 右心室增大

    C. 左心房增大   D. 右心房增大

    E. 肺动脉高压

50. 关于室间隔缺损的 X 线表现，正确的是

    A. 低位小缺损，胸片可正常

    B. 高位大缺损，肺血常增多

    C. 左心房常增大

    D. 右心房常增大

    E. 可有肺门舞蹈

51. 以下哪些先天性心脏病，易合并肺动脉高压

    A. Lutembacher 综合征

    B. 房间隔缺损

    C. 室间隔小缺损

    D. 室间隔大缺损

    E. 肺动脉狭窄

52. 动脉导管未闭的 X 线表现有

    A. 右心房不大

    B. 右心室可大或不大

    C. 肺动脉增粗

    D. 肺血增多

    E. 有时可见漏斗征

53. 心肌梗死的 CT 主要表现有

    A. 室壁运动异常

    B. 局部心肌增厚

    C. 阶段性室壁收缩期增厚率下降

    D. 阶段性室壁收缩期增厚率增加

    E. 局部心肌变薄

54. 心肌梗死病灶的 CT 增强扫描表现为

    A. 早期增强扫描呈高密度影

    B. 早期增强扫描呈局限性低密度影

    C. 延迟扫描呈片状高密度影

D. 延迟扫描呈低密度影

E. 延迟扫描原低密度影范围缩小

55. 心肌梗死冠状动脉造影可表现为

A. 冠状动脉狭窄

B. 冠状动脉粥样硬化

C. 冠状动脉内血栓形成

D. 冠状动脉瘤

E. 冠状动脉夹层

56. 冠心病冠状动脉造影时的主要表现为

A. 病变段管腔狭窄

B. 病变段管腔阻塞

C. 管壁不规则

D. 有充盈缺损

E. 侧支循环建立

57. 关于心包积液，以下选项叙述正确的是

A. 心尖和主动脉搏动减弱

B. 中等量积液见心影普遍增大

C. 心影呈烧瓶状

D. 上纵隔影增宽

E. 心包积液在 300ml 以下者，心影大小和形态可无明显改变

58. 心包积液的典型 X 线特征，以下选项正确的是

A. 肺野清晰

B. 心脏向两侧扩大，呈烧瓶状或球状

C. 上腔静脉增宽

D. 成人心包积液在 250ml 以上者 X 线平片上才有变化

E. 心脏搏动明显减弱而主动脉搏动增强

59. 以下关于心包渗出的说法，正确的是

A. 正常心包腔含有 20～30ml 液体

B. 正常心包液体是血清的超滤液，含 1.7%～3.5% 的蛋白质

C. CT 扫描很容易发现心包积液，少至 50ml 的液体即可检出

D. 在仰卧位检查时，少量的渗出液将聚集于左心室与右心房的后外方

E. 大量渗出时形成一水样密度带环绕心脏，而使壁层心包与心脏的距离加大

60. 关于缩窄性心包炎的 CT 表现，以下选项正确的是

A. 心包增厚呈弥漫性或局限性

B. 心包不规则增厚，为 5～20mm

C. 上下腔静脉扩张

D. 心包钙化

E. 增强扫描可见扩张的左、右心房，左、右心室呈管状

61. 关于冠状动脉粥样硬化斑块的叙述，正确的是

A. 常见于左前降支、左回旋支

B. 可呈节段性或局限性分布，也可广泛分布于一支或多支冠状动脉

C. 心肌内部的小冠状动脉亦常受累

D. 粥样斑块隆起于内膜表面，一般为 3～15mm

E. 斑块内部含有较多粥样物质形成的坏死中心

62. 以下关于假性主动脉瘤的叙述，正确的为

A. 平扫显示瘤体与主动脉关系密切

B. 瘤体可呈圆形或椭圆形

C. 瘤体较大可压迫主动脉

D. 瘤体及主动脉壁可见钙化

E. 增强扫描可见"狭颈"

第十二章　消化系统疾病的影像诊断

一、A1 型题

1. 胃穿孔最常见于

 A. 外伤   B. 肿瘤

 C. 溃疡病   D. 自发性

 E. 医源性

2. 关于肠梗阻，以下叙述不正确的是

 A. 绞窄性肠梗阻常因肠系膜血管狭窄、血液循环障碍，引起小肠坏死所致

 B. 麻痹性肠梗阻主要表现为腹痛、呕吐、腹胀并常伴有休克

 C. 急性结肠梗阻较常见的病因为乙状结肠扭转

 D. 乙状结肠扭转分为闭袢性和非闭袢性两种

 E. 急性机械性小肠梗阻主要表现为腹痛、呕吐、停止排气及腹胀四大症状

3. 关于肠梗阻影像表现，以下叙述错误的是

 A. 扩张的肠袢靠拢形成咖啡豆状为急性机械性小肠梗阻的典型表现

 B. 绞窄性小肠梗阻时肠袢由于嵌顿而且充满液体而呈软组织团块阴影，形成"假肿瘤"征象

 C. 麻痹性肠梗阻的特点是大小肠呈均等积气、扩张，可有气液平面

 D. 麻痹性肠梗阻扩张的肠管相互靠近，并且间隙常见增宽

 E. 急性结肠梗阻时闭袢性扭转的特点是，结肠明显扩张，可达 10～20cm，扩张的乙状结肠呈马蹄状，内有两个较宽的液面，其扩张的顶部可达中上腹部

4. 肠梗阻的分型中，最常见的为

 A. 急性机械性小肠梗阻

 B. 绞窄性小肠梗阻

 C. 麻痹性肠梗阻

 D. 急性结肠梗阻

 E. 粘连性肠梗阻

5. 肠梗阻 X 线诊断的主要依据是

 A. 肠管扩张   B. 膈下游离气体

 C. 肠腔内气液平面 D. 间位结肠

 E. 肠壁钙化

6. 肠梗阻患者不能站立，需观察肠腔气液平面，摄片时可以采用

 A. 俯卧位   B. 仰卧位

 C. 腹部侧位   D. 头低足高位

 E. 腹部侧卧后前位

7. 关于中晚期食管癌表现，以下错误的是

 A. 黏膜皱襞消失、中断、破坏

 B. 管腔狭窄，狭窄为不对称或呈环形

 C. 管壁僵硬，蠕动不对称或消失

 D. 表现为形状不规则、大小不等的充盈缺损

 E. 轮廓不规则的较大龛影，其长径与食管纵轴垂直

8. 关于食管癌以下不正确的是

 A. 好发于 40～70 岁男性，男女之比为 2:1～3:1

 B. 多数为鳞状上皮癌，少数为腺癌

 C. 临床主要表现为进行性吞咽困难

 D. 好发于食管中段，约占 50%

 E. 病理形态分为浸润型、增生型、溃疡型

9. 中、晚期食管癌分型中同时向腔内外侵犯的病理类型是
   A. 蕈伞型　　　　　　B. 溃疡型
   C. 髓质型　　　　　　D. 缩窄型
   E. 未定型

10. 以下有关食管癌 X 线征象，不正确的是
    A. 黏膜皱襞破坏
    B. 可形成充盈缺损
    C. 与正常管壁可呈移行表现
    D. 管壁僵硬不规则
    E. 可形成溃疡

11. 关于食管静脉曲张的影像表现，以下错误的是
    A. 低张双重造影较单纯钡餐检查使静脉曲张检出率明显提高
    B. 静脉曲张最初局限于食管下段
    C. 中度曲张常累及食管的中段
    D. 重度曲张扩展至中、上段，但不累及全长
    E. 静脉曲张管壁柔软而伸缩自如，是与食管癌的重要鉴别点

12. 下列关于食管静脉曲张的描述，不正确的是
    A. 食管静脉曲张是门静脉高压的重要并发症
    B. 常见于肝硬化，发生率高达 80%～90%
    C. 早期有明显的症状
    D. 吐血为主要症状
    E. 可伴脾大、脾亢或腹水等

13. 关于食管静脉曲张的叙述不正确的是
    A. 由门脉高压引起的静脉曲张最早出现于食管下段
    B. 胃底部同时可有静脉曲张，只是 X 线发现率比食管低

C. 侧支循环的通路是：门脉系统→胃冠状静脉→奇静脉→食管静脉→上腔静脉
    D. 扩张的静脉位于黏膜表面，所以容易出血
    E. 吞钡检查，扩张的静脉形成串珠状

14. 食管静脉曲张不累及的静脉是
    A. 胃冠状静脉　　　　B. 脐静脉
    C. 食管下静脉　　　　D. 奇静脉
    E. 肋间静脉

15. 食管静脉曲张与食管癌的主要鉴别点是
    A. 溃疡　　　　　　　B. 隆起
    C. 壁柔软　　　　　　D. 梗阻
    E. 黏膜规整

16. 下列选项属于食管静脉曲张 X 线特征性表现的是
    A. 食管黏膜皱襞增宽、迂曲呈串珠样充盈缺损
    B. 食管张力减低，管腔扩张
    C. 蠕动减弱
    D. 黏膜皱襞破坏、中断
    E. 最初局限于食管下段

17. 以下不是慢性胃溃疡恶变征象的是
    A. 龛影周围出现小结节状充盈缺损，犹如指压迹
    B. 龛影周围黏膜皱襞呈杵状增粗或中断
    C. 龛影变为不规则或边缘出现尖角征
    D. 治疗过程中龛影逐渐增大
    E. 龛影周围黏膜皱襞纠集，呈辐射状

18. 十二指肠溃疡最好发的部位是
    A. 十二指肠球后壁　　B. 十二指肠降部
    C. 十二指肠升部　　　D. 十二指肠球部
    E. 十二指肠水平部

19. 胃良性溃疡较多发生在
    A. 胃小弯　　　　　　B. 胃后壁

C. 胃大弯   D. 幽门区

E. 胃底

20. 下列不是良性胃溃疡 X 线征象的是

A. 项圈征   B. 狭颈征

C. 黏膜线   D. 指压迹

E. 黏膜集中

21. 胃穿透性溃疡是指溃疡侵及

A. 肌层   B. 黏膜层

C. 黏膜下层   D. 浆膜层

E. 黏膜层和黏膜下层

22. 胃溃疡的典型 X 线征象是

A. 黏膜中断破坏   B. 龛影

C. 充盈缺损   D. 排空慢

E. 胃腔增大

23. 不属于胃溃疡间接征象的是

A. 痉挛性改变

B. 分泌增加

C. 龛影

D. 胃蠕动增强或减弱

E. 龛影处常有不同程度压痛

24. 十二指肠球部溃疡的 X 线征象不包括

A. 激惹   B. 变形

C. 龛影   D. 畸形

E. 扩大

25. 十二指肠溃疡最多见的部位是

A. 球后部   B. 球部

C. 降部   D. 水平部

E. 小弯侧

26. 常出现"线样征"的肠疾病是

A. 克罗恩病   B. 淋巴瘤

C. 小肠吸收不良   D. 溃疡型结肠炎

E. 坏死性肠炎

27. 慢性十二指肠球部溃疡最常见的 X 线征象是

A. 龛影   B. 激惹

C. 球部畸形   D. 管腔狭窄

E. 黏膜集中

28. 下列有关龛影的叙述，不正确的是

A. 由于胃肠道壁产生溃烂，达到一定深度，造影时被钡剂填充

B. 当 X 线从病变区呈切线位投影时，形成一突出于腔外的钡斑影像

C. 胃溃疡时，形成的突出于胃腔之外的半圆形钡斑影像，称之为龛影或壁龛

D. 是来自胃肠道的肿瘤突向腔内而形成的影像，是肿瘤的直接征象

E. 双对比造影或压迫法检查正面观察时，可仅显示为局限性钡剂残留影像

29. 革囊胃见于

A. 巨块型癌   B. 局限溃疡型癌

C. 浸润溃疡型癌   D. 弥漫浸润型癌

E. 早期胃癌

30. 胃癌的好发部位依次是

A. 胃小弯、胃窦、胃大弯

B. 胃窦、胃小弯、贲门

C. 贲门、胃窦、胃大弯

D. 胃小弯、贲门、胃窦

E. 胃窦、贲门、胃小弯

31. CT 对胃癌的诊断价值，不正确的是

A. 观察胃壁增厚的程度

B. 发现癌肿胃壁外侵犯

C. 常用于明确胃癌的唯一诊断方法

D. 显示肝转移和肿大淋巴结

E. 术后复查确定复发征象

32. 早期胃癌最常见的类型是

A. Ⅰ型   B. Ⅱa型

C. Ⅱb型   D. Ⅱc型

E. Ⅲ型

33. 早期胃癌具有的特征是

A. 肿瘤范围小于 1cm

B. 肿瘤局限于黏膜和黏膜下层

C. 肿瘤位于胃小弯近胃角处

D. 无远处淋巴结转移

E. 肿瘤表面光整

34. 胃癌的主要转移方式是

A. 直接蔓延　　　　B. 血行转移

C. 淋巴结转移　　　D. 腹腔种植

E. 直接浸润

35. 关于胃癌，以下叙述错误的是

A. 胃癌好发于胃窦部，其次为贲门和胃体小弯

B. 早期胃癌分为隆起型、浅表型、凹陷型

C. 中晚期胃癌是浸润至肌层或超过肌层

D. 胃癌通过门静脉转移到肝内常见

E. 胃癌淋巴结转移常首先转移至左锁骨上淋巴结

36. 皮革胃是下列哪种类型的胃癌

A. 溃疡型　　　　　B. 蕈伞型

C. 平坦型　　　　　D. 浸润型

E. 混合型

37. 早期胃癌确诊的首选方法是

A. 超声

B. CT

C. 胃镜活检

D. 胃肠道气钡双重造影

E. MRI

38. 以下疾病中可造成局部胃壁僵硬的是

A. 慢性胃炎　　　　B. 胃多发性溃疡

C. 胃周围粘连　　　D. 早期胃癌

E. 中、晚期胃癌

39. 早期胃癌是指癌肿尚未侵及

A. 黏膜层　　　　　B. 黏膜下层

C. 肌层　　　　　　D. 浆膜层

E. 黏膜下层，且大小不超过 5mm

40. 下列关于 Crohn 病的 CT 表现，叙述错误的是

A. 节段性肠壁增厚是 CT 的主要表现，一般厚度在 15mm 以内

B. 急性期肠壁可显示分层现象，表现为靶征或双晕征

C. 增强扫描时，处于活动期和慢性期的病变均可强化

D. CT 对窦道、瘘管等合并症的诊断价值高于钡剂造影

E. 增强扫描时肠系膜出现梳样征时提示进入慢性期

41. 克罗恩病的特征病变是

A. 病变一般较局限，病变大多不超过回盲瓣

B. 溃疡多与肠管纵轴垂直

C. 阶段性分布、卵石征及纵行溃疡

D. 肠管痉挛激惹呈"线样征"

E. 溃疡较大时呈 T 状或领扣状

42. 溃疡型肠结核的 X 线征象，以下选项叙述错误的是

A. 有肠管张力增高

B. 管腔挛缩

C. 激惹

D. 管腔边缘呈锯齿状

E. 充盈缺损

43. 以下关于肠结核影像表现，错误的是

A. 溃疡型结核主要表现肠管张力高，管腔挛缩，可有激惹征象，管腔边缘呈锯齿状，可见斑点状小龛影

B. 增殖型结核主要表现是管腔变形，缩短，黏膜紊乱增粗，可呈多个大小不一的充盈缺损，激惹多不明显

C. 肠结核充盈缺损一般较局限，病变大

多不超过回盲瓣

    D. 肠结核多累及盲肠及回肠末端

    E. 肠结核可有多个尖刺样龛影

44. 以下疾病中引起盲肠缩短、变形收缩最常见的原因是

    A. 溃疡性结肠炎   B. 阿米巴性结肠炎

    C. 局限性肠炎   D. 增殖型肠结核

    E. 慢性痢疾

45. 肠结核好发于

    A. 直肠   B. 回肠

    C. 回盲部   D. 结肠

    E. 空肠

46. 以下肠结核的 X 线征象中，错误的是

    A. 盲肠缩窄、收缩及变形

    B. 回肠末端受侵，黏膜破坏

    C. 回肠病变近侧端可见钡剂滞留，肠管扩张

    D. 肠道运行正常

    E. 回盲部可见跳跃征

47. 关于"肠结核"影像，下列选项叙述不正确的是

    A. 内收

    B. 跳跃征

    C. 龛影检出率较高

    D. 升结肠常短缩、变窄

    E. 充盈缺损

48. 以下哪一项 CT 表现提示直肠癌失去手术机会

    A. 肿块外缘毛糙

    B. 直肠全周受累

    C. 直肠周围脂肪内肿大淋巴结

    D. 直肠周围筋膜增厚

    E. 直肠周围脂肪密度增高

49. 关于结肠癌，以下错误的是

    A. 长期的溃疡性结肠炎和血吸虫病基础

上易产生癌肿

    B. 病理分为增生型、浸润型、溃疡型、混合型四型

    C. 常表现为腹部包块、便血或腹泻，或有顽固性便秘

    D. 70% 好发于盲肠和升结肠

    E. 直肠癌主要表现为便血、大便变细和里急后重感

50. 结肠癌的典型 X 线征象为

    A. 肠腔内轮廓不规则的充盈缺损

    B. 管腔狭窄

    C. 黏膜僵硬、黏膜破坏

    D. 肠壁僵硬

    E. 苹果核征

51. 关于结肠癌的影像表现特点，错误的是

    A. 环形狭窄是浸润型结肠癌的典型表现

    B. 肠腔可见轮廓不规则的充盈缺损，病变多位于肠壁的一侧

    C. 肠管黏膜破坏，局部管壁僵硬平直，结肠袋消失

    D. 可表现为形态不规则、边缘不整齐的较大龛影

    E. 结肠癌二期管壁增厚超过 10mm，并有邻近器官的侵犯

52. 关于溃疡性结肠炎的影像表现，错误的是

    A. 急性期肠管痉挛激惹呈"线样征"

    B. 急性期充盈时肠壁边缘呈锯齿状，排空后见小刺状溃疡，溃疡较大时呈 T 形或领扣状

    C. 亚急性期黏膜呈颗粒状、息肉状；肠袋变形，肠管僵硬

    D. 慢性期肠管变短，肠袋消失，肠腔变细，可有回流性肠炎改变，可见结肠扩张

    E. 30% 可发生癌变

53. 关于肝癌 CT 平扫表现，以下叙述错误的是

 A. 大多数为低密度，也有等密度或高密度

 B. 合并脂肪肝或肝硬化伴脂肪变性时，癌灶与周围肝组织间密度差缩小

 C. 脂肪肝特别显著时，病灶表现为较高密度

 D. 病灶可发生坏死、出血或钙化

 E. 肿瘤细胞分化程度越高，其密度越低

54. 对小肝癌（SHCC）与肝血管瘤的鉴别方法是

 A. 增加造影剂的注射量

 B. 动脉期扫描和延迟扫描

 C. 加快造影剂的注射速度

 D. 有肝炎和肝硬化病史

 E. 测量 CT 值比较病灶的增强程度

55. 关于肝囊肿的 CT 表现，错误的是

 A. 单发或多发

 B. 圆形水样密度

 C. 平扫囊壁一般不显示

 D. 边界锐利光滑

 E. 增强扫描囊肿内无强化，囊壁强化而显影

56. 肝脓肿与肝癌均表现为环形强化时的鉴别点是

 A. 肝癌动脉期强化明显，肝脓肿静脉期强化明显

 B. 肝脓肿的壁较薄

 C. 肝癌的壁较厚

 D. 肝脓肿的壁为高度强化

 E. 肝癌的壁为中度强化

57. 关于肝癌的影像表现，错误的是

 A. 肿瘤以膨胀性生长为主的病灶增长较慢，形成假包膜，可出现晕圈征

 B. 肿瘤呈浸润性生长一般无包膜形成，边界模糊不清

 C. 肝癌结节中可形成坏死或偶见脂肪成分

 D. 肝癌增强扫描静脉期，平扫呈低密度的病灶区 CT 值迅速升高并明显高于正常肝实质

 E. 肝癌 75%～80% 血液由肝动脉供应

58. 肝癌可经过血行转移或淋巴系统转移，最常见的转移部位为

 A. 脑　　　　　　　　B. 肺

 C. 肾　　　　　　　　D. 骨

 E. 肾上腺

59. 关于原发性肝癌不正确的是

 A. 肝癌常分为巨块型、结节型和弥漫型

 B. 巨块型肝癌一般大于 10cm

 C. 组织学分类为肝细胞型、胆管细胞型及混合型

 D. 常见转移部位为肺、肾上腺、骨、脑等

 E. 易形成门静脉、下腔静脉及肝静脉内癌栓

60. 以下不属于肝癌组织学分类的是

 A. 肝细胞型

 B. 胆管细胞型

 C. 混合型

 D. 纤维层状型肝细胞癌

 E. 鳞癌

61. 同层动态扫描主要是研究病灶的增强特征，常用于鉴别的疾病是

 A. 肝炎和肝硬化　　B. 肝炎和肝癌

 C. 脂肪肝和肝硬化　D. 肝癌和血管瘤

 E. 脂肪肝和血管瘤

62. CT 平扫时，肝细胞肝癌的密度绝大多数表现为

A. 等密度　　　B. 高密度

C. 低密度　　　D. 稍高密度

E. 混杂密度

63. MRI 表现是"灯泡征"的疾病是

A. 肝癌

B. 肝海绵状血管瘤

C. 肝腺瘤

D. 肝局灶性结节增生

E. 肝硬化

64. 下列关于肝血管瘤，叙述不正确的是

A. 女性多于男性

B. 肉眼呈紫红色，质地较软

C. 一般有包膜

D. 瘤内呈囊状或筛状，犹如海绵

E. 是最常见的肝脏肿瘤

65. 关于肝的海绵状血管瘤，以下叙述错误的是

A. CT 平扫海绵状血管瘤多数为低密度，也可为稍高密度或等密度

B. 海绵状血管瘤复查时首选超声检查

C. 多期增强扫描能提高肝海绵状血管瘤的诊断率

D. 多回波序列 T_1WI 出现"亮泡征"是其特征性表现

E. 1~2cm 的小血管瘤，动脉期可全瘤强化

66. 动态增强扫描加延迟扫描最主要用于哪种病变的诊断和鉴别诊断

A. 肝硬化　　　B. 肝囊肿

C. 脂肪肝　　　D. 肝破裂

E. 肝血管瘤

67. 下列关于肝腺瘤，叙述正确的是

A. 也称肝细胞腺瘤，通常无包膜

B. 镜下主要由肝细胞组成

C. 肝细胞排列具正常肝小叶结构

D. 肿瘤内含胆管

E. 肿瘤实质内不易出血，可见脂肪

68. 关于肝脏病变，错误的是

A. 肝硬化为肝实质内结缔组织广泛增生，假小叶形成

B. 脂肪肝是由于肝细胞内大量脂肪沉积所致

C. 肝脓肿常包括细菌性和阿米巴性两种

D. 细菌性肝脓肿液化坏死后脓液呈巧克力色，有臭味

E. 阿米巴性肝脓肿实验室检查粪便中可查到阿米巴滋养体

69. 肝硬化特征性病理表现是

A. 肝细胞坏死

B. 肝穿刺活检假小叶形成

C. 炎细胞浸润

D. 肝细胞浊肿变性

E. 肝细胞脂肪变性

70. 典型肝硬化的 CT 表现为

A. 脾大，脾和胃底静脉曲张，肝各叶比例正常

B. 肝表面不光整，各叶比例失调，肝密度不均，脾大

C. 肝密度均匀，各叶比例失调，脾正常

D. 肝体积增大，密度均匀，各叶比例失调，腹水

E. 肝叶比例失调，肝脏密度正常，胆囊结石，腹水

71. 下述哪项不是肝硬化的超声表现

A. 肝静脉变细

B. 肝表面凸凹不平

C. 门静脉增宽

D. 肝内回声低、均匀

E. 肝内回声增强、不均匀

72. 关于细菌性肝脓肿，以下叙述错误的是

A. 通常由胆道炎症所致

B. 脓肿可单发或多发，单房或多房

C. 脓肿壁由炎性细胞及纤维肉芽组织构成，周围肝实质内可见水肿

D. 可为革兰阳性菌或者阴性菌感染

E. 下腔静脉是其主要感染途径

73. 有关肝脂肪变性的叙述，不正确的是

A. 常规 MRI T_1WI、T_2WI 较 CT 增强更容易检出肝岛与肝局灶性脂肪浸润

B. 肝脏的 CT 值低于脾脏即可诊断脂肪肝

C. CT 平扫肝实质密度下降，肝内血管影显示不清或不能显示

D. 增强特征与正常肝脏一致，但仍低于增强后的脾脏

E. 肝内血管有时受挤压变细，但无推移包绕现象

74. 以下不属于脂肪肝 CT 表现的是

A. 肝脏实质密度减低

B. 局限性脂肪肝呈地图样改变

C. 平扫肝脏 CT 值低于脾脏

D. 肝内血管影模糊或相对高密度

E. 增强扫描可见肝脏血管变形或移位

75. 肝局灶性脂肪浸润，以下正确的是

A. 病灶通常呈球状

B. 与周围正常肝组织分界清晰

C. 可以有轻微的占位效应

D. 周围血管无受推压移位表现

E. 增强扫描后强化高于周围肝组织

76. 胆管细胞癌的影像特点不包括

A. CT 平扫呈低密度实性病灶，轮廓欠清

B. 部分病灶内可见不规则的钙化影，数目多而小，密度高，形态不规则

C. 增强扫描动脉期边缘较平扫清楚，病灶有不均匀强化，但明显低于肝实质

D. 静脉期病灶强化程度高于动脉期

E. 主病灶周围无小卫星灶

77. 以下选项中不符合胆囊癌影像表现的是

A. 分为胆囊壁增厚型、腔内型和肿块型

B. 腔内型表现为胆囊腔内肿块，基底部胆囊壁增厚

C. 肿块型表现为胆囊由一软组织充填或代替

D. 增强后多早期较明显强化，且持续时间短

E. 胆囊壁增厚型表现为胆囊壁不规则增厚，局限性或弥漫性厚度常大于 10mm

78. 关于胆管细胞癌的叙述，错误的是

A. 起源于肝内胆管的上皮细胞

B. 与肝癌比较，更容易形成门静脉或肝静脉癌栓

C. 平扫呈低密度实性病灶，部分可见不规则钙化

D. 增强后病灶显示较清楚，可呈多结节

E. 有时末梢胆管的局限性扩张是唯一表现

79. 下列说法错误的是

A. 肝血管瘤边界一般较清，增强扫描病灶由周边开始强化，并向中心扩展，延迟后呈等密度

B. 肝转移瘤常多发，可出现"牛眼征"，增强后呈边缘强化

C. 肝脓肿一般呈圆形，中央密度减低，增强扫描病灶呈环状强化，并可出现"靶征"

D. 肝硬化结节密度较正常肝组织稍高，增强扫描强化不明显，延迟后，病灶呈等密，度，门静脉内无癌栓

E. 胆管细胞癌远侧不可见局部胆管扩张

80. 胆囊癌的特点不包括

A. 多发生于 50～80 岁，女性多见

B. 约75%的病例合并胆囊结石

C. 多发生在胆囊体部

D. 可分为胆囊壁增厚型、腔内型和肿块型

E. 增强后病灶早期较明显强化，且持续时间长

81. 胆管细胞囊腺癌的 CT 表现，不包括

A. 实质部分为低密度且明显强化

B. 囊壁厚薄不均

C. 可见囊壁结节

D. 囊内液体密度

E. 病变囊性部分显著强化

82. 关于胰腺肿瘤，以下叙述错误的是

A. 胰腺癌占胰腺恶性肿瘤的 95%，胰头癌占 60%

B. 90% 胰腺癌为腺癌

C. 疼痛伴黄疸为胰头癌最突出的症状

D. 胰腺囊性肿瘤主要包括浆液性囊腺瘤和黏液性囊腺瘤或囊腺癌

E. 胰岛细胞瘤分为功能性和非功能性

83. 关于胰腺病变，以下叙述不正确的是

A. 慢性胰腺炎多表现为胰腺萎缩

B. 胰腺肿瘤多表现为胰腺局限性增大

C. 部分胰头癌可表现为胰头肿块与胰体尾部萎缩

D. 急性胰腺炎多表现为胰腺弥漫性肿大

E. 慢性胰腺炎不表现为局限性炎性肿块

84. 急性出血坏死型胰腺炎的并发症不包括

A. 蜂窝织炎

B. 脓肿

C. 假性囊肿

D. 胰周积液

E. 门静脉系统血管闭塞和血栓形成

85. 以下表现与急性胰腺炎无关的是

A. 门静脉血栓

B. 胆总管梗阻

C. 胰腺内外"液体潴留"

D. 胰腺假囊肿

E. 胰腺囊腺瘤

86. 慢性胰腺炎较具特征性的表现是

A. 胰管、胆管扩张形成"双管征"

B. 动态增强扫描动脉期为低密度

C. 胰腺萎缩、胰腺内钙化并假囊肿形成

D. 胰腺肿胀，胰周脂肪间隙模糊

E. 肾筋膜增厚、肾前间隙、小网膜囊内肾后间隙积液

87. 急性胰腺炎强化扫描的主要目的是

A. 观察胰腺与十二指肠的关系

B. 观察胰腺与肾前筋膜的关系

C. 判断有无胰腺坏死灶及其范围，推断病变的程度

D. 观察胰腺与结肠肝曲及脾曲的关系

E. 观察胰腺与脾静脉的关系

88. X 线平片提示可能存在慢性胰腺炎的征象是

A. 胸腔积液

B. 结肠充气，结肠切断征

C. 胰腺区多发性小结石和钙化

D. 十二指肠环增大、淤张、充气

E. 十二指肠黏膜皱襞增粗，降段内缘受压

89. 下列不是胰腺癌改变的是

A. 局部实质肿块

B. 肿块远端腺体萎缩

C. 胰周脂肪消失

D. 胰管不规则钙化

E. 胰周血管受侵包裹

90. 胰腺癌时 CT 影像中出现的"双管征"是指扩张的

A. 门静脉和肝动脉

B. 肝内胆管和胆总管

C. 胆总管和主胰管

D. 胰导管和肝内胆管

E. 主胰管和副胰管

91. 进行性梗阻性黄疸患者行快速增强扫描，胰头部出现不规则低密度区，高度怀疑

　　A. 急性胰腺炎　　　B. 假囊肿形成

　　C. 扩张的胆总管　　D. 胰腺癌

　　E. 正常胰腺

92. 下列选项中提示病变与胰腺有关的是

　　A. 半月征

　　B. 反 "3" 字征

　　C. 灯泡征

　　D. 三叶草征

　　E. 溃疡与肠管长轴垂直

93. 以下关于胰腺癌的叙述，错误的是

　　A. 起源于腺管或腺泡细胞

　　B. 大多数肿块边缘不清

　　C. 胰头癌以 "围管浸润" 方式侵犯胆总管

　　D. 常形成乳头状息肉突入胆总管内

　　E. 胰腺癌较其他肿瘤转移早

94. 胆总管重度扩张并且在胰头下方突然截断消失，考虑

　　A. 胆总管炎症　　　B. 胰腺（头）癌

　　C. 慢性胰头炎　　　D. 胆总管囊肿

　　E. 十二指肠憩室

95. 关于脾脏病变，错误的是

　　A. 脾脏血管肉瘤增强扫描时表现似血管瘤，先从病灶边缘强化，然后逐渐向中央填充

　　B. 脾脏转移瘤增强扫描后病灶呈不均匀强化，强化程度较正常脾实质差

　　C. 脾脏血管瘤的增强后周围见结节状强化，并逐渐向中心填充，延迟扫描病灶大部分完全填充

　　D. 脾脓肿增强后脓肿壁明显强化，中央坏死区无改变

　　E. 脾梗死后增强病灶可有强化，且轮廓较平扫时清楚

96. 以下关于脾淋巴瘤的叙述，错误的是

　　A. 是最常见的脾脏肿瘤

　　B. 病理上分为均质增大、粟粒结节、多发肿块和单发肿块四型

　　C. CT 上有特征性改变

　　D. 增强扫描有助于发现病灶

　　E. 合并腹膜后淋巴结肿大有助于诊断

97. 以下选项不属于脾梗死 CT 表现的是

　　A. 尖端朝向脾门的楔形高密度

　　B. 尖端朝向脾门的楔形低密度

　　C. 脾脏轮廓收缩变形

　　D. 增强扫描无强化

　　E. 可以为多发病灶

二、A2 型题

98. 患者，男，68 岁。患 "胃炎" 20 余年，因突然出现全腹剧烈疼痛，患者被动屈曲位，初体温正常，后出现最高体温 38.5℃，脉搏 110 次/min，查体：腹式呼吸减弱，腹肌紧张不明显，全腹压痛、反跳痛，以上腹部为重；X 线立位平片示小肠普遍胀气，并见小液气平面，膈下见游离气体。根据上述症状及体征，最可能诊断为

　　A. 胃出血　　　　　B. 胃穿孔

　　C. 肠梗阻　　　　　D. 急性胃肠炎

　　E. 胆绞痛

99. 患者，男，28 岁。有十二指肠溃疡病史，突发上腹部剧烈疼痛，以下叙述错误的是

　　A. 急性肠梗阻　　　B. 胃肠道穿孔

　　C. 板状腹　　　　　D. 腹部立位片检查

E. 胃肠减压

100. 食管局部黏膜增粗、扭曲、紊乱，边缘毛糙，局部可见局限性小充盈缺损（隆起）及小龛影（糜烂）。应考虑

A. 食管静脉曲张　　B. 食管良性狭窄

C. 食管癌　　　　　D. 食管平滑肌瘤

E. 食管贲门失弛缓症

101. 患者，女，32 岁。阵发性上腹痛 2 年，夜间加重，疼痛有季节性，冬季明显，有反酸，为进一步确诊。首选的检查方法是

A. X 线钡餐检查　　B. 胃镜

C. 胃液细胞学检查 D. 胃液分析

E. B 超

102. 患者，男，36 岁。上腹部烧灼性疼痛半年多，嗳气反酸，与胃癌主要影像的鉴别要点是

A. 隆起　　　　　　B. 龛影

C. 黏膜柔软无破坏 D. 环堤

E. 项圈征

103. 患者，男，60 岁。上腹隐痛半年余，黑便，胃肠钡剂造影见胃小弯龛影，胃壁僵硬，龛影口环堤征。最有可能的诊断是

A. 胃癌　　　　　　B. 慢性胃窦炎

C. 胃溃疡　　　　　D. 胃淋巴瘤

E. 胃间质瘤

104. 患者，男，36 岁。腹痛伴低热半年。灌肠示盲肠缩短，位于右髂窝上。考虑

A. 肠结核

B. 结肠克罗恩病

C. 家族性息肉综合征

D. 结肠癌

E. 克罗恩病

105. 患者，男，53 岁。肝区胀痛 1 周，CT 检

查发现肝脏低密度占位性病变，增强扫描见肿块强化呈速升速降型。应首先考虑为

A. 肝细胞性肝癌　　B. 胆管细胞性肝癌

C. 肝转移瘤　　　　D. 肝脏囊腺瘤

E. 肝脓肿

106. 患者，女，31 岁。体检发现肝脏低密度病灶影，境界清晰，增强扫描后无强化。应首先考虑为

A. 肝棘球蚴病　　　B. 肝囊肿

C. 肝囊腺瘤　　　　D. 阿米巴样肝脓肿

E. 胆管细胞性肝癌

107. 患者，女，36 岁。右上腹隐约不适，CT 示右肝内一欠规整的低密度灶，增强早期强化明显，延迟扫描等密度。最可能的诊断是

A. 肝癌　　　　　　B. 肝血管瘤

C. 肝脓肿　　　　　D. 局灶性结节增生

E. 肝腺瘤

108. 患者，男，37 岁。发热，肝区疼痛，CT 检查发现肝脏低密占位性病变，诊断为细菌性肝脓肿，一般情况下不出现的影像学表现是

A. 平扫示低密度占位，中心区 CT 值略高于水

B. 多为圆形或椭圆形，部分腔内有分隔

C. 多数病灶边缘不清楚

D. 脓肿周围出现不同密度环征

E. 增强扫描脓肿壁无强化

109. 患者，男，72 岁。近 2 个月出现肝区疼痛，食欲缺乏，乏力，右上腹部可扪及包块，压痛，肝脏质硬，既往乙肝病史，CT 平扫发现肝内多发低密度占位性病变。最有可能的诊断是

A. 肝细胞性肝癌并肝内多发转移

B. 胆管细胞癌

C. 脂肪肝

D. 肝囊腺瘤

E. 肝囊肿

110. 患者，女，35 岁。肝区疼痛 2 周，影像学检查发现肝脏低密度病灶，下列临床资料不支持肝脓肿的诊断的是

A. 寒战、高热

B. 肝区疼痛

C. 肝脏肿大

D. 实验室检查 AFP 升高

E. 中性粒细胞明显升高

111. 患者，女，45 岁。进食油腻后肝区轻微不适。行 MRI 检查示 T_1WI 反相位较同相位信号明显降低。肝右叶异常信号区最可能的诊断是

A. 局灶性脂肪肝　　B. 肝纤维化

C. 肝硬化　　　　　D. 铁沉积

E. 肝岛

112. 患者，男，65 岁。乙肝病史 25 年。MRI 检查示肝内弥漫小结节，在 T_2WI、T_1WI 信号均与周围肝实质一致，增强扫描未见异常强化。这些小结节最可能的病理基础是

A. 再生结节

B. 不典型增生结节

C. 肝细胞癌

D. 局灶性结节增生

E. 结节性再生性增生

113. 患者，男，51 岁。有脂肪肝病史，CT 发现稍高密度团块影，若诊断有残存肝岛，以下影像学表现与之不相符的是

A. 为正常肝组织密度

B. 边缘常较清楚且规则

C. 无占位病变效应

D. 增强扫描见血管被推移

E. 通常位于胆囊附近或包膜下

114. 患者上腹胀满、厌食，查体脾大，腹水征阳性。腹部超声，肝硬化，脾大，腹水。最可能的诊断

A. 腹膜结核

B. 肝炎

C. 肝硬化，门脉高压征

D. 肝癌

E. 胃炎

115. 患者，女，43 岁。右上腹隐痛半年，伴黄疸 1 个月，CT 示肝内胆管轻度扩张，胆囊区见软组织肿块，增强扫描肿块轻度强化。最可能的诊断是

A. 急性胆囊炎　　B. 慢性胆囊炎

C. 胆囊结石　　　D. 肝癌

E. 胆囊癌

116. 患者，女，54 岁。CT 示胆总管重度扩张，在胰头上缘中断消失，形态不规则。最可能的诊断是

A. 胆总管癌　　　B. 胰头癌

C. 胆囊癌　　　　D. 胆总管结石

E. 急性胆管炎

117. 患者，女，59 岁。腹痛，渐近性黄疸 9 个月，CT 动态增强示肝内一类圆形肿块，周围区域动脉期环形强化，中心区动脉期不强化，延迟期强化，手术病理证实是胆管细胞癌，肿块中心区延迟强化的病理基础是

A. 坏死　　　　　B. 出血

C. 富含纤维　　　D. 富含肿瘤细胞

E. 囊变

118. 患者，女，64 岁。上腹部隐痛不适伴进行性黄疸 1 周，CT 检查发现肝门部胆管壁不规则增厚，诊断为胆管癌。以下对

于胆管癌的叙述不正确的是

A. 多发生于较大的胆管

B. 病理多为腺癌

C. 增强扫描早期明显强化

D. 胆囊管和肝总管汇合处和胆总管壶腹部最多见

E. 胆管表现为突然中断，中断部位可见局限于腔内或腔内与腔外软组织小肿块

119. 患者，男，66 岁。渐近性黄疸 6 个月，CT 动态增强示肝内一类圆形肿块，动脉期边缘环形强化，延迟期中心强化，周围胆管扩张。最可能的诊断是

A. 肝血管瘤　　　B. 胆管细胞癌

C. 肝脓肿　　　　D. 肝细胞癌

E. 肝转移瘤

120. 患者，女，53 岁。右上腹疼痛伴黄疸，CT 平扫见肝方叶及右肝前叶密度减低，肝内胆管轻度扩张，正常胆囊不显示，局部见与肝密度相似的软组织肿块影。最可能的诊断是

A. 肝癌　　　　　B. 急性胆囊炎

C. 胆囊结石　　　D. 胆囊癌

E. 慢性胆囊炎

121. 患者，男，57 岁。偶有血便 2 个月。CT 见直肠内距离肛门 6.0cm 处，有一 2.5cm 大小的乳头状影，表面欠光滑，病变有增强。应首先考虑为

A. 直肠息肉　　　B. 直肠癌

C. 直肠囊肿　　　D. 直肠脓肿

E. 乳头状瘤

122. 患者，男，35 岁。腹痛半年，CT 示胰腺略小并见较多细小钙化灶，胰管轻度扩张。最可能的诊断是

A. 胰腺结核　　　B. 慢性胰腺炎

C. 急性胰腺炎　　　D. 胰腺癌

E. 胰腺囊性肿瘤

123. 中年男性，上腹部隐痛 4 个月余，CT 显示胰头肿大，密度尚均匀，肝内外胆管未见明确扩张，半年后随访，病变无变化，可能的诊断是

A. 胰腺癌

B. 胰腺炎症

C. 胰腺浆液性囊腺瘤

D. 胰腺黏液性囊腺瘤

E. 胰腺导管内乳头状黏液瘤

124. 患者，男，40 岁。反复上腹疼痛 5 年余，常放射至后背、两肋部，平卧时加重，弯腰可减轻，查体：上腹部轻压痛，X 线腹部摄片左上腹部钙化。可能的诊断为

A. 慢性肝炎

B. 慢性胆囊炎

C. 慢性胰腺炎

D. 慢性十二指肠球炎

E. 慢性胃炎

125. 患者，男，27 岁。腹痛、呕吐。CT 示胰腺弥漫性增大，结构不清，胰周有较多渗液，部分包裹，局部可见气泡影。诊断为

A. 急性水肿性胰腺炎

B. 急性胰腺炎，假囊肿形成

C. 急性胰腺炎，脓肿形成

D. 急性胰腺炎，伴有出血

E. 急性坏死性胰腺炎

126. 患者，男，68 岁。无痛性黄疸 3 个月，进行性加重，CT 检查于胰头处发现一实性肿块，强化程度低于胰腺实质，可见胆总管及主胰管扩张，于肿块处截断，最可能的诊断是

A. 胰腺癌

B. 胰腺浆液性囊腺瘤

C. 胰腺黏液性囊腺瘤

D. 胰腺黏液性囊腺瘤

E. 胰腺神经内分泌肿瘤

127. 患者，男，67 岁。腹痛 1 个月伴黄疸 1
周，体重减轻 7kg。CT 检查发现胰腺占
位，低强化，边界不清，上方出现"双
管征"，诊断胰腺癌。双管征是指扩张的

A. 门静脉和肝动脉

B. 肝内胆管和胆总管

C. 胆总管和主胰管

D. 胰腺导管和肝内胆管

E. 主胰管和副胰管

128. 患者，男，78 岁。血清 IgG4 升高。行腹
部 CT 增强扫描，可见胰腺轻度肿胀，呈
腊肠样，周围见环形低强化，延迟期可
见周围的环形结构延迟强化，主胰管无
扩张。最可能的诊断是

A. 急性胰腺炎

B. 慢性胰腺炎

C. 自身免疫性胰腺炎

D. 胰腺癌

E. 腹膜后纤维化

129. 患者，男，51 岁。腹痛 1 个月伴黄疸 1
周，体重减轻 5kg。CT 检查发现胰腺占
位，肿块边缘呈分叶状，胰腺正常光滑
连续的轮廓曲线被中断，诊断为胰腺癌。
一般情况下不出现的影像学表现是

A. 平扫时肿瘤与胰腺实质呈等密度或略
低密度

B. 肿瘤内可有不规则边界模糊的低密度
液化坏死区

C. 增强扫描大多数肿块早期明显强化而
呈高密度，周围正常胰腺组织强化
较慢

D. 肿块侵犯胰内胆总管和主胰管可引起
阻塞出现胆管和胰管扩张，呈现双
管征

E. 上消化道钡餐表现为十二指肠内缘黏
膜皱襞受压变平或呈异常的毛刷状，
以及十二指肠腔内出现充盈缺损或内
缘出现双边压迹

130. 患者，男，72 岁。因反复发作的头晕、
复视、视物模糊半年余入院，曾多次出
现空腹血糖降低，摄入葡萄糖后症状消
失，腹部 CT 增强扫描动脉期见胰腺头部
出现明显强化结节。最可能的诊断是

A. 胰腺癌

B. 胰腺浆液性囊腺瘤

C. 胰腺黏液性囊腺瘤

D. 胰腺黏液性囊腺瘤

E. 胰腺神经内分泌肿瘤

131. 患者，男，18 岁。疲乏，贫血貌，CT 示
脾前缘近切迹处多发小片状低密度区，
部分略呈小锥形。最可能的诊断是

A. 脾钝挫伤　　　　B. 脾血管瘤

C. 脾脏囊肿　　　　D. 脾梗死

E. 脾淋巴瘤

三、A3/A4 型题

（132～133 题共用题干）

男，31 岁，突然发生腹部疼痛，临床检
查：腹肌紧张，有反跳痛，需要行 X 线检查。

132. 最简捷有效的 X 线检查是

A. 腹部仰卧前后位片

B. 腹部站立后前位片

C. 胸部站立后前位片

D. 胃钡餐检查

E. 胃气钡双重造影

133. 疑有消化道穿孔，而立位片又未见游离
气体，进一步检查时应避免以下哪种

检查

A. 胃内注入少量气体后再摄立位片

B. 口服碘剂检查

C. 半小时后再复查

D. 左侧卧数分钟后，再立位检查

E. 口服稀钡检查

（134～135 题共用题干）

患者，男，26 岁。腹痛 1 小时，摄腹部平片。

134. 下列说法不正确的是

A. 腹部平片影像学检查的常用方法

B. 站立后前位和仰卧后前位是不可缺少的

C. 应在清洁洗肠后检查

D. 应结合透视进行检查

E. 注意排除导致急腹症临床表现的胸部疾病

135. 如该患者诊断为肠梗阻，下列不正确的是

A. 通常立位透视或照片，需要时补充卧位照片

B. 起病后 6 小时即可见 X 线改变

C. 梗阻近端肠管扩大，胀气，伴液气平面

D. 根据胀气肠管的形状、数目和分布，可大致判断肠梗阻的部位

E. 与肠麻痹的主要区别点是后者无液气平面

（136～137 题共用题干）

患者，男，47 岁。钡餐示食管壁张力减低，蠕动减弱，钡剂排空延迟，并在食管下段见到串珠状充盈缺损影。

136. 应首先考虑

A. 食管癌

B. 食管下段黏膜下平滑肌瘤

C. 反流性食管炎

D. 食管裂孔疝

E. 食管下段静脉曲张

137. 对于该病描述，以下选项不正确的是

A. 是门静脉高压的重要并发症

B. 常见于肝硬化，发生率高达 80%～90%

C. 早期有明显的症状

D. 吐血为主要症状

E. 可伴脾大、脾亢或腹水等

（138～139 题共用题干）

患者，男，28 岁。反复右上腹痛 1 年，进食后可缓解，有时夜间疼痛明显。

138. 为明确诊断最好做哪种检查

A. 腹部 X 线平片

B. 上消化道钡餐检查

C. 上腹部 CT 检查

D. 上腹部 MRI 检查

E. 上腹部超声检查

139. 若影像学检查显示胃幽门痉挛，开放延迟，胃分泌液增多，最有可能的诊断为

A. 胃癌　　　　　B. 胃溃疡

C. 十二指肠溃疡　D. 慢性胃炎

E. 慢性胰腺炎

（140～141 题共用题干）

患者，女，36 岁。呕吐、反酸、消瘦 4 月余，加重伴腹痛 2 天。呕吐为胃内容物，偶尔呕吐咖啡色液，量 50～250ml，进食则吐。2 天前腹胀、呕吐加重，伴上腹部疼痛，排褐色大便，无血便。查肿瘤标志物：CEA、CA724 升高。

140. 根据病史，初步考虑的疾病是

A. 胃溃疡　　　　B. 慢性胃炎

C. 胃癌　　　　　D. 十二指肠溃疡

E. 消化道出血

141. 为进一步明确诊断，该患者需要进行的检查是

A. 胃镜

B. 胃镜 + 腹部 CT 平扫

C. 胃镜 + 上消化道造影

D. 胃镜 + 腹部增强 CT

E. 剖腹探查

（142 ~ 144 题共用题干）

患者，男，54 岁。慢性乙肝，发现肝硬化多年，近半年发现 AFP 不断升高，来院进行影像学检查。

142. 最合理的腹部影像学检查方法是

A. CT 平扫

B. MRI 平扫

C. MRI 平扫及动态增强检查

D. CT 平扫及 MRI 平扫

E. CT 平扫及 MRCP

143. 影像学检查中最需要重视的问题是

A. 肝硬化的诊断

B. 门静脉高压的诊断

C. 肝硬化结节再生的发现

D. 肝细胞癌的发生

E. 腹水

144. 提示肝硬化结节发生恶变的 MRI 征象不包括

A. 动脉期高强化　　B. 延迟期快出

C. 强化的包膜　　　D. T_1WI 匀匀高信号

E. 病灶内脂肪变性

（145 ~ 146 题共用题干）

患者，女，27 岁。无明显不适，体检 CT 平扫发现肝左叶低密度病灶，呈圆形，边界清晰，动脉增强扫描动脉期病灶明显强化，静脉期密度下降，延迟扫描呈稍低密度。

145. 根据以上影像学表现，以下最需要鉴别诊断的是

A. 肝脓肿及肝血管瘤鉴别

B. 肝腺瘤与肝血管瘤鉴别

C. 肝细胞肝癌与肝血管瘤鉴别

D. 肝腺瘤与肝细胞肝癌鉴别

E. 肝局灶性增生结节与肝血管瘤鉴别

146. 以下选项中对鉴别诊断无意义的是

A. AFP 升高

B. 患者长期服用避孕药

C. 腹主动脉旁见肿大淋巴结

D. 患者出现腹水

E. 上腹部疼痛

（147 ~ 148 题共用题干）

患者，女，无明显不适，体检发现肝右叶直径约 4cm 类圆形低密度病灶，边界清晰，密度欠均匀，CT 值 40Hu。

147. 根据平扫下列疾病可能性最小的是

A. 肝血管瘤

B. 肝细胞性肝癌

C. 肝囊肿并出血

D. 肝脓肿

E. 肝局灶性增生结节

148. 对鉴别诊断最有价值的影像学检查方法是

A. 常规增强扫描　　B. 病灶靶扫描

C. 动态增强扫描　　D. 超声检查

E. 腹部透视

（149 ~ 150 题共用题干）

患者，女，82 岁。上腹部不适，大便带脓性血性黏液 3 个月余，既往结肠息肉病史，现上腹部 CT 检查发现肝脏密度不均匀，其内可见数个低密度病灶，增强扫描强化程度低于肝脏，实验室检查 AFP 正常。

149. 结合以上临床资料，患者肝内多发病灶最有可能的诊断是

A. 肝细胞性肝癌并肝内转移

B. 胆管细胞癌

C. 肝转移瘤

D. 肝腺瘤

E. 肝血管瘤

150. 下列出现的影像学征象有助于上述诊断的是

A. 增强扫描病灶见填充式强化

B. 牛眼征

C. 晕圈征

D. 靶征

E. 灯泡征

（151～152 题共用题干）

患者，女。动物饲养员，肝区隐痛、食欲缺乏 1 个月余，查体触诊肝脏饱满，实验室检查白细胞略增高，CT 平扫见肝脏多个囊性低密度病灶，大小不一，边界清晰，部分病灶其内可见钙化。

151. 根据以上临床资料，最需要鉴别诊断的是

A. 肝细胞性肝癌与肝脓肿

B. 肝脓肿与肝棘球蚴囊肿

C. 肝腺瘤与肝局灶性增生结节

D. 肝囊肿与肝棘球蚴囊肿

E. 肝棘球蚴囊肿与肝腺瘤

152. 若出现以下哪种影像学征象，对诊断肝棘球蚴囊肿有极大帮助

A. 囊肿直径大于 5cm

B. 注射造影剂后病灶明显强化

C. 肝门区见多个肿大淋巴结

D. 母囊内可见子囊

E. 肝内钙化

（153～154 题共用题干）

患者，男。上腹隐痛 1 个月余，向腰背部放射，并进行性黄疸，CT 平扫发现胰头体积增大，形态失常，并可见低密度肿块影，肝内外胆管扩张，胆囊体积增大。

153. 根据以上病史，最有可能的诊断是

A. 慢性胰腺炎　　B. 胰腺癌

C. 胰岛细胞瘤　　D. 胰腺囊腺瘤

E. 急性胰腺炎

154. 如果考虑为胰腺癌，则以下影像学表现最不可能出现的是

A. 上消化道造影见十二指肠降部反 "3" 字征

B. 胰管扩张

C. 增强扫描早期病变可见明显均匀强化

D. 增强扫描早期病变强化程度低于正常胰腺

E. 周围血管被病灶包绕

四、B1 型题

（155～156 题共用备选答案）

A. 网膜囊积气

B. 腹膜后间隙积气

C. 网膜囊积气、腹膜后间隙不积气

D. 网膜囊不积气、腹膜后间隙积气

E. 两者均无

155. 胃后壁穿孔

156. 胃前壁穿孔

（157～158 题共用备选答案）

A. 肠套叠

B. 单纯性小肠梗阻

C. 绞窄性小肠梗阻

D. 单纯性结肠梗阻

E. 结肠扭转

157. 梗阻以上结肠扩张，有宽大液平面，小肠轻度扩张，有少许液平面的是

158. 病变远端呈杯口状充盈缺损，周围有多个弹簧状环形阴影的是

（159～161 题共用备选答案）

A. 痉挛性改变　　B. 挛缩性改变

C. 激惹征象　　　D. 胃肠道蠕动消失

E. 胃肠道张力过低

159. 胃肠钡餐造影时，胃窦、小肠及结肠炎症常表现为

160. 胃肠钡餐造影时，十二指肠球部炎症常表现为

161. 胃肠钡餐造影时，十二指肠球部陈旧性溃疡常表现为

　　A. 痉挛性改变

　　B. 挛缩性改变

　　C. 激惹征象

　　D. 胃肠道蠕动消失

　　E. 胃肠道张力过低

（162~164 题共用备选答案）

　　A. 跳跃征　　　　B. 狭颈征

　　C. 充盈缺损　　　D. 间位结肠

　　E. 空回肠换位征

162. 常见于溃疡性结肠炎的征象是

163. 良性溃疡的征象是

164. 属于食管癌的直接征象是

（165~167 题共用备选答案）

　　A. 黏膜皱襞破坏、消失

　　B. 黏膜皱襞平坦

　　C. 黏膜皱襞增宽、迂曲

　　D. 黏膜皱襞纠集

　　E. 黏膜皱襞纤细

165. 胃肠钡餐造影时，炎性浸润、结缔组织增生或黏膜下静脉曲张造成

166. 胃肠钡餐造影时，纤维组织增生、瘢痕收缩造成

167. 胃肠钡餐造影时，恶性肿瘤侵蚀造成

（168~169 题共用备选答案）

　　A. 囊肿单发或多发，可有浅分叶轮廓

　　B. 囊内密度均匀，增强后明显强化

　　C. 囊壁可呈弧形或蛋壳样钙化

　　D. 母囊内出现子囊，数目不一

　　E. 内囊可分离，悬浮于囊液中

168. 以下选项不属于肝棘球蚴囊肿特征表现的是

169. 以下选项不是肝包虫囊肿的特征表现的是

（170~172 题共用备选答案）

　　A. 晕圈征　　　　B. 半月征

　　C. 靶征　　　　　D. 牛眼征

　　E. 囊中囊征

170. 肝细胞性肝癌假包膜的 CT 征象是

171. 肝转移瘤典型 CT 征象是

172. 肝脓肿典型 CT 征象是

（173~177 题共用备选答案）

　　A. 肝转移瘤

　　B. 原发性肝细胞癌

　　C. 肝海绵状血管瘤

　　D. 肝硬化再生结节

　　E. 肝囊肿

173. 肝内肿块 MRI T_1WI 呈低信号，T_2WI 为极高信号，首先考虑

174. 肝内肿块 MRI T_1WI 呈低信号，T_2WI 为稍高信号，首先考虑

175. 肝内肿块 MRI T_1WI 呈稍高信号，T_2WI 为低信号，首先考虑

176. 肝内多发肿块 MRI T_1WI 呈低信号，T_2WI 为稍高信号，首先考虑

177. 肝内肿块 MRI T_1WI 呈低信号，T_2WI 为极高信号，增强后无强化，首先考虑

五、X 型题

178. 患儿，男，15 岁。脐周痛 6 小时。体检示肠鸣音亢进，大便常规查到蛔虫卵，腹部平片示第 1~4 组小肠积气、扩张，直肠内有少量气粪影。完整的诊断应包括

　　A. 单纯性肠梗阻

　　B. 小肠蛔虫病

　　C. 机械性肠梗阻

　　D. 小肠低位梗阻

　　E. 不完全性肠梗阻

179. 以下选项属于小肠绞窄性肠梗阻 X 线表现的是

A. 长液面征

B. 出现小跨度卷曲肠袢

C. 空回肠移位

D. 咖啡豆征

E. 假肿瘤征

180. 腹部 X 线摄影时，右膈下见到气体影的有

A. 内脏转位症   B. 肝硬化

C. 胃癌   D. 肾癌

E. 消化道溃疡穿孔

181. 单纯性小肠梗阻的 X 线征象表现为

A. 假肿瘤征

B. 空、回肠换位

C. 短小液平面

D. 较长液平面

E. 连贯、规则、紧靠扩张的肠曲

182. 绞窄性肠梗阻的 X 线征象为

A. 小跨度卷曲肠袢   B. 假肿瘤征

C. 咖啡豆征   D. 空回肠换位征

E. 长液面征

183. 有关肠梗阻的 CT 表现，以下选项正确的是

A. 梗阻远近端肠管直径有明显差异

B. 闭袢型肠梗阻时可见"鸟喙征"

C. 动力性肠梗阻可见小肠、大肠的弥漫性充气扩张

D. 绞窄性肠梗阻肠壁可出现分层改变

E. 小肠内只要有液气平面就可诊断肠梗阻

184. 阑尾炎的 X 线表现有哪些

A. 单指压痛

B. 阑尾淤积

C. 阑尾扭曲固定

D. 阑尾部分显影或不显影

E. 回肠末端和盲肠与阑尾粘连

185. 以下哪些不是早期食管癌的 X 线征象

A. 黏膜增粗、消失

B. 浅小溃疡

C. 小的充盈缺损

D. 管壁广泛性僵硬

E. 管腔明显狭窄

186. 有关消化道疾病的叙述，正确的是

A. 静脉曲张只见于食管，胃部见不到

B. 双对比造影在胃癌诊断上是重要的

C. 食管癌中以鳞癌多见

D. 小弯侧较大弯侧的胃溃疡发生率高

E. 十二指肠球部溃疡较升段者多

187. 食管静脉曲张累及以下哪些静脉

A. 胃冠状静脉   B. 脐静脉

C. 食管下静脉   D. 奇静脉

E. 肋间静脉

188. 以下属于胃溃疡直接征象的是

A. 黏膜线   B. 项圈征

C. 狭颈征   D. 哑铃胃

E. 胃小弯缩短

189. 胃溃疡的间接征象有

A. 胃分泌增加

B. 胃小弯缩短

C. 对侧胃大弯的痉挛性切迹

D. 胃窦痉挛

E. 龛影

190. 恶性胃溃疡具有的征象是

A. 放射状黏膜纠集

B. 腔外龛影

C. 环堤

D. 黏膜杵样中断

E. 胃壁蠕动消失

191. 以下胃溃疡征象，哪些提示溃疡为活动性

A. 黏膜纠集   B. "B" 形胃

C. 局部定点压痛   D. 蜗牛胃

E. 项圈征

192. 十二指肠球后溃疡的特点是

　　A. 常为多发

　　B. 好发于降部上 1/3 的外缘

　　C. 龛影表面呈乳头样或方形

　　D. 在龛影的对侧伴有痉挛切迹

　　E. 有黏膜皱襞集中的征象

193. 腹腔脓肿的主要 X 线表现有

　　A. 脓肿有气体时可见气液空腔或气泡征象

　　B. 脓腔无气体时表现软组织肿块

　　C. 脓肿相邻器官受压移位

　　D. 脓肿周围炎性浸润

　　E. 炎症扩散时呈腹膜炎改变

194. 克罗恩病 X 线表现包括

　　A. 鹅卵石征　　　　B. 跳跃征

　　C. 纵行溃疡　　　　D. 管腔狭窄

　　E. 炎症性病变

195. 溃疡型肠结核的 X 线表现有

　　A. 肠管边缘呈锯齿状

　　B. 激惹征

　　C. 斑点状小龛影

　　D. 黏膜紊乱呈小息肉状充盈缺损

　　E. 可出现肠梗阻表现

196. 关于结肠癌的 X 线表现，哪些是正确的

　　A. 腔内不规则龛影

　　B. 腔内充盈缺损

　　C. 肠腔狭窄，局限于一侧或呈环形

　　D. 龛影周围宽窄不一的环堤

　　E. 病变肠壁僵硬

197. 溃疡性结肠炎 X 线检查可见到的征象有

　　A. 卵石征　　　　B. 绣带征

　　C. 袖口征　　　　D. 靶征

　　E. 跳跃征

198. 有关浅表凹陷型早期胃癌的描述，正确的是

　　A. 黏膜皱襞中断增粗变细融合

199. 以下关于胃癌的叙述，正确的是

　　A. 胃癌好发于胃窦部，其次为贲门和胃小弯

　　B. 早期胃癌分为隆起型、浅表型、凹陷型

　　C. 中晚期胃癌是指浸润至肌层或超过肌层

　　D. 胃癌淋巴结转移常首先转移至左锁骨上淋巴结

　　E. 胃癌常通过门静脉转移到肝内

200. 早期胃癌浅表型（Ⅱ型）的 X 线表现为

　　A. 肿瘤呈类圆形凸向胃腔，高度超过 5mm

　　B. 形态不规则，多数病变边界清楚

　　C. 肿瘤表浅、平坦，沿黏膜皱襞及皱襞下层生长

　　D. 三个亚型隆起与凹陷均不超过 5mm

　　E. 双重法及压迫法呈不规则颗粒状杂乱影

201. 溃疡型胃癌的 X 线征象包括

　　A. 僵硬　　　　　　B. 放射状黏膜纠集

　　C. 项圈征　　　　　D. 裂隙征

　　E. 环堤

202. 空、回肠肿瘤的 X 线表现有

　　A. 充盈缺损　　　　B. 龛影

　　C. 肠套叠　　　　　D. 肠袢推移

　　E. 肠梗阻

203. 肝癌的特征性 CT 表现为

　　A. 门脉瘤栓

　　B. 病灶边缘明显高低不平，强化持续时

B. 凹陷部凹凸不平，有时可见岛屿状小隆起

C. 浅凹陷中有可认为是破坏了固有肌层的溃疡

D. 其大小由数毫米至 10mm 以上

E. 形状不整齐的浅凹陷

间很短

   C. 边缘不清，灶内有气体或增强出现坏死

   D. 灶周无水肿带、边缘强化出现"牛眼"征

   E. 边缘清晰无强化

204. 肝癌病灶可发生

   A. 钙化　　　　　B. 坏死

   C. 出血　　　　　D. 骨化

   E. 脂肪变

205. 下列哪项对诊断肝癌意义较大

   A. AFP > 500mg/ml 持续 1 月

   B. 肝区痛，腹胀

   C. 上腹部肿块

   D. AFP200 ~ 500mg/ml 持续 2 月

   E. 黄疸腹水

206. 关于肝细胞癌的 MRI 表现，正确的是

   A. T_2WI 上正常肝组织信号常高于肿瘤信号

   B. 质子加权像肿瘤与周围实质信号差别不大

   C. 肿瘤可表现为 T_1WI、T_2WI 混杂不均匀信号

   D. 肿瘤内可有脂肪变性、囊变、坏死、出血、纤维间隔等改变

   E. 静脉瘤栓和假包膜较具特征性

207. 肝海绵状血管瘤的影像学表现中，包括

   A. 抱球征　　　　B. 树上挂果征

   C. 早出晚归征　　D. 灯泡征

   E. 星状瘢痕征

208. 关于肝内胆管细胞癌的叙述，正确的是

   A. 多见于 60 岁以上

   B. 血供多丰富

   C. 与肝硬化无关

   D. 胆管及肝外门脉阻塞常见

   E. 发现时肿瘤通常较大

209. 引起肝脓肿常见的细菌为

   A. 大肠杆菌　　　B. 金黄色葡萄球菌

   C. 绿脓杆菌　　　D. 变形杆菌

   E. 肠炎杆菌

210. 肝脓肿的发病原因包括

   A. 胆道炎症所致

   B. 经淋巴系统感染

   C. 腹腔内和胃肠道感染经门静脉进入肝脏

   D. 全身其他部位炎症经肝动脉进入肝脏

   E. 阿米巴原虫感染

211. 典型肝脓肿壁出现三层环状结构，腔内可有分隔，增强扫描时强化最明显的是

   A. 水肿带

   B. 炎性坏死组织

   C. 纤维肉芽组织

   D. 脓肿内分隔

   E. 病灶内气体

212. 典型肝脓肿 CT 可表现为

   A. 病灶呈圆形或椭圆形低密度

   B. 中心区域 CT 值略高于水而低于正常肝组织

   C. 密度均匀或不均匀

   D. 病灶周围往往出现不同密度的环形带

   E. 环状结构呈不同程度的增强

213. 关于肝血管瘤的叙述，正确的是

   A. 病理上大多为海绵状血管瘤

   B. 平扫多与主动脉密度一致

   C. 增强扫描从病灶周边部开始强化

   D. 病灶边缘增强的密度与同一层面的主动脉密度相似

   E. 与肝癌相比，血管瘤向病灶中心增强的速度较快

214. 有关肝硬化的 CT 表现，正确的是

   A. 肝左叶及尾状叶增大较为常见

   B. 肝实质密度一般与正常肝无明显变化

C. 肝表面凹凸不平，肝缘变钝

D. 肝硬化再生结节 CT 动态增强扫描无强化

E. 胃底部可见小球形或扭曲的绦虫样影

215. 原发性胆汁性肝硬化可伴有

A. 骨质软化

B. 胆总管扩张

C. 肝内胆管局限性扩张

D. 肝门部肿块

E. 肥大性骨关节病

216. 肝硬化可有以下哪些 CT 表现

A. 右叶缩小，尾叶增大

B. 肝裂增宽

C. 脾大

D. 平扫肝密度不均

E. 门脉高压

217. 血供丰富的肝转移癌多表现为

A. 供血血管增粗　　B. 肿瘤染色

C. 病理血管　　　　D. 动静脉瘘

E. 血管受压弯曲

218. 局灶性肝脂肪浸润可有以下 CT 表现

A. 右叶较左叶多见

B. 病变与正常肝组织分界十分清晰

C. 增强后 CT 值升高，但不及正常肝组织

D. 增强后病变内见走行正常的血管

E. 无占位效应

219. 脂肪肝的 CT 表现包括

A. 肝脏密度减低，重症可呈负值

B. 局灶性脂肪浸润周围可见正常肝脏

C. 肝脏密度低于脾脏

D. 肝内血管影模糊或相对高密度

E. 增强扫描可见血管变形或移位

220. 以下哪几项与鉴别结石、胰头癌及胆管癌引起的梗阻性黄疸有密切关系

A. 胆管及胰管扩张程度

B. 胆管及胰管扩张平面

C. 胆管形态及管壁厚度

D. 肝脏大小及密度

E. 有无结石和软组织肿块

221. 关于胆管细胞癌的叙述，正确的是

A. 起源于肝内胆管的上皮细胞

B. CT 平扫易于肝细胞癌鉴别

C. 平扫呈低密度实性病灶，部分可见不规则钙化

D. 有时末梢胆管的局限性扩张是唯一表现

E. 增强后病灶显示较清楚，可呈多结节

222. 以下有关色素性胆结石叙述中，错误的有

A. 主要成分为胆红素钙

B. 胆固醇含量达 70% 以上

C. 呈泥沙样或颗粒状

D. 剖面常呈多面体影

E. 剖面见分层状、结石多发

223. 胆结石的 CT 表现有哪些

A. 高密度结石表现为单发或多发，圆形、多边形或泥沙状的高密度影

B. 胆结石分为高密度、等密度和低密度 3 种类型

C. 肝内胆管结石呈点状、结节状、不规则状表现，常伴周围胆道扩张

D. 胆总管结石时上部胆管扩张，结石部位的层面扩张的胆管突然消失

E. 胆结石的 CT 值测定大致反映结石化学成分的含量

224. 慢性胆囊炎的 CT 表现为

A. 容易穿孔并在肝内形成脓肿

B. 胆囊缩小

C. 胆囊增大

D. 均合并结石

E. 胆囊壁增厚可钙化

225. 急性出血坏死性胰腺炎主要 CT 征象为
- A. 胰腺体积常有明显增大，且为弥漫性
- B. 胰腺密度改变与胰腺病理变化密切相关
- C. 胰腺周围的脂肪间隙消失，胰腺边界不清
- D. 胰周脂肪坏死和胰周或胰腺外积液
- E. 胰腺体积增大与临床严重程度一致

226. 急性胰腺炎常见的 MRI 表现是
- A. 胰腺肿大出现形态学改变
- B. T_1WI 为低信号
- C. T_2WI 为高信号
- D. 胰周常出现炎症性改变一
- E. 胰腺完全无异常表现

227. 关于急性胰腺炎 MRI 的表现，以下选项正确的是
- A. 轻度胰腺炎的形态和信号均可无异常改变
- B. 胰腺内、外积液 T_1WI 信号减低，T_2WI 则增高
- C. 胰腺局限性或弥漫性增大，轮廓不清
- D. 动态增强扫描有助于显示胰腺坏死灶，与增强的正常胰腺相比，坏死灶为高信号
- E. 合并出血时 T_1WI 和 T_2WI 胰腺均可表现为高信号

228. 急性单纯性胰腺炎的 CT 表现有
- A. 少数轻型患者，CT 可无阳性表现
- B. 胰腺体积呈弥漫性增大
- C. 胰腺密度正常或轻度下降
- D. 胰腺轮廓清楚或模糊
- E. 增强扫描胰腺均匀增强，无坏死区域

229. 属于慢性胰腺炎的 CT 征象有
- A. 轻型患者 CT 可完全正常
- B. 胰腺大小正常、缩小但不全增大
- C. 胰管不同程度的扩张
- D. 胰管结石和胰腺实质钙化
- E. 可有假性囊肿存在

230. 以下胰腺囊腺瘤特点，哪些是正确的
- A. 浆液性囊腺瘤：恶性或潜在恶性肿瘤
- B. 黏液性囊腺瘤：恶性或潜在恶性肿瘤
- C. 黏液性囊腺瘤：瘤体较大，单房或多房
- D. 浆液性囊腺瘤：无恶变倾向
- E. 浆液性囊腺瘤：瘤体较小，囊实性，可有钙化

231. 胰腺癌的影像学表现为
- A. 上消化道造影检查可出现十二指肠圈扩大，降部内缘出现反 "3" 字征
- B. CT 可出现 "双管征"
- C. CT 可表现为胰腺的增大或肿块
- D. 血行转移以脾脏最为常见
- E. 增强扫描，病灶强化程度较周围胰腺组织低

232. 关于胰腺癌的 MRI 表现，以下选项正确的是
- A. T_1WI 上呈低信号
- B. 动态增强扫描动脉期病灶明显强化
- C. T_2WI 上其信号一般略高于胰腺
- D. 动态增强延迟期肿瘤信号变化无特征
- E. 可见主胰管扩张

233. 关于脾血管瘤，以下正确的是
- A. 可单发或多发
- B. T_1WI 呈边界清晰的低至等信号
- C. T_2WI 呈高信号
- D. 延迟扫描均匀强化
- E. 增强扫描早期呈典型的结节状强化

第十三章　泌尿生殖系统疾病的影像诊断

一、A1 型题

1. 以下肾囊肿的 CT 表现，叙述错误的是

    A. 圆形或椭圆形，外形光滑

    B. 囊肿和肾实质分界锐利，清楚

    C. 囊肿壁很薄，不能测出

    D. 囊内密度均匀，接近水

    E. 注射造影剂，轻度强化

2. 肾囊肿合并亚急性期出血的 MRI 表现为

    A. T_1 加权像低信号，T_2 加权像高信号

    B. T_1 及 T_2 加权像均为低信号

    C. T_1 加权像等信号、T_2 加权像低信号

    D. T_1 及 T_2 加权像均为高信号

    E. T_1 及 T_2 加权像均为等信号

3. 单纯性肾囊肿最简单的诊断方法为

    A. KUB   B. CT

    C. MRI   D. B 超

    E. IVP

4. 关于多囊肾，下列叙述不正确的是

    A. 可分为小儿型和成人型

    B. 成人型肾脏多囊病不见于婴儿和儿童

    C. 小儿型多囊肾是一种常染色体隐性遗传性疾病

    D. 小儿型多囊肾见于新生婴儿和儿童，双侧肾脏均受累

    E. 小儿型多囊肾肾盂和肾盏变形不常见

5. 有关成人型多囊肾与双侧性多发单纯性囊肿的鉴别诊断，错误的是

    A. 后者肾脏增大不明显

    B. 后者囊肿数目少

    C. 前者常合并有肝、脾或胰腺囊肿

    D. 后者无家族史

    E. 前者一般无钙化

6. 下列肾囊肿不是真正的囊肿的是

    A. 单纯性囊肿   B. 成人型多囊肾

    C. 肾盂旁囊肿   D. 肾盂周囊肿

    E. 肾周囊肿

7. 透明细胞癌最好发的部位是

    A. 肾实质   B. 肾小盏

    C. 肾盂   D. 输尿管

    E. 膀胱

8. 下列肾癌影像不正确的是

    A. 肾影局限性增大

    B. IVP 正常也不能完全除外本病

    C. 肾盂、肾盏移位

    D. 都有肾盂积水

    E. 肾盂内可有充盈缺损

9. 肾癌与肾血管肌肉脂肪瘤的鉴别诊断，以下错误的是

    A. 肾癌具有假包膜征，肾血管肌肉脂肪瘤则无包膜

    B. 注射 Gd－DIPA 后肾癌可以强化，而肾血管肌肉脂肪瘤则不能

    C. 肾血管肌肉脂肪瘤有脂肪信号特征，肾癌则没有

    D. 肾癌可有邻近器官或远处转移，肾血管肌肉脂肪瘤则没有

    E. 以肌肉为主的血管肌肉脂肪瘤难与肾癌区别

10. 关于肾癌 CT 增强扫描的叙述，错误的是

    A. 有助于明确病变存在

B. 有助于确定病变范围

C. 有助于与其他占位病变鉴别

D. 有助于发现肾静脉和腔静脉癌栓

E. 皮质期未发现明显病变可除外肿瘤

11. 成人最常见的肾肿瘤是

    A. 血管平滑肌脂肪瘤

    B. 肾盂癌

    C. 肾腺瘤

    D. 肾母细胞瘤

    E. 肾细胞癌

12. 当肾癌侵犯下腔静脉形成瘤栓而无淋巴结或远处转移，分期应为

    A. Ⅱ 期   B. Ⅲa 期

    C. Ⅲc 期   D. Ⅳa 期

    E. Ⅲb 期

13. 肾癌发生转移，最常见的转移部位是

    A. 淋巴结   B. 肺

    C. 骨   D. 肝

    E. 对侧肾脏

14. 关于肾癌的影像学检查方法，叙述错误的是

    A. 尿路造影可见蜘蛛足样表现、肾盂变形、输尿管受压移位

    B. CT 平扫表现为肾实质肿块，增强检查早期一过性强化

    C. MRI 检查 T_1WI 呈低信号，T_2WI 为混杂信号，周边有假包膜

    D. 影像学检查可进行肿瘤分期和鉴别诊断

    E. X 线平片对肾癌的诊断价值不高

15. 下列肾肿瘤起源于肾小管的是

    A. 肾盂癌   B. 肾细胞癌

    C. 肾纤维瘤   D. 肾母细胞瘤

    E. 淋巴瘤

16. 婴幼儿最常见的恶性肾脏肿瘤为

    A. 肾细胞癌   B. 肾脏 PNET

    C. 肾母细胞瘤   D. 肾盂癌

    E. 肾鳞癌

17. 诊断肾盂癌较为敏感的影像学检查方法是

    A. KUB   B. 尿路造影

    C. 超声   D. CT

    E. MRI

18. 肾区外伤，首选的影像学检查方法为

    A. KUB   B. 尿路造影

    C. 超声   D. CT

    E. MRI

19. 最常见的肾细胞癌的病理类型是

    A. 透明细胞癌   B. 乳头状细胞癌

    C. 嫌色细胞癌   D. 集合管癌

    E. 多房囊性癌

20. 动态增强扫描常表现为"快进快出"的肾细胞癌类型为

    A. 透明细胞癌   B. 乳头状细胞癌

    C. 嫌色细胞癌   D. 集合管癌

    E. 多房囊性癌

21. 小肾癌的定义为

    A. 直径小于或等于 1cm

    B. 直径小于或等于 2cm

    C. 直径小于或等于 3cm

    D. 直径小于或等于 4cm

    E. 直径小于或等于 5cm

22. 透明细胞癌最具有特征性表现的是

    A. 平扫 CT 呈混杂密度的肿块

    B. 肿块突向肾外生长，肾轮廓变形

    C. 发生静脉和下腔静脉血栓

    D. 呈现快进快出的强化特点

    E. 内有点状或弧线状的钙化

23. 转移性细胞癌最好发的部位是

    A. 肾实质   B. 肾盏

C. 肾盂　　　　　　D. 输尿管

E. 膀胱

24. 肾盂癌的典型症状是

A. 腰部钝痛

B. 无痛性全程肉眼血尿

C. 尿急、尿频

D. 发热

E. 无明显症状

25. 泌尿系统结核感染最常见的途径是

A. 淋巴系统途径　　B. 呼吸系统途径

C. 消化系统途径　　D. 血行播散

E. 接触传染途径

26. 肾结核平片征象

A. 肾影倒 "八" 字形

B. 病侧 "肾下垂"

C. 肾影不清

D. 肾区可见不规则钙化灶

E. 肾外形不光滑

27. 常累及双侧肾上腺的病变是

A. 肾上腺腺瘤　　　B. 肾上腺出血

C. 神经源性肿瘤　　D. 肾上腺结核

E. 髓质脂肪瘤

28. 肾脏自发破裂的常见原因为

A. 肾细胞癌　　　　B. 肾盂癌

C. 肾母细胞瘤　　　D. 单纯性肾囊肿

E. 肾脏平滑肌脂肪瘤

29. 以下关于肾自截的叙述，不恰当的是

A. 静脉肾盂造影可见肾盏破坏和脓腔
形成

B. 全肾被干酪坏死物质和空洞所替代

C. 肾大部或全肾钙化

D. 肾功能完全丧失

E. 静脉尿路造影不显影

30. 自截肾常见于

A. 慢性肾炎　　　　B. 肾结核

C. 肾癌　　　　　　D. 慢性肾盂肾炎

E. 肾结石

31. 下列关于肾结核的说法，正确的是

A. 多数肾结核为双侧性

B. 好发于肾乳头部

C. 排泄性造影可见肾盂肾盏受压变形

D. 晚期肾脏体积缩小，肾盂肾盏壁明显
变薄

E. 主要累及肾髓质

32. 肾结核最具特征的临床表现是

A. 发热并盗汗

B. 腰痛

C. 肉眼血尿

D. 慢性膀胱刺激症状

E. 消瘦并乏力

33. 对诊断肾结核最有意义的检查项目是

A. 尿路平片　　　　B. 肾图

C. B 超　　　　　　D. 静脉尿路造影

E. 膀胱镜检

34. 泌尿系统结核的主要 X 线检查方法是

A. 静脉肾盂造影　　B. 逆行肾盂造影

C. 腹部平片　　　　D. B 超

E. DSA

35. 肾结核钙化 X 线表现不包括

A. 环状排列　　　　B. 斑块状

C. 条状　　　　　　D. 均匀细沙状

E. 簇状排列

36. 一侧肾盂不显影，膀胱显著缩小，边缘毛
糙，应首先考虑

A. 慢性肾炎　　　　B. 肾膀胱结核

C. 膀胱癌　　　　　D. 肾腺癌

E. 膀胱神经功能障碍

37. 平片一侧肾区有多发囊状钙化，内有絮状

密度增高影及斑点状钙化，静脉肾盂造影该侧不显影，而对侧肾有积水表现，应考虑为

A. 肾囊肿   B. 肾结石

C. 肾自截   D. 多囊肾

E. 肾肿瘤

38. 排泄性或逆行性尿路造影中，肾结核的早期征象是

A. 肾盏肾盂模糊变形

B. 肾盏边缘不整齐

C. 肾盏肾盂不规则扩张

D. 肾盂边缘不整齐

E. 肾区钙化影

39. 临床常表现为无痛性肉眼血尿，除外

A. 肾细胞癌

B. 肾盂癌

C. 膀胱癌

D. 肾脏平滑肌脂肪瘤

E. 肾母细胞瘤

40. 外伤后最易发生损伤的泌尿系统脏器为

A. 肾脏   B. 输尿管

C. 肾上腺   D. 膀胱

E. 前列腺

41. 典型输尿管结核肾盂造影表现

A. 输尿管变细

B. 输尿管"串珠状"改变

C. 输尿管变粗

D. 输尿管无改变

E. 输尿管内充盈缺损

42. 关于输尿管结石，下列叙述中错误的是

A. 输尿管结石是由膀胱结石逆行而来

B. 阳性结石平片常可清楚显示

C. 静脉肾盂造影结石以上输尿管可扩张

D. CT 表现为输尿管走行区高密度影

E. 主要症状为腹部绞痛伴血尿

43. 关于输尿管癌的影像表现，以下叙述错误的是

A. 尿路造影的直接征象是输尿管内的中心或偏心充盈缺损

B. CT 显示为输尿管内小圆形充盈缺损，上方输尿管及肾盂扩张积水

C. MRI 可见输尿管梗阻部位有肿块，T_1WI 为高信号，T_2WI 为低信号

D. USG 于输尿管走行区可见实质性中低回声肿块，上方输尿管扩张和肾盂积水

E. MRI 造影后输尿管梗阻部位肿块有增强

44. 在输尿管癌的诊断中 MRI 水成像（MRU）较静脉尿路造影最大的优势是

A. 显示肾盂和输尿管积水

B. 显示输尿管肿块

C. 判断肾功能

D. 显示病变不受肾功能的影响

E. 判断病变部位

45. 膀胱肿瘤好发于

A. 膀胱前壁   B. 膀胱三角区

C. 膀胱后壁   D. 膀胱顶部

E. 膀胱底部

46. 膀胱癌易发生在

A. 膀胱前壁   B. 膀胱后壁

C. 膀胱三角区   D. 膀胱两侧壁

E. 膀胱三角区和两侧壁

47. 膀胱癌侵犯精囊时，CT 表现不正确的是

A. 精囊角消失

B. 精囊角增大

C. 精囊腺增大

D. 精囊结构破坏

E. 精囊肿块与膀胱肿块相连

48. 膀胱恶性肿瘤的影像学表现，不正确的是

A. 肿瘤表现为膀胱壁局限性增厚和（或）突入膀胱的肿物

B. T_2 加权像肿瘤信号强度比肌肉信号低

C. 肿瘤附着处膀胱壁呈低信号说明肿瘤尚未侵及深肌层

D. 肿瘤侵犯周围脂肪表现为脂肪界面不清并有软组织块

E. 肿瘤侵犯前列腺、尿道表示已为 T_4 期

49. 膀胱癌的起始症状不可能是

A. 血尿 　 B. 尿频、尿痛

C. 排尿困难 　 D. 充溢性尿失禁

E. 下腹部肿块

50. 成人泌尿系最常见的肿瘤

A. 肾癌 　 B. 肾胚胎瘤

C. 膀胱癌 　 D. 肾囊肿

E. 肾盂癌

51. 关于膀胱癌的 CT 表现，以下选项叙述错误的是

A. 突入膀胱腔内的结节肿物

B. 肿瘤可以是单发，也可是多发

C. 肿瘤可以是带蒂生长

D. 肿瘤累及黏膜下层和肌层表现为膀胱壁增厚

E. 可区别肿瘤限于黏膜内或侵入黏膜下层

52. 膀胱肿瘤的分期标准是根据

A. 肿瘤大小

B. 肿瘤侵犯膀胱壁的深度

C. 临床症状

D. 肿瘤部位

E. 有无肾积水

53. CT 在膀胱癌诊断上的主要作用是

A. 区别肿瘤浸润膀胱壁的深度

B. 对膀胱癌各期的分型

C. 对淋巴结是否转移作出判断

D. 确定是否伴有尿路梗阻

E. 发现膀胱壁局限性增厚或结节

54. 膀胱癌最常见的生长部位是

A. 膀胱顶部

B. 膀胱颈部

C. 膀胱三角区

D. 膀胱侧壁及后壁

E. 膀胱前壁

55. 透光性低密度结石的主要成分多是

A. 草酸钙 　 B. 磷酸钙

C. 尿酸 　 D. 磷酸镁铵

E. 胱氨酸钙

56. 以下哪一项膀胱结石影像学表现是错误的

A. X 线平片表现为耻骨联合上方圆形或类圆形致密影

B. 病灶随体位改变位置

C. 膀胱造影阳性结石表现为充盈缺损，阴性结石表现正常

D. 超声示强回声光团，后方伴声影

E. 无论阳性结石或阴性结石 CT 均表现为高密度

57. 膀胱结石的影像学表现中不正确的是

A. X 线平片表现为耻骨联合上方圆形、横置椭圆形或星形致密影

B. 膀胱造影表现为膀胱内充盈缺损

C. 结石不随体位变化而移动

D. CT 表现为膀胱内致密影

E. MR 表现在 T_1WI、T_2WI 上均匀低信号影

58. 多数前列腺增生最早出现的症状

A. 尿频 　 B. 尿急

C. 排尿困难 　 D. 尿痛

E. 血尿

59. 关于前列腺增生，下列叙述正确的是

A. 良性前列腺增生好发于周围带，并压

迫尿道引起梗阻

B. 多见于老年人，由前列腺腺体、结缔组织和平滑肌不同程度增生引起

C. 增大的前列腺可突入膀胱颈部，膀胱壁不规则增厚

D. 最佳影像学检查技术为 CT 平扫及增强扫描

E. 首选的影像学检查方法是 MRI 平扫和增强扫描

60. 良性前列腺增生通常发生在

A. 移行带

B. 中央带

C. 周围带

D. 前肌纤维质

E. 各部分发生率无差别

61. 前列腺癌的转移，以骨转移最常见，转移部位依次为

A. 脊柱、骨盆、股骨近端

B. 脊柱、股骨近端、骨盆

C. 骨盆、股骨近端、脊柱

D. 骨盆、脊柱、股骨近端

E. 股骨近端、脊柱、骨盆

62. 下列关于前列腺癌的影像学叙述中，不正确的是

A. 病变侧包膜模糊、中断，提示包膜受侵

B. 双侧静脉丛不对称，与肿瘤相邻处信号减低，提示静脉丛受侵

C. 前列腺增大，中央带周围可见假包膜形成

D. 前列腺周围脂肪内可见低信号区，提示周围脂肪受侵

E. 双侧精囊不对称，局部信号减低，提示肿瘤侵犯

63. MRI 诊断输尿管结石最有效、最直接的扫

描方法是

A. T_1WI　　　　B. T_2WI

C. MRU　　　　D. 脂肪抑制像

E. 水抑制像

64. 有关肾上腺皮质癌的 MRI 表现，以下正确的是

A. 均无功能

B. 一般无明显强化

C. 在反相位上信号不均匀

D. 淋巴结转移较少

E. 易发生下腔静脉癌栓

65. 最常见的双侧肾上腺肿瘤是

A. 双侧转移癌

B. 嗜铬细胞瘤

C. 肾上腺皮脂腺癌

D. 肾上腺髓质瘤

E. 肾上腺囊肿

66. 典型嗜铬细胞瘤在

A. T_1WI 呈低信号，T_2WI 呈中等高信号

B. T_1WI 呈高信号，T_2WI 呈低信号

C. T_1WI 呈低信号，T_2WI 呈中等信号

D. T_1WI 及 T_2WI 均呈高信号

E. T_1WI 及 T_2WI 均呈低信号

67. 对诊断膀胱嗜铬细胞瘤有重要意义的是

A. 头痛

B. 心悸

C. 腹痛

D. 视物模糊

E. 在排尿、膀胱充盈或按压膀胱时血压升高

68. 肾上腺外的嗜铬细胞瘤发生的主要部位是

A. 肝门旁　　　　B. 肾门旁

C. 腹主动脉旁　　D. 后纵隔

E. 脊柱旁

69. 以下关于嗜铬细胞瘤的叙述，错误的是

A. 多见于 14 岁以下儿童

B. 为圆形或卵圆形的肿块

C. 既可有实质性肿块，也可有囊性肿块

D. 增强扫描后肿瘤强化明显

E. 肿瘤大小不能鉴别良恶性

70. 下列不是肾上腺嗜铬细胞瘤 CT 特点的是

A. 肿瘤内有脂肪可以呈低密度

B. 较小肿瘤密度均匀，类似肾脏的密度

C. 较大的肿瘤可以出现囊变

D. 增强检查肿瘤明显强化，其内低密度区无强化

E. 10% 的嗜铬细胞瘤为多发性

71. 容易囊变、坏死、出血的肾上腺肿瘤是

A. 肾上腺增生

B. 肾上腺腺瘤

C. 肾上腺嗜铬细胞瘤

D. 肾上腺髓样脂肪瘤

E. 肾上腺转移瘤

72. 能较好地检测肾上腺及病变内脂质成分的影像学检查方法为

A. 超声

B. CT 平扫

C. CT 增强

D. MRI

E. KUB

73. CT 或 MRI 检查诊断前列腺增大的标准是其超过耻骨联合上缘

A. 8mm

B. 20mm

C. 10mm

D. 5mm

E. 15mm

74. 前列腺癌血行转移最常发生在

A. 脑部

B. 肺部

C. 肝脏

D. 骨骼

E. 肾脏

75. 前列腺增生与早期前列腺癌鉴别诊断最有价值的是

A. CT

B. MRI

C. USG

D. X 线平片

E. 膀胱造影

76. 关于前列腺癌的分期，错误的是

A. Ⅰ 期癌瘤局限于前列腺体内

B. Ⅱ 期前列腺包膜有浸润而无其他转移性病变

C. Ⅲ 期已浸润精囊及膀胱颈，但尚无其他转移性病变

D. Ⅳ 期前列腺癌伴有淋巴结、骨骼转移，但无其他远处器官转移

E. Ⅳ 期前列腺癌伴有淋巴结、骨骼或其他远处器官转移

77. 关于前列腺癌，以下叙述不正确的是

A. 前列腺癌是男性最常见的恶性肿瘤之一

B. MRI 显示前列腺癌主要靠 T_2 加权像

C. 前列腺癌主要发生在中央带

D. 精囊受侵表现为 T_2 加权像呈低信号肿块

E. 前列腺形态消失，包膜连续性中断

78. 前列腺癌 MRS 表现为

A. 胆碱 Cho 水平升高，肌醇 MI 水平降低，枸橼酸盐 Cit 水平升高

B. 胆碱 Cho 水平升高，肌醇 MI 水平升高，枸橼酸盐 Cit 水平升高

C. 胆碱 Cho 水平降低，肌醇 MI 水平降低，枸橼酸盐 Cit 水平升高

D. 胆碱 Cho 水平升高，肌醇 MI 水平升高，枸橼酸盐 Cit 水平降低

E. 胆碱 Cho 水平升高，肌醇 MI 水平降低，枸橼酸盐 Cit 水平降低

79. 前列腺癌诊断的敏感性和特异性较高，可以作为诊断前列腺癌的最佳检查手段的影像学方法是

A. KUB

B. 超声

C. 尿路造影　　　D. CT

E. MRI

D. 肿瘤纤维化

E. 肿瘤囊变

80. 有关前列腺增生症的叙述，以下选项错误的是
A. 前列腺增生结节 90% 以上发生在外周带
B. 增生结节 T_1WI 可为低信号
C. 增生结节 T_2WI 可为高信号
D. 增生结节周围可环形低信号
E. 增生的前列腺可突入膀胱

81. 肾上腺转移癌最常见的原发肿瘤是
A. 乳腺癌　　　B. 肝癌
C. 胰腺癌　　　D. 胆囊癌
E. 肺癌

82. 以下选项中不是子宫肌瘤声像图表现的是
A. 边界清晰
B. 子宫增大或出现局限性隆起
C. 低回声结节
D. 等回声结节
E. 宫腔内出现无回声区

83. 子宫内膜癌中类型最多见的是
A. 腺角化癌　　　B. 腺癌
C. 腺鳞癌　　　D. 透明细胞癌
E. 乳头状浆液癌

84. 关于子宫肌瘤 CT 表现，不正确的是
A. 子宫外形呈分叶状增大
B. 平扫诊断价值不大，仅可见轮廓改变
C. 增强扫描能清楚显示病灶
D. 黏膜下肌瘤可引起子宫腔变形移位
E. 肌层内小的肌瘤不引起子宫轮廓改变

85. 子宫内膜癌行 MRI 检查时，T_1WI 肿瘤内部出现高信号提示
A. 肿瘤内钙化
B. 肿瘤液化、坏死
C. 肿瘤内出血

86. 关于子宫内膜癌，以下选项中错误的是
A. 多为腺癌
B. 是子宫内膜最常见的恶性肿瘤
C. CT 是子宫内膜癌主要的诊断方法
D. 宫腔常增大或分叶状
E. 发病高峰为 55~56 岁

87. 有助于鉴别子宫肌瘤与子宫内膜癌的 CT 征象是
A. 子宫外形和大小
B. 肿块大小和密度
C. 肿瘤轮廓和边缘
D. 增强扫描的强化特征
E. 患者病史

88. 子宫内膜癌侵犯深肌层的主要影像学征象是
A. 结合带被破坏
B. 结合带变薄
C. 子宫内膜出血
D. 子宫内膜轮廓不规整
E. 子宫内膜信号异常

89. 孕妇子宫肌瘤的 MRI 表现，下列不正确的是
A. MRI 有助于判断子宫肌瘤的大小、数目和位置
B. 肌瘤内部可发生出血性梗死和坏死
C. 孕期子宫肌瘤更容易发生变性
D. 子宫肌瘤信号均匀
E. 孕妇子宫肌瘤的影像特点与非孕期不相同

90. 发现和诊断子宫肌瘤最敏感的影像学检查方法是
A. X 线　　　B. CT
C. MRI　　　D. 超声

E. 输卵管造影

91. 女性生殖系统最常见的良性肿瘤是

    A. 子宫平滑肌瘤

    B. 子宫腺肌瘤

    C. 卵巢浆液性囊腺瘤

    D. 卵巢黏液性囊腺瘤

    E. 卵巢成熟型畸胎瘤

92. 最常见的子宫肌瘤类型

    A. 肌壁间肌瘤   B. 黏膜下肌瘤

    C. 浆膜下肌瘤   D. 宫颈肌瘤

    E. 阔韧带肌瘤

93. CT 显示宫颈癌向外侵犯的确切根据是

    A. 宫颈径线大于 3mm

    B. 宫颈呈分叶状

    C. 周围脂肪层消失

    D. 直肠壁局限性增厚

    E. 宫颈与阴道壁分界不清

94. 宫颈癌在 T_2 加权像显示阴道下 1/3 的正常低信号阴道壁被高信号肿物侵犯，但无盆壁浸润，应为

    A. ⅡA 期   B. ⅡB 期

    C. ⅢA 期   D. ⅢB 期

    E. ⅣA 期

95. 宫颈癌临床分期首选和最佳检查方法是

    A. X 线平片   B. CT

    C. 超声   D. MRI

    E. 子宫输卵管碘油造

96. 子宫颈癌Ⅱ期肿瘤的 CT 征象中不包括

    A. 盆腔淋巴结增大

    B. 增大宫颈的边缘不规则或模糊

    C. 宫旁脂肪组织密度增高

    D. 出现与宫颈相连的软组织肿块

    E. 输尿管周围脂肪密度增高或出现肿块

97. 早期宫颈癌的主要症状

    A. 白带增多

    B. 接触性出血

    C. 阴道不规则流血

    D. 疼痛

    E. 无痛性血尿

98. 卵巢囊性畸胎瘤的声像图表现，下列错误的是

    A. 脂液分层征

    B. 液暗区内有许多强回声光团

    C. 液暗区内回声杂乱

    D. 包膜完整

    E. 常伴有腹水

99. 关于卵巢癌的影像学表现，下列叙述错误的是

    A. CT 上显示附件区囊实性肿块，囊内部不规则实性成分，或多发大小不等、形态不规则的低密度囊性占位，囊壁及间隔厚且厚薄不均

    B. CT 增强扫描囊内的间隔、囊壁及囊实性成分可明显强化

    C. 肿瘤可向周围组织器官蔓延，可发生腹腔转移，大网膜上密度增高，可见弥漫性小结节，形如饼状，称为"网膜饼"

    D. MRI 上囊液因其内容物含量不同而信号不同

    E. 少数肿瘤可合并大量腹水及盆腔积液

100. 最常见的原发卵巢的恶性肿瘤是

    A. 黏液性囊腺瘤   B. 浆液性囊腺瘤

    C. 黏液性囊腺癌   D. 浆液性囊腺癌

    E. 卵巢肉瘤

101. 以下选项不属于卵巢囊肿 CT 特点的是

    A. 囊肿边缘光滑

    B. 囊肿与周围组织结构分界清楚

    C. 常为多房性，有分隔

D. 囊壁厚薄均匀一致

E. 囊内容物呈均匀低密度

102. 下列不是卵巢恶性肿瘤的影像学诊断依据的是

A. 肿瘤壁不规则，壁结节融合成块

B. 肿瘤内分隔厚且不规则

C. 肿瘤周围可有化学位移伪影

D. 合并有腹水

E. 有转移病灶

103. 下列病变不是 T_1 及 T_2 加权像均呈高信号的是

A. 宫颈腺囊肿

B. 卵巢黏液性囊肿

C. 卵巢囊肿出血

D. 卵巢浆液性囊肿

E. 巧克力囊肿

104. 下列关于卵巢癌 MRI 的叙述中，不正确的是

A. 增强扫描时，肿瘤无明显强化

B. 盆腔内软组织肿块，与子宫分界不清

C. 实性肿瘤于 T_1WI 呈略低信号，T_2WI 呈高信号影

D. 肿瘤内部有坏死或出血时，病灶信号可不均匀

E. 卵巢癌囊性部分的壁常厚薄不均，可见结节状或菜花状突起

105. 关于卵巢囊性畸胎瘤的基本特征，以下选项不正确的是

A. 是卵巢最常见的良性肿瘤

B. 液性脂肪部分呈短 T_1 长 T_2 信号，与皮下脂肪类似

C. 瘤内或瘤周可出现化学位移伪影

D. 肿瘤内部结构特征主要有碎屑和壁突

E. 肿瘤常出血和坏死

106. 卵巢黏液性囊腺癌的声像图特征，不正

确的是

A. 囊腔内有许多分隔

B. 不伴有腹水

C. 分隔厚薄不均匀

D. 肿瘤体积较大

E. 分隔上血流信号丰富

107. 不孕，月经不规则，多毛，肥胖见于

A. 卵巢单纯性囊肿

B. 卵巢滤泡囊肿

C. 多囊卵巢综合征

D. 卵巢黄素囊肿

E. 卵巢黄体囊肿

108. 卵巢肿瘤中最常见的并发症是

A. 恶变　　　　　B. 感染

C. 出血　　　　　D. 破裂

E. 蒂扭转

109. 以下选项中引起月经过多的主要原因的是

A. 浆膜下子宫肌瘤

B. 黏膜下子宫肌瘤

C. 子宫颈囊肿

D. 卵巢畸胎瘤

E. 输卵管妊娠

110. 早孕最常并发的卵巢囊肿是

A. 皮样囊肿　　　　B. 内膜囊肿

C. 滤泡囊肿　　　　D. 黄体囊肿

E. 卵巢冠囊肿

111. 下列易出现钙化性转移的盆腔内肿瘤是

A. 卵巢癌　　　　　B. 宫颈癌

C. 前列腺癌　　　　D. 膀胱癌

E. 精囊癌

112. 卵巢癌典型的大网膜种植表现为

A. 呈饼状软组织肿块

B. 多发结节状改变

C. 网状纤维条索

D. 无一定特征

E. 曲颈瓶、茄子和香肠样

113. 下列卵巢肿瘤中，不产生性激素的是

A. 黏液性囊腺瘤

B. 原发性绒毛膜癌

C. 畸胎瘤

D. 卵泡膜细胞瘤

E. 颗粒细胞瘤

114. 以下不是卵巢转移癌转移途径的是

A. 直接蔓延

B. 血行转移

C. 淋巴转移

D. 腹腔种植

E. 卵巢之间相互转移

115. 下列选项中属于卵巢转移癌最常见原发性肿瘤的是

A. 肺癌　　　　　B. 胶质瘤

C. 肾癌　　　　　D. 甲状腺癌

E. 胃肠道肿瘤

116. 下列不是卵巢癌腹腔种植常见部位的是

A. 子宫直肠窝

B. 右下腹部肠系膜根部的下端

C. 左下腹部乙状结肠系膜的上缘

D. 盲肠和升结肠外侧的结肠旁沟

E. 左侧膈下

117. 下列关于卵巢癌的叙述，不正确的是

A. 来源于卵巢上皮、性索间质、生殖细胞等各种恶性肿瘤的总称

B. 主要为浆液性囊腺癌和黏液性囊腺癌

C. 黏液性囊腺癌最多见

D. 浆液性囊腺癌多为单侧

E. 黏液性囊腺癌腹膜种植转移可形成腹腔假性黏液瘤

118. 下列囊肿不属于卵巢功能性囊肿的是

A. 单纯性囊肿　　　B. 卵泡囊肿

C. 巧克力囊肿　　　D. 黄体囊肿

E. 黄素囊肿

119. 关于卵巢囊腺瘤，下列叙述错误的是

A. 卵巢囊腺瘤为最常见的良性卵巢上皮性肿瘤，包括浆液性囊腺瘤和黏液性囊腺瘤

B. 病理上黏液性囊腺瘤可为多房或单房，囊腔内液体透明，囊腔内因纤维组织分隔为多房，表面可呈结节状；浆液性囊腺瘤多为单侧、多房，往往较大

C. 可发生于任何年龄，以育龄期妇女居多

D. CT 常表现为盆腔内较大的囊性病变，巨大者甚至可充满盆腔及腹腔

E. MRI 上囊性成分 T_1WI 上为均匀低信号，T_2WI 为均匀高信号，浆液性囊腺瘤乳头状突起及分隔在 T_2WI 上为低信号，黏液性囊腺瘤囊壁增强可强化

120. 关于子宫肌瘤，下列说法不正确的是

A. 按肌瘤所在部位不同，分为子宫体肌瘤和子宫颈肌瘤，后者占大多数

B. 根据肌瘤与子宫肌壁的关系分为三类：肌壁间肌瘤、浆膜下肌瘤和黏膜下肌瘤

C. 子宫肌瘤常为多发

D. 病理上，子宫肌瘤主要由漩涡状排列或束状交错编织的平滑肌细胞构成

E. 临床症状常表现为月经量过多、不规则子宫出血及膀胱直肠压迫症状等

121. 关于子宫肌瘤的 MRI 表现，不正确的是

A. T_1WI 信号与肌层相近，T_2WI 信号远低于肌层，边缘清晰光整

B. 肌瘤变性则信号表现不一，主要取决于变性的性质及范围，瘤内钙化灶 T_1

WI、T_2WI 均为不均质的低信号；红色变性者则 T_1WI 为略高信号、T_2WI 呈不均质的高信号；囊变者 T_1WI 为低信号、T_2WI 呈高信号

C. 子宫肌瘤血供相当丰富，内部或边缘常见血管流空现象

D. 增强扫描肌瘤强化程度高于正常子宫肌层

E. MRA 显示肌瘤血供主要来源于双侧的子宫动脉，卵巢动脉有时也参与供血

122. 子宫腺肌病是哪个结构侵入子宫肌层生长

A. 子宫浆膜　　　　B. 子宫黏膜

C. 子宫结合带　　　D. 子宫内膜

E. 子宫黏膜下层

123. 关于宫颈癌，下列叙述错误的是

A. 鳞状细胞浸润癌占宫颈癌的 80% ~85%

B. 浸润方式大多为团块状或弥漫性浸润，外生型最常见

C. 主要症状为阴道分泌物增多、接触性出血

D. 转移途径主要是直接蔓延和血循环转移，少数经淋巴转移

E. 早期患者以手术治疗为主，中晚期则以同步放化疗为主

124. 宫颈癌临床分期首选的影像学检查方法是

A. 超声　　　　　　B. CT

C. PET – CT　　　　D. MRI

E. SPECT

125. 关于子宫内膜癌的叙述，不正确的是

A. 子宫内膜癌是原发于子宫内膜的一组上皮性恶性肿瘤，占女性生殖道恶性肿瘤的 20% ~30%，多见于育龄期妇女

B. 淋巴转移为主要转移途径

C. 子宫内膜癌最常见于子宫底部，其次为子宫体下部，分为弥漫性和局限性两种，以弥漫性居多

D. 阴道出血、异常阴道排液、宫腔积液或积脓为子宫内膜癌的主要症状

E. 具有生长缓慢、转移播散较晚和早期症状较明显的特点，就诊时多为临床 I 期，以手术治疗为主

126. MRI 上表示子宫内膜癌局限于子宫内膜的征象为

A. 子宫内膜局限性增厚

B. 子宫内膜信号正常

C. 子宫肌层信号未见明显变化

D. 结合带完整连续

E. 肿瘤动态增强扫描早期轻度强化

二、A2 型题

127. 患者，男，64 岁。MRI 检查右肾内一病灶 T_1WI 为高信号，T_2WI 仍然为高信号，边缘光滑，造影后无强化。最可能是

A. 肾癌　　　　　　B. 肾错构瘤

C. 肾单纯囊肿　　　D. 肾复杂囊肿

E. 肾脓肿

128. 患者，女，41 岁。CT 平扫示右肾近髓质部圆形较高密度影，直径约 2.0cm，边缘清楚锐利，CT 值 50Hu，增强扫描该病变无强化，最可能的诊断是

A. 肾结石　　　　　B. 高密度囊肿

C. 肾细胞癌　　　　D. 肾错构瘤

E. 肾盏积水

129. 患者，男，51 岁。反复无痛性肉眼血尿伴条状血块 2 个月，膀胱镜检见右输尿管口喷血，尿细胞学可见癌细胞，静脉肾盂造影最有价值的 X 线表现是

A. 右肾不显影　　B. 右肾积水

C. 右肾萎缩　　　D. 右肾盂充盈缺损

E. 右肾盏破坏

130. 患者，男，45岁。全程无痛性肉眼血尿反复发作2个月，近1个月来低热。查体：右侧肾可叩及，轻叩痛。X线腹部平片：右侧肾影增大，有壳状钙化影。静脉肾盂造影：右侧肾上盏充盈缺损，中盏有弧形压迹。最可能诊断为

A. 肾癌　　　　　B. 肾盂癌

C. 肾结核　　　　D. 输尿管肿瘤

E. 肾盂肾炎

131. 患者，男，63岁。血尿待查，CT：双肾明显增大，正常轮廓消失，边缘呈分叶状，结节状，全肾无数大小不一、低密囊性结节影，无强化，肾皮质菲薄，残存的肾实质强化尚可。最可能的诊断为

A. 双肾结核　　　B. 双侧多囊肾

C. 海绵肾　　　　D. 肾多发脓肿

E. 双肾癌

132. 患者，女，56岁。血尿1年余，右腰痛10天余，CT右肾下极 60mm × 70mm 肿块，突出肾外，中心有不规则低密度区，增强扫描早期病灶明显强化，中心低密度区无强化。最可能诊断为

A. 肾癌

B. 肾腺瘤

C. 肾脓肿

D. 肾血管平滑肌脂肪瘤

E. 肾转移瘤

133. 患者，男。患尿毒症长期血液透析4年，近日查体发现肉眼血尿，B超见右肾有一不均质强回声团，CT平扫见肿块内有一钙化。最可能的诊断应为

A. 肾母细胞瘤　　B. 肾细胞癌

C. 肾囊肿出血　　D. 肾肉芽肿

E. 平滑肌脂肪瘤

134. 患者，男，36岁。4天前突发右肾绞痛，B超提示右侧输尿管结石可能，进一步最佳检查为

A. 排泄性尿路造影

B. 逆行肾盂造影

C. B超

D. MRI

E. 腹部平片

135. 患者无痛性血尿数周，肾盂造影示肾盂内不规则充盈缺损，首先考虑

A. 乳头状瘤　　　B. 肾盂癌

C. 鳞状细胞癌　　D. 肾腺癌

E. 肾腺瘤

136. 患者，女。尿频尿急1年，尿白细胞（＋＋＋），红细胞少许，蛋白少量，尿细菌培养阴性。排泄性尿路造影发现左肾区、肾小盏扩张及虫蚀样边缘不整，右肾积水，膀胱呈球形改变，CT检查见左肾盏、肾盂扩张。首先考虑诊断为

A. 左肾结核

B. 晚期肾盂肾炎

C. 右肾结核伴膀胱转移

D. 左肾结核并发膀胱挛缩，对侧肾积水

E. 肾肿瘤伴膀胱转移

137. 尿频、尿急2年，尿常规白细胞、红细胞、尿培养阴性，腹部平片阴性。造影见右肾小盏杯口模糊呈虫蚀状，其外方有一黄豆粒大小圆形造影剂充填阴影，边缘模糊。应考虑为

A. 肾肿瘤　　　　B. 肾结核

C. 肾囊肿　　　　D. 肾盏憩室

E. 肾盏痉挛

138. 青年女性，低热，乏力、左腰痛3个月

余。CT 示左肾影增大，左肾上极密度不均，有斑点样钙化，增强扫描左肾上极有多个囊腔，囊壁中等程度环状强化，邻近肾实质受压变薄，肾盏轻度扩大。首先考虑

A. 左肾上极囊肿

B. 左肾上极脓肿

C. 左肾上极错构瘤

D. 左肾上极肾盂癌

E. 左肾上极结核

139. 某男，尿频、尿急 2 年，尿常规白细胞、红细胞、尿培养阴性，腹部平片阴性。造影见右肾上盏杯口模糊呈虫蚀状，其外上方有一黄豆粒大小圆形造影剂填充影，边缘模糊。应该考虑为

A. 肾囊肿　　　　B. 肾结核

C. 肾肿瘤　　　　D. 肾盏痉挛

E. 肾脓肿

140. 中年男性。腰痛、尿频、尿急，CT 示右肾上极直径 5cm 大小略低密度占位，边缘模糊，环形强化，邻近肾周有积液。首先考虑

A. 右肾上极腺癌

B. 右肾上极肾母细胞瘤

C. 右肾上极错构瘤

D. 右肾上极脓肿

E. 右肾上极结核

141. 患者，男，53 岁。超声发现膀胱内有一高回声肿块，呈菜花样，有一蒂与膀胱壁相连。最可能的诊断是

A. 膀胱炎　　　　B. 膀胱肿瘤

C. 膀胱结石　　　D. 血凝块

E. 膀胱憩室

142. 患儿，男，11 岁。1 年来时有尿频、尿急、尿痛和排尿困难，尿流中断，改变

体位后又能继续排尿。首先应考虑

A. 急性膀胱炎　　　B. 输尿管结石

C. 膀胱结石　　　　D. 前列腺炎

E. 尿道狭窄

143. 患者，中年男性。无痛性全程血尿半月余，IVP 示同侧肾盂、输尿管及膀胱均充盈缺损。可能性最大的诊断是

A. 肾癌 + 种植转移

B. 转移瘤

C. 腺瘤

D. 肾结核

E. 移行细胞癌

144. 患者，男，54 岁。间断肉眼血尿半年，近期耻骨上方疼痛。MR 检查示膀胱壁增厚，膀胱底部可见一大小约 3.2cm × 2.5cm×3.8cm 的菜花状异常信号影，在 T_1WI 上与膀胱壁等信号，高于尿液信号，但低于膀胱周围脂肪信号，T_2WI 呈中等信号，高于膀胱壁信号。增强扫描病变及增厚的膀胱壁明显不均匀强化。该例最可能的诊断是

A. 膀胱息肉

B. 膀胱移行细胞癌

C. 膀胱内血凝块

D. 膀胱炎局部肉芽组织形成

E. 膀胱结石

145. 患者，女，37 岁。头晕，乏力，血压：150/80mmHg，血钾：3.0mmol/L，MR 检查双肾上腺多发小结节影，最有可能的诊断是

A. 特发性肾上腺萎缩

B. 肾上腺结核

C. Addison 病

D. 肾上腺增生

E. 肾上腺皮质腺瘤

146. 男，50 岁，经常发生肾绞痛、血尿，疑为肾结石。需作静脉肾盂造影。造影前准备措施，以下不正确的是
    A. 常规肠道准备
    B. 当天禁止早餐
    C. 鼓励饮水
    D. 检查前排尽小便
    E. 需作碘过敏试验

147. 中年女性，突发右腰部及右下腹部剧痛，伴恶心，超声显示右肾轻度积水，最可能的诊断是
    A. 阑尾炎
    B. 右侧附件炎
    C. 右侧输尿管结石
    D. 右输尿管肿瘤
    E. 膀胱结石、膀胱炎

148. 患者，男，67 岁。饮酒后不能自行排尿 5 小时急诊住院，查体见耻骨上包块，有轻压痛，要确诊病因。最简便的影像学检查是
    A. CT
    B. MRI
    C. B 超
    D. KUB
    E. 膀胱造影检查

149. 患者，女，36 岁。没有任何临床症状，体检腹部 CT 发现，右侧肾上腺区有直径 1.5cm 大小圆形稍高密度影，边缘清晰，呈均匀一致的低密度，增强扫描后呈轻度均一强化。最可能诊断为
    A. 特发性肾上腺萎缩
    B. 肾上腺结核
    C. 嗜铬细胞瘤
    D. 肾上腺增生
    E. 肾上腺皮质腺瘤

150. 患者，男，31 岁。在肾上腺区可见一直径 3cm 的肿物，外缘光滑，T₁加权像呈

低信号，T₂加权像信号强度类似脑脊液，注射 Gd – DIPA 后不均匀增强。诊断为
    A. 肾上腺瘤
    B. 肾上腺囊肿
    C. 嗜铬细胞瘤
    D. 神经母细胞瘤
    E. 肾上腺转移瘤

151. 患者，男，72 岁。发作性头晕、恶心、面色苍白伴高血压半年，于去年入院观察，当时测量血压 180/80mmHg，上腹部 CT 示：双侧少量胸腔积液，右侧肾上腺区有直径 5cm 大小圆形稍高密度影，边缘清晰，内部密度不均。最可能的诊断为
    A. 肾上腺囊肿
    B. 肾上腺转移瘤
    C. 肾上腺髓样脂肪瘤
    D. 肾上腺腺瘤
    E. 嗜铬细胞瘤

152. 患者，女，31 岁。阵发性高血压伴出汗、头痛和心悸，MRI 检查在腹主动脉旁可见一直径 3cm 肿块，包膜完整。T₁WI 呈低信号，T₂WI 呈高信号，其强度接近脑脊液，注射 Gd – DTPA 后不均匀强化。首先考虑为
    A. 淋巴瘤
    B. 神经纤维瘤
    C. 脂肪肉瘤
    D. 异位嗜铬细胞瘤
    E. 转移瘤

153. 患者，男，56 岁。3 年前因为患肺癌曾做过手术，现复查腹部 CT 发现右侧肾上腺区一不规则软组织肿块影，内部密度不均匀，增强扫描后肿块不均匀强化。最可能的诊断是
    A. 肾上腺囊肿
    B. 肾上腺转移瘤
    C. 肾上腺髓样脂肪瘤

D. 肾上腺腺瘤

E. 嗜铬细胞瘤

154. 一患者向心性肥胖，满月脸，多毛和痤疮明显，超声检查发现右侧肾上腺区显示 7cm 的低回声团块，呈分叶状，内部回声不均匀的诊断是

A. 肾上腺皮质增生　B. 皮质腺瘤

C. 皮质腺癌　　　　D. 神经母细胞瘤

E. 嗜铬细胞瘤

155. 患者，女，36 岁。因不孕就诊，CT 扫描子宫增大呈分叶状，表面光滑，子宫肌壁内实性略低密度影，有钙化，宫腔受压移位。考虑为

A. 葡萄胎　　　　B. 子宫内膜癌

C. 子宫肌瘤　　　D. 子宫腺肌瘤

E. 妊娠

156. 患者影像检查中 B 超发现右肾有 2cm 大小结节，回声略高，不均匀，CT 示结节内密度混杂，CT 值 -60~40Hu 不等，边缘清楚。首先应诊断

A. 肾腺癌

B. 肾盂癌

C. 肾平滑肌脂肪瘤

D. 肾母细胞瘤

E. 肾囊肿出血

157. 患者，女，41 岁。1 年前查体发现左下腹部直径约 5cm 实性肿物，未复查。1 天前排尿时突然下腹痛，伴恶心，无发热。查体见子宫正常大，子宫左上方触及直径约 14cm 肿块，张力较大，不活动，有压痛。B 超提示为卵巢肿物，内有不均质回声。直肠子宫陷凹有少量积液。该患者最可能的诊断为

A. 卵巢肿瘤恶变

B. 卵巢肿瘤破裂

C. 卵巢肿瘤蒂扭转

D. 继发感染

E. 阑尾炎穿孔包裹

158. 患者，女，21 岁。左下腹疼痛 1 个月。CT 显示：左下腹 111mm×120mm 椭圆形囊性团块，边缘光滑，包膜完整，密度均匀，CT 值 26Hu，无强化，病变推移子宫、肠管。最先考虑为

A. 卵巢囊肿　　　B. 卵巢囊腺瘤

C. 卵巢畸胎瘤　　D. 卵巢皮样囊肿

E. 卵巢脓肿

159. 患者，女，53 岁。CT 和 MRI 发现盆腔内有囊实性肿块，壁和内隔厚而不规整并有明显的实性部分。最可能的诊断是

A. 卵巢囊肿　　　B. 卵巢腺瘤

C. 卵巢脓肿　　　D. 卵巢囊腺癌

E. 卵巢畸胎瘤

160. 患者，女，14 岁。发现腹部巨大肿块 2 个月并增大 4 天。查体：腹部膨隆，包块活动度差，叩诊无移动性浊音。B 超示：肿物内回声欠均匀，囊实性改变，并见细条状低回声伴声影；患者还需做什么检查

A. 宫腔镜　　　　B. CT

C. 腹部平片　　　D. MRA

E. 超声

三、A3/A4 型题

(161~162 题共用题干)

患者，男，38 岁。左侧腰胀痛 2 年，局部皮肤无红肿等表现，左侧肋脊角叩击痛阳性，当地医院检查发现左肾占位性病变，发病以来无血尿及膀胱刺激症状。

161. 若占位性病变为肾癌所致，以下哪项对诊断最有帮助

A. 放射性核素肾图

B. 腰痛

C. 腰腹部肿块

D. 静脉肾盂造影

E. 肾动脉造影

F. B 超

162. 查体：血压 120/75mmHg，左肾下极可触及，左肾区叩击痛。尿常规正常，静脉肾盂造影正常。CT 显示左侧肾下极占位性病变，4cm×3cm 大小，密度不均 CT 值负值。诊断应为

A. 肾癌　　　　　B. 肾囊肿

C. 肾盂癌　　　　D. 肾母细胞瘤

E. 肾错构瘤　　　F. 肾脓肿

(163～164 题共用题干)

患者，女，31 岁。进行性膀胱刺激症状，经抗生素治疗不见好转，且伴有右侧腰部胀痛及午后潮热。

163. 尿液检查对诊断有决定意义的是

A. 血尿

B. 脓尿

C. 尿普通细菌培养

D. 尿沉渣找结核分枝杆菌

E. 尿细胞学检查

164. 为了解患肾功能及形态的病理改变，最有价值的检查是

A. B 超　　　　　B. 静脉尿路造影

C. 逆行肾盂造影　D. CT

E. MRI

(165～166 题共用题干)

患者，男，46 岁。已婚，无痛性肉眼血尿 2 个月余入院，患者自述近 2 个月来体重减轻 4kg，绞痛发作时伴恶心、呕吐，面色苍白甚至虚脱症状，入院检查：心、肺无异常，腹部触诊可触及肿块。

165. 最可能的初步诊断为

A. 肾结石　　　　B. 肾恶性肿瘤

C. 肾结核　　　　D. 肾外伤

E. 肾脓肿

166. 首选影像学检查方法应选用

A. X 线尿路造影和 CT

B. B 超

C. 肾动脉造影

D. CT 平扫

E. MRI

(167～168 题共用题干)

患者，男，52 岁。间歇性无痛性全程肉眼血尿半年，尿脱落细胞检查，可见恶性肿瘤细胞。

167. 首先应该诊断为

A. 泌尿系统结石　B. 泌尿系统肿瘤

C. 肾外伤　　　　D. 肾结核

E. 肾脓肿

168. 首选的检查手段为

A. B 超

B. 逆行性输尿管造影

C. IVP

D. KUB

E. CT

(169～170 题共用题干)

患者，男，63 岁。有无痛性血尿；X 线平片可见肾轮廓局限性外凸；尿路造影见肾盏拉长、狭窄和受压变形，下组肾盏边缘不规则，并有不规则充盈缺损出现。

169. 最可能的疾病是

A. 肾结核

B. 肾盂癌

C. 肾母细胞瘤

D. 肾癌

E. 肾血管平滑肌脂肪瘤

170. 该患者进一步检查首选

A. B 型超声

B. CT

C. 肾图

D. 肾穿刺活检

E. 逆行性输尿管造影

(171～172 题共用题干)

年轻女性,乏力、消瘦,有镜下血尿病史,目前无明显排尿异常,尿常规正常,腹部 X 线平片示左侧上腹广泛密度增强,钙化区呈肾轮廓。

171. 该患者的诊断首先考虑为

A. 肾肿瘤　　　　B. 肾结石

C. 胆囊结石　　　D. 肾结核

E. 肠道粪块

172. 当病变进展形成肾盏、肾盂多发空洞时,下列检查最佳的是

A. B 超　　　　　B. CT

C. X 线　　　　　D. IVP

E. 逆行性尿路造影

(173～174 题共用题干)

患者,女,61 岁。3 天前突然左侧肾绞痛。B 超示:左侧肾脏中度积水,左侧输尿管上段扩张。2 年前有结石排出史。

173. 该患者首选的诊断为

A. 左侧肾结石

B. 左侧输尿管肿瘤

C. 左侧输尿管结石

D. 左侧输尿管先天性狭窄

E. 左侧肾积水

174. 进一步首选检查为

A. CT

B. 腹平片 + 静脉肾盂造影

C. 逆行肾盂造影

D. MRI

E. 放射性核素肾图

(175～176 题共用题干)

患者,男,67 岁。临床表现为尿频、尿急、尿痛、尿流中断和排尿不尽。直肠指检示前列腺增大,质韧,边缘清楚,未触及不规则硬结。血清 PSA 为 9.5ng/ml。

175. 最可能的诊断是

A. 先天性前列腺囊肿

B. 前列腺癌

C. 前列腺增生

D. 尿道结石

E. 膀胱癌

176. 首选的影像学检查是

A. CT 平扫　　　　B. TRUS

C. MRI + MRS　　　D. 排泄性尿路造影

E. 经腹超声波检查

(177～179 题共用题干)

患者,女,57 岁。绝经后阴道出血 3 个月,妇科检查:阴道黏膜正常,宫颈光滑,子宫稍大。诊刮刮出内膜为糜烂样。盆腔 CT 平扫及增强示:子宫增大,子宫腔内可见软组织密度肿块,肿块呈菜花状,密度低于正常强化的子宫肌,右侧附件区可见与子宫相连的软组织肿块,盆腔内可见多个肿大淋巴结;膀胱及直肠壁光整,其内未见异常密度影,骨盆未发现异常。

177. 该患者最可能的诊断是

A. 子宫颈癌Ⅱ期

B. 子宫内膜癌Ⅱ期

C. 子宫内膜癌Ⅲ期

D. 子宫内膜癌Ⅳ期

E. 卵巢癌Ⅳ期

178. 该病变最主要的转移途径是

A. 直接蔓延　　　　B. 血行转移

C. 淋巴转移　　　　D. 种植转移

E. 骨转移

179. 该患者恰当的治疗措施是

　　A. 全子宫切除

　　B. 全子宫切除及双侧附件切除术

　　C. 扩大子宫切除 + 双侧附件切除

　　D. 广泛子宫切除 + 盆腔淋巴结清除

　　E. 放疗后再行广泛子宫切除 + 盆腔淋巴结清扫 + 腹主动脉淋巴结活检术

（180～181 题共用题干）

　　经产妇，68 岁，绝经 16 年。阴道反复流血 3 个月就诊。查体：肥胖，一般情况好，血压 160/110mmHg。妇科检查：阴道少量流血，宫颈光滑，子宫正常大，双侧附件未见异常。

180. 最可能的诊断是

　　A. 子宫肌瘤　　　B. 子宫颈炎

　　C. 子宫内膜息肉　D. 子宫内膜癌

　　E. 子宫颈癌

181. 首选的辅助检查是

　　A. 经阴道超声

　　B. 阴道镜检

　　C. 阴道图片细胞学检查

　　D. 后穹隆穿刺检查

　　E. 腹腔镜检查

（182～185 题共用题干）

　　患者，女，37 岁。因月经过多，经期延长，反复流产。不孕就诊，触诊子宫增大。

182. 首先要考虑的疾病是

　　A. 子宫内膜癌　　B. 子宫平滑肌瘤

　　C. 输卵管结核　　D. 葡萄胎

　　E. 子宫腺肌症

183. 首选的影像学检查方法为

　　A. 子宫输卵管造影　B. CT

　　C. MRI　　　　　　D. USG

　　E. DSA

184. 最敏感的影像学检查方法为

　　A. 子宫输卵管造影　B. CT

　　C. MRI　　　　　　D. USG

　　E. DSA

185. 该病典型的 MRI 表现为

　　A. T_1WI 信号强度类似子宫肌层，T_2WI 明显低信号

　　B. T_1WI 信号强度低于子宫肌层，T_2WI 明显低信号

　　C. T_1WI 信号强度高于子宫肌层，T_2WI 明显低信号

　　D. T_1WI 信号强度类似子宫肌层，T_2WI 高信号

　　E. T_1WI 信号强度类似子宫肌层，T_2WI 等信号

（186～188 题共用题干）

　　患者，女，41 岁。已婚。下腹部疼痛 2 天。患者于 3 个月前开始出现月经量增多，伴不规则阴道出血，经期延长至 7～8 天，周期为 20～25 天，伴尿频，便秘。查体：心肺无异常，腹部触诊可触及肿块，无高血压史，无结核等传染病病史。

186. 最可能的初步诊断为

　　A. 子宫颈癌　　　B. 卵巢囊腺瘤

　　C. 卵巢囊肿　　　D. 子宫肌瘤

　　E. 卵巢癌

187. 该病在妇科的首选影像筛选方式为

　　A. CT　　　　　B. 子宫输卵管造影

　　C. B 超检查　　D. MRI

　　E. X 线检查

188. 为进一步确诊"最具意义"的检查是

　　A. MRI　　　　　B. CT

　　C. 子宫输卵管造影　D. 子宫镜

　　E. 子宫穿刺术

四、B1 型题

（189～192 题共用备选答案）

　　A. 肾细胞癌

B. 肾盂癌

C. 肾血管平滑肌脂肪瘤

D. 多囊肾

E. 单纯性肾囊肿

189. 老年患者最常见的肾脏异常是

190. 可以伴发红细胞增多症的是

191. 经常伴随发生膀胱和输尿管充盈缺损的是

192. 经常伴随多囊肝的是

(193～195 题共用备选答案)

A. 全程肉眼血尿　　B. 终末血尿

C. 镜下血尿　　　　D. 初始血尿

E. 乳糜尿

193. 泌尿系结核血尿特点

194. 泌尿系肿瘤血尿特点

195. 泌尿系结石血尿特点

(196～199 题共用备选答案)

A. 水样密度类圆形肿块，不发生强化

B. 低密度类圆形肿块，发生强化

C. 双侧均为软组织密度肿块，发生不同程度均匀强化

D. 密度不均匀肿块，内有脂肪性低密度灶

E. 较大软组织密度肿块，中心有不规则坏死、囊变，并呈不均匀强化

196. 肾上腺囊肿表现为

197. 肾上腺腺瘤表现为

198. 肾上腺嗜铬细胞瘤表现为

199. 肾上腺转移瘤表现为

(200～203 题共用备选答案)

A. 种植转移　　　　B. 血行转移

C. 骨转移　　　　　D. 肺转移

E. 淋巴转移

200. 肾盂癌易发生

201. 前列腺癌易发生

202. 膀胱肿瘤易发生

203. 肾癌易发生

A. 种植转移　　　　B. 血行转移

C. 骨转移　　　　　D. 肺转移

E. 淋巴转移

(204～206 题共用备选答案)

A. 肾结石

B. 胆结石

C. 肠系膜淋巴结钙化

D. 肾结核钙化

E. 膀胱结核

204. 呈鹿角状，侧位与脊柱重叠

205. 形态不规则，密度不均匀，位于肾皮质内

206. 不规则线样，膀胱变形、体积缩小

(207～210 题共用备选答案)

A. 肾囊肿　　　　　B. 肾盂癌

C. 肾结核　　　　　D. 重复肾

E. 多囊肾

207. 排泄性尿路造影，显示局部肾盏受压变形，但无破坏

208. 排泄性尿路造影，显示双侧肾盂肾盏受压，呈蜘蛛足样

209. 排泄性尿路造影，显示局部肾盏破坏，虫蚀状，可见外侧有一小团对比剂与之相连

210. 排泄性尿路造影，显示肾盂内不规则充盈缺损

(211～213 题共用备选答案)

A. 肾梗死　　　　　B. 肾囊性病变

C. 肾恶性肿瘤　　　D. 肾脓肿

E. 肾良性肿瘤

211. 尿路造影检查可见较大囊肿或囊肿位于肾盂肾盏附近可出现肾盂肾盏变形、移位、拉长或缩短、扩大等类似于其他占位病变的表现，但不引起肾盂肾盏的破坏。提示

212. 尿路造影检查可见肿瘤较大，向肾内生长可推移和压迫肾盂和肾盏使之变形、拉长或缩短分开和并拢

213. 尿路造影检查可见肿瘤破坏肾盂肾盏后可造成肾盂肾盏充盈缺损；较小且离肾盏较远时，可不引起肾盂肾盏改变；侵犯肾盂肾盏时可见肾盂肾盏轮廓毛糙和不规则

（214~217题共用备选答案）

    A. 排泄性尿路造影

    B. 逆行肾盂造影

    C. B超

    D. MRI

    E. 腹部平片

214. 患者，女，26岁。查体发现左侧肾脏重度积水，排泄性尿路造影示左侧肾脏不显影，首选的检查

215. 患者，男，35岁。右肾绞痛伴有镜下血尿1个月余，应先行的影像学检查方法

216. 患者，男，28岁。腰部撞伤3小时，出现血尿，首选的检查方法

217. 患者，男，73岁。尿频、尿急半年余，PSA显著升高，为排除前列腺癌，最重要的检查方法

（218~222题共用备选答案）

    A. 嗜铬细胞瘤   B. 肾上腺转移瘤

    C. 肾上腺囊肿   D. 肾上腺皮质腺癌

    E. 肾上腺腺瘤

218. CT检查示：肿瘤较大，出血、坏死和钙化多见，所以病灶往往密度不均，增强扫描不均匀强化，考虑诊断为

219. CT检查示：肾上腺区单房或多房囊性肿块，囊内容物均匀一致，CT值为液性或高于液性密度，囊肿壁薄而光滑，考虑诊断为

220. CT检查示：表现为肾上腺的类圆形或椭

圆形小肿块，直径多在2cm以下，边界清楚，均匀一致的低密度，考虑诊断为

221. CT检查示：肾上腺的圆形或椭圆形肿块，直径多在3cm以上，肿瘤常因坏死出血而密度不均。钙化少见，考虑诊断为

222. CT检查示：双侧或单侧肾上腺肿块，类圆形、椭圆形或分叶状，一般较大，密度可均匀或较大肿瘤内有坏死的低密度区，考虑诊断为

（223~227题共用备选答案）

    A. 肾上腺腺瘤   B. 肾上腺转移瘤

    C. 肾上腺增生   D. 肾上腺囊肿

    E. 嗜铬细胞瘤

223. 单侧肾上腺类圆形肿块，T_1WI 及 T_2WI 上信号强度均类似于肝实质，考虑诊断为

224. 单侧肾上腺类圆形肿块，T_1WI 及 T_2WI 上信号强度均类似于脑脊液，考虑诊断为

225. 单侧肾上腺类圆形肿块，T_1WI 呈低信号 T_2WI 上信号较高并囊变，考虑诊断为

226. 双侧肾上腺类不规则形肿块，T_1WI 低信号，T_2WI 上混杂高信号，考虑诊断为

227. 双侧肾上腺弥漫性增大，T_1WI 及 T_2WI 上信号强度均类似于肝实质，考虑诊断为

（228~230题共用备选答案）

    A. 膀胱壁毛糙不平，膀胱容积缩小

    B. 边缘多不规则，表面凹凸不平，基底宽，局部膀胱壁变硬，膀胱变形

    C. 逆行造影，表现为充盈缺损且随体位而动

    D. 造影早期无明显异常，晚期膀胱容积减小，表面毛糙，偶可见膀胱壁线样钙化

E. 可见膀胱一侧壁向膀胱内突出的充盈缺损影，形态可呈圆形或不规则形，体位变后病灶无变化

228. 嗜铬细胞瘤

229. 膀胱癌

230. 膀胱结石

（231～233 题共用备选答案）

    A. 前列腺囊肿   B. 前列腺增生

    C. 前列腺癌   D. 腹膜后纤维化

    E. 前列腺炎

231. 尿道造影见：后尿道变窄，延长，或后方有弧形压迹及向前移位，考虑诊断为

232. 尿道造影见：后尿道受压、变窄、移位，正常曲度消失，当肿瘤侵犯尿道时可出现尿道不规则，管壁僵硬，考虑诊断为

233. 尿道造影见：后尿道延长，平直，造影剂可进入扩张的腺体分泌小管而显影，在精阜两侧呈放射状或树枝状影，考虑诊断为

（234～236 题共用备选答案）

    A. 膀胱充盈缺损，边缘光整，密度高

    B. 膀胱缩小，轮廓毛糙即膀胱挛缩

    C. 膀胱呈"宝塔"状，体积增大，壁增厚

    D. 膀胱前上方见软组织肿块，在人体中轴线上

    E. 膀胱内充盈缺损，有强化

234. 膀胱结石为

235. 膀胱结核为

236. 膀胱肿瘤为

（237～239 题共用备选答案）

    A. 子宫肌瘤   B. 子宫颈癌

    C. 卵巢畸胎瘤   D. 卵巢囊肿

    E. 盆腔脓肿

237. 子宫分叶状增大，密度异常，边缘清楚，可有钙化灶，应考虑诊断为

238. CT 表现为附件区或子宫直肠髂窝处的均

一水样低密度肿块，增强后无强化，考虑诊断为

239. 宫颈边缘不规则或模糊，宫旁脂肪密度增高，考虑诊断为

（240～242 题共用备选答案）

    A. 子宫肌瘤   B. 子宫先天畸形

    C. 畸胎瘤   D. 子宫内膜癌

    E. 卵巢囊腺瘤

240. 呈长 T_1 和长 T_2 信号的肿块，增强后部分强化见于

241. MRI 示 T_1WI 信号与子宫肌相似，T_2WI 呈明显低信号见于

242. T_2WI 见低信号的联合带中出现中等信号提示

（243～246 题共用备选答案）

    A. CT 提示附件区或子宫直肠陷窝处的均一水样密度肿块，呈圆形或椭圆形，边缘光滑，壁薄，无内隔，增强扫描无强化

    B. 子宫输卵管造影可见宫腔内圆形充盈缺损，大者可致宫腔增大、变形

    C. 尿路造影输尿管和膀胱受侵，输尿管、肾盂肾盏积水和膀胱壁不规则、僵硬

    D. CT 提示子宫腔内可见软组织密度肿物，密度低于正常强化的子宫肌，肿瘤呈菜花状或结节状，周围可为更低密度的子宫腔内积液所环绕，也可填充全部子宫腔

    E. CT 表现为盆腔内水样密度肿块，增强后周边明显环形强化

243. 子宫肌瘤

244. 宫颈癌

245. 子宫恶性肿瘤

246. 卵巢囊肿

（247～248 题共用备选答案）

    A. 单侧，小于 2cm，低密度网格状，CT

值 -33~28Hu

B. 单侧，大于 2cm，低密度均匀肿块，CT 值 30~50Hu

C. 单侧多见，直径 2~20cm，中央坏死，少数伴有钙化，强化显著

D. 单侧，体积大，密度不均有钙化，邻近结构侵犯

E. 单侧，无症状，体积大，以脂肪成分为主，CT 值 -80~-120Hu

247. 嗜铬细胞瘤的 CT 特点是

248. 肾上腺皮质腺癌的 CT 特点是

（249~251 题共用备选答案）

A. 肾上腺囊肿　　B. 卵巢囊肿

C. 肾单纯性囊肿　　D. 前列腺囊肿

E. 输尿管囊肿

249. CT 片示：肾脏实质内见单发或多发圆形或类圆形大小不等均匀低密度区，呈水样密度，病灶边界清楚锐利，部分病灶可见囊壁弧状或环状高密度钙化影，较大病灶可突向肾轮廓之外，考虑诊断为

250. CT 片示：肾上腺区单房或多房囊性肿块，囊内容物均匀一致，CT 值为液性或高于液性密度，囊壁薄而光滑，考虑诊断为

251. CT 提示附件区或子宫直肠陷窝处的均一水样密度肿块，呈圆形或椭圆形，边缘光滑，壁薄，无内隔，增强扫描无强化，考虑诊断为

五、X 型题

252. 下列关于肾囊肿的描述，不正确的是

A. 平片可以明确诊断

B. 尿路造影可见到肾盏受压拉长、分开或变形，但边缘光滑

C. CT 平扫为低密度灶，边界清，增强后无强化

D. MRI 平扫，T_1 加权像为低信号，T_2 加权像也为低信号

E. 肾动脉造影可见到肾动脉受压、移位和拉直

253. 肾囊肿的影像表现为

A. 尿路造影可显示肾盏受压伸长，分开和变形，压迹呈弧形，边缘光整

B. 肾动脉造影可见肾动脉受压、移位、拉直，实质期可见低密度的囊肿区

C. CT 可示肾脏内圆形低密度区，轮廓光滑

D. 肾盏受压拉长，边缘呈虫蚀样破坏

E. 肾静脉栓塞

254. 成人双侧肾长径相差大于 3cm，应考虑为

A. 慢性肾小球肾炎

B. 糖尿病肾病

C. 急性肾小管坏死

D. 慢性肾盂肾炎

E. 肾动脉狭窄

255. 肾癌肾静脉尿路造影检查肾小盏的表现有

A. 肾盏拉长变细并消失

B. 肾盏拉长变细缩小

C. 肾盏尖部完整

D. 肾盏边缘规整

E. 肾盏尖部破坏

256. 关于肾细胞癌的叙述，以下选项正确的是

A. 肿瘤边界清晰

B. MRI 与 CT 均可检出 1cm 小肾癌

C. 肿瘤在 T_1WI 像上呈略低信号，T_2WI 像上呈中高信号

D. 可呈不均匀强化

E. 肾细胞癌是最常见的肾脏肿瘤

257. 关于"肾盂癌"，以下选项错误的是

A. 以鳞癌居多

B. 动脉期扫描肿瘤强化明显

C. 常同时有输尿管、膀胱肿瘤

D. 合并肾盂结石的，多为移行细胞癌

E. 移行细胞癌比鳞癌转移早

258. 在肾盂癌的 CT 检查中，以下叙述错误的是

A. 肾盂癌可有明显强化

B. 肾窦区不规则软组织密度肿块影

C. 早期肾盂癌时，CT 检查优于 X 线尿路造影

D. 很少累及同侧输尿管及膀胱

E. 延时扫描可见肾盂或肾盏充盈缺损影

259. 关于肾盂癌 CT 表现，以下选项错误的是

A. 较小的肾盂癌，CT 检查是首选

B. CT 检查可以定性诊断、分期诊断

C. 肾盂或肾盏内的结节状软组织密度灶

D. 肿瘤与相邻肾实质分界清楚

E. 肿块轻度强化，分泌期扫描肾盂内充盈缺损灶

260. 肾自截的 X 线征象为

A. 肾功能丧失，尿路造影不显影

B. 肾小盏扩大，显影变淡

C. 肾盏呈虫蚀样破坏

D. 肾脏轮廓增大

E. 肾实质钙化

261. 输尿管结石 X 线平片可见

A. 呈卵圆形致密阴影

B. 边缘较光滑

C. 其长轴与输尿管走行一致

D. 结石常见于输尿管三个生理狭窄处

E. 梗阻上方输尿管及肾盂肾盏不同程度扩张积水

262. 肾结石的典型表现为

A. 分层状　　　　B. 桑葚状

C. 鹿角状　　　　D. 类圆状

E. 三角状

263. 输尿管结石易停留的部位是

A. 肾盂与输尿管交界处

B. 膀胱三角区

C. 肾盏

D. 输尿管与髂总动脉交界处

E. 输尿管的膀胱开口处

264. 肾癌尿路造影可见

A. 蜘蛛足样表现

B. 肾盂变形

C. 输尿管受压移位

D. 肾盂不显影

E. 积水

265. 肾细胞癌 MRI 增强扫描时的强化特点是

A. 延迟期强化常不及肾实质

B. 可为不规则边缘强化

C. 可为不均匀斑片状强化

D. 少数可无明显对比增强

E. 病灶呈不均匀轻度强化，此时病灶边缘变清楚

266. 关于肾细胞癌的影像学诊断方法选择，以下选项中错误的是

A. CT 检查是首选

B. CT 检查不明确者，可做 MRI 检查，以明确诊断及肿瘤分期

C. 超声检查仅作为一种筛查手段

D. 肾动脉血管造影一般用于术前了解肿瘤血管的解剖、肿瘤动脉有无栓塞

E. 尿路造影诊断价值较大，亦较常应用

267. 患者，女，55 岁。腹胀、腹痛 3 个月。患者自觉腹胀明显，并觉隐痛，食欲欠佳，查体：腹膨隆，移动性浊音阳性，附件区扪及肿块。无肝病史，实验室检查未见异常。根据症状分析，应做哪些

检查

A. X 线   B. CT

C. MRI   D. B 超

E. 宫腔镜

268. 关于肾上腺增生，以下选项说法正确的是

A. CT 检查是诊断肾上腺增生的首选影像学检查方法

B. CT 的软组织分辨率较高，可以显示软组织成分

C. MRI 判断肾上腺病变内的组织成分好于 CT，是 CT 检查的必要补充

D. 超声检查是婴幼儿肾上腺异常的首选影像学检查方法

E. MRI 空间分辨率高，可以发现小病灶

269. 肾上腺皮质增生的表现是

A. 双侧肾上腺增大

B. MRI 信号与正常腺体的信号有差异

C. T_1WI 为均匀中低信号，T_2WI 呈均匀低信号

D. 易引起肾上腺皮质功能亢进

E. 增大的肾上腺以内肢为主

270. 关于肾上腺转移癌的叙述，错误的是

A. MRI 是发现肾上腺转移癌最有价值的检查方法

B. 不是好发部位

C. 临床上多伴有肾上腺皮、髓质功能异常表现

D. MRI 诊断准确性为 36% ~ 45%

E. 在 MRI 反相位图像上信号不减低

271. 关于嗜铬细胞瘤的诊断方法，正确的有

A. 肿瘤较大但密度均匀

B. CT 检查是首选

C. 临床符合者，应加扫肾门、腹主动脉旁

D. 增强扫描肿瘤不强化

E. 必要时可进行肾上腺髓质显像

272. 关于肾上腺转移瘤的说法，正确的是

A. 可为单侧或双侧

B. 中央可出现坏死

C. 可伴有出血

D. CT 可鉴别原发或转移

E. 可无内分泌症状

273. 膀胱癌 X 线膀胱造影表现是

A. 突入腔内的菜花状或乳头状充盈缺损

B. 病灶基底较宽

C. 局部壁较僵硬、凹凸不平

D. 输尿管和肾积水

E. 弥漫性膀胱壁增厚

274. X 线检查中膀胱癌有定性诊断价值的表现是

A. 膀胱区充盈缺损

B. 肾盂积水

C. 输尿管积水

D. 膀胱壁不规整、僵直

E. 膀胱钙化

275. 膀胱癌的 CT 表现有哪些

A. 肿块大小不等，呈结节、分叶或菜花状

B. 膀胱壁突入腔内的软组织密度肿块

C. 肿块密度常均匀，少数可见点状钙化

D. 部分膀胱癌无明确肿块

E. 增强延迟扫描表现为充盈缺损

276. 关于膀胱癌的诊断，以下哪些说法是正确的

A. 膀胱癌的诊断主要靠膀胱镜检查

B. 超声检查作为对膀胱癌筛选和诊断的首选影像学检查方法，但判断分期欠佳

C. CT 检查、MRI 检查常用于膀胱癌术前

分期，后者鉴别 T_{3a}、T_{3b} 更敏感

D. 尿路造影用于了解双侧肾功能情况

E. 膀胱造影、血管造影一般较少应用

277. 宫颈癌Ⅲ期，肿瘤的 MRI 表现为

A. 膀胱或直肠周围脂肪界面消失

B. 正常膀胱或直肠周围脂肪界面消失

C. 正常膀胱壁或直肠壁的低信号有中断，膀胱壁或直肠壁增厚

D. 肿块向下侵犯阴道的下部，向外延伸至盆壁

E. 可出现肾积水

278. 卵巢癌的 MRI 表现有哪些

A. 盆腔内不规则肿块，往往与子宫分界不清

B. T_1WI 呈中等信号，T_2WI 呈不均匀高信号

C. 囊壁在 T_1WI 和 T_2WI 均为高信号

D. 实性肿瘤区可见坏死灶，在 T_2WI 为明亮的高信号

E. 常伴腹水和（或）淋巴结转移

279. 关于子宫肌瘤的 MRI 检查，以下论述正确的是

A. 子宫肌瘤的主要影像学检查是 USG 和 MRI，MRI 是最敏感的方法

B. 较大的子宫肌瘤在 T_2WI 上可见高信号影

C. 子宫肌瘤在 T_2WI 上呈明显均一低信号，边界清楚

D. MRI 能发现小于 3mm 的子宫肌瘤

E. Gd – DTPA 增强检查，肌瘤常为不均匀强化

第十四章　骨关节系统疾病的影像诊断

一、A1 型题

1. 骨折不愈合的 X 线征象是

    A. 两骨折端移位

    B. 两骨折端分离

    C. 两骨折端骨质硬化

    D. 两骨折端成角

    E. 两骨折端重叠

2. 除哪项外,以下均为肋骨骨折的继发征象

    A. 气胸　　　　　　B. 皮下气肿

    C. 纵隔气肿　　　　D. 液气胸

    E. 骨折线

3. 早期疲劳性骨折的骨折线多表现为

    A. 边缘清楚的透明线

    B. 边缘模糊的透明线

    C. 骨折断端错位

    D. 边缘模糊的带状密度增高阴影

    E. 边缘清楚的带状密度增高阴影

4. 骨折不愈合的主要标准是

    A. 骨折线模糊

    B. 两断端骨质吸收

    C. 骨折端假关节形成

    D. 骨折线变宽

    E. 骨折端未见骨痂形成

5. 最直观清楚显示肋骨骨折的影像学检查技术是

    A. MRI

    B. 胸部 X 线片

    C. 轴位 CT 检查

    D. CT 三维重建技术

    E. 冠状位 CT 重建

6. 腰椎椎弓峡部骨折,X 线摄片清晰显影于

    A. 正位像　　　　　B. 侧位像

    C. 斜位像　　　　　D. 过伸侧位像

    E. 过屈侧位像

7. 骨关节疾病的 CT 检查应该是

    A. 因 CT 可显示 X 线片未发现的骨折、脱位、关节内游离体及软组织血肿等,故骨关节外伤应以 CT 代替 X 线摄影

    B. 为减少射线损伤,一侧肢体的病变,不应同时进行两侧肢体扫描

    C. 扫描层厚越薄越好,扫描层数越多越好

    D. 调节窗宽窗位,分别观察骨和软组织结构

    E. X 线平片未能发现的骨折,CT 常能够显示清楚,因此 CT 不会造成骨折的漏诊

8. 关于 MRI 检查骨折方面,以下叙述不正确的是

    A. MRI 在显示骨折线方面优于 CT

    B. 可清晰显示骨折断端

    C. 可清晰显示周围血肿

    D. 能清晰显示软组织损伤情况

    E. 能显示邻近组织和脏器的损伤情况

9. 以下选项不是骨折 X 线征象的是

    A. 嵌入性密度增高带

    B. 骨皮质凹陷与隆突

    C. 骨小梁中断与扭曲

    D. 骨骺分离

    E. 边缘硬化线形成的低密度线状影

10. 胸壁外伤较少发生肋骨骨折的部位是

    A. 第 1～2 肋　　　　B. 第 3～10 肋

C. 第 3~5 肋　　　　D. 第 3~8 肋

E. 第 8~10 肋

11. 关于桡骨远端骨折（Colles 骨折），以下错误的是

A. 桡骨远端 2~3cm 以内骨折

B. 远侧断端向背侧桡侧移位

C. 骨折段向掌侧成角畸形

D. 骨折段向背侧成角畸形

E. 常伴尺骨茎突骨折

12. 以下疾病常出现假骨折线的是

A. 老年性骨质疏松

B. 甲状旁腺功能减退

C. 骨纤维异常增殖症

D. 骨质软化症

E. 成骨不全

13. 关于 Colles 骨折的描述正确的是

A. 骨折远端向掌侧移位，向背侧成角

B. 骨折远端向背侧移位，向背侧成角

C. 骨折远端向背侧移位，向掌侧成角

D. 骨折远端向掌侧移位，向掌侧成角

E. 骨折远端向桡侧移位，向背侧成角

14. 腕外伤，鼻烟窝部肿胀及疼痛，应考虑为

A. 舟骨骨折　　　　B. 月骨骨折

C. 三角骨骨折　　　D. 大多角骨骨折

E. 桡骨远端骨折

15. 关于青枝骨折，以下叙述错误的是

A. 可以看不见骨折线

B. 是不完全性骨折

C. 好发于儿童

D. 局部骨皮质凹陷、隆起

E. 可有对位不良

16. 儿童骨折的特点是

A. 横行骨折　　　　B. 斜行骨折

C. 粉碎性骨折　　　D. 骺离骨折

E. 旋转骨折

17. 骨盆骨折时，尿道最易受损部位

A. 尿道前列腺部

B. 尿道膜部和球部

C. 尿道阴茎部

D. 尿道前列腺部和膜部

E. 尿道内口

18. 疲劳骨折最好发的部位是

A. 跟骨　　　　　　B. 距骨

C. 第一跖骨　　　　D. 第二跖骨

E. 骰骨

19. 外伤引起的椎体压缩性骨折 X 线片多见于

A. T_{12} 和 L_1 好发　　B. 相邻两个椎体

C. 椎间隙变窄　　　D. 椎间隙破坏

E. 椎间隙变宽

20. 诊断胫骨平台凹陷骨折时，最佳 CT 显示图像为

A. 轴位图像

B. 冠状位或矢状位 MPR 图像

C. MIP 重建图像

D. VR 重建图像

E. 最小密度投影图像

21. CT 显示颈椎横突孔骨折，提示

A. 脊髓损伤　　　　B. 重要神经损伤

C. 椎动脉损伤　　　D. 椎静脉损伤

E. 无重要意义

22. 最容易损伤脊髓的外伤是

A. 横突孔骨折伴附件骨折

B. 胸椎附件骨折，骨折碎片进入椎管

C. 椎体压缩性骨折伴横突骨折

D. 胸椎骨折伴肋骨骨折

E. 下腰椎骨折，骨折碎片进入椎管

23. 颞骨骨折后出现眩晕、感音性耳聋、自发性眼震和面瘫，其最可能的骨折类型为

A. 凹陷性骨折　　　B. 纵行骨折

C. 横行骨折　　　　D. Y 形骨折

E. 青枝骨折

24. 股骨颈骨折最严重和常见的并发症是

A. 骨折不愈合　　　B. 骨折畸形愈合

C. 骨折延迟愈合　　D. 股骨头缺血坏死

E. 骨性关节炎

25. 下列骨折发生后，容易发生缺血性骨坏死的是

A. 股骨颈骨折

B. 股骨转子间骨折

C. 股骨干骨折

D. 股骨远端骨折

E. 胫骨平台骨折

26. 横突骨折最常见于

A. 颈椎　　　　　　B. 胸椎

C. 腰椎　　　　　　D. 颈胸椎

E. 骶椎

27. 确诊寰枢椎脱位时，成人寰枢椎关节间隙超过

A. 2mm　　　　　　B. 2.5mm

C. 3mm　　　　　　D. 3.5mm

E. 4mm

28. 肩关节脱位的方向最常见的是

A. 前下方

B. 前上方

C. 后下方

D. 肩关节盂中央脱位

E. 后方

29. 拍片阴性的关节脱位是

A. 肩关节脱位　　　B. 肘关节脱位

C. 桡骨头半脱位　　D. 髂关节前脱位

E. 髂关节后脱位

30. 骨瘤好发部位是

A. 长骨　　　　　　B. 短骨

C. 椎骨　　　　　　D. 颅面骨

E. 髂骨

31. 骨瘤 CT 表现，以下选项中错误的是

A. 表现为圆形或分叶状致密骨块，边界清楚光滑

B. 密质型骨瘤的密度均匀致密

C. 松质型骨瘤边缘有细薄的骨皮质

D. 密质型骨瘤内可见均匀致密的骨小梁

E. 混合性多为纤维骨瘤

32. 外生骨疣是指

A. 致密型骨瘤　　　B. 海绵型骨瘤

C. 骨软骨瘤　　　　D. 骨样骨瘤

E. 骨母细胞瘤

33. 骨软骨瘤的临床表现

A. 生长较快，伴明显疼痛

B. 肿块明显，表面皮肤有静脉怒张

C. X线可见骨膜反应

D. 本身无症状，但可压迫周围组织，影响功能

E. 肿物与周围界线不清

34. 关于骨软骨瘤，下列错误的是

A. 是最常见的良性骨肿瘤，不发生恶变

B. 好发于膝关节附近的长骨干骺端

C. 常无明显临床症状

D. 多发性的骨软骨瘤有家庭遗传倾向

E. 好发于青壮年

35. 关于骨软骨瘤的叙述，以下选项中错误的是

A. 生长缓慢，但症状多明显

B. 好发于四肢长骨的干骺附近，特别是股骨下端、胫骨上端及肱骨上端

C. 又称骨软骨性外生骨疣

D. X线摄片显示有正常骨组织的疣状肿物，界限清楚

E. 多见于儿童

36. "皂泡影"常见于

A. 软骨瘤　　　B. 软骨母细胞瘤

C. 骨样骨瘤　　D. 骨瘤

E. 骨巨细胞瘤

37. 关于骨巨细胞瘤，下列说法正确的是
    A. 为最常见的良性骨肿瘤，但具有侵袭性生长倾向
    B. X 线检查主要表现为溶骨，少数具有成骨及钙化
    C. 常见于儿童及青少年
    D. X 线检查和动脉瘤性骨囊肿难区别之，动脉造影可鉴别之
    E. 手术行彻底的囊内切除是治疗的首选方法

38. 良性骨巨细胞瘤的 X 线所见，以下叙述错误的是
    A. 早期常呈偏心性骨质破坏
    B. 邻近有针样瘤骨
    C. 周边可见薄层骨壳形成
    D. 典型者呈皂泡样多房性改变
    E. 好发于四肢长骨的骨端

39. 以下叙述不符合骨巨细胞瘤表现的是
    A. 长骨骨端关节面下出现溶骨性破坏区
    B. 破坏区内出现肥皂泡样骨性间隔
    C. 骨皮质菲薄向外膨胀
    D. 骨膜增生不明显
    E. 病变处不发生病理性骨折

40. 下列叙述不符合骨巨细胞瘤表现的是
    A. 长骨骨端关节面下出现溶骨性破坏区
    B. 破坏区内出现肥皂泡样骨性间嵴
    C. 骨皮质菲薄向外膨胀，肿瘤常呈横向生长
    D. 骨膜增生明显
    E. 病变处容易发生病理性骨折

41. 以下属于骨巨细胞瘤典型 X 线征象的是
    A. 位于骨骺处多发性骨质破坏，内有

钙化
    B. 干骺端的囊性破坏区，其透亮区模糊，皮质变薄
    C. 长骨干骺端的偏心性囊性骨质破坏，边缘硬化
    D. 骨干的中心性囊性骨质破坏，常伴有病理性骨折
    E. 位于骨端的膨胀性偏心性囊性骨质破坏，内有皂泡样骨间隔

42. 关于骨肿瘤的好发部位，错误的是
    A. 骨巨细胞瘤好发于长骨的干骺端
    B. 骨肉瘤好发于长骨的干骺端
    C. 骨髓瘤好发于扁骨
    D. 骨瘤好发于颅骨
    E. 非骨化性纤维瘤好发于骨皮质

43. 骨肉瘤的主要转移途径
    A. 消化道转移　　B. 跳跃性
    C. 种植播散　　　D. 淋巴转移
    E. 血行转移

44. 骨肉瘤的 X 线表现，下列选项中错误的是
    A. 可见骨膜反应
    B. 好发于长骨的干骺端
    C. 有瘤骨形成
    D. 局部软组织肿块影
    E. 骨质呈明显膨胀性破坏

45. 骨肉瘤最早发生转移的部位多为
    A. 骨　　　　　B. 肝
    C. 淋巴结　　　D. 肺
    E. 心包

46. 骨肉瘤的成分不包括
    A. 肿瘤性成骨细胞
    B. 肿瘤性骨样组织
    C. 肿瘤性基质细胞
    D. 肿瘤性软骨组织
    E. 肿瘤骨

47. 成骨型骨肉瘤的特征是

    A. 软组织肿胀

    B. 引起病理骨折

    C. 骨皮质破坏为主

    D. 瘤骨形成为主

    E. 早期骨皮质受侵

48. 最常见的原发性恶性骨肿瘤是

    A. 骨肉瘤　　　　　B. 软骨肉瘤

    C. 骨髓瘤　　　　　D. 骨纤维肉瘤

    E. 骨淋巴瘤

49. 关于骨肉瘤的叙述，以下不正确的是

    A. 起源于原始分化不良的细胞，即原始
       间充质细胞

    B. 高度恶性肿瘤

    C. 多见于骨生长最活跃部位，如股骨远
       端、胫骨、腓骨和肱骨近端的干骺端

    D. 年轻人多见

    E. 起源于软骨或成软骨结缔组织

50. 以下不是骨肿瘤的基本 X 线征象的是

    A. 骨质破坏　　　　B. 软骨破坏

    C. 椎旁脓肿　　　　D. 瘤骨和瘤软骨

    E. 肿瘤的反应骨

51. 最常见的恶性骨肿瘤是

    A. 骨肉瘤　　　　　B. 骨髓瘤

    C. 软骨肉瘤　　　　D. 骨母细胞瘤

    E. 骨转移瘤

52. 下列骨的良性肿瘤发病率最高的是

    A. 软骨瘤　　　　　B. 骨瘤

    C. 骨软骨瘤　　　　D. 成骨细胞瘤

    E. 骨巨细胞瘤

53. 关于转移性骨肿瘤，以下叙述错误的是

    A. 最常见的骨恶性肿瘤

    B. 以发生在脊柱、骨盆、肋骨多见

    C. 发生在脊柱时，椎体破坏，椎间隙
       变窄

    D. 常伴病理性骨折

    E. 一般无骨膜增生

54. 下述原发恶性肿瘤的肺转移可以出现骨化
    的是

    A. 肝癌　　　　　　B. 乳癌

    C. 黑色素瘤　　　　D. 肾癌

    E. 成骨肉瘤

55. 最易发生成骨性转移的肿瘤是

    A. 肝癌　　　　　　B. 前列腺癌

    C. 乳腺癌　　　　　D. 甲状腺癌

    E. 肺癌

56. 溶骨性转移性骨肿瘤的 CT 表现，以下错
    误的是

    A. 局部骨质破坏、骨小梁及骨皮质缺失

    B. 病灶边缘较清楚

    C. 病灶边缘无硬化

    D. 常有软组织肿块

    E. 常有骨膜反应

57. 关于骨转移瘤，下列错误的是

    A. 是最常见的骨的恶性肿瘤

    B. 血清碱性磷酸酶可明显增高

    C. 松质骨内虫蚀状、斑片状破坏

    D. 腰椎转移时椎弓常不受累

    E. 前列腺癌多表现为成骨性转移

58. 化脓性关节炎与结核性关节炎的主要 X 线
    不同点

    A. 是否有关节周围软组织肿胀

    B. 是否有骨质疏松

    C. 是否可产生关节强直

    D. 是否很快出现关节间隙变窄

    E. 是否有瘘管形成

59. 化脓性关节炎与结核性关节炎区别点在于
    前者

    A. 关节承重面骨质破坏

    B. 关节间隙变窄

C. 关节强直

D. 关节脱位

E. 起病缓慢

60. 化脓性关节炎 X 线表现不包括

A. 关节囊肿胀

B. 关节间隙狭窄

C. 骨质疏松

D. 关节面边缘少许骨质破坏

E. 关节骨性强直

61. 早期化脓性关节炎的 X 线征象为

A. 关节间隙增宽

B. 关节面破坏

C. 关节间隙变窄

D. 关节纤维性强直

E. 骨性关节面下囊变

62. 符合脊柱结核 MRI 信号表现的是

A. T_1WI 和 T_2WI 均为低信号

B. T_1WI 为低信号，T_2WI 为不均匀等高信号

C. T_1WI 和 T_2WI 均为高信号

D. T_1WI 为高信号，T_2WI 为低信号

E. T_1WI 和压脂序列均为低信号

63. 膝关节滑膜型结核的 X 线表现，以下叙述错误的是

A. 关节肿胀，关节骨端骨质疏松

B. 关节边缘非持重面相对局限骨质破坏

C. 关节间隙狭窄较早

D. 骨质破坏较广泛时合并发生关节脱位

E. 愈合后关节多为纤维性强直

64. 下列是骨骺及干骺端结核较有特征性的表现的是

A. 横跨骨骺线的骨质破坏

B. 病灶向关节面穿破

C. 体积小而密度淡的死骨

D. 周围组织的骨质疏松

E. 病灶经常向骨干蔓延

65. 关于骨关节结核，以下叙述错误的是

A. 95% 以上继发于肺结核

B. 脊柱结核发病率最高

C. 脊柱结核中腰椎为最好发的部位

D. 负重大、活动多的关节易发病

E. 骨结核的主要影像学特点是骨质疏松、骨质破坏、明显的骨质增生硬化

66. 骨关节结核感染多通过

A. 直接蔓延 　　B. 淋巴系统

C. 开放性伤口 　　D. 血液循环

E. 呼吸道

67. 长骨结核的影像表现不包括

A. 骨骺和干骺结核最为多见

B. 病灶不跨越骨骺板

C. 破坏区内可见泥沙状死骨

D. 骨干结核可见明显增生硬化

E. 骨骺和干骺结核的骨膜反应轻微

68. 脊椎结核不常见的 X 线表现是

A. 椎体破坏 　　B. 椎间隙狭窄

C. 椎旁脓肿 　　D. 跳跃式骨破坏

E. 椎板破坏

69. 诊断成人脊柱结核最可靠的依据

A. 有低热、盗汗史

B. 血沉快

C. 结核菌素试验（＋）

D. X 线摄片显示椎间隙狭窄，相邻椎体边缘模糊及椎旁脓肿形成

E. 全身虚弱、贫血

70. 脊柱结核好发于

A. 颈椎 　　B. 胸椎

C. 腰椎 　　D. 骶椎

E. 尾椎

71. 儿童短骨骨结核最具特征的 X 线表现为

A. 骨质破坏　　　　B. 死骨形成

C. 骨质增生　　　　D. 骨气臌

E. 葱皮状的骨膜反应

72. 关于脊椎结核，下列叙述错误的是

A. 在骨关节结核中最常见

B. 椎体骨质破坏

C. 椎间隙变窄或消失

D. 病变常仅累及两个以上椎体

E. 椎体附件易受侵犯

73. 对脊柱结核的检查，CT 优于平片在于能够显示

A. 骨质破坏　　　　B. 椎间隙变窄

C. 骨质增生　　　　D. 钙化

E. 椎管内脓肿

74. 骨结核与骨髓炎的鉴别点错误的是

A. 骨结核的病程较长

B. 骨结核死骨较大而常见

C. 骨结核较多发生纤维性关节强直

D. 骨结核与骨髓炎均可引起软组织肿胀

E. 骨髓炎骨质破坏伴硬化、结核硬化少

75. 关于骨关节结核下列不正确的是

A. 骨关节结核中，以脊柱结核最多见

B. 脊柱结核中，以腰椎结核占首位

C. 脊柱结核好发于椎体

D. 皮质骨结核常见于四肢短管状骨

E. 滑膜结核最多见于腕关节

76. 短管状骨结核好发于

A. 末节指（趾）骨

B. 中节指（趾）骨

C. 近节指（趾）骨

D. 第一掌骨

E. 中指远节指骨

77. 骨结核最好发于

A. 胫骨　　　　　　B. 尺桡骨

C. 脊柱　　　　　　D. 骨骺

E. 骶髂关节

78. 关节结核最多见于

A. 踝关节　　　　　B. 膝关节

C. 髋关节　　　　　D. 肘关节

E. 腕关节

79. 类风湿关节炎初期主要病变在

A. 关节软骨　　　　B. 骨组织

C. 关节韧带　　　　D. 滑膜组织

E. 邻近软组织

80. 类风湿关节炎最常见的起始部位

A. 对称的远侧指间关节

B. 对称的近侧指间关节

C. 对称的掌指关节

D. 双腕关节

E. 双侧骶髂关节

81. 类风湿性关节炎早期的病理改变是

A. 关节软骨变性

B. 关节滑膜增生

C. 滑膜血管翼形成

D. 关节强直

E. 关节边缘骨侵蚀

82. 关于类风湿性关节炎，错误的是

A. 多见于中年女性

B. 对称性梭形软组织肿胀常见于近侧指间关节

C. 对称性梭形肿胀常见于远侧指间关节

D. 关节间隙增宽

E. 影像学首选 X 线

83. 判断类风湿性关节炎活动性的检查方法是

A. CR　　　　　　　B. CT

C. MRI　　　　　　D. MRI 增强检查

E. 动态增强 MRI

84. 类风湿关节炎最常侵犯

A. 脊柱　　　　　　B. 膝关节

C. 手和足　　　　D. 骶髂关节

E. 肘关节

85. 以下不是类风湿关节炎特点的是

A. 好发于 20 ~ 40 岁，为自身免疫性疾病

B. 早期为关节滑膜炎性反应，X 线摄片可无骨质改变

C. 最常见于近侧指间关节，关节周围呈对称性梭形软组织肿胀

D. 男性较女性好发

E. 晚期关节可纤维性强直或骨性强直

86. 与类风湿性关节炎无关的是

A. 骨性强直

B. 关节间隙变窄

C. 骨质疏松

D. 关节旁软组织内钙化影

E. 关节梭形肿胀

87. 幼年性强直性脊柱炎的症状和 X 线异常最早出现于

A. 髋关节　　　　B. 骶髂关节

C. 耻骨联合　　　D. 颈椎

E. 腰椎

88. 强直性脊柱炎的影像学表现不对的是

A. 本病往往自骶髂关节开始，双侧发病常见

B. 骶髂关节改变从骶髂关节的下 2/3 处开始，早期关节边缘模糊，主要发生在关节的髂骨侧，骶骨侧改变轻微

C. 病变晚期，骶髂关节发生骨性强直

D. 椎体变方，病变晚期脊椎呈竹节状强直

E. 髋关节是强直性脊柱炎最常侵犯的外周关节，多为单侧受累

89. 强直性脊柱炎首先累及

A. 颈椎　　　　　B. 胸椎

C. 腰椎　　　　　D. 髋关节

E. 骶髂关节

90. 以下不是强直性脊柱炎影像特点的是

A. 早期骶髂关节面侵蚀破坏，关节间隙假性增宽

B. 椎体前部角隅处发生骨炎、骨质破坏和硬化，椎体呈方形改变

C. 骶髂关节髂骨面明显硬化，骶骨面正常

D. 椎旁软组织钙化和椎体间骨桥形成

E. 脊柱常后凸畸形，多发生在胸腰段交界处

91. 以下不是椎间盘膨出的 CT 征象的是

A. 椎间隙外缘局限性软组织影

B. 椎体边缘规则的软组织影

C. 可合并椎体骨质增生

D. 腰 2 ~ 3 椎间隙内后缘钙化

E. 腰 3 ~ 4 椎间隙内后缘平直

92. 不属于脊柱退行性改变的征象是

A. 椎间隙狭窄

B. 椎小关节骨质增生

C. 前纵韧带增厚

D. 椎旁软组织肿胀

E. 椎间孔狭窄

93. 关于退行性骨关节病，以下错误的是

A. 常见于承重的大关节如髋关节和脊柱，其次为肩、膝和指间关节

B. 可分为原发性和继发性两种类型

C. 原发性退行性骨关节病是与新陈代谢有关的老年性生理改变，发病年龄多在 40 岁以上，女性多于男性

D. 继发性退行性骨关节病是由于外伤、感染、先天畸形等原因所致

E. 退行性骨关节病是关节软骨发生变性后，继之以邻近软骨增生，骨化及骨质增生、硬化而形成的关节病变

94. 关节退行性变的中晚期 X 线表现，叙述最典型的是

A. 骨性关节面模糊、中断、消失

B. 关节间隙变窄，软骨下骨质囊变，骨性关节面骨赘形成

C. 骨质疏松

D. 关节破坏

E. 关节强直

95. 关于腰椎小关节退行性病变的 CT 表现不包括

A. 关节突骨质增生

B. 关节间隙内积气

C. 关节面下囊变

D. 椎弓峡部骨质不连续

E. 关节囊钙化

96. 下列属于维生素 D 缺乏性佝偻病 X 线表现特点的是

A. 局部骨质密度减低，骨小梁稀疏，正常骨结构消失

B. 关节端边缘锐利的小囊状或穿凿状圆形或椭圆形骨缺损区

C. 关节面下骨质硬化，关节间隙变窄

D. 干骺端宽大，中心部凹陷，呈杯口状、毛刷状改变

E. 骨膜下骨质吸收，皮质外缘呈花边状毛糙不齐

二、A2 型题

97. 患者，男，22 岁。逐渐进展的背部疼痛，服用镇痛药不缓解，以后逐渐出现脊髓压迫症状，胸椎 CT 示：椎体及附件表现为溶骨性骨质破坏，并突破骨皮质形成椎旁及椎骨内软组织肿块，椎体骨质破坏区出现边界模糊的象牙状高密度影，此高密度的中央密度高于周边密度，该椎体边缘可见骨膜反应。最可能的诊断是

A. 骨肉瘤　　　　B. 纤维肉瘤

C. 软骨肉瘤　　　D. Ewing 肉瘤

E. 脊索瘤

98. 一位老年女性患者，1 天前抬重物时腰背部扭伤，疼痛逐渐加重，X 线平片发现第 12 胸椎，第 1 腰椎椎体变扁，但椎间隙保持正常，CT 检查发现椎体骨质不完整，周围有骨片与软组织密度影。该患者最需要鉴别的脊椎骨折原因是

A. 单纯外伤和椎体先天畸形

B. 单纯外伤和椎体结核

C. 单纯外伤和椎体转移瘤

D. 椎体先天畸形和椎体结核

E. 椎体结核和椎体转移瘤

99. 患者，男，30 岁。发热，乏力，食欲减退，腰部钝痛，且有腰部棘突压痛及叩击痛，腰椎平片示：L₃椎体下缘及 L₄椎体上缘终板骨质模糊不规则，L₃~₄椎间隙正常，腰大肌增厚，腰部 CT 示：L₃椎体下部及 L₄椎体上部溶骨性骨质破坏，之中可见散在细小钙化，邻近椎体骨质疏松，L₃~₄椎间隙正常，L₃~₄椎旁软组织肿胀。最可能的诊断是

A. 脊柱化脓性骨髓炎

B. 脊柱结核

C. 脊柱转移瘤

D. 多发骨髓瘤

E. 嗜酸性肉芽肿

100. 患者，男，55 岁。右膝关节肿胀、疼痛一年余，X 线照片显示：右膝关节骨质疏松，关节间隙变窄，胫骨平台及股骨髁边缘虫蚀样骨质破坏，关节囊肿胀。最可能的诊断是

A. 化脓性关节炎

B. 化脓性骨髓炎

C. 滑膜型关节结核

D. 骨型关节结核

E. 干骺端结核

101. 患者，男，26 岁。胫骨上段疼痛 2 个月，测体温 37.5℃，胫骨上段骨干骺部出现一局限类圆形、边缘清楚的骨破坏，其内见碎屑状死骨，邻近无明显骨质增生，也无骨膜反应。最大可能为

A. 骨结核　　　　B. 骨脓肿

C. 骨囊肿　　　　D. 骨肉瘤

E. 骨巨细胞瘤

102. 患者，男，37 岁。自述膝关节间歇性隐痛、肿胀 7 个月余，查右胫骨上端内侧肿胀，触摸如乒乓球感，X 线片上右胫骨上端内侧呈膨胀性皂泡样骨质破坏，横径大于纵径。最大可能诊断为

A. 骨巨细胞瘤　　B. 骨母细胞瘤

C. 溶骨型骨肉瘤　D. 动脉瘤样骨囊肿

E. 骨囊肿

103. 患者，男，16 岁。左小腿近端疼痛半年余。局部软组织隆起，质硬、皮温较高。X 线片示腿骨干骺端均匀性致密呈象牙样及棉絮状，骨膜反应不明显。应考虑

A. 骨纤维异常增殖症

B. 硬化性骨髓炎

C. 成骨型骨肉瘤

D. 内生软骨瘤

E. 软骨母细胞瘤

104. 患者，男，15 岁。洗澡时无意中触及右大腿下端内侧硬性突起，无疼痛，膝关节运动良好。最可能的诊断是

A. 骨软骨瘤　　　B. 软骨瘤

C. 骨囊肿　　　　D. 骨巨细胞瘤

E. 骨化性肌炎

105. 患者，男，17 岁。左胫骨干骺端有边缘不清大片骨质破坏，其中可见斑片状密

度增高影，局部骨皮质破坏，附近有三角形骨膜增生及软组织肿块，软组织肿块内可见针状、斑片状密度增高影，边界不清。应诊断为

A. 转移瘤

B. 混合型骨肉瘤

C. 骨髓瘤

D. 尤因（Ewing）肉瘤

E. 恶性骨巨细胞瘤

106. 患者，女，62 岁。左上肺癌切除后 8 个月发现腰痛，X 线平片见第 2、第 4 腰椎体及椎弓根有骨质破坏，第 2 腰椎体压缩骨折。首先考虑为

A. 老年性骨质疏松

B. 多发性骨髓瘤

C. 骨转移瘤

D. 腰椎退行性骨关节病

E. 脊索瘤

107. 患者，男，64 岁。小便不畅半年，骨盆疼痛 3 个月。胸部 X 线平片及 CT 未见异常。若该患者腰椎及骨盆 X 线平片显示骨内多发斑片状密度增高影，最可能的诊断是

A. 石骨症　　　　B. 骨转移瘤

C. 结核　　　　　D. 骨肉瘤

E. 多发性骨髓瘤

108. 患者，女，52 岁。双手晨僵感一年余，关节肿胀 3 个月余。从题干临床表现，考虑哪种疾病

A. 风湿性关节炎　B. 类风湿关节炎

C. 化脓性关节炎　D. 骨关节结核

E. 骨肿瘤

109. 患者，男，27 岁。进行性腰痛、僵硬 5 年，X 线平片示腰椎生理曲度变直，椎体呈方形，腰椎小关节间隙模糊变窄，

双侧骶髂关节间隙变窄，关节面模糊。
考虑为

A. 脊椎转移　　　B. 脊椎结核

C. 化脓性脊椎炎　D. 脊椎骨软骨炎

E. 强直性脊椎炎

110. 患者，女，17 岁。7 天前突发左髋剧痛，左下肢活动受限，伴畏寒、高热，全身不适及食欲缺乏，急重病容，体温 38.7℃，脉搏 100 次/min，左大腿近端肿胀，皮温升高，腹股沟韧带中点稍下方深压痛。最可能的诊断是

A. 左髋关节急性风湿性关节炎

B. 左髋关节急性化脓性关节炎

C. 左髋关节结核

D. 左大腿软组织炎症

E. 左股骨近端恶性肿瘤

111. 患者，女，41 岁。低热，肌肉酸痛，血沉增快，双手小关节肿痛，后出现颈部僵硬，活动受限。颈部 CT 显示：寰椎前后弓、侧块，枢椎齿状突、双侧枕骨髁边缘出现虫蚀样骨质破坏，寰枢关节面毛糙模糊，C_1 前弓后缘与齿状突前关节的距离 >2mm，钩椎关节面亦模糊。颈部 MRI 显示寰枢关节及钩椎关节滑膜增厚。最有可能的诊断是

A. 强直性脊柱炎

B. 脊柱类风湿性关节炎

C. 脊柱结核

D. 化脓性脊柱炎

E. 脊柱血管瘤

112. 患者，女，24 岁。腰痛 2 个月余，查体：体温 38.3℃，$L_2 \sim L_3$ 水平棘突和椎旁压痛，腰椎活动受限；CT 检查发现 L_2、L_3 椎体骨质破坏，L_2/L_3 椎间隙狭窄，L_2/L_3 椎间隙水平左侧腰大肌处肿块形成。首先考虑为

A. 腰椎转移瘤　　　B. 腰椎结核

C. 化脓性脊柱炎　　D. 神经源肿瘤

E. 骨髓瘤

三、A3/A4 型题

（113 ~ 114 题共用题干）

患者，男，65 岁。走路时，不慎摔倒。查体：左下肢缩短，外旋 50° 畸形。

113. 该患者最可能的诊断为

A. 左粗隆间骨折　B. 左股骨颈骨折

C. 左髋关节脱位　D. 左髋软组织挫伤

E. 左髋臼骨折

114. 为明确诊断，首先应进行的检查为

A. CT 检查　　　B. 核素骨扫描

C. X 线检查　　　D. MRI 检查

E. 关节造影

（115 ~ 116 题共用题干）

患者，12 岁。跌倒时手掌撑地。查：肘关节半屈状，肘肿胀压痛，外突畸形，肘后三角存在，桡动脉搏动正常。

115. 摄 X 线片后，最可能的诊断是

A. 肘关节脱位

B. 伸直型肱骨髁上骨折

C. 屈曲型肱骨髁上骨折

D. 桡骨小头半脱位

E. 尺骨鹰嘴骨折

116. 最适当的治疗方法是

A. 立即切开筋膜减压

B. 切开复位、内固定

C. 手法复位，石膏固定

D. 手法复位即可

E. 手术探查肱动脉，同时行骨折复位、内固定

（117 ~ 119 题共用题干）

患者，男，24 岁。进行性腰部疼痛、僵硬 5 年。X 线平片示双侧骶髂关节髂骨侧关节

面呈锯齿状破坏，周围骨质硬化，骶髂关节间隙变窄，脊柱呈方形椎改变。

117. 最有可能的诊断是

 A. 类风湿关节炎

 B. 强直性脊柱炎

 C. 痛风性关节炎

 D. 退行性骨关节病

 E. 甲状旁腺功能亢进症

118. 以下实验室检查最有可能是阳性的是

 A. 类风湿因子

 B. 本周蛋白

 C. HLA – B27

 D. 抗双链 DNA 抗体

 E. 抗 Sm 抗体

119. 该病最常侵犯的外周关节是

 A. 髋关节   B. 肩关节

 C. 肘关节   D. 膝关节

 E. 踝关节

（120～122 题共用题干）

 患者，男，17 岁。下背痛和晨起僵硬 1 个月，活动后减轻，伴乏力，低热。

120. 影像学检查路线宜首选何种检查

 A. 腰椎正侧位 X 线片

 B. 腰椎 CT 平扫

 C. 腰椎 MRI 平扫

 D. 骶髂关节 X 线平片

 E. 骶髂关节 MRI 增强扫描

121. 若骶髂关节 X 线平片显示双侧骶髂关节间隙变窄，边缘模糊，关节面下囊性变，关节两侧硬化，则最可能的诊断为

 A. 类风湿性关节炎

 B. 强直性脊柱炎

 C. 骶髂关节结核

 D. 骶髂关节化脓性炎症

 E. 银屑病关节炎

122. 为进一步明确诊断，以下哪种实验室检查最有价值

 A. 血清类风湿因子检测

 B. 血清 HLA – B27 检测

 C. 血冷凝集试验

 D. 血常规

 E. 红细胞沉降率

四、B1 型题

（123～124 题共用备选答案）

 A. 关节肿胀

 B. 关节全脱位

 C. 关节破坏

 D. 关节纤维性强直

 E. 关节半脱位

123. 关节功能丧失，但 X 线片显示关节间隙正常，无骨小梁贯穿其间

124. 组成关节的相对骨端部分脱离错位

（125～126 题共用备选答案）

 A. 良性骨肿瘤

 B. 恶性骨肿瘤

 C. 肿瘤样病变

 D. 继发性骨肿瘤

 E. 潜在恶性骨肿瘤

125. 软骨瘤属于

126. 骨巨细胞瘤Ⅱ级属于

（127～129 题共用备选答案）

 A. 较早出现关节间隙变窄

 B. 非承重部位骨质破坏明显

 C. 双侧小关节对称性发病

 D. 关节内大量桑葚样游离体

 E. 关节内出现气体影

127. 类风湿关节炎

128. 化脓性关节炎

129. 关节滑膜骨软骨瘤病

（130～133 题共用备选答案）

 A. 骨结核   B. 骨肉瘤

C. 骨坏死　　　　D. 骨巨细胞瘤

E. 骨软骨瘤

130. 局部肿块，无触痛，常外伤后始发现见于

131. 骨端偏心的膨胀性破坏，X 线呈肥皂泡样改变见于

132. Codman 三角常见于

133. X 线片上的"日光放射"征象见于

（134～135 题共用备选答案）

A. 急性化脓性关节炎

B. 关节退行性变

C. 关节滑膜结核

D. 类风湿关节炎

E. 关节脱位

134. 软骨破坏多开始于关节边缘，逐渐累及骨质的是

135. 骨质破坏多开始于关节的持重面的是

五、X 型题

136. 四肢长管状骨骨折的临床表现为

A. 患肢功能障碍

B. 患肢缩短

C. 保护性姿势

D. 骨折局部肿痛、变形

E. 活动患肢可听到摩擦音

137. 颅骨骨折的间接征象为

A. 颅内积气　　B. 乳突气房消失

C. 骨折线　　　D. 软组织肿胀

E. 蝶窦内气液平面

138. 关于脊椎椎体爆裂骨折，正确的表述为

A. 骨折累及脊柱前、中柱，同时可累及后柱

B. 是常见的不稳定骨折

C. 常引起椎体后壁骨折

D. 骨折碎片移位常突入椎管，压迫脊髓，引起神经症状

E. 可仅累及脊柱前柱，而中、后柱结构完整

139. 下列关于骨瘤的叙述，正确的是

A. 骨瘤分致密型、松质型、混合型三种

B. 颅骨外板发病率高于内板

C. 额、顶、枕骨发病率高于鼻窦区

D. 鼻窦区发病率高于额、顶、枕骨

E. 一般在全身骨骼发育成熟后停止生长

140. 骨肉瘤的主要 X 线征象包括

A. 骨质破坏　　　　B. 软组织肿块

C. 骨膜三角　　　　D. 软骨破坏

E. 肿瘤骨

141. 有关骨旁型骨肉瘤的描述，正确的是

A. 此型病变多属低度恶性

B. 此型病变多属高度恶性

C. 可侵犯骨髓腔

D. 瘤体与骨皮质间可见裂隙样透亮影并有"蒂"连于其间，逐渐包绕骨干生长，对诊断有提示意义

E. 生长过程中一般无骨膜反应

142. 骨软骨瘤的恶变征象包括

A. 成人骨软骨瘤的软骨帽厚度 >1cm

B. 停止生长的肿瘤突然迅速长大

C. 钙化灶边缘变模糊甚至消失

D. 肿瘤基底的骨质出现不规则破坏

E. 出现软组织肿块

143. 多发性骨软骨瘤出现哪些表现时应高度怀疑恶变

A. 瘤体内出现透亮区

B. 软骨帽增厚，发生于长骨者超过 1cm

C. 钙化软骨帽密度变淡，边界不清

D. 远处出现转移性病灶

E. 30 岁以上的患者生长迅速，疼痛加剧

144. 软骨肉瘤的 X 线表现包括

A. 中心型软骨肉瘤髓腔内呈溶骨性破坏

B. 邻近骨皮质不同程度膨胀、变薄，骨皮质破坏形成软组织肿块

C. 骨破坏区和软组织肿块内可见环形、半环形或砂粒样钙化影

D. 偶见骨膜反应和 Codman 三角

E. 周围型软骨肉瘤多由骨纤维异常增殖症恶变而来

145. 恶性骨巨细胞瘤或良性骨巨细胞瘤的 CT 表现为

A. 有软组织肿块

B. 有骨膜反应

C. 病变边界模糊

D. 病灶明显强化

E. 病灶向骨外扩展

146. 骨巨细胞瘤 CT 征象包括

A. 显示肿瘤周围的软组织情况及与周围神经、血管的关系

B. 骨壳内面凹凸不平，肿瘤内并无真正的骨性间隔

C. 肿瘤内密度不均，有时可见液液平面

D. 肿瘤与松质骨的交界多清楚，但无骨质增生硬化

E. 大多数肿瘤的骨壳并不完整连续，但无包壳外的软组织肿块影

147. 类风湿性关节炎伴肺部受累表现为

A. 常见于女性

B. 胸腔积液

C. 两肺门周围蝴蝶状实变阴影为特征性表现

D. 可出现空洞性肺结节

E. 肺病变可出现于关节症状之前

148. 脊椎结核的较常见 X 线表现有

A. 大块死骨

B. 椎间隙变窄或消失

C. 后突畸形

D. 寒性脓肿

E. 骨质破坏

149. 脊柱结核的感染途径有

A. 直接扩散 　　 B. 消化系统传播

C. 血行播散 　　 D. 淋巴系统传播

E. 沿蛛网膜下腔播散

150. CT 诊断脊椎结核的优于 X 线平片的表述中，正确的为

A. 容易显示轻微的骨质破坏

B. 容易显示轻微的椎间隙狭窄

C. 容易显示椎旁脓肿

D. 容易显示椎管是否受累

E. 增强扫描可以显示椎旁脓肿有环形强化

151. 类风湿关节炎早期 MRI 表现中，正确的有

A. 关节积液

B. 滑膜增厚

C. 滑膜强化

D. 关节面软骨消失

E. T_2WI 上滑膜信号增高

152. 强直性脊柱炎 MRI 诊断，正确的为

A. 病变均累及骶髂关节

B. 骶髂关节间隙血管翳呈长 T_1、长 T_2 信号

C. 增强扫描，血管翳明显强化，与骨侵蚀灶相延续

D. 平扫加增强可以 100% 诊断骶髂关节炎症

E. MRI 发现强直后脊椎骨折比平片敏感

153. 退行性骨关节病中四肢大关节的 X 线表现是

A. 承重区变凹变扁

B. 关节面下囊肿

C. 非承重区骨质增生

D. 关节腔有游离体

E. 关节间隙变窄

154. 脊椎退行性变的病理改变包括

A. 椎间盘退行性变

B. 椎间关节退行性变

C. 韧带退行性变

D. 脊椎骨骼改变

E. 脊椎结核、肿瘤病变

155. 脊柱退行性变主要是椎间盘的改变，以下属于椎间盘改变的是

A. 纤维环变性并出现裂隙

B. 软骨板变薄和玻璃样变

C. "真空" 征象

D. 椎间盘形成 Schmorl 氏结节

E. 髓核脱出

156. 退变性脊椎滑脱 X 线、CT 特点为

A. 椎体移位程度较轻

B. 椎间关节退行性骨关节炎程度较重

C. 椎管狭窄较重

D. 椎弓峡部骨质无断裂

E. 多有外伤史

157. 脊椎退行性变的 CT 征象包括

A. 椎间盘膨出

B. 椎间盘真空征和髓核钙化

C. 椎旁软组织肿胀

D. 韧带肥厚、钙化

E. 椎体边缘及椎小关节骨质增生

第十五章　基本急救技能

一、A1型题

1. 心肺复苏用药首选
　　A. 阿托品　　　　B. 肾上腺素
　　C. 胺碘酮　　　　D. 去甲肾上腺素
　　E. 异丙肾上腺素

2. 单人心肺复苏时，胸外心挤压与人工呼吸的正确操作是
　　A. 心脏按压5次，口对口人工呼吸1次
　　B. 心脏按压6次，口对口人工呼吸1次
　　C. 心脏按压12次，口对口人工呼吸2次
　　D. 心脏按压15次，口对口人工呼吸2次
　　E. 心脏按压30次，口对口人工呼吸2次

3. 心脏骤停首选的治疗措施是
　　A. 心肺复苏　　　B. 安置起搏器
　　C. 开通静脉输液　D. 通畅呼吸道
　　E. 高浓度吸氧

4. 影响心脏骤停患者预后的最主要因素是
　　A. 原发病
　　B. 并发症
　　C. 发病前状况
　　D. 发病时心律表现
　　E. 开始心肺复苏时间

5. 现场心肺复苏操作的首要步骤是
　　A. 心前区叩击
　　B. 心脏按压
　　C. 口对口人工呼吸
　　D. 按额托颈，保持呼吸道通畅
　　E. 心内注射

6. 为心跳、呼吸骤停者进行心肺复苏时首先应

　　A. 心外按压
　　B. 心前区叩击
　　C. 口对口人工呼吸
　　D. 清除口腔内异物
　　E. 开放气道

7. 成人心肺复苏时打开气道的最常用方式是
　　A. 仰头举颏法
　　B. 双手推举下颌法
　　C. 托颏法
　　D. 环状软骨压迫法
　　E. 气管切开

8. 心肺复苏指南中胸外按压的部位为
　　A. 胸部正中，两乳头连线中点（胸骨中下1/3处）
　　B. 心尖部
　　C. 胸骨中段
　　D. 胸骨左缘第五肋间
　　E. 剑突处

9. 心肺复苏时正确的操作程序是
　　A. 开放气道 – 人工呼吸 – 胸外心脏按压
　　B. 人工呼吸 – 胸外心脏按压 – 开放气道
　　C. 人工呼吸 – 开放气道 – 胸外心脏按压
　　D. 胸外心脏按压 – 人工呼吸 – 开放气道
　　E. 胸外心脏按压 – 开放气道 – 人工呼吸

10. 以下有关胸外心脏按压的叙述，不正确的是
　　A. 平卧硬板床
　　B. 在胸骨中下1/3处按压
　　C. 按压次数每分钟80～100次
　　D. 按压时双肘伸直

E. 按压时使胸骨下陷 5 ~ 6cm

11. 下述不是碘对比剂的不良反应的是

A. 致癌

B. 渗透压毒性

C. 假变态反应（假过敏反应）

D. 肝肾功能损害

E. 分子的化学毒性

12. 以下哪项不属于碘过敏反应的症状

A. 恶心、呕吐

B. 高烧

C. 喉及支气管痉挛

D. 血压下降

E. 皮肤荨麻疹

13. 发生严重碘对比剂过敏反应，不当的处理措施是

A. 立即停止注射对比剂

B. 等待送急诊室抢救

C. 建立静脉通道

D. 立即给予抗过敏药物

E. 迅速给氧，必要时气管插管

14. 碘造影剂可发生过敏反应，除哪项外均属于中度过敏反应

A. 面部水肿

B. 眩晕

C. 恶心、反复呕吐

D. 轻度喉头水肿

E. 轻度支气管痉挛

15. 关于碘对比剂不良反应的处理，描述错误的是

A. 对于轻微的不良反应，根据情况给予对症治疗

B. 保证患者呼吸道通畅

C. 如果患者心跳停止，应迅速进行体外人工心脏按压，并根据具体情况适当给予急救药品

D. 对于出现气管、支气管痉挛、喉头水肿或休克等症状者应立刻通知临床医师参与抢救

E. 水化治疗不能预防对比剂肾病的发生

16. 关于钆类对比剂的安全性描述，错误的是

A. 不经过肝脏代谢

B. 很快以原状态由肾脏排除

C. 静脉半致死量为 10 ~ 15mmol/kg

D. 形成螯合物后很少与血浆蛋白结合

E. 自由钆离子形成螯合物后毒性大为降低

17. 晚迟发性不良反应通常在注射对比剂后多长时间发生不良反应

A. 12 小时以上　　B. 1 天以上

C. 3 天以上　　　D. 5 天以上

F. 7 天以上

18. 下列不属于重度不良反应的是

A. 低血压性休克　　B. 呼吸停止

C. 心脏骤停　　　　D. 轻度支气管痉挛

E. 心律失常

19. eGFR 低于多少的肾损伤患者，钆对比剂不得用于检查

A. 40m/min/1.73m^2

B. 50m/min/1.73m^2

C. 60ml/min/1.73m^2

D. 70ml/min/1.73m^2

E. 80m1/min/1.73m^2

20. 关于对比剂过敏反应处理方法的叙述，错误的是

A. 出现循环衰竭、血压下降时，给予升压药间羟胺、多巴胺

B. 有神经系统损害，出现抽搐、惊厥等症状时，可静脉给予地西泮 10mg

C. 出现荨麻疹、喉及支气管痉挛时，可给予氯苯那敏（扑尔敏）10mg，肌内

注射或 0.1% 肾上腺素 0.5~1ml，皮下注射

D. 注射对比剂时，要密切注意受检者的情况，如反应重者应减缓注射

E. 严重者出现心脏停搏、呼吸衰竭时，采用心肺复苏

21. 成年患者注射对比剂后产生支气管痉挛需肌注 1：1000 肾上腺素

    A. 0.1~0.3ml　　　　B. 0.3~0.5ml

    C. 0.5~0.7ml　　　　D. 0.7~0.9ml

    E. 0.9~1.1ml

22. 成年患者注射对比剂后产生喉头水肿应肌注 1：1000 肾上腺素

    A. 0.1ml　　　　　　B. 0.2ml

    C. 0.3ml　　　　　　D. 0.4ml

    E. 0.5ml

23. 下列不是碘过敏禁忌证的是

    A. 严重甲状腺功能亢进

    B. 肺动脉高压

    C. 肾功能不全

    D. 严重心血管疾病

    E. 眼底病

24. 对急性病患者、慢性病急性恶化患者或住院患者为对比剂给药前几天内测定 eGFR

    A. 1 天内　　　　　　B. 3 天内

    C. 5 天内　　　　　　D. 7 天内

    E. 9 天内

25. 以下哪项不符合对比剂不良反应的救治原则

    A. 静脉注射肾上腺素、地塞米松

    B. 立即抢救并通知专科或急诊科参加

    C. 开放静脉通道并给予升压药

    D. 给氧，注意保暖

    E. 喉头水肿者给予喉头喷雾

26. 碘对比剂不良反应的预防，下列说法错误的是

    A. 签署知情同意书

    B. 必须进行碘对比剂过敏试验

    C. 正确掌握各种碘对比剂的适应证

    D. 检查室内必须装备必要的各种抢救药品

    E. 注入对比剂后一定要随时注意观察患者的反应

27. 关于对比剂不良反应的救治，以下选项叙述错误的是

    A. 对比剂不良反应一般采用对症治疗

    B. 症状不明显的轻度过敏反应不必处理

    C. 对于中度过敏反应患者的主要处理为住院留观

    D. 注射对比剂发生副反应时应注意保留一静脉内的针头

    E. 重度副反应的患者 CT 检查室及时处理后应尽快转科治疗

28. 关于血管内对比剂不良反应救治的基本原则，错误的是

    A. 轻度反应者服用抗过敏药物后即可离开

    B. 对比剂不良反应的救治主要是指特异性反应救治

    C. 出现重度反应时，立即与急诊科或有关科室取得联系并参加抢救

    D. 中度反应患者除给药治疗外，应吸氧，并密切观察病情

    E. 重度患者的救治原则是升压、扩容、抗过敏

29. 关于碘对比剂的叙述，正确的是

    A. 泛影葡胺属无机碘化物

    B. 碘对比剂均为阳性对比剂

    C. 离子型对比剂是阴性对比剂

    D. 非离子对比剂不能用于心血管造影

    E. 复方泛影葡胺是非碘对比剂

30. 关于血管内碘对比剂不良反应的叙述，以下错误的是
    A. 对比剂可造成一过性低钙
    B. 糖尿病患者使用对比剂不良反应的发生率高于正常人
    C. 对比剂的高渗透压是不良反应发生的因素之一
    D. 使用非离子型对比剂可降低不良反应的发生率
    E. 减少使用对比剂的剂量可防止过敏反应的发生

31. 以下哪项临床表现不是对比剂的不良反应
    A. 荨麻疹
    B. 颜面部及结膜水肿
    C. 剧烈咳嗽
    D. 呕吐
    E. 腹痛

32. 关于对比剂不良反应预防措施，叙述错误的是
    A. 增强前详细询问病史
    B. 严格掌握适应证和禁忌证
    C. 密切观察有无不良反应
    D. 做好急救准备工作
    E. 有青霉素过敏史的患者，为增强检查禁忌证

二、A2 型题

33. 患者，男，42 岁。外伤后不省人事，2 小时后清醒，后又昏迷，急诊来院。首先应做的检查是
    A. MRA   B. DSA
    C. TCD   D. CT
    E. X 线平片

34. 患者，女，42 岁。因触电导致意识丧失、心脏骤停。正确的抢救措施是
    A. 胸外按压的频率 100～120 次/min

B. 胸外按压位置为胸骨 1/2 交界处
    C. 按压/通气比例是 15：2
    D. 胸外按压的频率至少 80 次/min
    E. 将患者平放于软床上

35. 患者，男，如厕时忽然晕倒，瞳孔散大，心搏骤停，呼吸消失立即采取的措施是
    A. 立即呼救，等待救援
    B. 大呼患者
    C. 心肺复苏
    D. 使劲摇晃患者
    E. 立即将患者送往医院

36. 孕 39 周，因胎心减慢行剖宫产，羊水黄绿色。出生时患儿无呼吸，四肢青紫。此时应立即采取的首要复苏措施是
    A. 复苏器加压给氧
    B. 胸外心脏按压
    C. 气管插管
    D. 静脉滴注多巴胺
    E. 吸净口、咽及鼻部黏液

三、A3／A4 型题

（37～38 题共用题干）

人体某些组织成像时，缺乏组织间影像的自然对比（如肝组织与胃肠道），人为地在体内给予某种物质来增加组织间影像的对比度，以扩大诊断范围和提高诊断准确性，这种方法称为人工对比法，所用的物质称为对比剂。

37. 关于对比剂的叙述正确的是
    A. 硫酸钡是阴性对比剂
    B. 硫酸钡含酸味
    C. 硫酸钡应避光保存
    D. 无机碘不良反应少
    E. 二氧化碳是阴性对比剂

38. 不是对比剂应具备的条件的是
    A. 使用方便
    B. 理化性能稳定

C. 易于在人体内存留

D. 无毒性，不良反应少

E. 与人体组织对比强，显影清晰

四、B1 型题

（39~40 题共用备选答案）

    A. 2min   B. 3min

    C. 4min   D. 5min

    E. 8min

39. 放射科各机房、候诊区和观察区应有及时应援的急救设备、抢救车和相应急救设备应能在多长时间内推到事发机房

40. 发生对比剂不良反应时。放射科医师接到救治电话通知后．应在多长时间内赶到事

发机房

五、X 型题

41. 心肺复苏"生存链"包括

    A. 早期识别和启动 EMS

    B. 早期运送

    C. 早期 CPR

    D. 早期除颤

    E. 早期由专业人员进行高级生命支持

42. Gd – DTPA 的不良反应可包括

    A. 头晕   B. 头痛

    C. 恶心   D. 心前区不适

    E. 脑萎缩

第十六章 本专业基本技能

一、A1 型题

1. 关于 Seldinger 技术描述正确的是
   A. 经皮穿刺大血管通过导丝和导管交换的方式把导管送入血管内
   B. 一种经血管栓塞技术
   C. 经皮穿刺管腔，通过导丝和导管交换的方式把导管送入人体管腔的技术
   D. 一种动脉内药物灌注技术
   E. 即血管介入技术

2. 下列关于 Seldinger 技术的描述，不正确的是
   A. 股动脉是最常选用的动脉穿刺部位
   B. 动脉穿刺时穿刺针进入血管后，针尾血流不畅，其色鲜红，表示穿刺针进入动脉
   C. 动脉穿刺时穿刺针进入血管后，血流喷出顺利，但导丝进入有明显阻力或无法送入，则多为针尖顶在血管壁上
   D. 动脉穿刺时穿刺针进入血管后，针尾血流不畅，其色暗红，表示穿刺针未完全进入血管腔
   E. Seldinger 技术的并发症包括局部血栓形成或栓塞、出血或形成血肿等

3. 关于胃肠双对比造影的叙述，哪一项错误
   A. 胃肠双对比造影可显示微皱襞
   B. 对比剂为钡剂加碘剂
   C. 胃微皱襞是胃小沟和胃小区
   D. 结肠微皱襞是无名沟和无名区
   E. 双对比造影常用于诊断胃肠早期病变

4. 胃肠双重对比造影用硫酸钡的要求，不正确的是

   A. 低浓度
   B. 低黏度
   C. 细颗粒
   D. 黏附性强
   E. 与胃液混合后不易沉淀和凝集

5. 胃双重对比造影的目的是
   A. 观察幽门开放情况
   B. 显示胃的微细结构
   C. 观察胃蠕动
   D. 观察胃轮廓
   E. 观察胃底充盈情况

6. Seldinger 穿刺法经皮向血管快速穿刺采用的角度为
   A. 10°～20°   B. 60°～80°
   C. 30°～60°   D. 10°～15°
   E. 30°～40°

7. 单层螺旋 CT 图像重建预处理采用的方法主要是
   A. 交迭采样   B. 长轴内插
   C. 半扫描内插   D. 180°线性内插
   E. 全扫描线性外插

二、A2 型题

8. 患者，女，35 岁。经肾盂切开取石术及 D-J 管安置术后，现欲了解 D-J 管位置，最佳的检查方法为
   A. 排泄性尿路造影   B. 逆行肾盂造影
   C. B 超   D. MRI
   E. 腹部平片

三、X 型题

9. 关于对比剂的叙述，正确的是

A. 对比剂与造影剂不同

B. 分为阴性及阳性两类

C. 阳性对比剂可以吸收 X 线

D. 阴性对比剂易被 X 线透过

E. 碘剂和钡剂均为有机碘化物

10. 多层螺旋 CT 重建预处理方法包括

A. 扫描交叠采样的修正

B. Z 轴滤过长轴内插法

C. 扇形束重建

D. 多层锥形束体层重建

E. 360°线性内插

11. 以下属于 CT 重建方法的有

A. 反投影法　　　　B. 迭代法

C. 滤波反投影法　　D. 傅立叶重建法

E. 扫场法

02

下篇 试题答案与解析

第一章　政策法规

一、A1 型题

1. A　卫生法的最高宗旨和卫生工作的最终目的是保护公民的健康。卫生法的制定和实施旨在保护人民的身体健康，预防疾病的发生和传播，并提供医疗保健服务，确保人民的健康权益得到保障。保护公民健康是卫生法和卫生工作的核心目标。其他选项与卫生法和卫生工作的最终目的没有直接关联。

2. E　卫生法的基本原则包括：卫生保护原则；公平原则；预防为主原则；患者自主原则和保障社会健康原则。

3. B　卫生法律关系是指由卫生法所调整的国家卫生行政机关、企事业单位和其他社会团体之间，它们的内部机构以及它们与公民之间在卫生管理和医药卫生预防保健服务过程中所形成的权利和义务关系。卫生法旨在通过卫生法律关系保障个人和社会健康，调整不平等主体间和平等主体间权利义务关系的结果。

4. B　民事责任的承担方式有停止侵害、排除障碍、消除危险、返还财产、恢复原状、修理、重做、更换、赔偿损失、支付违约金、消除影响、恢复名誉、赔礼道歉，其中最主要的是赔偿损失。

5. D　狭义上，卫生法律是由全国人民代表大会及其常务委员会制定、颁发的卫生法律，其包括卫生基本法律和基本法以外的卫生法律。广义上，卫生法律除了狭义外，还包括其他国家机关依照法定程序制定、颁布的卫生法规和卫生规章等，也包括宪法和其他部门法中有关卫生内容的规定。

6. E　未经批准擅自开办医疗机构行医或者非医师行医的，由县级以上人民政府卫生行政部门予以取缔，没收其违法所得及其药品、器械，并处 10 万元以下的罚款；对医师吊销其执业证书；给患者造成损害的，依法承担赔偿责任；构成犯罪的，依法追究刑事责任。

7. B　医疗机构从业人员基本行为规范第四条以人为本，践行宗旨。坚持救死扶伤、防病治病的宗旨，以病人为中心，全心全意为人民健康服务。

8. A　有效执行《医疗机构从业人员行为规范》需要由纪检监察纠风部门进行监督检查。其他选项中，医疗机构行政领导班子（选项 B）、医疗机构相关职能部门（选项 C）、卫生行政部门（选项 D）和卫健委（选项 E）可能会有参与，但并不是直接负责监督检查的部门。因此，正确答案是 A。

9. B　医疗机构对超出一般医疗服务范围或者限于医疗条件和技术水平不能诊治的患者，应当及时转诊（B 对）。情况紧急不能转诊的，应当立即抢救（A 错）并及时向有抢救条件的医疗卫生机构求助。

10. E　预防接种是为由多方组织和儿童监护人相互配合的、控制疾病传染，增强儿童免疫的措施。为保证儿童及时接受预防接种，医疗机构与儿童的监护人员应当相互配合（E 对）。订立合同（A 错）、共同协商（B 错）、付款监督（C 错）、由政府联系（D 错）都只是这个相互配合过程中的一部分。

11. E 国家实行医师资格考试制度的目的是检验和评价申请医师资格者是否具备从事医学实践所需的基本专业知识与能力。选项 E 是正确答案。这一考试旨在确保医师在实践中具备必要的专业知识、技能和能力，以保障患者的安全和医疗质量。其他选项如医学专业学历、开办医疗机构条件、取得医学专业技术职务条件以及从事医学专业教学、科研资格虽然也是医学领域的重要要素，但不是医师资格考试制度的主要目的。

12. C 《医疗机构从业人员行为规范》是 2012 年 6 月 26 日，由卫生部、国家食品药品监管局、国家中药管理局联合印发的规范性文件。

13. E 《医疗机构从业人员行为规范》适用于医疗机构内的所有从业人员。

14. B 根据《医疗机构从业人员行为规范》，医疗机构从业人员违反规范的行为可以受到各种处罚，包括批评教育、通报批评、取消当年评优评职资格（选项 A），纪检监察部门按照党纪政纪案件的调查处理程序办理（选项 C），缓聘、解职待聘、解聘（选项 D），涉嫌犯罪的，移送司法机关依法处理（选项 E）。但是，卫生行政部门依法给予警告、暂停执业或吊销执业证书（选项 B）不是正确的处罚方式。

15. A 医师在执业活动中，患者涉嫌伤害事件或者非正常死亡，不按照规定报告的，由县级以上地方人民政府卫生行政部门给予警告或者责令暂停 6 个月以上 1 年以下执业活动。

16. B 根据《中华人民共和国医师法》第二十五条规定，医师在诊疗活动中应当向患者说明病情、医疗措施和其他需要告知的事项。需要实施手术、特殊检查、特殊治疗的，医师应当及时向患者具体说明医疗风险、替代医疗方案等情况，并取得其明确同意；不能或者不宜向患者说明的，应当向患者的近亲属说明，并取得其明确同意。这属于医务人员应当切实履行的一些告知义务。

17. D 《中华人民共和国医师法》第二十三条规定，医师在执业活动中履行下列义务：①树立敬业精神，恪守职业道德，履行医师职责，尽职尽责救治患者，执行疫情防控等公共卫生措施；②遵循临床诊疗指南，遵守临床技术操作规范和医学伦理规范等；③尊重、关心、爱护患者，依法保护患者隐私和个人信息；④努力钻研业务，更新知识，提高医学专业技术能力和水平，提升医疗卫生服务质量；⑤宣传推广与岗位相适应的健康科普知识，对患者及公众进行健康教育和健康指导；⑥法律、法规规定的其他义务。所有选项中只有选项 D 是医师履行的义务之一。其他四个选项均属于医师的权利。

18. A 根据《中华人民共和国医师法》第五十六条第二款的规定，医师出具虚假医学证明文件，或者未经亲自诊查、调查，签署诊断、治疗、流行病学等证明文件或者有关出生、死亡等证明文件的，将由县级以上人民政府卫生健康主管部门责令改正，给予警告，没收违法所得，并处一万元以上三万元以下的罚款；情节严重的，责令暂停六个月以上一年以下执业活动直至吊销医师执业证书。所以说，某医师拒绝按照其他医院检验结果开处方的行为是正确的，不受处罚。

19. A 《中华人民共和国医师法》第九条规定，具有下列条件之一的，可以参加执业医师资格考试：①具有高等学校相关医学专业本科以上学历，在执业医师指导下，在医疗卫生机构中参加医学专业工作实践满 1 年；②具有高等学校相关医学专业专科学历，取得执业助理医师执业证书后，在医疗卫生机构中执业满 2 年。故本题应选 A。第十条规定，具有高等学校相关医学专业专科以上学历，在执业医师指导下，在医疗卫生机构中参加医学专业工作实践满 1 年的，可以参加执业助理医师资格考试。

20. E 《中华人民共和国医师法》第十九条规定，中止医师执业活动二年以上或者本法规定不予注册的情形消失，申请重新执业的，应当由县级以上人民政府卫生健康主管部门或者其委托的医疗卫生机构、行业组织考核合格，并依照本法规定重新注册。

21. E 《中华人民共和国医师法》规定，取得医师资格的，可以向所在地县级以上地方人民政府卫生健康主管部门申请注册。医疗卫生机构可以为本机构中的申请人集体办理注册手续。

22. E 《中华人民共和国医师法》规定，医师在执业活动中履行下列义务：①树立敬业精神，恪守职业道德，履行医师职责，尽职尽责救治患者，执行疫情防控等公共卫生措施；②遵循临床诊疗指南，遵守临床技术操作规范和医学伦理规范等；③尊重、关心、爱护患者，依法保护患者隐私和个人信息；④努力钻研业务，更新知识，提高医学专业技术能力和水平，提升医疗卫生服务质量；⑤宣传推广与岗位相适应的健康科普知识，对患者及公众进行健康教育和健康指导；⑥法律、法规规定的其他义务。E 选项属于道德义务而不属于法律规定的义务。

23. E 《中华人民共和国医师法》第二条规定，本法所称医师，是指依法取得医师资格，经注册在医疗卫生机构中执业的专业医务人员，包括执业医师和执业助理医师。选项 E 较为完整地定义了医师的概念，而其他答案

均有所欠缺。故本题应选 E。

24. B 根据《中华人民共和国医师法》第二十七条的规定，对需要紧急救治的患者，医师应当采取紧急措施进行诊治，不得拒绝急救处置。

25. B 《中华人民共和国医师法》第十八条第一款规定，医师变更执业地点、执业类别、执业范围等注册事项的，应当依照本法规定到准予注册的卫生健康主管部门办理变更注册手续。故应向拟执业地注册管理部门申请。

26. E 医师在职业活动中，医师在执业活动中有下列行为之一的，由县级以上人民政府卫生健康主管部门责令改正，给予警告，没收违法所得，并处一万元以上三万元以下的罚款；情节严重的，责令暂停六个月以上一年以下执业活动直至吊销医师执业证书：①泄露患者隐私或者个人信息；②出具虚假医学证明文件，或者未经亲自诊查、调查，签署诊断、治疗、流行病学等证明文件或者有关出生、死亡等证明文件；③隐匿、伪造、篡改或者擅自销毁病历等医学文书及有关资料；④未按照规定使用麻醉药品、医疗用毒性药品、精神药品、放射性药品等；⑤利用职务之便，索要、非法收受财物或者牟取其他不正当利益，或者违反诊疗规范，对患者实施不必要的检查、治疗造成不良后果；⑥开展禁止类医疗技术临床应用。

27. E 根据《中华人民共和国医师法》第四十二条的规定，国家实行医师定期考核制度。县级以上人民政府卫生健康主管部门或者其委托的医疗卫生机构、行业组织应当按照医师执业标准，对医师的业务水平、工作业绩和职业道德状况进行考核，考核周期为三年。对具有较长年限执业经历、无不良行为记录的医

师，可以简化考核程序。

28. E　根据《中华人民共和国医师法》第五十六条第三款的规定，医师隐匿、伪造、篡改或者擅自销毁病历等医学文书及有关资料的，由县级以上人民政府卫生健康主管部门责令改正，给予警告，没收违法所得，并处一万元以上三万元以下的罚款；情节严重的，责令暂停六个月以上一年以下执业活动直至吊销医师执业证书。所有选项中只有"赔偿患者损失"不包括在内。

29. B　《中华人民共和国医师法》第四十二条规定，县级以上人民政府卫生健康主管部门或者其委托的医疗卫生机构、行业组织应当按照医师执业标准，对医师的业务水平、工作业绩和职业道德状况进行考核，考核周期为3年。对考核不合格的医师，县级以上人民政府卫生健康主管部门应当责令其暂停执业活动3个月~6个月，并接受相关专业培训。暂停执业活动期满，再次进行考核，对考核合格的，允许其继续执业。

30. C　《中华人民共和国医师法》第五十五条规定，违反本法规定，医师在执业活动中有下列行为之一的，由县级以上人民政府卫生健康主管部门责令改正，给予警告；情节严重的，责令暂停六个月以上一年以下执业活动直至吊销医师执业证书：①在提供医疗卫生服务或者开展医学临床研究中，未按照规定履行告知义务或者取得知情同意；②对需要紧急救治的患者，拒绝急救处置，或者由于不负责任延误诊治；③遇有自然灾害、事故灾难、公共卫生事件和社会安全事件等严重威胁人民生命健康的突发事件时，不服从卫生健康主管部门调遣；④未按照规定报告有关情形；⑤违反法律、法规、规章或者执业规范，造成医疗事故或者其他严重后果。

31. E　根据《中华人民共和国医师法》第二十二条第二款的规定，医师在注册的执业范围内，按照有关规范进行医学诊查、疾病调查、医学处置、出具相应的医学证明文件，选择合理的医疗、预防、保健方案。选项E不属于医疗权的权能。

32. C　《中华人民共和国医师法》第二十四条规定，医师实施医疗、预防、保健措施，签署有关医学证明文件，必须亲自诊查、调查，并按照规定及时填写病历等医学文书，不得隐匿、伪造、篡改或者擅自销毁病历等医学文书及有关资料。医师不得出具虚假医学证明文件以及与自己执业范围无关或者与执业类别不相符的医学证明文件。而拒绝以其他医院的检验结果为依据出具诊断证明书是正确的行为，不属于违法违规。其他选项皆属于违法违规行为。

33. B　《中华人民共和国医师法》第五十九条规定，违反本法规定，非医师行医的，由县级以上人民政府卫生健康主管部门责令停止非法执业活动，没收违法所得和药品、医疗器械，并处违法所得二倍以上十倍以下的罚款，违法所得不足一万元的，按一万元计算。所有选项中只有责令赔偿患者损失不包括在内。

34. B　AE两项，医疗事故是指医疗机构或其医务人员在医疗活动中，违反医疗卫生管理法律、行政法规、部门规章和诊疗护理规范、常规，过失造成患者人身损害的事故。医疗纠纷是指医患双方因诊疗活动引发的争议。B项，医疗事故的责任人只能是医疗机构及其医务人员。C项，医疗机构发生医疗事故的，由卫生行政部门根据医疗事故等级和情节，给予警告；情节严重的，责令限期停业整顿直至由原发证部门吊销执业许可证，对负有责任的医务人员依照刑法关于医疗事故罪的规定，依法追究刑事责任；尚不够刑事处罚的，依法给予行政处分或者纪律处分。D 项，根据对患者人身造成的损害程度，医疗事故分为四级，包括：一级医疗事故、二级医疗事故、三级医疗事故、四级医疗事故。

35. D 医疗事故是指医疗机构及其医务人员在医疗活动中，违反医疗卫生管理法律、行政法规、部门规章和诊疗护理规范、常规，过失造成患者人身损害的事故。其主观方面应当是违反卫生法规和诊疗护理规范、常规的责任的过失（D 对）。技术水平欠缺的技术过失（A 错）属于医疗事故的客观方面。医疗事故的构成要件包括其直接行为人在诊疗护理中存在主观过失；过失是指在法律上指应注意、能注意而不注意造成了危害。患者的损伤是由医疗机构和医护人员的故意违反操作规程（C 错）造成的，不属于医疗事故。疏忽大意的过失（B 错）和过于自信的过失（E 错）是《刑法》将犯罪过失根据行为人是否已经预见危害结果而分的两类。

36. A 《医疗事故处理条例》第四条规定，根据对患者人身造成的损害程度，医疗事故分为四级：①一级医疗事故：造成患者死亡、重度残疾的；②二级医疗事故：造成患者中度残疾、器官组织损伤导致严重功能障碍的；③三级医疗事故：造成患者轻度残疾、器官组织损伤导致一般功能障碍的；④四级医疗事故：造成患者明显人身损害的其他后果的。

37. B 《医疗事故处理条例》第八条规定，医疗机构应当按照国务院卫生行政部门规定的要求，书写并妥善保管病历资料。因抢救急危患者，未能及时书写病历的，有关医务人员应当在抢救结束后 6 小时内据实补记，并加以注明。

38. B 《医疗事故处理条例》第三十七条规定，发生医疗事故争议，当事人申请卫生行政部门处理的，应当提出书面申请。申请书应当载明申请人的基本情况、有关事实、具体请求及理由等。当事人自知道或者应当知道其身体健康受到损害之日起 1 年内，可以向卫生行政部门提出医疗事故争议处理申请。

39. C 《医疗事故处理条例》第二十二条规定，当事人对首次医疗事故技术鉴定结论不服的，可以自收到首次鉴定结论之日起 15 日内向医疗机构所在地卫生行政部门提出再次鉴定的申请。

40. D 《医疗事故处理条例》第十八条规定，患者死亡，医患双方当事人不能确定死因或者对死因有异议的，应当在患者死亡后 48 小时内进行尸检；具备尸体冻存条件的，可以延长至 7 日。尸检应当经死者近亲属同意并签字。

41. E 《医疗事故处理条例》第十四条规定，发生医疗事故的，医疗机构应当按照规定向所在地卫生行政部门报告。发生下列重大医疗过失行为的，医疗机构应当在 12 小时内向所在地卫生行政部门报告：①导致患者死亡或者可能为二级以上的医疗事故；②导致 3 人以上人身损害后果；③国务院卫生行政部门和省、自治区、直辖市人民政府卫生行政部门规定的其他情形。

42. A 《医疗事故处理条例》第一条规定，制定本法的目的是正确处理医疗事故，保护患者和医疗机构及其医务人员的合法权益，维护医疗秩序，保障医疗安全，促进医学科学的发展。

43. B 《医疗事故处理条例》第十九条规定，患者在医疗机构内死亡的，尸体应当立即移放太平间。死者尸体存放时间一般不得超过 2 周。逾期不处理的尸体，经医疗机构所在地卫生行政部门批准，并报经同级公安部门备案后，由医疗机构按照规定进行处理。

44. B　《医疗事故处理条例》第四十八条规定，已确定为医疗事故的，卫生行政部门应医疗事故争议双方当事人请求，可以进行医疗事故赔偿调解。调解时，应当遵循当事人双方自愿原则，并应当依据本条例的规定计算赔偿数额。经调解，双方当事人就赔偿数额达成协议的，制作调解书，双方当事人应当履行；调解不成或者经调解达成协议后一方反悔的，卫生行政部门不再调解。所以进行医疗事故赔偿调解的依据是卫生行政部门审核的、依照条例规定作出的医疗事故鉴定技术结论。

45. C　《医疗事故处理条例》第十四条规定，发生医疗事故的，医疗机构应当按照规定向所在地卫生行政部门报告。发生下列重大医疗过失行为的，医疗机构应当在 12 小时内向所在地卫生行政部门报告：①导致患者死亡或者可能为二级以上的医疗事故；②导致 3 人以上人身损害后果；③国务院卫生行政部门和省、自治区、直辖市人民政府卫生行政部门规定的其他情形。

46. C　医疗事故的责任主体是医疗机构。《医疗事故处理条例》第六十条规定，本条例所称医疗机构，是指依照《医疗机构管理条例》的规定取得《医疗机构执业许可证》的机构。

47. B　《母婴保健法》第十一条规定，接受婚前医学检查的人员对检查结果持有异议的，可以申请医学技术鉴定，取得医学鉴定证明。第二十五条规定，县级以上地方人民政府可以设立医学技术鉴定组织，负责对婚前医学检查、遗传病诊断和产前诊断结果有异议的进行医学技术鉴定。

48. B　《中华人民共和国传染病防治法》第二条规定，国家对传染病防治实行预防为主的方针，防治结合、分类管理、依靠科学、依靠群众。

49. B　根据《传染病防治法》规定，国家建立传染病菌种、毒种库。对传染病菌种、毒种和传染病检测样本的采集、保藏、携带、运输和使用实行分类管理（B 对），建立健全严格的管理制度。

50. E　疾病预防控制机构、医疗机构和采供血机构及其执行职务的人员为责任疫情报告人，在发现传染病疫情或者其他传染病暴发、流行以及突发原因不明的传染病时，其疫情报告应当遵循属地管理（E 对）原则，按规定报告。

51. E　《中华人民共和国传染病防治法》第三十九条规定，医疗机构发现甲类传染病时，应当及时采取下列措施：①对患者、病原携带者，予以隔离治疗，隔离期限根据医学检查结果确定；②对疑似患者，确诊前在指定场所单独隔离治疗；③对医疗机构内的患者、病原携带者、疑似患者的密切接触者，在指定场所进行医学观察和采取其他必要的预防措施。

52. B　根据《中华人民共和国传染病防治法》，在国家确认的自然疫源地计划兴建水利、交通、旅游、能源等大型建设项目的，应当事先由省级以上疾病预防控制机构对施工环境进行卫生调查。建设单位应当根据疾病预防控制机构的意见，采取必要的传染病预防、控制措施。

53. C　《中华人民共和国传染病防治法》第三十九条规定，医疗机构发现甲类传染病时，应当及时采取下列措施：①对患者、病原携带者，予以隔离治疗，隔离期限根据医学检查结果确定；②对疑似患者，确诊前在指定场所单独隔离治疗；③对医疗机构内的患者、病原携带者、疑似患者的密切接触者，在指定场所进行医学观察和采取其他必要的预防措施。拒绝隔离治疗或者隔离期未满擅自脱离隔离治疗的，可以由公安机关协助医疗机构采取强制隔离治疗措施。

54. C 根据《中华人民共和国传染病防治法》第二十七条，对被传染病病原体污染的污水、污物、场所和物品，有关单位和个人必须在疾病预防控制机构的指导下或者按照其提出的卫生要求，进行严格消毒处理；拒绝消毒处理的，由当地卫生行政部门或者疾病预防控制机构进行强制消毒处理。

55. D 弓形虫（D 错）寄生于细胞内，随血液流动，到达全身各部位，破坏大脑、心脏、眼底，致使人的免疫力下降，患各种疾病，不属于目前法定传染病病原体。传染病是指由各种病原体引起的能在人与人、动物与动物或人与动物之间相互传播的一类疾病。病原体可以是微生物或寄生虫，包括病毒（E 对）、立克次体（A 对）、细菌（B 对）、真菌、螺旋体、原虫（C 对）等。

56. C 根据《中华人民共和国传染病防治法》第六十四条规定，对从事传染病预防、医疗、科研、教学、现场处理疫情的人员，以及在生产、工作中接触传染病病原体的其他人员，有关单位应当按照国家规定，采取有效的卫生防护措施和医疗保健措施，并给予适当的津贴。

57. E 《中华人民共和国传染病防治法》第四十六条规定，患甲类传染病、炭疽死亡的，应当将尸体立即进行卫生处理，就近火化。患其他传染病死亡的，必要时，应当将尸体进行卫生处理后火化或者按照规定深埋。为了查找传染病病因，医疗机构在必要时可

以按照国务院卫生行政部门的规定，对传染病患者尸体或者疑似传染病患者尸体进行解剖查验，并应当告知死者家属。

58. C 根据《中华人民共和国传染病防治法》第四十条第一款的规定，疾病预防控制机构发现传染病疫情或者接到传染病疫情报告时，应当及时对传染病疫情进行流行病学调查，根据调查情况提出划定疫点、疫区的建议，对被污染的场所进行卫生处理，对密切接触者，在指定场所进行医学观察和采取其他必要的预防措施，并向卫生行政部门提出疫情控制方案。

59. A 《中华人民共和国传染病防治法》第二十六条规定，国家建立传染病菌种、毒种库。对传染病菌种、毒种和传染病检测样本的采集、保藏、携带、运输和使用实行分类管理，建立健全严格的管理制度。

60. E 《中华人民共和国传染病防治法》第四十二条规定，传染病暴发、流行时，县级以上地方人民政府应当立即组织力量，按照预防、控制预案进行防治，切断传染病的传播途径，必要时，报经上一级人民政府决定，可以采取紧急措施并予以公告。上级人民政府接到下级人民政府关于采取紧急措施的报告时，应当即时作出决定。

61. D 《中华人民共和国传染病防治法》第三条规定，国务院卫生行政部门根据传染病暴发、流行情况和危害程度，可以决定增加、减少或者调整乙类、丙类传染病病种并予以公布。

62. C 《中华人民共和国药品管理法》第七十六条，医疗机构配制的制剂，应当是本单位临床需要而市场上没有供应的品种，并应当经所在地省、自治区、直辖市人民政府药品监督管理部门批准；但是，法律对配制中药制

剂另有规定的除外。

63. B　对已确认发生严重不良反应的药品，由国务院药品监督管理部门或者省、自治区、直辖市人民政府药品监督管理部门根据实际情况采取停止生产、销售、使用等紧急控制措施，并应当在五日内组织鉴定，自鉴定结论作出之日起十五日内依法作出行政处理决定。

64. E　《中华人民共和国药品管理法》第六十九条规定，医疗机构应当配备依法经过资格认定的药师或者其他药学技术人员，负责本单位的药品管理、处方审核和调配、合理用药指导等工作。非药学技术人员不得直接从事药剂技术工作。

65. C　在账外暗中给予对方单位或者个人回扣的，以行贿论处；对方单位或者个人在账外暗中收受回扣的，以受贿论处。经营者违反本规定以行贿手段销售或者购买商品的，由工商行政管理机关依照《反不正当竞争法》第二十二条的规定，根据情节处以一万元以上二十万元以下的罚款，有违法所得的，应当予以没收；构成犯罪的，移交司法机关依法追究刑事责任。有关单位或者个人购买或者销售商品时收受贿赂的，由工商行政管理机关按照前款的规定处罚；构成犯罪的，移交司法机关依法追究刑事责任。

66. E　医疗机构需要使用麻醉药品和第一类精神药品的，应当经所在地设区的市级人民政府卫生主管部门批准，取得麻醉药品、第一类精神药品购用印鉴卡。

67. B　《中华人民共和国药品管理法》第八十一条规定，对已确认发生严重不良反应的药品，由国务院药品监督管理部门或者省、自治区、直辖市人民政府药品监督管理部门根据实际情况采取停止生产、销售、使用等

紧急控制措施，并应当在五日内组织鉴定，自鉴定结论作出之日起十五日内依法作出行政处理决定。

68. A　《中华人民共和国药品管理法》第一百四十四条规定，药品上市许可持有人、药品的生产企业、药品经营企业或者医疗机构违反本法规定，给用药者造成损害的，依法承担赔偿责任。

69. B　《疫苗流通和预防接种管理条例》规定，在儿童出生后 1 个月内，其监护人应当到儿童居住地承担预防接种工作的接种单位为其办理预防接种证（B 对）。

70. B　药品批发企业依照《疫苗流通和预防接种管理条例》的规定批准后可以经营疫苗，国家实行特殊管理的药品不包括疫苗（B 错，为本题正确答案）。国家对麻醉药品（A 对）、精神药品（C 对）、医疗用毒性药品（D 对）、放射性药品（E 对），实行特殊管理。

71. B　药品是指用于预防、治疗、诊断人的疾病，有目的地调节人的生理功能并规定有适应证或功能主治、用法和用量的物质，包括中药材、中药饮片、中成药、化学原料药及其制剂、抗生素、生化药品、放射性药品、血清、疫苗、血液制品和诊断药品等。血液不属于药品。

72. B　《中华人民共和国药品管理法》第七十三条规定，依法经过资格认定的药师或者其他药学技术人员调配处方，应当进行核对，对处方所列药品不得擅自更改或者代用。对有配伍禁忌或者超剂量的处方，应当拒绝调配；必要时，经处方医师更正或者重新签字，方可调配。根据以上叙述，选项 ACDE 的行为都是正确的。

73. D　由司法机关追究的均为刑事责任。

74. D 医疗机构临床用血应当遵照合理、科学的原则，制定用血计划，不得浪费和滥用血液。医疗机构应当根据自己的规模、床位以及平均每天的用血量严格掌握输血指征，定期向当地血站提出自己的用血计划，同时做好输血记录。避免不必要的输血，严禁无输血适应证的输血。

75. B 血液是不可购买的。

76. D 《献血法》规定国家实行无偿献血制度，同时国家提倡 18 到 55 周岁健康公民自愿献血。

77. D 临床用血要求①血液核查：临床用血的包装、储存、运输，必须符合国家规定的卫生标准和要求；医疗机构对临床用血必须进行核查，不得将不符合国家规定标准的血液用于临床。核查内容包括血液的包装是否完整，血液的物理外观是否正常，血液是否在有效期内等。②应急用血：为保证应急用血，医疗机构可以临时采集血液，但应当依照《献血法》规定，确保采血用血安全。③患者自身储血：为保障公民临床急救用血的需要，国家提倡并指导择期手术的患者自身储血，动员家庭、亲友、所在单位以及社会互助献血。④临床用血的费用：公民临床用血时只交付用于血液的采集、储存、分离、检验等费用。无偿献血者临床需要用血时，免交血液的采集、储存、分离、检验等费用；无偿献血者的配偶和直系亲属临床需要用血时，可以按照省、自治区、直辖市人民政府的规定免交或者减交采集、储存、分离、检验等费用。

78. A 医疗机构临床用血应当遵照合理、科学的原则，制定用血计划，不得浪费和滥用血液。医疗机构应当根据自己的规模、床位以及平均每天的用血量严格掌握输血指征，定期向当地血站提出自己的用血计划，同时做好输血记录。避免不必要的输血，严禁无输血适应证的输血。

79. B 《突发公共卫生事件应急条例》规定，国家建立突发事件应急报告制度。国务院卫生行政主管部门制定突发事件应急报告规范，建立重大、紧急疫情信息报告系统。突发事件监测机构、医疗卫生机构和有关单位发现有下列情形之一的，应当在 2 小时内向所在地县级人民政府卫生行政主管部门报告；接到报告的卫生行政主管部门应当在 2 小时内向本级人民政府报告，并同时向上级人民政府卫生行政主管部门和国务院卫生行政主管部门报告。县级人民政府应当在接到报告后 2 小时内向设区的市级人民政府或者上一级人民政府报告：设区的市级人民政府应当在接到报告后 2 小时内向省、自治区、直辖市人民政府报告。省、自治区、直辖市人民政府应当在接到报告 1 小时内，向国务院卫生行政主管部门报告：①发生或者可能发生传染病暴发、流行的；②发生或者发现不明原因的群体性疾病的；③发生传染病菌种、毒种丢失的；④发生或者可能发生重大食物和职业中毒事件的。国务院卫生行政主管部门对可能造成重大社会影响的突发事件，应当立即向国务院报告。

80. D 《突发公共卫生事件应急条例》第五十一条规定，在突发事件应急处理工作中，有关单位和个人未依照本条例的规定履行报告职责，隐瞒、缓报或者谎报，阻碍突发事件应急处理工作人员执行职务，拒绝国务院卫生行政主管部门或者其他有关部门指定的专业技术机构进入突发事件现场，或者不配合调查、采样、技术分析和检验的，对有关责任人员依法给予行政处分或者纪律处分；触犯《中华人民共和国治安管理处罚条例》，构成违反治安管理行为的，由公安机关依法予以处罚；构成犯罪的，依法追究刑事责任。

81. C　《突发公共卫生事件应急条例》第四十二条规定，有关部门、医疗卫生机构应当对传染病做到早发现、早报告、早隔离、早治疗，切断传播途径，防止扩散。

82. D　《突发公共卫生事件处理条例》第四十一条规定，对传染病暴发、流行区域内流动人口，突发事件发生地的县级以上地方人民政府应当做好预防工作，落实有关卫生控制措施；对传染病患者和疑似传染病患者，应当采取就地隔离、就地观察、就地治疗的措施。对需要治疗和转诊的，应当按照规定将患者及其病历记录的复印件转送至接诊的或者指定的医疗机构。

83. B　《突发公共卫生事件应急条例》第三十四条规定，突发事件应急处理指挥部根据突发事件应急处理的需要，可以对食物和水源采取控制措施。

84. A　《突发公共卫生事件应急条例》第三十条规定，国务院卫生行政主管部门对新发现的突发传染病，根据危害程度、流行强度，依照《中华人民共和国传染病防治法》的规定及时宣布为法定传染病；宣布为甲类传染病的，由国务院决定。

85. B　《突发公共卫生事件应急条例》第五条规定，突发事件应急工作，应当遵循预防为主、常备不懈的方针，贯彻统一领导、分级负责、反应及时、措施果断、依靠科学、加强合作的原则。

二、A2 型题

86. D　患者有权复印或者复制自己的门诊病历、住院志、体温单、医嘱单、化验单（检验报告）、医学影像检查资料、特殊检查同意书、手术同意书、手术及麻醉记录单、病理资料、护理记录以及国务院卫生行政部门规定的其他病历资料。不能复印的包括死亡病例讨论记录，疑难病例讨论记录，上级医师查房记录，会诊意见，病程记录等。

87. C　《中华人民共和国医师法》第五十六条规定，违反本法规定，医师在执业活动中有下列行为之一的，由县级以上人民政府卫生健康主管部门责令改正，给予警告，没收违法所得，并处一万元以上三万元以下的罚款；情节严重的，责令暂停六个月以上一年以下执业活动直至吊销医师执业证书：①泄露患者隐私或者个人信息；②出具虚假医学证明文件，或者未经亲自诊查、调查，签署诊断、治疗、流行病学等证明文件或者有关出生、死亡等证明文件；③隐匿、伪造、篡改或者擅自销毁病历等医学文书及有关资料；④未按照规定使用麻醉药品、医疗用毒性药品、精神药品、放射性药品等；⑤利用职务之便，索要、非法收受财物或者牟取其他不正当利益，或者违反诊疗规范，对患者实施不必要的检查、治疗造成不良后果。本题该医师属于其中的第⑤款，选项C的处罚是错误的。

88. E　《中华人民共和国医师法》第九条规定，具有下列条件之一的，可以参加执业医师资格考试：①具有高等学校相关医学专业本科以上学历，在执业医师指导下，在医疗卫生机构中参加医学专业工作实践满1年；②具有高等学校相关医学专业专科学历，取得执业助理医师执业证书后，在医疗卫生机构中执业满2年。

89. C　医疗事故概念：是指医疗机构及其医务人员在医疗活动中，违反医疗卫生管理法律、行政法规、部门规章和诊疗护理规范、常规，过失造成患者人身损害的事故。医疗事故分级：一级医疗事故：造成患者死亡、重度残疾的；二级医疗事故：造成患者中度残疾、器官组织损伤导致严重功能障碍的；三级医疗事故：造成患者轻度残疾、器官组织损伤导致一般功能障碍的；四级医疗事故：造成患者明显人身损害的其他后果的。

90. E 有下列情形之一的，不属于医疗事故：在紧急情况下为抢救垂危患者生命而采取紧急医学措施造成不良后果的；在医疗活动中由于患者病情异常或者患者体质特殊而发生医疗意外的；在现有医学科学技术条件下，发生无法预料或者不能防范的不良后果的；无过错输血感染造成不良后果的；因患方原因延误诊疗导致不良后果的；因不可抗力造成不良后果的。

91. E 《中华人民共和国母婴保健法实施办法》第三十五条规定，从事助产技术服务、结扎手术和终止妊娠手术的医疗、保健机构和人员，须经县级人民政府卫生行政部门许可，并取得相应的合格证书。

92. C 《母婴保健法》规定，经产前检查，医师发现或者怀疑胎儿异常的，应当对孕妇进行产前诊断，即对胎儿进行先天性缺陷和遗传性疾病的诊断。经产前诊断，有下列情形之一的，医师应当向夫妻双方说明情况，并提出终止妊娠的医学意见：①胎儿患严重遗传性疾病的；②胎儿有严重缺陷的；③因患严重疾病，继续妊娠可能危及孕妇生命安全或者严重危害孕妇健康的。

93. B 《中华人民共和国医师法》第十六条规定，有下列情形之一的，不予注册：①无民事行为能力或者限制民事行为能力；②受刑事处罚，刑罚执行完毕不满2年或者被依法禁止从事医师职业的期限未满；③被吊销医师执业证书不满2年；④因医师定期考核不合格被注销注册不满1年；⑤法律、行政法规规定不得从事医疗卫生服务的其他情形。本题黄某属于第③款的情况。

94. B 《中华人民共和国医师法》规定，医师注册后有下列情形之一的，注销注册，废止医师执业证书：①死亡；②受刑事处罚；③被吊销医师执业证书；④医师定期考核不合格，暂停执业活动期满，再次考核仍不合格；⑤中止医师执业活动满二年；⑥法律、行政法规规定不得从事医疗卫生服务或者应当办理注销手续的其他情形。有前款规定情形的，医师所在医疗卫生机构应当在三十日内报告准予注册的卫生健康主管部门；卫生健康主管部门依职权发现医师有前款规定情形的，应当及时通报准予注册的卫生健康主管部门。准予注册的卫生健康主管部门应当及时注销注册，废止医师执业证书。

95. C 《传染病防治法》规定，传染性非典型肺炎、炭疽中的肺炭疽和人感染高致病性禽流感等乙类传染病的管理，采取甲类传染病的预防、控制措施。医疗机构发现甲类传染病时，应当及时对疑似病人，确诊前在指定场所单独隔离治疗。医院初步诊断该患者疑是传染型的非典型肺炎，是乙类传染病，但采取甲类传染病的预防、控制措施，确诊前应在指定场所立即单独隔离治疗（C 对）。

96. E 按照《中华人民共和国传染病防治法》的规定，麻疹属于乙类传染病。责任疫情报告人发现甲类传染病和乙类传染病中人感染高致病性禽流感、非典型病原体肺炎、肺炭疽的患者、病原携带患和疑似传染病患者时，应于2小时内向发病地的卫生防疫机构报告。发现乙类和丙类传染病应在12小时内当地防疫机构报告。

97. D 疑似甲类或乙类中的某传染病患者在明确诊断前，应就地进行医学观察。根据题干，防疫人员现怀疑杨某患有"人禽流感"，故应就地（丁县）进行医学观察。

98. B 劣药，是指药品成分含量不符合国家药品标准规定的药品。包括：①未标明有效期或者更改有效期的；②不注明或者更改生产批号的；③超过有效期的；④直接接触药品的包装材料和容器未经批准的；⑤擅自添加着色剂、防腐剂、香料、矫味剂及辅料的；⑥其他不符合药品标准规定的。

99. A 《中华人民共和国药品管理法》第一百四十一条规定，药品上市许可持有人、药品生产企业、药品经营企业或者医疗机构在药品购销中给予、收受回扣或者其他不正当利益的，药品上市许可持有人、药品生产企业、药品经营企业或者代理人给予使用其药品的医疗机构的负责人、药品采购人员、医师、药师等有关人员财物或者其他不正当利益的，由市场监督管理部门没收违法所得，并处三十万元以上三百万元以下的罚款；情节严重的，吊销药品上市许可持有人、药品生产企业、药品经营企业营业执照，并由药品监督管理部门吊销药品批准证明文件、药品生产许可证、药品经营许可证。

100. B 国家实行药品不良反应报告制度。药品生产企业、药品经营企业和医疗机构必须经常考察本单位所生产、经营、使用的药品质量、疗效和反应。发现可能与用药有关的严重不良反应，必须及时向当地省、自治区、直辖市人民政府药品监督管理部门和卫生行政部门报告。

101. E 《中华人民共和国药品管理法》第一百四十二条规定，医疗机构的负责人、药品采购人员、医师、药师等有关人员收受药品上市许可持有人、药品生产企业、药品经营企业或者代理人给予的财物或者其他不正当利益的，由卫生健康主管部门或者本单位给予处分，没收违法所得；情节严重的，还应当吊销其执业证书。

102. B 根据《中华人民共和国药品管理法》第九十八条的规定，有下列情形之一的，为假药：①药品所含成分与国家药品标准规定的成分不符；②以非药品冒充药品或者以他种药品冒充此种药品；③变质的药品；④药品所标明的适应证或者功能主治超出规定范围。根据第②款可知，销售给患者的保健食品可被认定为假药。

103. D 《中华人民共和国献血法》第九条规定，血站对献血者必须免费进行必要的健康检查；身体状况不符合献血条件的，血站应当向其说明情况，不得采集血液。献血者的身体健康条件由国务院卫生行政部门规定。血站对献血者每次采集血液量一般为 200 毫升，最多不得超过 400 毫升，两次采集间隔不少于六个月。严格禁止血站违反前款规定对献血者超量、频繁采集血液。在接下来的 5 年内，由于两次采集间隔不少于六个月，刘某还可以无偿献血 10 次。

104. A 《中华人民共和国献血法》第十八条规定，有下列行为之一的，由县级以上地方人民政府卫生行政部门予以取缔，没收违法所得，可以并处十万元以下的罚款；构成犯罪的，依法追究刑事责任：①非法采集血液的；②血站、医疗机构出售无偿献血的血液的；③非法组织他人出卖血液的。

105. D 医疗机构应该按照核准登记的诊疗科目开展诊断、治疗活动。未经允许不得擅自扩大业务范围。

106. C 突发公共卫生事件，是指突然发生，造成或者可能造成社会公众健康严重损害的重大传染病疫情、群体性不明原因疾病、重大食物和职业中毒以及其他严重影响公众健康的事件。

三、X 型题

107. ABC 《中华人民共和国医师法法》规定，医师在执业活动中享有下列权利：①在注册的执业范围内，按照有关规范进行医学诊查、疾病调查、医学处置、出具相应的医学证明文件，选择合理的医疗、预防、保健方案；②获取劳动报酬，享受国家规定的福利待遇，按照规定参加社会保险并享受相应待遇；③获得符合国家规定标准的执业基本条件和职业防护装备；④从事医学教育、研究、学术交流；⑤参加专业培训，接受继续医学教育；⑥对所在医疗卫生机构和卫生健康主管部门的工作提出意见和建议，依法参与所在机构的民主管理；⑦法律、法规规定的其他权利。

108. ABDE 《中华人民共和国医师法》第二十三条规定，医师在执业活动中履行下列义务：①树立敬业精神，恪守职业道德，履行医师职责，尽职尽责救治患者，执行疫情防控等公共卫生措施；②遵循临床诊疗指南，遵守临床技术操作规范和医学伦理规范等；③尊重、关心、爱护患者，依法保护患者隐私和个人信息；④努力钻研业务，更新知识，提高医学专业技术能力和水平，提升医疗卫生服务质量；⑤宣传推广与岗位相适应的健康科普知识，对患者及公众进行健康教育和健康指导；⑥法律、法规规定的其他义务。选项 C 属于医师享有的权利，选项 ABDE 皆是医师的义务。

109. ABCDE 《医疗事故处理条例》第三十三条规定，有下列情形之一的，不属于医疗事故：①在紧急情况下为抢救垂危患者生命而采取紧急医学措施造成不良后果的；②在医疗活动中由于患者病情异常或者患者体质特殊而发生医疗意外的；③在现有医学科学技术条件下，发生无法预料或者不能防范的不良后果的；④无过错输血感染造成不良后果的；⑤因患方原因延误诊疗导致不良后果的；⑥因不可抗力造成不良后果的。

110. BCDE 根据《医疗事故处理条例》第五十条第八款的规定，被抚养人的生活费以死者生前或者残疾者丧失劳动能力前实际抚养且没有劳动能力的人为限，按照其户籍所在地或者居所地居民最低生活保障标准计算。对不满 16 周岁的，抚养到 16 周岁；对年满 16 周岁但无劳动能力的，抚养 20 年；但是，60 周岁以上的，不超过 15 年；70 周岁以上的，不超过 5 年。所以选项 A 正确，选项 BCDE 错误。

111. ABCE 《处方管理办法》第十七条规定，医师开具处方应当使用经药品监督管理部门批准并公布的药品通用名称、新活性化合物的专利药品名称和复方制剂药品名称。医师开具院内制剂处方时应当使用经省级卫生行政部门审核、药品监督管理部门批准的名称。医师可以使用由国家卫生健康委员会公布的药品习惯名称开具处方。

112. ABCDE 《突发公共卫生事件应急条例》第十一条规定，全国突发事件应急预案应当包括以下主要内容：①突发事件应急处理指挥部的组成和相关部门的职责；②突发事件的监测与预警；③突发事件信息的收集、分析、报告、通报制度；④突发事件应急处理技术和监测机构及其任务；⑤突发事件的分级和应急处理工作方案；⑥突发事件预防、现场控制，应急设施、设备、救治药品和医疗器械以及其他物资和技术的储备与调度；⑦突发事件应急处理专业队伍的建设和培训。

113. ABCD　卫生法渊源主要形式：①宪法；②卫生法律；③卫生行政法规；④卫生部门规章；⑤地方性卫生法规和地方政府卫生规章；⑥卫生自治条例与单行条例；⑦特别行政区有关卫生事务的规范性法律文件；⑧卫生标准；⑨国际卫生条约。"政府红头文件"不属于卫生法的表现形式。

第二章　循证医学与临床科研设计

一、A1 型题

1. E 循证医学不是要替代传统医学，而是通过结合临床经验、最新研究证据和患者价值观，来指导医学决策和治疗选择。循证医学认为传统医学的经验和知识是重要的，但也需要结合最新的研究证据进行综合评估。因此，循证医学不是要替代传统医学，而是要提供更科学和可靠的医学实践方法。所以，答案是 E。

2. A 人群应用性研究是指对人群中的实际医疗实践和干预进行研究的方法。这种研究可以直接应用于医学实践，因为它提供了关于实际患者群体中疾病诊断、治疗和预防的信息。其他选项，如分子生物学研究、动物实验和离体研究，虽然在科学研究中有重要作用，但其结果需要进一步验证和转化才能应用于医学实践。转化性研究是将基础研究的发现转化为临床实践的研究，它可以提供直接用于医学实践的证据，但并不是所有转化性研究都可以直接应用于医学实践。因此，正确答案是 A。

3. E 循证医学的核心是要求任何医疗措施的实施都应建立在最新、最好的医学科学研究信息的基础上。循证医学强调通过系统地收集、评估和应用最新的科学证据来指导临床决策和医疗实践，以提供最佳的医疗护理。因此，正确答案是 E。

4. A 循证医学是指在疾病的诊治过程中，将个人的临床经验与现有的最好临床科学证据相结合，同时考虑病人的价值观，最后为每个病员作出最佳诊治决策。循证医学强调依据最新的研究证据来指导医学实践，以提供更有效和安全的治疗方案。

二、X 型题

5. ABCE A 是最重要的因素，因为患者的生命和健康是最优先考虑的。如果一个问题在临床实践中经常出现，解决它可能会对多个患者产生积极影响。如果一个问题可以迅速得到答案，那么解决它可能会更高效，能够更快地提供帮助。E 选项哪个问题最令人感兴趣，尽管这不是最重要的因素，但对于团队成员的积极性和参与度来说，感兴趣的问题可能更容易得到解决。

6. ACE 传统医学是以经验医学为主。即根据医师的经验直觉或病理生理等来处理病人。

第三章 医学伦理学

一、A1 型题

1. C 医学伦理学最显著的特征是：①实践性医学伦理学属于应用伦理学的范畴，其理论和规范都来源于实践，其在长期的医疗活动中形成和发展，是对医学实践中的道德关系、道德意识和道德行为的概括和说明。医学伦理学同时对医疗活动起着重要的指导和约束作用。②继承性（C 对）与时代性，医学伦理道德是贯穿医学发展史的一条主线不同历史发展阶段的医学伦理体系不尽相同，它们之间存在着继承与发展的关系，每一阶段的医学伦理学都是对前一阶段的医学伦理思想的扬弃，既包含了原来医学伦理思想的精华，又结合当时医学实践的特点不断发展。

2. E 医学伦理学的任务是反映社会对医学的需求，为医学的发展导向，为符合道德的医学行为辩护，努力解决医学活动中产生的伦理问题。医学伦理学满足患者的合理要求和利益。

3. C 医学伦理学的研究对象是医学道德关系（C 对），包括医学实践中所有的医德现象，即以医患关系道德为核心的医疗、预防、科研、健康诸方面的医德活动、医德关系、医德意识等等。医学道德难题（A 错）、医德基本理论（B 错）、医德基本规范（E 错）仅涉及医德的一方面。医德基本实践（D 错）为医德修养的要求。

4. D 医学伦理学主要的研究方向是医学实践中的道德问题。生物医学模式认为健康就是人体各器官生理功能正常和生物细胞没有损伤。生物－心理－社会医学模式认为人的心理与生理、精神与躯体、机体的内外环境是一个完整的统一体，心理、社会因素与疾病的发生、发展和转归关系密切。生物－心理－社会医学模式对医德提出了更高的要求，医务人员全面的伦理素质修养是医学模式顺利转化的必要条件。生物－心理－社会医学模式取代生物医学模式在本质上反映医学道德的进步（D 对）。

5. B 医德范畴即医学伦理学基本范畴，是一般道德范畴与医学实践相结合的产物，是一般道德范畴在医学职业中的具体应用，也是对医德实践的概括和总结。医学伦理学基本范畴包括：权利、义务（B 对）；情感、理智；审慎、胆识；良心、荣誉。有利公正（A 错）属于医学伦理学基本原则。廉洁奉公（C 错）属于医学伦理学基本规范。医乃仁术（D 错）、等价交换（E 错）不属于医学伦理学基本范畴。

6. B 医学伦理学的基本理论包括生命论、人道论、美德论、功利论和道义论。"社会论"不属于医学伦理学的基本理论。

7. E 生命伦理学是根据道德价值和原则，对生命科学和卫生保健领域内的人类行为进行系统研究的科学，是对传统医学伦理学的继承和发展，它是围绕改进生命和提高生命质量而展开的有关人类行为的各种伦理问题的概括。

8. D 医学伦理学是运用伦理学的理论、方法研究医学领域中人与人、人与社会、人与自然关系的道德问题的一门学问。医学伦理学属于应用伦理学。

9. D 生命伦理学面对的伦理矛盾、悖论乃至道德冲突，现象上是源于新的科技成果在医疗卫生领域特别是临床上的运用，实质上是社会传统文化与科学技术成果广泛运用之间矛盾的反映。

10. A 不伤害原则是指在医学服务中不使患者受到不应有的伤害。损伤是医学实践中客观存在的现象。在医疗活动中，绝对的不伤害是不可能的。不伤害原则要求医务人员在诊治过程中，应尽量避免对患者造成躯体上、生理上和心理上的伤害，更不能人为有意地制造伤害。同时也应尽可能避免经济上的损失。

11. B 医技伦理学是以医技道德为研究对象的学科，主要研究医技人员在临床实践中所面临的道德问题，探讨医技人员应该如何在专业实践中保持道德操守和行为规范。医技伦理学关注的是医技人员的道德责任、职业道德、患者权益、隐私保护等伦理问题。

12. B 尊重原则要求医务人员尊重患者。欧美一般称为自主原则，即对自主的人及其自主性的尊重。知情同意、知情选择、要求保守秘密和隐私等均是尊重患者的体现。广义上的尊重原则还包括医务人员尊重患者及其家属的人格。尊重原则的内容有尊重患者的生命、尊重患者的人格尊严、尊重患者的隐私、尊重患者的自主权。尊重患者的一切主观意愿并不是医学伦理中的"尊重"原则。尊重患者的一切主观意愿可能包括一些违反伦理或法律规定的行为，而医生在提供医疗服务时有责任遵守伦理和法律的规定。

13. B 在现实中，医学决策同时也是极其复杂的思想、法律、伦理等人文或文化的决策：在科学医学层面上有能力做的事，不一定就是在伦理上需要做的事（B对）。英国著名思想家大卫·休谟早就明确指出过这一矛盾：从"什么"不能直接推导出"应该是什么"。这告诉人们，医学技术再成熟，它也无法同时解决价值选择问题价值问题的解决只能诉诸医学人文素质。

14. C 医学是一门科学，涉及诊断、治疗和预防疾病的知识和技能。医学伦理学是研究医学实践中的道德和伦理问题的学科。医学伦理学关注医学实践中的伦理原则、价值观和道德规范，以指导医生、护士和其他医疗工作者在临床实践中做出正确的决策和行为。医学伦理学强调医学道德的重要性，即医学工作者应该遵循道德原则，如尊重患者的自主权、保护患者的隐私、保持诚实和透明等。医学道德的遵守是医学工作者实现人类健康服务的保障，确保他们在实践中以患者的最佳利益为导向，提供安全、有效和质量高的医疗护理。所以选项 C 正确。选项 A 中，说法不准确。医学伦理学是由对医学实践中道德问题的思考和研究而产生的。选项 B 中，说法不准确。医学伦理学是为指导医学实践中的道德行为而存在，但它不是医学实践的尺度和方式。选项 D 中，说法过于简化。医学服务除了技术过硬外，还需要遵循医学道德原则，以患者的最佳利益为导向。选项 E 中，说法不准确。医学道德应该是医学科学研究的指导原则之一，而不是服从于医学成果。

15. E 医学伦理学是一门以医德为研究对象的科学，是医学与伦理学的交叉学科，是人类尤其是医者认识医德生活的产物；是运用一般伦理学原理和主要准则，在解决医学实践中人们之间、医学与社会之间、医学与生态之间的道德问题而形成的学说体系，故主要的研究方向是医学实践中的道德问题（E对）。公民道德问题（A 错）、公共道德的学说和体系（C 错）是伦理学的研究内容。临床医学问题（B 错）是临床医生的研究内容。生命科学的发展（D 错）是自然科学的研究对象。

16. E　医患冲突可能导致患者的被动 - 攻击行为、患者不遵从医嘱、患者的情绪不好以及患者难以公开谈出自己的需要。因此，以上情况均有可能发生。医患冲突可能是由于沟通不畅、医生态度不好、医疗错误等原因引起的。当患者感到不满意、不被尊重或不被理解时，他们可能会表现出被动 - 攻击行为，例如抱怨、埋怨或指责医生。此外，患者可能因为对医生产生不信任，而不遵从医嘱或者故意不配合治疗。医患冲突还可能导致患者情绪不好，例如产生焦虑、抑郁、愤怒等情绪。这些情绪可能会影响患者的治疗效果和康复进程。另外，医患冲突可能使患者难以公开谈出自己的需要。当患者感到冲突或不满时，他们可能会退缩，不敢表达自己的需求和疑虑。这可能导致患者的需求无法得到满足，影响医患之间的有效沟通和合作。

17. A　医患关系是指医生和患者之间互相信任、尊重和理解的关系，是医疗服务中极为重要的一环。第一，良好的医患关系是医疗活动顺利开展的必要基础。例如从诊断方面看，医患之间没有充分的交往，医生就往往采集不到确切的病史资料。从治疗方面看，患者遵从医嘱是治疗成功的关键。第二，融洽的医患关系会造就良好的心理气氛和情绪反应。对于患者来说，不仅可消除疾病所造成的心理应激，而且可以从良好的情绪反应所致的躯体效应中获益。对于医生来说，从这种充满生气的医疗活动中亦可得到更多的心理上的满足，即良好的医患关系本身就是一种治疗的手段，它不仅可以促进患者的康复，而且对医生的心理健康也是必需的。但是提高患者的社交能力并不属于良好医患关系的范畴。因为医生的职责不在于提高患者的社交能力，而是为患者提供专业的医疗服务，在治疗疾病的同时给予患者心理支持和关怀。

18. E　医患关系是指医生和患者之间的相互作用和互动方式。随着病情的变化，医患关系可能会发生变化，从一种模式转向另一种模式。在医患关系的演变过程中，最常见的是从主动 - 被动模式转化为指导 - 合作模式或共同参与模式。在早期的疾病阶段，患者通常处于被动接受医生指导和治疗的状态，医生处于主动地提供指导和决策的角色。但随着疾病的进展和患者对疾病的了解增加，患者通常希望参与决策和治疗过程，医生也更愿意与患者进行合作和共同决策，这就促使医患关系转向指导 - 合作模式或共同参与模式。因此本题应选 E。

19. D　医务人员缺乏沟通技巧，如医学谈话只是采用"封闭式"谈话，很少能用"讨论式"交谈，使医患交流简单化而无法深入进行。

20. E　医患沟通的伦理准则：尊重、有利、公正、诚信。不包括"公开"。

21. E　医患沟通的伦理意义：①实践"人是目的"的伦理价值；②发挥道德情感的传递作用；③推动人道主义精神的发展；④促进医患双方道德境界的提升。"减少纠纷的需要"是医患沟通的普通意义。

22. B　现代医学实践中医患关系的常用模式是指导 - 合作型模式。这种模式适用于大多数患者，有助于发挥患者的积极性，提高诊治效果。

23. A　医患关系的意义包括：①有利于医学事业的发展；②有利于发挥医院的整体效应而提高各项工作的效率；③有利于建立和谐

的医患关系；④有利于医务人员成才。

24. D 医患之间的信任关系表现为：①患者对医方的信任，把自己的健康和生命交付给医务人员和医院，相信医方能负起这一重则；②医生也信任患者，相信患者对病情的诉说是真实的，患者是尊医的、是能配合医疗的。这种信任关系在法制社会里，应该明显地带有法制关系性质，但不是抽象的法律关系。医患之间的法律关系是医生（医院）与患者双方对有关患者医疗问题达成的一种约定，即医患之间确立、变更、终止医疗民事权利的协议或诺言。医患之间的这种法律关系属性是重要且必须的，但不同于一般的契约关系，既没有订立一般契约的那种程序和条款，也没有考虑经济指标。所以，这种法律约束在医患关系中应位于次要地位，医患关系仍应以伦理道德关系为主。

25. C 从法律上说，医患关系是一种具有医疗契约性质的关系：医疗契约又称医疗合同，是指平等主体的患者与医疗机构之间设立、变更、终止民事权利与义务关系的协议。从伦理上说，医患关系是一种信托关系：医患信托关系是医务人员和医疗机构受患者的信任和委托，保障患者在诊治、护理过程中的健康利益不受损害并有所促进的一种关系。总之，医患关系是以诚信为基础、具有契约性质的信托关系。

26. D 医患关系根据诊治技术实施有无关系，可分为技术关系和非技术关系（即人文关系）。非技术关系又包含了道德关系、利益关系、价值关系、法律关系、文化关系。"经济关系"不属于医患之间非技术关系。

27. B 在现实的医疗诊治过程中，医患关系的性质首先表现为一种合同法律关系。医患关系是建立在平等基础上的契约关系。

社会主义制度的确立为尊重人的尊严、价值创造了物质基础，为实现人权平等创造了条件，医患之间是一种同志式的平等关系，即：医务人员尊重病人的医疗权利，一视同仁地提供医疗服务；病人尊重医务人员的劳动，并密切配合诊治，共同完成维护健康的任务。

28. B 医患关系的物化对医生和患者的情感提供了可能，但医生自身的伦理学意识可以对此予以弥补。

29. A 医患关系是服务与被服务的契约关系。病人出于信任或与医师充分协商，接受医师的治疗体现了医患契约关系中患者的自主权。

30. A 从伦理上说，医患关系是一种信托关系。在这种关系中，由于患者的医学知识和能力的缺乏，对医务人员和医疗机构抱着极大的信任将自己的生命和健康交托给医务人员和医疗机构，促使医务人员努力维护患者的健康，完成患者的信托。在医患交往中，强调维护患者权益是取决于患者在信托关系中居于弱势地位。

31. D 共同参与型模式中，医患双方有近乎同等的权利，共同参与医疗方案的决定与实施。这种模式适用于具有一定医学背景知识或长期的慢性病患者，它类似于成人与成人之间的关系，医生的责任是"帮助患者自疗"。

32. D 医患关系双方因为医生处于主动一方，患者处于被动一方，这属于医患关系模式的主动－被动型，适用于昏迷、休克、精神病患者发作期、严重智力低下者以及婴儿等一些难以表达主观意志的患者，但是医患双方是平等的关系不能说不是平等的关系。

33. E 符合医学影像技术伦理的是选项E，从影像结果中寻求对疾病诊断的同时，加强与患者的直接沟通。这表明在医学影像技术应用中，除了关注疾病诊断的准确性外，还应注重与患者的沟通和交流，尊重患者的隐私权和知情权。其他选项中，选项 A 涉及患者的放射性损伤，选项 B 涉及普遍应用 CT、MR 检查，选项 C 涉及胎儿性别鉴定，选项 D 涉及医疗机构购买昂贵的设备，这些都可能引发伦理问题或患者权益的侵犯。

34. E 医技人员与患者关系的内涵是指所有参与医技工作的医院相关职工与患者及其社会联系之间的关系。这包括医技人员如影像、检验等专业人员，也包括其他参与医技工作的医院相关职工，如护士、行政人员等。医技人员与患者关系的内涵主要涉及患者的权益保护、专业服务质量、沟通与信任等方面的问题。其他选项中，A 项和 D 项过于具体化，B 项过于狭窄，C 项涵盖的范围过广，都不符合医技人员与患者关系的内涵。

35. D 在口腔医师职业道德的一般规范中，"团结协作"意味着口腔医师应该正确处理同行和同事间的关系。这包括与其他医生和医疗团队成员之间的合作和协作，建立良好的沟通和合作关系，共同为患者的口腔健康服务。团结协作也可以指导口腔医师之间相互帮助、相互学习，共同提高专业水平，推动口腔医学的发展。

36. C 在口腔修复工作中，拓宽知识范围和加强美学修养是特有的道德要求。口腔修复工作需要掌握广泛的知识，包括口腔解剖学、材料学、生物力学等多个学科领域的知识。此外，对于美学修养的要求也非常重要，口腔修复工作需要注重患者的口腔美学效果，因此口腔修复师需要加强对美学的理解和掌握相关技术。其他选项的内容也是口腔修复工作中的要求，但并不是特有的道德要求。例如，坚持以患者为中心、全心全意为患者服务是医疗职业的基本要求，钻研技术、更新知识、提高技能也是医疗从业者的职业要求，加强沟通、做到知情同意是与患者进行有效沟通的要求，强调社会效益、兼顾经济效益是医疗机构的经营原则。这些要求在口腔修复工作中同样适用，但并不是特有的道德要求。

37. B 严格的口腔检查和适当的全身检查是确保口腔修复质量的重要步骤。通过全面细致地检查患者口腔状况和进行适当的全身检查，可以更好地了解患者的口腔健康状况，制定合理的治疗方案，并确保治疗过程的安全性和有效性。这样可以避免或减少因治疗不当或未发现潜在问题而导致的医患纠纷。其他选项（A、C、D、E）也是口腔修复质量提升和医患纠纷预防的重要措施，但 B 选项是特有措施，强调了口腔检查和全身检查的重要性。

38. D 检验标本送检过程中的伦理的是对检验标本逐个进行认真登记和分类。其他选项与标本采集操作的技术要求和安全措施相关，但与伦理问题无关。

39. A 有关医学影像技术伦理建设的描述中，正确的是选项 A，即建立医学影像技术应用规范以防止医学影像技术被滥用。伦理建设是为了保护患者的权益和安全，确保医学影像技术的合理应用。其他选项中，选项 B 错误，因为影像医疗的需求应该根据患者的实际情况和需要来决定，而不是超前于其购买力；选项 C 错误，因为医疗影像新技术的应用应该综合考虑疗效、风险、成本等多个因素，而不是仅追求最佳疗效；选项 D 错误，因为医务人员应该在合适的情况下使用医学影像技术，而不是过度依赖；选项 E 错误，因为医学影像设备的配置应根据医院的实际需求和资源情况进行评估和决策，不是所有级别的医院都需要配置大型设备。

40. B 标本采集准备阶段的伦理的是事

先与患者进行适当的交流和沟通。其他选项与标本采集操作的技术要求和安全措施相关，但与伦理问题无关。

41. B 有关临床检验标本采集中出现差错的处理，最正确的描述是B，其他选项都不是正确的处理方式。直接交由医院行政部门交涉处理可能会导致问题的进一步复杂化，和患者进行激辩可能加剧矛盾，将责任全部推到患者身上是不负责任的行为。由检验部门主管负责出面解释是合理的做法，但最重要的是真诚地向患者解释并尽力争取患者的谅解。

42. C 在患者紧张时，医务人员最合适的用语是C。这种用语可以安抚患者情绪，告诉他们不用担心，抽血过程会轻柔并且不会痛苦。这样的沟通方式可以帮助患者放松，增加信任感，使整个抽血过程更加顺利。其他选项的用语可能会使患者更加紧张或不舒服。

43. C 医务人员医德考评的首要标准是C。医务人员的首要职责是保护患者生命健康，全心全意为患者提供医疗服务。其他选项都是医务人员职业道德的重要方面，但在考评中，救死扶伤、全心全意为人民服务是首要标准。

44. B 医德考评应当根据实际情况，客观公正地评估医务人员的职业道德水平。其他选项的说法都不正确。医德考评不仅仅是量化考核，还涉及主观评价；医德考评不仅仅针对骨干医技人员，而是适用于所有医务人员；医德考评应该纳入医院管理体系中，但具体的考评频次和方式可能因医院而异；医德考评可以与医技人员的年度考核、定期考核等工作相结合。因此，选项B是正确的。

45. E 医技人员医德考评应当认定为较差的情形是E，违反医疗服务政策，多计费、

多收费或者私自收取费用，情节严重的。其他选项的行为并不一定被认定为较差的情形，例如在医疗服务活动中接受口头感谢属于正常的表达；复印医学文书和出具医学证明文件是医技人员的常规工作；医疗服务态度较差但未造成恶劣影响或严重后果的情况可能属于一般的医德情形。因此，选项E是正确的。

46. E 医技人员不认真履行职责，导致发生医疗事故或严重医疗差错的情况，其医德考评结果应记为E，即较差。这是因为医德考评是评价医务人员职业道德和职业行为的一个重要指标，而医疗事故或严重医疗差错的发生表明医技人员未能恪守职业道德和履行职责，对患者的健康和安全造成了重大危害。因此，其医德考评结果应为较差。

47. D 医技人员在提供服务时应该向患者解释检查事项和实验结果的意义，这有助于患者理解和配合医疗过程，提高患者对医疗结果的信任和满意度。其他选项都不符合医技人员的服务规范，如到点后上班、谈论工作之外的琐事、不予解释检查事项和实验结果的意义以及不告知患者取结果的时间和地点。

48. E 患者的义务包括：保持和恢复健康的义务；遵守医院规章制度的义务；尊重医务人员人格与工作的义务；与医务人员合作，积极配合诊疗的义务；签署同意书的义务；接受强制治疗的义务；支持医学科学研究的义务；交纳治疗费用的义务。

49. C 患者的义务包括：保持和恢复健康的义务；遵守医院规章制度的义务；尊重医务人员人格与工作的义务；与医务人员合作，积极配合诊疗的义务；签署同意书的义务；接受强制治疗的义务；支持医学科学研究的义务；交纳治疗费用的义务。患者的义务不包括对医疗机构及其医务人员进行监督。

50. B 临终关怀的伦理意义：①体现了医学人道精神；②体现了人的生命神圣、质量和价值的统一；③临终关怀彰显了人类的文明和进步。

51. B 临终关怀的目的在于使临终患者的生存质量得到提高，能够在舒适和安宁中走完人生的最后旅程，并使家属得到慰藉和居丧照顾。

52. C 安乐死按执行方式分类：①积极的安乐死，指采取促使病人死亡的措施，结束其生命，如当病人无法忍受疾病终末期的折磨时。②消极的安乐死。即对抢救中的病人如垂危病人不给予或撤除治疗措施，任其死亡。故选 C。按患者同意的方式分类：①自愿安乐死；②非自愿安乐死。本题未说明患者是否同意。

53. A 我国对公民的道德要求是：坚持以为人民服务（C 对）为核心；以集体主义为原则，坚持社会利益优先，兼顾个人利益（A 错，为本题正确答案）（B 对），舍己为人（E 对）；以"五爱"即爱祖国、爱人民、爱劳动、爱科学、爱社会主义为基本要求，尊老爱幼（D 对），全面践行职业道德社会公德、家庭美德、个人道德和环境道德。

54. E 与医疗实践相结合是医德修养的根本途径和方法，具体是从以下三个方面做起：①要坚持在为人民健康服务的医疗实践中认识主观世界，改造主观世界；②要坚持在医疗实践中检验自己的品德，自觉地进行自我教育，自我锻炼，提高自己医学修养；③要随着医疗实践的发展，使自己的认识不断提高，医学道德修养不断深入。

55. A 医学道德评价标准有疗效标准、社会标准、科学标准。

56. D 医德修养包括医疗实践中所形成

的情操、举止、仪表和品行等。

57. E 医学道德教育的过程包括提高医德认识、培养医德情感、锻炼医德意志、坚定医德信念以及养成医德行为习惯。

58. E ①在医学道德评价上，我们应该坚持哲学上的动机与效果辩证统一的观点，即必须从效果上去检验动机，又要从动机上去看待效果，对具体情况做具体分析；②一般情况下目的决定手段，手段服从目的，没有目的的手段是毫无意义的。同时，没有一定的手段相助，目的也是无法实现的在评价医务人员的医德行为时，不仅要看其目的是否正确，还要看其是否选择了恰当的手段。

59. A 医德评价是医务人员行为、医疗卫生保健单位活动的监视器和调节器；维护医德原则、规范和准则的重要保障；使医德原则、规范和准则转化为医务人员行为和医疗卫生保健单位活动的中介和桥梁。

二、A2 型题

60. D 主动安乐死是医生采取促死手段使安乐死对象安然死去；被动安乐死是医生停止抢救甚至放弃一切治疗，任安乐死对象自然死去，本题符合主动安乐死。

61. A 临床急救的伦理要求有：①争分夺秒地抢救，力争使患者转危为安，②勇担风险，团结协作；③满腔热情，重视心理治疗；④全面考虑，维护社会公益。按照急救伦理的要求，即使病人无经济能力支付医药费，也不能延误了抢救时机，放弃治疗，是对生命的亵渎与不尊重，是不道德行为；而应分秒必争，全力以赴，迅速实施抢救。

三、B1 型题

62. B 在指导－合作模式中，患者被看作有意识、有思想的人，具有一定的主动性，能够主动述说病情，反映诊治情况，配合检查和治疗。但对医生的诊治措施既提不出异议，也提不出反对意见，医者仍具有权威性，仍居于主导地位，这种模式适用于大多数患者。它类似于父母与青少年的关系，医生的责任是"告诉患者做什么"。这种模式是目前较普遍采用的一种模式。主要适用于急性疾病和外科手术恢复期。

63. C 在主动－被动模式中，医患双方不是双向作用，而是医生对患者单向发生作用。因此，医生的权威性得到了充分肯定，处于主动地位；患者处于被动地位，并以服从为前提。这种模式适用于昏迷、休克、精神病患者发作期、严重智力低下者以及婴幼儿等一些难以表达主观意志的患者。这种模式类似于父母与婴儿的关系，医生的责任是"为患者做什么"，从而有益于发挥医生的积极性。

64. A 在共同参与模式中，医患双方共同参与医疗方案的讨论、制订与分享。这种模式适用于具有一定医学知识背景或长期的慢性病患者，它类似于成人与成人之间的关系，医生的责任是"帮助患者自疗"。从理论上讲，这种模式是最理想的，不但可以提高诊治水平，而且有利于建立和谐的医患关系。

四、X 型题

65. AE 卫生技术伦理和社会影响评估是评估医疗技术或干预措施对个体和社会的影响的过程。在这个过程中，可以使用多种方法进行评估。非结构式访谈法和半结构式访谈法是常用的数据收集方法，用于获取个体或群体的意见和经验。其他选项，如成本效果分析、前后试验和成本最小化分析，是常用的评估方法，用于评估医疗技术或干预措施的经济效益和成本效益。因此，正确答案是 AE。

66. ABCDE 在进行伦理和社会影响评估时，可以使用多种资料收集方法来获取必要的信息和数据。以下是一些常用的资料收集方法：①结构式访谈法：通过预先设计好的一系列问题，对受访者进行有组织的面对面或电话访谈，以获取详细的信息和观点。②小组访谈法：组织一组人进行面对面的集体讨论，以获取不同观点和意见，并促进相互交流和互动。③非结构式访谈法：不使用预先设定的问题，而是根据受访者的回答和反应，在访谈过程中灵活调整问题，以深入了解其观点和意见。④观察法：通过观察和记录现场情况、行为和互动，获取客观的数据和信息。⑤半结构式访谈法：结合了结构式访谈和非结构式访谈的特点，既有预先设定的问题，又允许在访谈过程中灵活调整问题，以更全面地了解受访者的观点和意见。

67. CE 卫生技术的两重性是指卫生技术在应用中同时具有积极和消极的影响和后果。具体来说卫生技术的不断进步和应用可以提供更准确、快速和有效的医疗诊断和治疗手段，有助于改善人们的健康状况，选项 C 正确。卫生技术也带来了一系列消极影响和不良后果。例如，卫生技术的应用可能引发伦理问题，如隐私保护、人类基因编辑等；卫生技术可能导致不良反应，如手术并发症、药物副作用等；卫生技术的迅速发展也可能导致医疗费用不合理快速增长，增加了医疗负担等问题。

68. ABCDE 改善医患关系的措施包括：①医方，提高专业技术、品德修养，尊重患者权利等；②患方，尊重医务人员和医院的规章制度，普及医学伦理法律知识，积极配合治疗；③加快卫生体制改革：完善医疗制度、规范医院的管理、完善卫生补偿体制；④建立协调医患关系的组织；⑤确立公正的社会舆论导向。

69. ABCD　医学道德教育的意义包括：①有助于形成医务人员的内在品质，是把医学和规范转化为内心信念的重要一环；②有助于培养医务人员的人文素养和道德情操，是形成良好医德医风的重要环节；③有助于培养高素质的医学人才，是促进医学科学工作发展的重要措施。

第四章　影像技术学

一、A1 型题

1. A　KUB 摄影不能发现透光性结石。

2. E　X 线的物理效应包括穿透作用、感光作用、电离作用、荧光作用、干涉与衍射作用。着色作用属于化学效应。

3. E　X 线的发生过程：向 X 线管灯丝供电、加热，在阴极附近产生自由电子，当向 X 线管两极提供高压电时，阴极与阳极间的电势差陡增，电子以高速由阴极向阳极行进，轰击阳极钨靶而发生能量转换，其中 1% 以下的能量转换为 X 线，99% 以上转换为热能。X 线主要由 X 线管窗口发射，热能由散热装置散发。

4. B　人体组织结构的密度与 X 线图像上密度是两个不同的概念。前者指的是人体组织中单位体积内物质的质量，后者指的是 X 线图像上所示影像的灰度。但是物质密度与 X 线图像的亮度成正比，在工作中，通常用密度的高低来表达影像的灰度，即高密度、中等密度和低密度来表达高亮度、中等亮度和低亮度。

5. E　医用 X 线诊断装置由控制器、高压发生器、专用机械装置和影像装置构成。

6. D　X 线本质是一种电磁波，具有一定的波长和频率，由于 X 线光子能量大，可使物质产生电离，故属于电磁波中的电离辐射，X 线肉眼看不见，不带电。

7. D　特殊检查包括体层摄影、软线摄影、高电压摄影、放大摄影。造影检查不属于特殊检查。

8. C　穿透性是成像的基础；X 线能激发荧光物质，使波长短的 X 线转换为波长长的可见荧光，称为荧光效应，是透视的基础。

9. A　X 线管内高速电子的动能取决于两极间的管电压。

10. B　X 线的感光效应能使胶片感光形成潜影。

11. C　常规正位 X 线胸片的拍摄要求有取后前立位，焦 – 片距为 180～200cm，常规采用高电压为 120～140kV，胸部适当前倾，两上臂内旋，中心线通过第 4 胸椎水平，深吸气状态下屏气曝光。

12. D　X 线穿透密度不同的组织时，密度高的组织吸收的 X 线多，密度低的组织吸收的少；X 线管电压愈高，所产生的 X 线的波长愈短，穿透力也愈强。X 线衰减后的强度与入射 X 线的强度成正比，与所穿透物质的密度及厚度成反比。

13. A　特征 X 线的能量与靶原子壳层的结合能有关，特征 X 射线的能量不等于入射电子的能量，B 选项错误；X 线的两种成分中，特征 X 线只占很少一部分，C 选项错误；D 选项与能量 80keV 的电子入射到钨靶上产生的结果无关；E 选项错误，特征 X 射线的能量取决于原子的电子能级结构，与入射电子的能量无关；连续 X 射线的最大能量是 80keV，当高能电子入射到钨靶上时，部分电子会与原子发生碰撞，产生连续谱的 X 射线。选项 A 正确。

14. C　连续 X 射线的最长波长是最短波长的 1.5 倍。

15. D　X 线的穿透力与 X 线管电压密切相关，电压越高，穿透力越强；X 线的穿透性还与物体的密度及厚度相关，密度高、厚度大的物体吸收 X 线多，通过少。

16. E　透视难以观察密度与厚度差别小的器官及密度与厚度较大的部位，另外，透视的缺点还包括缺乏客观记录，影像对比度及清晰度较差。

17. B　当 X 射线穿透均匀物质时，其衰减与物质的衰减系数相关。因此，选项 B 是正确答案。衰减系数是一个与物质特性相关的参数，它决定了 X 射线在物质中的衰减速率。衰减系数越大，X 射线的衰减越快。其他选项与 X 射线的衰减无关。

18. E　软 X 射线摄影属特殊检查。

19. A　通常 X 射线束包括多种波长，频率高的穿透力强。大致分软、硬两种，硬的穿透力强。

20. E　被照体面积与照片密度无关。

21. D　X 线是一种波长短的电磁波，肉眼不可见，能激发荧光物质，使波长短的 X 线转换为波长长的可见荧光，X 线通过任何物质都能产生电离效应。

22. D　与模拟成像相比，数字成像的优势很多，可以进行高保真的存储和传输、高保真地调阅图像、可以进行各种图像后处理、密度分辨率也明显高于模拟成像，它的不足是空间分辨力较模拟成像低。

23. B　X 线波长短，肉眼不可见，但能穿透不同物质，并不能穿透一切物质，它是一种能使荧光物质发光的射线。

24. D　X 线属于电磁波，波长短，范围为 0.0006 ～ 50nm，用于 X 线成像的波长为 0.008 ～ 0.031nm（相当于 40 ～ 150kV 时），在电磁波谱中，居 γ 射线与紫外线之间，比可见光的波长短，肉眼不可见。

25. A　软 X 线是指 40kV 以下产生的 X 线，能量低、波长长，穿透物质能力弱，适用于身体组织较薄、不与骨骼重叠及原子序数较低的软组织，故也称软组织摄影，主要以吸收 X 线为主。

26. B　不同密度组织与 X 线成像的关系，当强度均匀的 X 线穿透厚度相等、密度不同的组织结构时，由于吸收程度不同，在 X 线胶片上（或荧屏上）显出具有不同层次灰度（黑白）差异的 X 线影像。骨密度最高，对 X 线吸收多，照片上呈高亮度，肌肉、液体、脂肪依序次之，气体密度最低，X 线吸收少，照片上呈低亮度。

27. C　X 线透过被照体后形成的强度差异，称为 X 线对比度。

28. E　X 线管电压越大，产生的 X 线波长越短，穿透力越强。

29. D　X 线的吸收与物体的厚度及密度成正比，与距离成反比。

30. D　X 线光子的能量取决于电子接近核的情况、电子的能量和核电荷。

31. E　继发射线比原发射线的能量虽小但易被吸收，对放射工作者的影响也大。

32. A　X 线摄影时用增感屏是为了提高射线的利用率，减少辐射剂量，以及缩短曝光时间。

33. C　X 线管产生的 X 线仅占总能量的 1% 左右，其余 99% 转换为热能。

34. D 根据人体在 X 线影像上的密度以上组织密度由低到高的排序为脂肪、液体、神经组织、软骨、钙化。

35. E 腹部 X 线摄影能显示肾轮廓的原因是肾周脂肪衬托所致。

36. B 荧光透视的优点：可转动患者体位、能了解器官的动态改变、操作方便、费用低；缺点是影像对比度及清晰度较差，缺乏客观记录射线量较大。

37. C IP 板可重复使用，在再次使用前，用强光照射 IP 板，可以使残留信息消失。

38. D 体层摄影可获得人体组织某一选定平面上的结构相对较清晰的影像，选定层面以外结构被模糊掉，最常用于气管、支气管、肺的病变的检查。

39. B X 线波长短，肉眼不可见。具有强穿透力，能穿透可见光不能穿透的物质，具有穿透性；X 线激发荧光物质，使波长短的 X 线转变成波长长的可见荧光，这种转换称为荧光效应；经 X 线照射后，感光的溴化银中的银离子被还原而析出金属银；X 线的生物效应是指 X 线对人体有一定生物学方面的改变。X 线通过任何物质都可产生电离效应。空气的电离程度与空气所吸收 X 线的量成正比，因而通过测量空气电离的程度可计算出 X 线的量。A 选项太绝对，X 线有很强穿透力，但不能穿透一切物质。

40. B 增大 X 线照射量，可以减少照片斑点，但是增加了患者的辐射剂量，对被检者不利。A、C、D、E 四项防护措施是正确的。

41. E 进行 X 线检查时需要防护的原因是生物效应，它是由电离效应引起的。

42. A 穿透性是 X 线成像的基础；荧光效应是透视的基础；感光效应是摄影的基础。

电离效应是放射治疗的基础，也是进行 X 线检查时需要注意防护的原因。

43. E 高电压摄影由于穿透力强，用于显示那些在常规摄影中被高密度组织或病变遮挡的正常组织或病理改变；体层摄影可获得某一选定层面上的影像，用以明确平片难于显示、重叠较多和处于较深部位的病变，多用于了解病变内部的情况；记波摄影用于观察心脏的搏动。

44. D 因造血组织为高感受性组织，白细胞数减少可能出现较早。组织对 X 线照射的感受性从高到低分别为造血组织、口腔黏膜及皮肤、脑及肺，最后是脂肪、神经、结缔等组织。

45. D 由于透视对比度和清晰度较差，难以观察密度与厚度差别小的器官及密度与厚度较大的部位，可对器官动态观察，用增感屏是为提高射线的利用率，减少辐射剂量。

46. D 放射防护包括主动防护和被动防护，主动防护为了尽量减少 X 线的发射剂量，被动防护的目的是使受检者尽可能少地接受射线剂量，包括屏蔽防护和距离防护。继发射线比原发射线的能量虽小但易被吸收，对放射工作者的影响也大。

47. C 屏蔽防护使用原子序数较高的物质，常用铅。

48. A X 线穿透力与 X 线管电压呈密切相关，电压越高，所产生的 X 线波长越短，穿透力越强。

49. D X 线穿透人体会产生一定的生物效应，如果辐射量在容许范围内，一般少有影响。

50. D 接触的 X 线量超过容许的辐射量，有可能发生放射损害。

51. A　透视及 X 线摄影不能发现透光性肾盂结石。

52. E　X 线的防护原则是建立剂量限制体系，B 选项正确；减少 X 线发射剂量是为了降低辐射暴露水平，可以通过合理的设备设置和技术参数选择来实现，A 选项正确。距离防护是最简单、最有效的防护措施之一。通过增加与辐射源的距离，可以有效减少接受的辐射剂量，C 选项正确。缩短受照时间可以减少辐射暴露的时间，从而降低辐射剂量，D 选项正确。焦物距是指 X 射线源和照射物体的距离，缩短焦物距并不是 X 线防护的原则之一，E 选项错误。

53. A　X 线束是从 X 线管向人体做锥形投射，因此使 X 线影像有一定的放大和变形失真，并产生伴影。影像放大率与靶片距离成反比。

54. A　X 线诊断是综合影像学各种病理表现，结合临床资料，包括病史、症状、体征及其他临床检查资料以影像学征象为基础进行分析推理得出的。

55. E　由于 X 线束是从 X 线管向人体做锥形投射，使 X 线影像有一定程度的放大并产生伴影，伴影使 X 线影像的清晰度减低。

56. D　CR 摄影的缺点是时间分辨力较差和空间分辨力不足；DR 摄影与其相比时间分辨力和空间分辨力均进一步提高。

57. E　DR 与 CR 摄影相比，曝光剂量减小，成像时间更短，信噪比优于 CR 摄影，但系统兼容性低于 CR 摄影。

58. E　CR 摄影的密度分辨力虽然较常规 X 线高，但是对于关节软骨病变的显示仍然受到限制。

59. C　CR 摄影不以 X 线胶片作为记录和显示信息的载体，而是使用可记录并由激光读出 X 线影像信息的影像板（IP）作为载体，影像板上记录的信号为模拟信号，经模/数（A/D）转换器转换为数字信息。

60. B　由于 CR 摄影空间分辨力的不足，显示肺间质与肺泡性病变不及常规 X 线胸片。CR 对肺部结节性病变的检出率及显示纵隔结构如血管和气管等方面优于传统 X 线片。

61. E　能量减影法是用两个不同千伏的 X 线摄影条件摄影，得两帧 CR 摄影图像，选择其中任何一帧作为蒙片进行减影，则可消除某些组织，如对胸部行减影处理可消除肋骨影像，以利于观察低对比度肺野。

62. A　时间分辨力较差及空间分辨力不足是 CR 摄影的缺点。

63. D　CR 摄影由于空间分辨力不足，显示肺间质与肺泡病变不及传统 X 线图像。

64. B　CR 摄影的优点包括提高图像的密度分辨力，缺点是时间分辨力和空间分辨力不足。

65. D　DR 是将 X 线信息转变成数字化信息，可进行各种后处理，DR 经能量减影可以去除肋骨对肺组织的遮挡，对肺内渗出性和结节性病变的检查率都高于传统的 X 线成像。对于肺间质纤维化，间质肺炎，肺泡病变这些病变并无特殊优势，需要结合 CT 进行判定。

66. C　DR 难以与原 X 线设备匹配，CR 摄影则可以与任何一种常规 X 线设备匹配。

67. D　高分辨力 CT 由于薄层，受部分容积效应影响较小，空间分辨力高，但噪声也随之增加。

68. A　高分辨扫描时应用高 mAs、薄层厚（1～2mm）、大矩阵（≥512×512）及骨重建算法。着重提高空间分辨力。主要用于：

①观察骨的细微结构，如显示颞骨岩部内半规管、耳蜗、听小骨等；②观察肺内微细结构及微小病灶结构，如显示早期小叶间隔的改变或各种小气道改变。

69. E 决定 CT 机连续工作时间长短的最关键指标是 X 线管热容量，是 X 线管阳极能承受连续使用下的热量积累，故 X 线管热容量越大，连续工作时间越长。磁盘容量决定图像的存储量。

70. A 螺旋 CT 的扫描方式为单轴、多排探测器。

71. C 螺旋 CT 扫描过程中，X 线球管围绕机架连续旋转曝光，曝光的同时检查床同步均速移动，探测器同时采集数据，由于扫描轨迹呈螺旋形，故称螺旋扫描。

72. E FPD 的时间分辨率高，所以可以动态成像而适用于 DSA。

73. C CT 成像是利用了 X 线的衰减特性，将衰减后的射线通过模/数转换后，由计算机重建成横断面图像。

74. D 与传统 CT 比较，滑环技术改进的核心是馈电方式。滑环技术类似于电机中的碳刷，以铜制成滑环，作为静止部分，碳刷在滑环上滑动，通过碳刷和滑环的接触导电，进行馈电和信号传递，从而去掉了电缆的牵制，使得球管和探测器能作单方向的连续旋转。

75. B CT 是用 X 线束对人体检查部位一定厚度的层面进行扫描，由探测器接受该层面上各个不同的人体组织对 X 线的衰减值，经模/数转换输入计算机，通过计算机处理后得到扫描层面的组织衰减系数的数字矩阵，再将矩阵内的数值通过数/模转换，用黑白不同的灰度等级在荧光屏上显示出来，即构成 CT 图像。

76. C 数/模转换后的数据为显示数据，模/数转换后得到的是扫描层面的组织衰减系数的数字矩阵。

77. A 靶扫描是指感兴趣区的放大扫描，可提高空间分辨力，不属于特殊扫描范畴。CT 特殊扫描包含：①血管成像扫描（CTA），动脉成像、静脉成像。冠状动脉成像是冠状动脉狭窄筛选的最佳方法。②灌注扫描，主要应用于超急性期脑梗死的诊断、肿瘤灌注、肝肾功能的评价、心肌灌注等。③CT 椎管（脑池）造影，主要用于颅底骨折导致脑脊液鼻漏位置的确定，椎管内病变、脑池脑室内病变的诊断。④胃肠充气扫描，主要用于胃及结肠肿瘤和息肉的诊断，指导纤维胃镜或结肠镜进行活检。⑤CT 透视，主要用于实时导引穿刺针准确对准目标；增强扫描时自动启动扫描。

78. B 螺旋扫描是整个扫描区域连续不间断的三维采样，又称体积或容积扫描，常规 CT 采样时患者（检查床）是静止不动的，是二维采样。

79. D 多层螺旋 CT 的优势：降低球管消耗、覆盖范围更长、检查时间更短、扫描层面更薄、图像后处理功能更强。

80. A 多层螺旋 CT 原理及构造：纵轴多排探测器、锥形 X 线束、多个数据采集通道，球管旋转 1 周可以获得多幅图像。多层螺旋 CT 设备可以同时采集多个层面的数据，但并不一定能够同时重建多个层面的图像。重建过程通常是在后期的计算机处理中完成的，根据需要选择重建的层面图像。

81. B 螺旋扫描是整个扫描区域连续不间断的三维采样，又称体积或容积扫描，这样的采样为数据的后处理带来更大的灵活性。常规 CT 采样时患者（检查床）是静止不动的，故而是一次二维采样。采样完成后检查床运动一段距离，再进行另一层面的二维采样。

82. B　螺旋 CT 扫描是整个扫描区域连续不间断的三维采样，传统 CT 采样是二维采样，使其与传统 CT 有本质的区别。

83. A　多层螺旋 CT 的 X 线束为锥形，单层螺旋 CT 的 X 线束为薄扇形。

84. A　螺旋 CT 与常规断层融合相比，最明显的两大优势是扫描速度快和容积扫描。

85. B　螺旋扫描最重要的应用基础是滑环技术。

86. A　注射速率不是螺旋 CT 的灌注参数，是完成灌注检查时对比剂流速的要求。

87. D　X 线的空间分辨率较 CT 高，CT 的密度分辨率较高，模拟成像的 X 线胶片密度分辨力仅有 26 灰阶，数字成像的密度分辨力可达 210～212 灰阶。而且可以通过窗宽窗位的调整，是全部灰阶通过分段得到充分显示，弥补肉眼观察分辨灰阶的限制。

88. B　由于囊变区内为液性成分，无血供，故增强后无强化。

89. C　螺旋 CT 与普通 CT 相比较并不能明显提高空间分辨力，当用螺旋 CT 做 HRCT 时空间分辨力较普通 CT 高。多层螺旋 CT 的优点：降低球管消耗、覆盖范围更长、检查时间更短、扫描层厚更薄、图像后处理功能更强。

90. A　CT 血管成像是在靶血管内对比剂充盈最佳的时间内进行螺旋扫描，然后利用成像后处理技术建立二维或三维的血管影像。分为动脉成像和静脉成像。冠状动脉成像现已成为冠状动脉狭窄筛选的最佳方法。

91. B　CT 常规扫描技术包含各部位常规扫描、高分辨力扫描、靶扫描、增强扫描。

CT 透视属于特殊扫描。

92. E　CT 在查出病变、确定病变位置及大小与数目方面较为敏感和可靠，但对病理性质的诊断，也有一定的限度。

93. E　不宜将 CT 检查视为常规诊断手段，应在了解其优势的基础上，合理地选择应用。

94. D　多平面重组（MPR）是一种图像后处理技术，用于根据需要重新构建不同方向的断层图像。多平面重组通过重新构建不同方向的断层图像，可以观察和分析感兴趣区域在不同方向上的解剖结构，选项 D 正确。A、B 选项描述的是动态增强 CT（DCE－CT）的原理，C 选项描述的是 CT 灌注成像的原理，E 选项描述的是体绘制（volume rendering）的原理，均不是多平面重组。

95. C　CT 的密度分辨率很高，可以通过 CT 值准确量化；MR 成像原理不同，通过信号高低，反映不同组织间的信号差异。

96. E　CT 特殊扫描包括血管成像扫描、灌注扫描、CT 椎管造影、CT 胃肠充气扫描、CT 透视。靶扫描是指感兴趣区的放大扫描，可提高空间分辨力，不属于特殊扫描范畴，MPR 属于图像后处理的二维重建技术。

97. E　时间分辨力的高低决定了 CT 机动态扫描方面临床应用的适应性和范围，时间分辨力越高，对于心脏成像的能力越好。

98. D　增强前后 CT 值的对比，为相对 CT 值，可了解组织有无血供及血供程度如何。平扫时所测得的 CT 值为绝对 CT 值。

99. B　CT 值是物质衰减系数与水相比的相对值，不同组织的 CT 值各异，各自在一定范围内波动。

100. E　脑血肿 CT 值 60～80Hu，但 CT

值超过 94Hu 时，应考虑为钙化。

101. C 窗宽越窄，密度分辨率越高。以灰阶为 16 为例，当窗宽为 160Hu，两种组织间 CT 差别超过 10Hu，人眼可在监视器上看出灰度差别，如果窗宽为 1600Hu，两种组织间的 CT 值差别必须超过 100Hu，人眼方能识别。观察不同的组织或病变内，必须选择恰当的窗宽和窗位，窗位一般与需要显示的组织相近，这样比显示组织密度高度的病变与比这一组织密度低的病变都能有亮度差别而容易分辨。

102. C −120 ~ −30Hu 提示为脂肪。

103. A 窗宽（WW）是指监视器中最亮灰阶所代表 CT 值与最暗灰阶所代表 CT 值的跨度。如窗宽是 2000Hu，是指最亮灰阶所代表 CT 值与最暗灰阶所代表 CT 值的差是 2000Hu，即最亮的设为 2000Hu，最暗的设为 0Hu，窗宽是 2000Hu；最亮的 1000Hu，最暗的 −1000Hu，窗宽是 2000Hu。

104. E CT 值代表 X 线穿过组织被吸收后的衰减值。CT 值与 X 线至物质间的距离有关，取决于 X 线在投照过程中的衰减情况。

105. E 当病变与周围组织密度接近，为了突出病变，应适当调窄窗宽，提高密度分辨率，这样可分辨 CT 值差别小的两种组织。

106. A 窗宽 500Hu，上限 500Hu，下限 0Hu，窗位是 250Hu。

107. D 窗位（WL）是指窗宽上限所代表 CT 值与下限所代表 CT 值的中心值。如窗宽设为 100Hu，上限为 75Hu，下限 −25Hu，窗位就是 25Hu；上限是 100Hu，下限是 0Hu，窗位就是 50Hu。

108. C 窗口技术是数字图像所特有的一种显示技术，它利用一幅图像的不同灰度差别在监视器上显示这一优势，分别观察不同的组织差别，即窗宽、窗位技术。是应用多且最重要的技术。

109. D 重建时间的长短与减少运动伪影无关。

110. C 多平面图像处理是在横断面图像的基础上，重新组合或构筑形成的二维图像，是一种重组方法。

111. E 噪声是影响图像质量的因素之一，提高探测器的效率和增加 X 线剂量可以降低噪声水平，从而提高信噪比，A 选项正确。噪声会干扰图像的细节信息，导致密度分辨力降低，B 选项正确。信噪比是指信号与噪声的比值，信噪比越大说明信号相对于噪声的强度更高，可以提高图像的质量和密度分辨力，C 选项正确。增加 X 线剂量可以增强信号的强度，从而提高图像的质量和密度分辨力，D 选项正确。物体的直径越大，并不会直接影响密度分辨力。密度分辨力主要取决于设备的技术参数和影像重建算法，与物体的直径无关。因此，选项 E 是错误答案。

112. A 单位体素内光子接收量增加，噪声就会降低，mAs 直接影响 X 线束发射的光子数目，所以 mAs 的增加与量子噪声成反比。

113. C 像素是构成数字图像矩阵的基本单元，即一幅图像是由许多按矩阵排列的小单元构成，这些组成图像的基本单元被称为像素，像素是体素在成像时的体现，像素越小，图像的分辨率越高。

114. C 当螺旋扫描的容积采样结束后，每两层重建图像之间的间隔。重建间距大，重建时间缩短；同样的扫描范围内，重建间距越小，重建出的图像数量越多，势必增加整个图像重建的时间，即总重建时间等于重建层数 × 每层重建时间。

115. C 密度分辨力与被检物体的大小、X 线剂量、噪声和信噪比等因素有关，对 CT 图像密度分辨率影响最重要的因素是噪声和信噪比，待检物体的密度对其影响小。此题容易误选答案 E，扫描参数设置直接影响 X 线剂量，加大 X 线剂量能够提高图像分辨率。

116. B 被扫描的正常组织或病变组织直径小于层厚时，由于部分容积效应的影响，此时的 CT 值不能真实反映该组织的密度。

117. C 增强 CT 扫描有助于病灶的检出和提高鉴别诊断的能力。CT 增强扫描可以区别肿瘤与瘤周水肿，即选项 C 是正确答案。通过注射对比剂，在 CT 图像上观察肿瘤和周围组织的强化情况，可以帮助医生区分肿瘤的边界与周围组织的分界，从而将肿瘤与瘤周水肿分开。其他选项的描述与 CT 增强扫描的应用无关。

118. B 常规增强扫描常用于颅脑的扫描，对对比剂的注射速率及延迟时间要求不是十分严格。

119. E 运动伪影是由于被检部位的运动造成的伪影，降低 X 线的扫描剂量不能减轻伪影。

120. B MPR 是多平面重建，MIP 是最大密度投影，SSD 是表面阴影遮盖，VRT 是容积漫游技术，CPR 是曲面重建，CTU 时主要使用最大密度投影重建输尿管和膀胱。

121. C 血管内红色代表流向探头方向的血流，蓝色代表背离探头的方向。

122. C 当病变小于扫描层厚，同一扫描层面的垂直厚度内含有两种以上不同密度组织重叠时，这是会出现部分容积效应，CT 值不能真实反映局部组织的密度，这时可以通过减小扫描层厚，以获得更为正确的组织密度，从而减少影像的部分容积效应。

123. E 横向弛豫是 90° 脉冲关闭后，同相位的质子群发生相位离散（失相位），使宏观横向磁化矢量逐渐衰减至零。实际上 90° 脉冲关闭后，宏观横向磁化矢量将呈指数式衰减，称自由感应衰减，或 T_2^* 弛豫。我们用 T_2 值描述横向弛豫的快慢。90° 脉冲后，某组织宏观横向磁化矢量达到最大值，以 90° 脉冲关闭后的零时刻为起点，以 T_2 弛豫造成的横向磁化矢量衰减到最大值的 37% 为终点，起点与终点之间的时间间隔即为该组织的 T_2 值。在不同场强的主磁场下，即使同一组织的 T_2 值也会发生改变，场强越高组织的 T_2 值越短。以 90° 脉冲为例，在射频脉冲关闭后，纵向磁化矢量从零逐渐恢复，某组织宏观纵向磁化矢量为零做起点，恢复至最大值的 63% 为终点，起点与终点之间的时间间隔即为该组织的 T_1 值。

124. C 肺气肿 X 线片或 CT 即可诊断，MRI 对诊断肺气肿效果不佳。

125. B 磁化率伪影表现为局部信号明显减弱或增强，常伴有组织变形，解决磁化率伪影问题的对策有：进行匀场，场强越均匀，磁化率伪影就越轻；缩短 TE；应用自旋回波取代梯度回波或回波平面序列；增加频率编码的梯度场强强度；增加图像矩阵；减少磁化率差别；除去被检者体内或体表的金属异物。钛合金具有较低的密度和较小的伪影效应，因此使用钛合金制造的金属置入物可以减少金属伪影的影响，选项 B 正确。

126. A T_1 弛豫需要把质子群内部能量传递到质子外的其他分子，所需要时间较长，T_2 弛豫的能量传递发生于质子群内部，即质子与质子之间，所需要的时间较短，因此所有组织的 T_1 值都比 T_2 值要长很多，C、D 错；T_1 与 T_2

弛豫是同时开始的，B、E 错。

127. D 梯度回波序列具有以下特点：采用小角度激发，加快成像速度；采用梯度场切换采集回波信号进一步加快了采集速度；反映 T_2^* 而非 T_2 弛豫信息；固有信噪比较低；对磁场不均匀性敏感；血流常呈高信号。

128. A 纵向弛豫是纵向磁化矢量由零恢复到最大值的过程，又称自旋 - 晶格弛豫。

129. E 金属异物可局部形成强磁场从而干扰主磁场的均匀性，局部强磁场可使周围旋进的质子很快丧失相位，而在金属物体表面出现一圈低信号"盲区"或图像出现空间错位而变形失真。

130. C MR 设备主要包括主磁体、梯度线圈、射频系统、模拟转换器、计算机、磁盘与磁带机，平板探测器是 DSA、DR 的设备。

131. C CT 血管内对比剂根据是否有离子状态存在于溶液中分为离子型和非离子型对比剂。根据分子结构不同分为单体与二聚体（或称双体）。根据渗透压的差异分为高渗（渗透压 > 1500mOsm/kg）、次高渗（渗透压 600 ~ 1000mOsm/kg）和等渗对比剂（渗透压 280mOsm/kg）。等渗对比剂的渗透压（300mOsm/kg）与人体的渗透压基本一致，次高渗对比剂的渗透压大概是等渗对比剂的 2 倍，高渗对比剂的渗透压一般是次高渗对比剂的 2 倍。

132. A 油质对比剂黏度高、比重大、不溶于水，所以不能用于血管造影。

133. A 对比剂的导入方式分为直接导入法和间接导入法两种。①直接导入法：包括口服法，如食管、胃、肠的造影法；灌注法，如直肠、结肠灌注造影、泌尿系逆行造影、窦道造影等。②间接导入法：对比剂引入体内，经

吸收或聚集，使脏器显影，如静脉肾盂造影，排泄性胆道造影等。

134. D 水溶性碘剂静脉注射后主要经肾脏排泄，以肾小球滤过为主而排出，除肾脏排泄外，少量碘剂可经过其他器官排泄，如肝胆、小肠、胃等。

135. E 胃肠道双重对比造影剂用的硫酸钡制剂必须达到下列要求。①高浓度；②细颗粒；③低黏度；④与胃液混合后不易沉淀和凝集；⑤黏附性强。按其用于不同部位的浓度和用量，大致如下：食管浓度 200% 左右，口服 10 ~ 30ml；胃和十二指肠浓度 160% ~ 200%，口服量 50 ~ 250ml；小肠和结肠浓度 60% ~ 120%，灌肠 150 ~ 300ml；因其不被吸收，故剂量不受限制。

136. E 氮质血症的出现提示肾功能不全，碘对比剂主要经过肾脏代谢，氮质血症患者使用碘对比剂时可能会造成肾功能的进一步损害，故需慎用。

137. C 血管内注射对比剂 24 ~ 48 小时血清肌酐升高 25% 以上或增高 > 44.2μmol/L 称为对比剂性肾病（RCN）。

138. E 根据对比剂对 X 线吸收程度的不同，将其分为阴性对比剂和阳性对比剂。

139. B 阴性对比剂是一种密度低，吸收 X 线少，原子序数低，比重小的物质。常用的有空气、氧气和二氧化碳等。其中以空气应用最方便、最多、费用最低，但在人体内空气的吸收比二氧化碳慢。

140. C 口服碘水对比剂常用于腹部扫描。

141. C 生理性的呼吸和心搏不会导致头部产生运动伪影。

142. C 碘过敏试验包括口含试验、皮下

试验、静脉注射、眼结膜试验。

143. A　离子型对比剂为泛影葡胺；非离子型对比剂碘普罗胺、碘佛醇、碘帕醇等；碘化油为油性非水溶性对比剂，注入人体后由于能比周围软组织结构吸收更多 X 线，从而在 X 线照射下形成密度对比，显示出所在腔道的形态结构，适用于腮腺、下颌下腺、上颌窦及窦道造影，也用于鼻窦、泪腺管及支气管、子宫输卵管、瘘管造影等。

144. B　CT 检查应用血管内对比剂发生过敏反应与药物的剂量无关。

145. C　根据浓度不同将对比剂分为高浓度和低浓度，业界以 350mgI/L 为界，等于或高于这个浓度（如 370mgI/L、400mgI/L）归类于高浓度对比剂，低于这个浓度（如 300mgI/L、320mgI/L）归类于常规浓度对比剂。

146. E　发生对比剂性肾病的高危因素包括糖尿病、肾功能不全、脱水、失血等。离子型对比剂血管内使用 RCN 的发生率为 2.1% ~ 2.9%，高危因素患者 RNC 的发生率为 7% ~ 38%。多数对比剂造成的肾功能损害是一过性的，1~3 周可恢复正常。

147. C　碘对比剂的副反应包括过敏反应和药物毒性反应。分清两种副反应的临床表现，对正确的防治有十分重要的意义。临床上往往两种副反应同时存在。过敏反应是指与给药剂量无关，有抗原抗体复合物形成的机体反应，相当于 I 型变态反应。毒性反应是指与药物的理化特性相关，没有抗原抗体复合物形成的机体反应。过敏反应发生时，往往伴有毒性反应，不同程度加重过敏反应。

148. B　碘对比剂过敏反应的分类。①轻度反应：面部潮红、眼及鼻分泌物增加、打喷嚏、恶心、头晕、皮肤瘙痒，少数出汗样皮疹、恶心、轻度呕吐、轻度荨麻疹等；占全部副反应的 70% ~ 75%。②中度反应：心悸、胸闷、胸痛、气短、头痛、腹痛、轻度低血压、广泛荨麻疹、颜面部及结膜水肿、支气管哮喘、喉头水肿等；占全部副反应的 25% ~ 30%。③重度反应：主要为过敏性休克的表现，如血压下降、神志淡漠、脉搏细速、面色苍白，出冷汗、二便失禁，循环及呼吸衰竭。救治不及时可出现昏迷、惊厥、意识丧失、呼吸困难等，危及生命。占全部副反应的不足 1%。

149. E　恶心、呕吐属于血管内对比剂毒副反应的物理 - 化学反应。其余选项均为毒副反应的过敏反应。

150. E　CT 使用碘对比剂时，最重要的是让患者及其家属了解使用对比剂的必要性和可能出现的副反应，以便发生副反应时能够及时进行相关处理及救治。

151. C　CT 增强碘对比剂一般无须碘过敏试验，除非产品说明书特别要求。一项研究表明，在 2843 例进行碘对比剂过敏试验的患者中，仅 0.5% 的缓和出现过敏试验阳性，随后所有患者仍然接受标准剂量的点对比剂，结果无患者发生过敏反应。

152. D　动态增强扫描的方法是静脉注射对比剂后，在感兴趣区同一层面于一定时间范围内重复扫描。

153. B　Gd - DTPA 可应用于全身，常规临床用量为 0.2ml/kg 或 0.1 mmol/kg，选项 B 错误，选项 C 和 E 正确。在脑转移病变的检查中，常常需要增加 Gd - DTPA 的剂量，以提高对比效果，选项 A 正确。在关节造影中，Gd - DTPA 常常需要稀释后注射，以获得更好的关节显影效果，选项 D 正确。

154. A　由于静脉注射对比剂可以加重肾

功能不全，因此若有可能的话应换用其他检查，如 MRI。

155. D MRI 对比剂本身不产生信号，信号仍来源于质子，对比剂通过影响质子的弛豫时间，间接改变组织的信号强度。某些物质进入人体组织靠近共振质子时，能有效改变质子所处磁场环境，影响质子的弛豫时间。其中能缩短质子弛豫时间者为顺磁性物质，延长质子弛豫时间者为逆磁性物质。利用这些物质对质子弛豫时间的不同影响，可选择性增加或减低组织的信号强度，实现人为提高组织对比度的目的。

156. D 注入对比剂后 1～2 分钟肾实质显影；2～3 分钟肾盏和肾盂显影，15～30 分钟显影最浓。

157. E MRU 利用重 T_2 技术，利用相对静止的液体在重 T_2 加权成像时表现为明显高信号的特性，无须对比剂可清晰显示尿路全貌及梗阻情况。

158. B 注入对比剂后 25～80 秒肾血管和肾皮质明显强化，强化的肾皮质还向肾实质内伸入，而髓质仍维持较低的密度，因而可清楚地分辨出肾脏的皮髓质。

159. C 尿路造影是确诊重复肾的主要检查方法。

160. D CT 是目前诊断肾细胞癌最可靠的影像学方法。

二、A2 型题

161. C 根据题目中的病史和症状，这位女性可能存在垂体瘤或其他垂体相关的异常。为了评估垂体和蝶鞍区的病变，CT 检查通常采用蝶鞍冠状位薄层增强扫描（选项 C）。蝶鞍冠状位可以提供清晰的垂体和蝶鞍的图像，薄层增强扫描可以更好地显示血供情况和病

变细节。头颅轴位平扫主要用于评估颅内结构，不是评估垂体和蝶鞍的首选扫描方向（选项 A）。乳腺和盆腔的 CT 检查通常采用横断位扫描，但在这个病例中，并没有提及乳腺或盆腔的相关症状或怀疑（选项 B）。头颅冠状位扫描主要用于评估颅内结构，不是评估垂体和蝶鞍的首选扫描方向（选项 D）。蝶鞍矢状位扫描可以提供垂体和蝶鞍的图像，但在这个病例中，并没有提及矢状位扫描的必要性（选项 E）。

三、A3/A4 型题

162. D 患者发病时间短，脑干内为低密度灶，无明显占位效应，且风心病 20 年，故首先考虑脑梗死。

163. D 由于脑干位于后颅窝，CT 扫描由于骨伪影的影响，显示欠佳，而 MRI 无骨伪影，可清晰显示后颅窝病变。

164. D 经听眉线扫描的图像主要显示眼窝、中颅凹和后颅凹下部，而不是上部。

165. C 在顶颌位扫描中，正中矢状面应与台面中线平行，而不是垂直，选项 C 错误。

166. D 头部 CT 检查通常以听眦线作为扫描基线，而不是听眶线。听眶线是眶下缘与外耳道的连线，选项 D 错误。

四、B1 型题

167～169. E、A、B CT 扫描可以观察食管壁厚度；X 线平片不能清晰显示食管黏膜皱襞，而气钡双重造影可以清晰显示食管黏膜皱襞。

170. B CR 是应用磷光体构成的影像板（IP）替代胶片吸收穿过人体的 X 线信息，记录在 IP 上的影像信息经过激光扫描读取，然后经过光电转换，把信息输入计算机系统重建成数字矩阵，再显示出数字化图像。

171. E　DR 接收 X 线的既不是普通胶片，也不是需要经激光扫描读取信息的成像板，而是各种类型的平板探测器，它们可以把 X 线直接转化成电信号或先转换成可见光，然后通过光电转换，把电信号传输到中央处理系统进行数字成像。

172. D　CT 是利用透过人体的 X 线，首先由弧形排列的探测器取得信息，经计算机处理而获得的重建断层图像的成像方法。

173. C　荧光摄影是利用透过人体的 X 线，在荧光成像基础上进行缩微摄片的成像方法。

174. A　微焦点和增大人体与照片的距离是一种特殊的检查方法，属于放大摄影，可以显示较细微的病变。

175. E　体层摄影可获得人体组织某一选定平面上的结构相对较清晰的影像，选定层面以外结构被模糊掉，最常用于气管、支气管、肺的病变的检查。

176. C　荧光透视可以了解器官的动态变化，如心、大血管的搏动，膈肌运动及胃肠道蠕动等。

177. D　高千伏摄影可以缩短曝光时间，还可以减少 X 线管负荷和减少患者皮肤的照射量。

178. D　高电压摄影可以显示那些在常规摄影中被高密度组织或病变遮挡的正常组织或病理改变，例如，可将被骨骼、纵隔或大量胸腔积液遮盖的肺内病灶显示出来，同时还可显示体层摄片不能显示的小病灶。

179. B　软线摄影是采用发射软 X 线，即波长长的 X 线钼靶球管，用以检查软组织，特别是乳腺的检查。

180. A　对于缺乏自然对比的组织，人工将能被 X 线吸收的物质导入体内，改变病灶与正常组织和器官的对比，以显示其形态和功能的方法，即造影检查。

181. E　放大摄影是采用微焦点和增大人体与照片距离以显示较细微的病变。

182. D　穿透性是 X 线成像的基础；不同组织结构由不同元素组成，形成了不同 X 线衰减的差别，是 X 线成像的基础。

183. A　X 线射入人体，产生电离效应，可引起生物学方面的改变，即生物效应，是放射治疗的基础，也是进行 X 线检查时需要注意防护的原因。

184. C　涂有溴化银的胶片，经 X 线照射后，感光而产生潜影，经显、定影处理，感光的溴化银中的银离子被还原成金属银，并沉积于胶片的胶膜内，此金属银的微粒，在胶片上呈黑色，而未感光的溴化银，在定影及冲洗过程中，从 X 线胶片上被洗掉，因而显出胶片片基的透明本色，即感光效应，是 X 线摄影的基础。

185. B　X 线激发荧光物质，如硫化锌镉及钨酸钙等，使波长短的 X 线转化成波长长的可见荧光，这种转换称为荧光效应，是进行透视检查的基础。

186. E　容积重建（VR），三维重建技术之一，首先确定扫描容积内的像素密度直方图，以直方图的不同峰值代表不同组织百分比，换算成不同的灰阶（或彩色）以不同的透明度三维显示扫描容积内的各种结构。

187. A　CT 仿真内镜（CTVE）是将螺旋扫描所获得的容积数据进行后处理，重建出空腔器官表面的立体图像，以三维角度模拟内镜观察空腔结构的内壁。

188. C　表面遮蔽显示（SSD）是将像素

大于某个确定域值的所有像素连接起来的一个三维的表面数学模型，然后用一个电子模拟光源在三维图像上发光，通过阴影体现深度关系。

189. D 最大密度投影（MIP）是把扫描后的图像叠加起来，把其中的高密度部分做一投影，低密度部分删掉，形成这些高密度部分三维结构的二维投影。

190~192. A、B、C MPR 是多平面重组的简写；SSD 为表面遮蔽显示的简写；MIP 为最大密度投影的简写，VR 是容积再现的简写；CTVE 是 CT 仿真内镜的简写。最大密度投影（MIP）处理后血管径线的测量相对最可靠，目前多以此为标准来衡量血管的扩张或狭窄。

193. E CT 仿真内镜主要用于观察胃肠道的内壁、血管和气管内壁、膀胱内壁甚至鼻道和副鼻窦内腔的观察。

194. A 目前，使用最多的 CT 图像后处理是多方位重组，即选项 A 是正确答案。多方位重组是指将 CT 图像数据进行处理和重组，生成多个不同方向和平面的图像，以便医生更全面地观察和分析患者的病情。其他选项描述的图像后处理技术也在 CT 图像中使用，但使用最多的是多方位重组。

195. D 容积再现可应用于血管成像，骨骼与关节以及尿路、支气管树、肌束的三维显示。

196. B 表面遮蔽显示可用于胸腹大血管、肺门及肺内血管、肠系膜血管、肾血管及骨与关节的三维显示。

197. A 多方位重组可以生成多个不同方向和平面的图像，包括冠状面、矢状面和轴状面等，可以确切显示病变的数目、形态、大

小、密度、边界、与周围组织的关系、定位及定量分析。观察肿块性病变的长轴应选择多方位重组，即选项 A 是正确答案。

198. A 空气的 CT 值在 –1000Hu 左右。

199. B 脂肪的 CT 值在 –120 ~ –30Hu。

200. E 钙化的 CT 值在 80~300Hu。

201. B CT 对比剂根据离子状态存在于溶液中分为离子型、非离子型两类，如泛影葡胺是离子型的，离子型因副作用大目前已基本不用；碘海醇、碘普罗胺（优为显）等属于非离子型的。根据分子结构不同分为单体与二聚体，或称双体两类，如碘帕醇（碘异酞醇）是单体，碘曲仑（伊索显）则是二聚体（双体）。

202. A 碘海醇为 CT 增强常用的非离子型对比剂；泛影葡胺为离子型对比剂，因副作用较大，已基本不用；注射用六氟化硫微泡为超声增强时所用对比剂；^{131}I 及 ^{18}FDG 为放射性核素显像所用的显像剂。

203~204. A、E 患者运动或扫描器官自身的运动，常表现为高低密度相伴行的条状伪影，两种邻近结构密度相差悬殊的部位，如骨嵴、钙化、空气或金属异物与软组织邻近处，常表现为星芒状或放射状伪影；CT 装置本身故障，表现为环形或同心圆伪影。

205. B 噪声指的是采样过程中接收到的一些干扰正常信号的信息，信噪比会因此降低，主要影响图像的密度分辨力，使图像模糊失真。噪声的大小与单位体素间光子量的多少有关，单位体素内接收的光子量越大，体素间的光子分布相对越均衡，噪声越小，密度分辨力越高，反之噪声越大，密度分辨力越低。

206. C 伪影指的是原本被扫描的物体中并不存在而图像上却出现的各种形态的影像。

有患者因素和设备因素两种原因造成。与患者有关的一是运动伪影，二是由于患者体内不规则的高密度结构或异物所致。设备因素则是由于 CT 机器性能和状态有关。如档次较低的 CT 会因采样数据不够多或探测器排列不够紧密，在相邻两种组织密度差别比较大的时候出现条纹或放射状伪影。

207. A 由于 CT 扫描的 X 线束所经过的组织有一定的厚度，同一扫描层面的垂直厚度内含有两种以上不同密度组织相互重叠时，这些位置的像素所获得的 CT 值不能真实反映其中任何一种组织的 X 线衰减值，这种现象被称为部分容积效应。

208. A 普通平片显示的是重叠影像，空间分辨率较高，CT 则是密度分辨力高，空间分辨力不如普通平片。

209. C MR 是多参数成像，其成像参数主要包括 T_1、T_2 和质子密度等。在 MRI 检查中，可分别获取同一解剖部位或层面的 T_1WI、T_2WI、PDWI 等多种图像。而包括 CT 在内的 X 线成像，只有密度一个参数，仅能获取密度对比一种图像。MRI 不必调整受检者的体位，仅仅改变不同梯度线圈的作用，就可以分别获得人体横断面（轴位）、冠状面、矢状面及任意倾斜层面图像，有利于解剖结构和病变的三维显示和定位。因此属于多方位多参数成像的是 MR。

五、X 型题

210. ABCE DSA 的优点是能显示 3 级甚至末梢血管，可超选入分支血管造影以明确肿瘤供血动脉，并可进行肿瘤术前栓塞治疗，还可以提供肿瘤血流动力学情况，为制定外科手术方案提供更详尽的资料；而 CTA 能提供肿瘤的确切解剖部位、形态、大小、与周围组织特别是咽旁间隙、颈动脉间隙等的关系。

211. ACD DSA 的禁忌证为对碘对比剂过敏者、有凝血障碍者及肾功能不全者等。

212. ABCE MRI 可以提供更清晰的分层图像，以便确定夹层的位置和范围，对于主动脉夹层动脉瘤的诊断更加准确，选项 A 正确。MRI 对于纵隔淋巴结的显示更为清晰，可以更好地评估淋巴结的大小、形态和位置，有助于判断淋巴结是否存在异常，选项 B 正确。MRI 可以提供更准确的心脏解剖信息，对于室壁瘤和心房黏液瘤的检测和定位更为敏感，选项 C 正确。MRI 可以提供更详细的心脏结构图像，对于先天性心脏病的评估和诊断更为准确，选项 E 正确。肺间质纤维化 CT 优于 MRI。

213. ABCDE 为保证照片质量，防止出现假阳性征象导致误诊，以上准备均应加以注意。

214. BD 上述泌尿系统 MRI 检查方法中，其特殊检查方法有 MRA 和 MRU。MRA 是利用 3DTOF 或 2DPC 进行肾动脉成像，MRU 属于 MR 水成像技术，是利用重 T_2WI 成像技术，采用 MIP 技术进行三维重建而形成的类似尿路造影的 MR 图像。

215. ABCDE MRU 属于 MR 水成像技术，是利用重 T_2WI 成像技术，使正常含尿液的肾盏、肾盂、输尿管和膀胱等皆呈高信号，而背景结构（除含水的胆囊、肠管等）均为低信号，再采用 MIP 技术进行三维重建，形成类似于排泄性尿路造影的 MR 图像。属于无创检查，主要用于尿路梗阻性疾病的检查。

216. BCDE CT 图像的质量参数不包括操作人员技术依赖性。其他选项均包括。

第五章 影像解剖学

一、A1 型题

1. A 肾脏周围有脂肪囊包裹，在 KUB 上呈现低密度，可以将肾脏的轮廓显示出来。

2. B 矢状面是垂直于水平面的面，将身体从前到后切分为左右两部分。冠状面（A）是垂直于纵轴的面，将身体从左到右切分为前后两部分。正中面（C）是垂直于冠状面和矢状面的面，将身体从上到下切分为左右两部分。横切面（D）是垂直于纵轴和水平面的面，将身体从上到下切分为前后两部分。水平面（E）是垂直于纵轴的面，将身体从左到右切分为上下两部分。

3. B 冠状面是将人体从左到右切分为前后两部分的切面，而不是左右两部分。因此，选项 B 是错误的。

4. E 人体的基本组织包括上皮组织、结缔组织、肌肉组织和神经组织。上皮组织是由上皮细胞组成的，覆盖身体表面和脏器内腔的组织。结缔组织是由胶原纤维和其他细胞组成的，具有支持和连接组织的功能。肌肉组织包括平滑肌、骨骼肌和心肌，负责身体的运动和内脏器官的收缩。神经组织由神经元和神经胶质细胞组成，负责传递和处理信息。

5. B 人体骨骼按形态可分为四类，长骨、短骨、扁骨和不规则骨。长骨主要存在于四肢，呈长管状。可分为一体两端。体又叫骨干，其外周部骨质致密，中央为容纳骨髓的骨髓腔。两端较膨大，称为骺。骺的表面有关节软骨附着，形成关节面，与相邻骨的关节面构成运动灵活的关节，以完成较大范围的运动。

腓骨、跖骨、掌骨、指骨等都属于长骨。肋骨不是长骨，因为它只有一个端部与胸骨连接，另一端没有明显的骨髓腔。

6. C 骨髓可见于长骨与不规则形骨的骨髓腔和骨松质间隙内，并不全部位于长骨的骨髓腔内（A 错）。黄骨髓并不具备造血功能，它主要起到脂肪储存的作用（B 错）。胎儿和幼儿无黄骨髓只有红骨髓，红骨髓具有造血功能（C 对）。5 岁后，长骨骨干内的红骨髓逐渐转变为黄骨髓，主要成分为脂肪，失去造血功能（D 错、E 错）。

7. E 人体有 33 个椎骨，其中包括 7 个颈椎、12 个胸椎、5 个腰椎、5 个骶椎和 4 个尾椎（A 错）。典型的椎骨主要包括椎体、椎弓、棘突和横突、关节突（B 错）。第 1 颈椎又称寰椎，不是枢椎。枢椎是指第 2 颈椎，它允许头部的旋转运动（C 错）。胸椎的棘突并不是最短的，最短的棘突位于颈椎区域（D 错）。椎体和椎弓并不是围成椎间孔，椎间孔是由相邻的椎体和椎弓共同构成的。椎体在前，椎弓在后（E 对）。

8. B 椎体与椎弓围成椎孔，所有椎孔连贯即成椎管。

9. E 椎弓由椎弓根和椎弓板构成。椎弓根为椎弓连于椎体的细而短部分，它的上、下缘各有一个凹陷分别称椎上切迹和椎下切迹。两个相邻椎骨的上下切迹围成椎间孔，有脊神经和血管通过。

10. B 第 1~7 对肋前端连于胸骨，称真肋，第 8~10 对肋称为假肋，第 8~10 对肋前端借软骨与上位肋软骨连成肋弓，第 11 ～ 12 肋前端游离于腹壁肌肉中，称为浮肋，不与胸骨相连。

11. C　卵圆孔是位于蝶骨的后部中央，连接左右两侧大脑半球的孔隙。它是胚胎期的一种结构，用来绕过肺的血流通路。在出生后，卵圆孔通常会关闭，但在一些人身上可能会持续存在。

12. D　翼点是颅骨的一部分，位于颅底的前部。它由多块骨头组成，包括蝶骨、额骨、顶骨和颞骨。枕骨位于翼点的后部，并不参与构成翼点的结构。

13. B　胸骨角（也称为剑突）是胸骨的末端部分，位于胸骨体的下方。胸骨角通常与第 2 肋软骨平齐，而不是第 4 肋软骨（B 错）。胸骨分为胸骨柄、胸骨体、剑突 3 个部分（A 对）。胸廓具有支持功能，它通过骨骼结构支撑着上半身的重量（C 对）。胸廓具有保护脏器的功能，骨骼结构可以保护心脏、肺部和其他重要脏器（D 对）。胸廓具有呼吸功能，它通过肌肉运动和骨骼结构的变化，协助呼吸运动（E 对）。

14. A　胸廓是由肋骨、胸椎、胸骨和肩胛骨等骨骼结构组成的。胸廓的形状不是圆筒形的笼状支架，而是呈锥形或漏斗形。上部较窄，下部较宽，呈上小下大的形态（A 错、C 对）。胸廓具有弹性，这使得胸廓能够在呼吸运动中自由扩张和收缩（B 对）。胸廓前后径较小，横径较大，这种形态有助于容纳和保护内部的器官（D 对）。吸气时，胸廓前后径和横径都增大，这是因为吸气时，肋骨向外扩张，使胸廓扩大（E 对）。

15. D　骨盆由骶骨、耻骨和两侧的髂骨组成，其中骶骨与脊柱相连，耻骨与对侧耻骨通过耻骨联合相连，两侧的髂骨与骶骨和耻骨相连形成骶髂关节。髋关节是连接髋骨和股骨的关节，不属于骨盆的结构。

16. D　正常情况下，脊柱的颈曲是向前凸出的，而不是向后。脊柱的曲度有四个部分：颈曲、胸曲、腰曲和骶曲。颈曲和腰曲都是向前凸出，而胸曲和骶曲则是向后凸出（D 错）。脊柱的长度因姿势不同而异，当人处于不同姿势时，脊柱的长度会有所变化（A 对）。正常人可有轻度的侧弯，这是正常的生理变异（B 对）。颈部棘突较短，呈水平位，这是为了保持头部的平衡和灵活性（C 对）。腰曲突向前，这是脊柱的正常生理曲度（E 对）。

17. E　关节面是指关节骨头表面的平滑面，它与另一个关节骨头的表面相接触，形成关节。关节面并不是辅助结构，而是关节的组成部分（E）。囊内韧带是位于关节囊内的韧带，它增强了关节的稳定性（A）。关节盘是一种位于某些关节中间的软骨结构，它可以增加关节的稳定性，减轻关节骨头之间的摩擦（B）。半月板是一种位于膝关节和颞下颌关节等关节中的软骨结构，它可以增加关节的稳定性，减轻关节骨头之间的摩擦（C）。关节唇是位于某些关节周围的软组织结构，它可以增加关节的稳定性，减少关节的摩擦（D）。

18. E　肩关节由肩胛骨的关节盂与肱骨头组成（A 对）。关节盂是由纤维软骨构成的，它周围有一个称为盂唇的纤维软骨环。肩关节是一个球窝关节，肱骨头与关节盂形成一个球和盂的结构（B、C 对）。关节盂小浅，肱骨头大呈半球状，外下方为解剖颈（D 对）。正位上，关节盂皮质呈纵向环状线影，前缘在内，后缘在外，后缘与肱骨头内侧部分重叠（E 错）。

19. A　膝关节是人体中最大的关节之一，

它是一个复杂的关节，包括股骨、胫骨和腓骨。在膝关节中，有两个半月板，即内侧半月板和外侧半月板，它们位于股骨和胫骨之间。半月板是一种半圆形的软骨结构，它能够增加关节的稳定性，减轻关节骨头之间的摩擦，并分担关节的负荷（A）。其他关节都没有半月板。

20. E 胸锁乳突肌位于颈部外侧（B错），起于胸骨柄与锁骨的内侧端（C错），肌束斜向后上方止于乳突；一侧收缩头倾向同侧，脸转向对侧（E对），两侧收缩使头后仰（D错）。胸锁乳突肌其阴影由颈部外上方斜向内下方，经肺尖止于锁骨的胸骨端与胸骨柄，其下端与锁骨上缘皮肤皱襞影相连（A错）。

21. A 胸大肌起自锁骨内侧半、胸骨和第1~6肋软骨（A对），肌束斜向外上方，止于肱骨大结节下方（B错）。收缩时可使臂内收和旋内（C、D、E错）。

22. E 胸大肌投影于两肺中野外带，呈扇形致密影（E错），外缘清楚，斜向外上方与腋前皮肤皱褶影相连续。

23. A 腹直肌位于腹前壁正中线的两旁，居腹直肌鞘中，上宽下窄；肌的全长被3~4条横行的腱划分成几个肌腹，腱划与腹直肌鞘的前层紧密结合，未与后层愈合。

24. D 三角肌是一个底向上尖向下的三角形肌，位于肩部皮下，起自锁骨的外侧份、肩峰和肩胛冈，肌束从前、后和外侧3面包围肩关节，止于肱骨的三角肌粗隆，受腋神经支配，可使肩关节外展。

25. D 上呼吸道包括鼻、咽和喉，声门裂位于喉部，是上呼吸道最狭窄的部位。

26. A 上颌窦位于上颌骨体内，开口于中鼻道前份。额窦位于额骨眉弓的深面，开口于中鼻道前部。筛窦位于筛骨迷路内，分前、中、后三群，前群和中群开口于中鼻道，后群开口于上鼻道。蝶窦位于蝶骨体内，开口于蝶筛隐窝（上鼻甲后方）。

27. D 眦耳线是指眼外眦与外耳门中点的连线。

28. B 辐射冠是指投射纤维，连接大脑皮质和皮质下诸结构，大部分投射纤维呈扇形放射，为半卵圆中心的髓质纤维之一。

29. A 半卵圆中心的髓质成分包括辐射冠、联络纤维和连合纤维。

30. D X线平片检查对颅骨骨折、先天性畸形和某些颅骨疾病的诊断较适用。CT平扫是脑外伤、脑出血、脑梗死首选的检查方法。MRI可显示脑的发育、成熟度、脑内各种元素分布及生化变化。

31. B 高分辨力CT（HRCT）是颞骨首选的影像学检查方法，对于颞骨解剖及病变的显示有很大优势。螺旋CT有多种后处理技术可应用于颞骨检查，MPR能对颞骨进行多方位观察，VR显示内耳膜迷路及神经。MRI能够在一定程度上区分病变的病理性质，水成像技术清晰显示膜迷路。

32. E 在CT图像上，正常脑沟的宽度不超过5mm。

33. E 在横断面上可用于辨别中央沟：是中央前回与中央后回的分界线、大部分为一不被中断的沟、较深、可有一条或两条沟与之平行、中央前回厚于中央后回。

34. C 脑内白质与灰质相比，一般在MR信号和CT密度表现为：T_1WI呈高信号，T_2WI呈低信号，CT为低密度。脑白质多为有髓纤维含有较多脂类或类脂类成分（脂类—白二黑，液体一黑二白）。

35. C　侧脑室前角外侧是尾状核头（选项 C）所在的位置。尾状核是大脑边缘系统的一部分，位于侧脑室前角外侧，与穹窿柱（选项 B）、透明隔（选项 A）、丘脑（选项 D）和内囊（选项 E）等结构相邻，但不位于它们之上。因此，正确答案是 C。

36. E　大脑外侧裂是大脑皮层的一个重要分界线，将大脑分为前脑和后脑。额叶位于裂的前部，岛叶位于裂的下部，颞叶位于裂的后部。因此，大脑外侧裂形成了额叶、岛叶和颞叶的界缘。

37. A　大脑中动脉是颈内动脉的直接延续，在颈内动脉的分支中最为粗大。大脑中动脉在视交叉外下方向外横过前穿质进入大脑外侧裂池，再向后外，在岛阈附近分支。

38. B　第三脑室呈纵向裂隙状，其后方为胼胝体压部，侧脑室前角外侧是尾状核头，两前角前方为胼胝体膝。背侧丘脑呈团块状位于第三脑室两侧，前端为丘脑前结节，后端为丘脑枕。

39. C　豆状核是由壳核和苍白球组合而成的，因其外形近似板栗板，称豆状核。

40. C　基底节是位于大脑深部的一组神经核团，包括尾状核、壳核、苍白球、屏状核和杏仁核。这些结构在运动控制、情绪调节和认知功能中发挥重要作用。

41. A　中脑位居断面中央，其后部左右稍隆起者为上丘，中脑水管形似针孔样位于顶盖前方，黑质颜色较深位于前外，红核位于其后内。

42. B　脚间池、环池、四叠体池、小脑上池不是构成五角形鞍上池的结构。因此，选项 B 是正确答案，大脑纵裂池、外侧窝池、交叉池、桥池构成五角形鞍上池。

43. B　蝶骨大翼由体部平伸向两侧，继而上翘，可分三个面：脑面位于颅中窝，眶面朝向眶，颞面向外向下。在大翼近根部处由前向后可见圆孔，卵圆孔和棘孔，从棘孔入颅的脑膜中动脉在骨面上留有动脉沟。

44. D　颅中窝底有呈一条线样排列的三个骨孔，从前到后分别是圆孔、卵圆孔和棘孔。圆孔内走行三叉神经的第二支上颌神经，卵圆孔内走行三叉神经的第三支下颌神经，而棘孔内走行的是脑膜中动脉。

45. B　垂体位于断面前份中部，其前方有蝶窦，垂体两侧为海绵窦。

46. A　垂体高度是指冠状面上鞍底上缘至腺体上缘的最大距离。目前认为垂体高度的标准应依性别和年龄不同而分别制定。

47. A　鞍上池内结构由前向后依次为视交叉、漏斗、灰结节、乳头体。

48. E　脑桥小脑角池是位于颅后窝的一个解剖结构，包括前界为颞骨岩部内侧壁、后界为小脑中脚和小脑半球、内侧界为脑桥基底部或延髓上外侧部、第四脑室外侧隐窝经外侧孔开口于此。然而，三叉神经和听神经并不经过脑桥小脑角池进入内耳道，而是通过颅骨中的颞骨岩部进入内耳。因此，选项 E 的描述是错误的。

49. D　咽旁间隙是头颈部的一个解剖区域，位于翼内肌、腮腺、脊柱与咽侧壁之间。咽旁间隙上至颅底，下达舌骨平面。咽旁间隙是一个较宽大的三角形区域，是一个潜在性的疏松结缔组织区域。然而，咽旁前间隙内并不包括颈内动、静脉及Ⅸ～Ⅻ对脑神经。咽旁前间隙包括颈动脉、颈内静脉、迷走神经和副神经等结构。因此，选项 D 的描述是错误的。

50. A 翼腭窝藏于颌面深部,是前颅区与侧颅区的交界,其内结构有翼腭动脉、上颌神经、翼腭神经节。

51. C 寰椎和枢椎是颈椎的特殊椎骨。寰椎是第一颈椎,枢椎是第二颈椎。寰枢椎正中关节由寰椎前弓与枢椎齿突构成(A 对)。寰枢椎正中关节后方有脊髓及其被膜、血管(B 对)。枢椎侧块内有横突孔,椎动脉和椎静脉经过(C 错)。枢椎后外侧有粗大的胸锁乳突肌断面(D 对)。寰椎前方有椎前肌的存在(E 对)。

52. C 颈椎结核是由结核杆菌引起的颈椎骨结核。在颈椎结核的进展过程中,病变可以通过不同的间隙向下蔓延。其中,椎前间隙是指椎体前方的间隙,包括椎间盘、椎旁韧带、椎旁肌肉等。寒性脓肿是由坏死组织和炎性渗出物组成的脓液积聚。颈椎结核寒性脓肿向下蔓延通常是通过椎前间隙,即沿着椎体前方的间隙向下扩散。

53. C 小脑扁桃体位置变异较大,可突入枕骨大孔或其以下 3 mm 均属正常范围。

54. B 窦汇为上矢状窦、下矢状窦及两侧横窦交界处。

55. A 大脑镰位居左右半球之间,其前、后端仍可见上矢状窦的断面。

56. A 垂体位于断面前份中部,其前方有蝶窦,垂体两侧是海绵窦,海绵窦的外侧为颞叶,两者之间隔以海绵窦外侧壁。垂体后方为鞍背,鞍背后方是脑桥。

57. A 眼眶的构成骨包括腭骨、筛骨、蝶骨、上颌骨,不包括颞骨。

58. B 颈总动脉在约平甲状软骨上缘处分为颈内动脉和颈外动脉。左右颈总动脉的长度及起始部位均不同,左侧颈总动脉较长,直接起自主动脉弓;右侧颈总动脉较短,起自无名动脉。

59. D 在喉腔中部的侧壁上,下方有一对黏膜皱襞称声襞。两声襞之间的裂隙称声门裂,是喉腔最狭窄的部分。

60. A 主动脉弓是主动脉的一部分,位于心脏的左侧,呈弧形。主动脉弓内侧从前向后的解剖结构依次为上腔静脉、气管和食管。

61. D 正常胸部 CT,在主-肺动脉窗层面,可同时观察到升主动脉与降主动脉,两者横径比约为 1.5∶1。

62. A 气管前间隙位于大血管和气管之间。间隙由主动脉弓、上腔静脉、奇静脉弓和气管围成。间隙内有气管前淋巴结和心包上隐窝。

63. D 主肺动脉窗是指位于主动脉升部与胸部之间的一个区域,在 CT 图像上显示为一个低密度空隙,放射学上称为主动脉肺动脉窗。解剖学上为位于主动脉弓下缘和肺动脉权上缘之间的区域,包括了动脉韧带、动脉韧带淋巴结、左侧喉返神经等结构,其外侧为纵隔胸膜,内侧为气管,前方是主动脉升部,后方为食管和主动脉胸部。

64. A 主肺动脉窗是指位于主动脉升部与胸部之间的一个区域,在 CT 图像上显示为一个低密度空隙,放射学上称为主动脉肺动脉窗。解剖学上为位于主动脉弓下缘和肺动脉权上缘之间的区域,包括了动脉韧带、动脉韧带淋巴结、左侧喉返神经等结构,其外侧为纵隔胸膜,内侧为气管,前部是主动脉升部,后方为食管和主动脉胸部。

65. D 隆嵴下间隙是胸部影像学解剖学中的一个区域,隆嵴下间隙在 CT 横断解剖中几乎 100% 都会出现。

66. B　右肺动脉心包段指的是右肺动脉从肺门到心脏之间的部分。CT测量右肺动脉心包段管径的理想部位是右肺叶间动脉经上腔静脉与中间支气管之间至肺门。在这个部位测量可以更准确地反映右肺动脉的管径。

67. A　黄韧带的附着部位在椎弓板和关节突内侧，即选项A是正确答案。黄韧带是一种位于椎间孔内的结缔组织带状结构，连接着相邻的椎弓板和关节突，起到增强椎间关节的稳定性和支撑作用。其他选项描述的部位并不是黄韧带的附着部位。

68. E　膝关节间隙包括关节软骨、关节腔、关节囊、交叉韧带、半月板。

69. C　X线平片是一种常用的影像学方法，用于检查骨骼系统。在X线平片上，可以清晰地显示骨骼结构，包括骨性关节面。关节是由两块骨头之间的连接组成的，而关节面是骨头上的平坦表面，它们在X线平片上可以被清晰地观察到。

70. B　关节间隙是指两个相邻骨头之间的空隙，其中包含关节液和软组织结构。关节软骨是位于骨头末端的光滑的结缔组织，用于减少骨头之间的摩擦，并提供关节的运动表面。关节软骨并不构成关节间隙，而是覆盖在骨头表面上（B错）。关节软骨是缺血的组织，主要通过骨膜的间接营养供应（A对）。关节囊是包围关节的结构，由外纤维层和内滑膜层构成（C对）。在X线平片上，正常的关节囊往往难以与周围的软组织区分开来（D对）。高质量的X线平片可以显示关节周围的软组织层次，如关节囊、滑膜和肌肉等（E对）。

71. C　X线平片是一种常用的影像学方法，用于检查骨骼系统。然而，X线平片在观察关节病变时有其限制。关节软骨是位于关

节表面的光滑结缔组织，用于减少骨头之间的摩擦。由于关节软骨的低密度和缺乏钙化，它在X线平片上很难被清晰地显示出来（选项C）。X线平片可以显示关节的骨性结构，包括骨头的形态、骨质密度和骨性关节面的情况（选项A）。关节面是指骨头上的平坦表面，X线平片可以显示关节面的形态和关节面之间的关系（选项B）。关节间隙是指两个相邻骨头之间的间隙，其宽度在X线平片上可以被测量和观察（选项D）。尽管X线平片主要显示骨性结构，但在高质量的平片中，可以隐约显示关节周围的软组织层次，如关节囊、滑膜和肌肉等（选项E）。

72. B　胃黏膜脱垂是指胃黏膜的一部分通过胃底或胃窦部的裂孔脱出，进入食管或十二指肠。胃黏膜脱垂的部分胃黏膜在脱垂的区域表现为厚而长，并且排列紊乱（A对）。胃黏膜脱垂可能导致胃黏膜脱垂部位的黏膜受损，引起消化道出血的症状（C对）。胃黏膜脱垂常常与胃炎或溃疡同时存在，可能由于黏膜脱垂部位的胃酸刺激引起炎症或溃疡的形成（D对）。在X线检查中，胃黏膜脱垂可以导致幽门管的增宽，十二指肠球底呈伞缘状（E对）。

73. D　食管部黏膜有2~4条平行的皱襞，这些皱襞有助于食物的顺利通过食管（A对）。十二指肠球部的黏膜有几条纵行的皱襞，有的在幽门处并拢，形成幽门襞（B对）。空肠的黏膜形成密集的环状皱襞，这些皱襞被描述为羽毛状（C对）。回肠黏膜的特点是它的黏膜形成了大量的指状突起，称为肠绒毛，而不是环状皱襞。肠绒毛的作用是增加吸收表面积，有助于充分吸收营养物质。相反，环状皱襞主要存在于胃和大肠的黏膜中（D错）。结肠的黏膜具有纵、横、斜三种方向的皱襞，这些皱襞有助于增加吸收表面积和

水分吸收（E 对）。

74. A 纵裂是指肝脏内部的纵向分割线，纵裂的内侧是左肝前叶，而不是右肝前叶（A 错）。胆囊位于肝脏的下表面，其左缘与肝方叶毗邻（B 对）。肝门区是指肝门血管和胆管系统的区域，CT 扫描可以显示门静脉和肝动脉，有时肝动脉也能清晰显示（C 对）。在 CT 扫描中，正常肝脏的密度通常比脾脏高，这是由于肝脏的组织成分和血供的差异所致（D 对）。肝尾状叶是肝脏的一个小叶，位于肝门和下腔静脉之间（E 对）。

75. A 肝门区是指位于肝脏门静脉入口处的区域，出入肝门的结构包括肝脏动脉、门静脉、肝总管。

76. A 第二肝门指的是三支肝静脉汇入下腔静脉处。所谓肝门，是指位于肝脏的中央，由门静脉、肝动脉和胆管组成的结构。在肝门区域，门静脉分为左右两支，而第二肝门指的就是这两支门静脉的汇入点，即三支肝静脉汇入下腔静脉处。因此，选项 A 是正确的答案。

77. B 腹腔干为一粗短动脉干，在膈的主动脉裂孔稍下方起自腹主动脉前壁，向前达胰上缘，分为 3 条较大的分支：胃左动脉，脾动脉，肝总动脉。

78. C 胆总管为肝总管与胆囊管汇集形成，按行程分为十二指肠上段、十二指肠后段、胰腺段及十二指肠壁内段四段。

79. A 肝外胆道系统包括胆囊，左、右肝管和肝总管、胆囊管、胆总管等。这些管道与肝内胆道一起，将肝脏分泌的胆汁输送到十二指肠腔。

80. E 胰腺是腹膜后脏器，位于脾动脉的下方，脾静脉的前方，胰头部的前方为胃窦，外侧为十二指肠降部，胰头部向下延伸是胰腺的钩突部，呈钩形反折至肠系膜上静脉的后方。胰体尾交界部的后方是左肾上腺。胰头的上方是门静脉及肝动脉，后方为圆形胆管及下腔静脉。胆总管实际上是从胰头的下面穿过，而不是胰头的前上缘穿过。

81. E 注射压力过高会造成对比剂逆行进入肾盂肾盏以外的区域，称为肾盂回流现象。分为穹隆回流和肾小管回流，穹隆回流又可分为肾盂肾窦或肾盂肾盏旁回流，肾盏血管回流，肾盂淋巴管回流。

82. A 男性尿道有三处狭窄、三处扩大和两个弯曲。三处狭窄为尿道内口、膜部和尿道外口，其中，尿道外口为最狭窄部分。三处扩大为前列腺部、尿道球部和尿道舟状窝。两个弯曲：耻骨下弯和耻骨前弯。

83. B 输尿管全长 25～30cm，上端与肾盂相连，下端和膀胱相连，可分为三段即腹段、盆段和壁内段输尿管。

84. B 腹段左、右输尿管分别跨过左髂总动脉末端和右髂外动脉起始部的前面，进入盆腔移行于盆段。

85. D 左肾静脉较长，绕过腹主动脉前方，穿过肠系膜上动脉与腹主动脉之间的间隙向右汇入下腔静脉。

86. E 腹膜后间隙内除有丰富的疏松结缔组织外，还有肾、肾上腺、输尿管、胰、腹主动脉、下腔静脉、腹腔丛和腰交感干等重要器官。

87. A 右侧肾上腺位于肝的内后方，右膈脚外侧，下腔静脉后方，右肾内上方。这是右侧肾上腺的典型解剖位置。

88. E 喉的软骨包括不成对的甲状软骨、环状软骨、会厌软骨和成对的杓状软骨。

89. B 左主支气管较细长，走向倾斜。右主支气管较粗短，走向较直。

90. D 肾筋膜位于脂肪囊的外周，包裹肾和肾上腺。

91. A 肺尖位于胸腔上部，接近颈部。在体表上的投影位置大致相当于第 7 颈椎棘突的高度。

92. B 肺平静呼吸时，两肺下缘各沿第 6 肋向外后走行，在锁骨中线处与第 6 肋相交，在腋中线处与第 8 肋相交，在肩脚线处与第 10 肋相交，继续向内侧，最后终于第 10 胸椎棘突的外侧。

93. D 左右肺的形态都呈圆锥形，有一尖、一底、三面和三缘。一尖：为肺尖，钝圆，肺尖高出锁骨内侧段上方 2 ~ 3cm；一底：为肺底，略向上凹，贴膈；三面，即肋面、纵隔面和膈面。肋面，与胸廓的外侧壁和前、后壁相邻；纵隔面，即内侧面与纵隔相邻；膈面，即肺底，与膈相邻；三缘：为前缘、后缘和下缘。

94. C 深呼吸时两肺下缘可向上下各移动 2 ~ 3cm，临床上称肺下缘移动度。

95. E 胸膜腔的最低部分是肋胸膜和隔胸膜转折处形成的肋膈隐窝。

96. E 膈神经走行于中纵隔内。

97. A 膈肌主动脉裂孔位于第 12 胸椎前方，左右两膈脚与脊柱之间，有主动脉和胸导管通过。

98. C 食管上端在第六颈椎体下缘平面与咽相接，下端约平第 11 胸椎体高度与胃的贲门连接。

99. D 十二指肠属上消化道（A 错）；在小肠中长度最短、管径最大（B 错）；十二指肠可分为上部（球部）、降部、水平部（横部）、升部（C 错）；降部的后内侧壁的下端有十二指肠大乳头，是胰管和胆总管的共同开口（D 对，E 错）。

100. A 十二指肠是小肠中长度最短、管径最大、位置最深且最为固定的部分。

101. D 大肠是人体消化系统的重要组成部分，为消化道的下段，成人大肠全长约 1.5m，起自回肠，包括盲肠、升结肠、横结肠、降结肠、乙状结肠和直肠六部分。

102. D 肝的脏面位于中间部的横沟称为肝门，是肝固有动脉、肝管、门静脉以及神经、淋巴管进出的门户。

103. E 左、右肝管汇合为肝总管（A 错），肝总管与胆囊管汇合为胆总管（B 错），胆总管开口于十二指肠降部的乳头处（C 错、E 对）。胆总管宽度为 4 ~ 6mm（D 错）。

104. B 胰腺有内分泌功能和外分泌功能（A 错），可分为胰头、胰体、胰尾三部分（E 错）。十二指肠环绕胰头（D 错），胰管和胆总管汇合开口于十二指肠乳头（C 错）。胰头位于十二指肠弓内，胰体和胰尾在腹正中线的左侧，胰尾邻接脾门（B 对）。

105. D 阑尾是细长弯曲的盲管，在腹部的右下方，位于盲肠与回肠之间，它的根部连于盲肠的后内侧壁，远端游离并闭锁。

106. E 肝是人体最大、血管极为丰富的腺体，可分膈面、脏面和下缘。其特点：①大部分位于右季肋部和腹上区（A 对）。②有双重血液供应（C 对）。③肝门处有肝固有动脉、门静脉、神经、淋巴管出入（D 对）。④肝的脏面朝向下后方，左叶与胃前壁相邻，后上部与食管的腹部段相邻，右叶前部与结肠肝曲相接，中部近肝门处邻接十二指肠上曲，后部邻接右肾和右肾上腺（B 对）。⑤肝脏面的胆囊窝由肝下缘向后可达肝门，内有胆囊（E 错）。

107. B 肝是腹膜间位器官。

108. B 根据脏器被腹膜覆盖的情况，可将腹、盆腔脏器分为三种类型，即腹膜内位、间位和外位器官。腹膜内位器官几乎全部包被腹膜，活动度较大。主要的器官有：胃、十二指肠上部、空肠、回肠、盲肠、阑尾、横结肠、乙状结肠、脾、卵巢、输卵管等。A 选项：盲肠属于腹膜内位器官，但是肝属于腹膜间位器官。C 选项：输卵管属于腹膜内位器官，但是子宫属于腹膜间位器官。D 选项：胆囊属于腹膜间位器官，阑尾属于腹膜内位器官。E 选项：空回肠属于内位器官，十二指肠降部属于腹膜外位器官。

109. D 膀胱三角区缺少黏膜下层，黏膜与肌层紧密相连。

110. C 直肠为大肠的末段，位于小骨盆内，骶骨的前方。女性直肠前方与子宫和阴道相邻。上端平第 3 骶椎处接续乙状结肠，沿骶骨和尾骨的前面下行，穿过盆膈，下端以肛门而终，下段肠腔扩大，称直肠壶腹。直肠并不直，在矢状位上形成两个弯曲，凸向后的称直肠骶曲，凸向前的称直肠会阴区。

111. D 颅骨由 23 块骨组成，分为脑颅骨和面颅骨。

112. B 面颅骨构成眼眶、鼻腔和口腔的骨性支架。

113. A 脑颅骨围成颅腔，主要作用是容纳、支持和保护脑。

114. C 成人平片显影率高达 30% ～ 40%。

115. D 脉络丛钙化最常见于侧脑室三角区。

116. A 大脑镰钙化最常见的部位是大脑镰前部。

117. E 前列腺分为纤维肌质区、外周区、移行区和中央区 4 个区。

118. C 松果体钙化形成的钙化斑多呈点状或点状聚集，形成类圆形致密影，少数呈环状。

119. A 成人颅板分为内板、外板和板障三部分。

120. A 儿童颅盖骨较薄，6 岁前不能区分三层结构，成人较厚，老年人则厚而平坦。

121. A 冠状缝连接的是颅骨的顶骨和额骨。

122. E 人字缝连接的是颅骨的枕骨和顶骨。

123. E 颞骨鳞部位于顶骨稍下方较透亮区。

124. A 冠状缝自颅穹窿前中 1/3 交界处下行至前、中颅凹交界处，人字缝自枕内粗隆上方数厘米处向前下方延伸。

125. A 鼻中隔与筛骨垂直板相续并位于中线前部，两旁结构对称。

126. A 蝶窦的两侧壁旁紧邻磨牙呈"人"形的致密影。

127. A 岩骨前缘颈内动脉管外口呈圆形透亮影。

128. A 翼突板的后方有卵圆孔，后外方较小呈圆形者为棘孔。

129. A 根据颅底 X 线解剖描述，颞骨岩部呈"八"字形致密影，位于枕骨大孔的前外方，左右对称呈轴位影像。

130. D　出生时脑颅骨与面颅骨比例悬殊，约为 8 : 1。

131. B　18 岁时脑颅骨与面颅骨比例约为 2 : 1。

132. A　眶上裂上界为蝶骨小翼，下界为蝶骨大翼阴影，内侧为蝶骨体。

133. B　根据眼眶 X 线后前位的描述，眼眶外上缘有一新月形稍高密度区，其上缘为泪腺窝顶，下缘为眶上缘。

134. A　眶的中部有一弧形致密影，为左右颧骨的额突。眶的后部一较细的前凸弧形致密线，为颅中窝前壁的投影。

135. C　上颌窦呈尖朝下的三角形透亮影。

136. C　筛窦位于两侧眼眶之间的筛骨内，呈蜂窝状气房。

137. A　下颌骨 X 线正位呈马蹄状，分下颌体和下颌支。

138. B　髁状突与颞骨形成关节。

139. E　大脑镰和大脑纵裂分隔左、右大脑半球，纵裂后部可有轻度弯曲，这是大脑半球不对称的标志之一。

140. C　两侧侧脑室的大小可不对称，以后角部多见。在左、右前角间为胼胝体膝，后角间则为胼胝体压部，中线有大脑纵裂池和大脑镰。中央沟位于大脑半球背外侧面、两侧侧脑室体前端连线水平。

141. B　中央沟位于大脑半球背外侧面、两侧侧脑室体前端连线水平。

142. B　经四叠体池层面是位于脑的中部水平层面，第三脑室两侧与丘脑相邻。其他选项中，小脑位于脑的后部，松果体位于第三脑室后端，海马体位于颞叶，大脑皮层位于脑的

外层。因此，答案是 B。

143. C　经四叠体池层面是位于脑的中部水平层面，第三脑室后端常见松果体钙化影。其他选项中，小脑位于脑的后部，丘脑位于第三脑室两侧，海马体位于颞叶，脑干位于脑的底部。

144. D　鞍上池内有视交叉、视束、垂体柄、颈内动脉（C1 段）、基底动脉等。

145. A　在颅脑矢状面断层解剖中，第三脑室中央可见卵圆形的结构是丘脑间粘合，其前方为室间孔，下方经终板连于视交叉。其他选项中，室间孔是连接第三脑室和侧脑室的开口。视交叉是位于第三脑室底部、连接两侧视神经的结构。顶盖是位于中脑水管后上方的结构。松果体是位于中脑水管后上方的结构。

146. B　脑干的正中矢状断面自上而下的结构顺序是中脑、脑桥、延髓。

147. D　通常称鼻、咽、喉为上呼吸道，气管及各级支气管为下呼吸道。喉的上界是会厌上缘，下界为环状软骨下缘。所以环状软骨是区分上呼吸道与下呼吸道的解剖分界。

148. D　液气胸应行立位摄影以显示气液平面。

149. A　正常肺门影在 X 线上位于第 2～4 前肋内带。

150. E　分别在第 2、4 肋骨前肋下缘引一水平线，将肺野划分为上、中、下三野；分别将两侧肺纵行分为三等份，将肺野分为内、中、外三带。X 线胸片的中肺野指的是第 2～4 前肋下缘之间的区域，故选 E。

151. C　肺组织内含大量空气，T_1WI 及 T_2WI 均呈低信号。

152. D　主动脉弓上层面可见"五个血管

断面"，分别为左头臂静脉、右头臂静脉、无名动脉（头臂干）、左颈总动脉及左锁骨下动脉。

153. D 胸膜是肺实质与纵隔、胸壁及横膈之间的界面，胸部 MRI 正常情况下胸膜不能显示。

154. E 肺纹理主要由肺动脉、肺静脉形成，支气管、淋巴管及少量间质组织也参与形成。

155. C 肺门阴影主要解剖结构是肺动脉和肺静脉。

156. C 逆行尿路造影是通过导尿管注入对比剂，因而不能显示肾实质。

157. B 右肾由于肝脏存在位置较左肾略低，一般低 1~2cm。

158. C 男性尿道最宽处位于尿道球部。

159. D 输卵管分为输卵管漏斗、输卵管壶腹、输卵管峡和子宫部 4 个部分。

160. E 子宫通过固定装置固定于骨盆，包括子宫阔韧带、子宫圆韧带、子宫主韧带和骶子宫韧带。

161. B 阴道前庭前上部有尿道外口，后下部有较大的阴道口，左右各有前庭大腺管的开口。

162. B 由于肠气干扰，输尿管不扩张时超声无法显示。

163. E 肾小体和肾小管位于肾皮质，肾小体包括肾小球和肾小囊。

164. C 肾小球分为近曲小管、髓袢及远曲小管，髓袢分为升支及降支。

165. A 异位肾停留在本侧下腹或盆腔最为常见，多在左侧发生。

166. D 马蹄肾为两肾的下极或上极相互融合，90% 见于下极融合。

167. D 输尿管结石易停留在输尿管的 3 个生理狭窄处，即肾盂输尿管连接处，输尿管与髂血管交叉处及输尿管入膀胱处。

168. E 无论 CT 平扫及增强、MRI 平扫及增强检查，肾上腺信号均为均一、一致的，强化均匀，无法区分皮髓质。

169. E MRI 上附睾在 T_1WI 呈略低于睾丸的稍低信号，T_2WI 呈等稍低信号，可以区分。

170. D 成年人前列腺正常大小前后径约 2.5cm，上下径及横径约 3.0cm，老年人前后径可达 4.3cm，上下径及横径达 5.0cm。

171. C T_2WI 上子宫体分 3 层信号，中心高信号为子宫内膜，中间薄层带状的低信号称为联合层或结合带，为子宫肌内层，第三层为中等信号的子宫肌外层。

172. D T_2WI 上子宫体可以看到分 3 层，子宫颈分为 4 层，由内至外分别为宫颈管内黏液、子宫颈黏膜皱襞、子宫颈纤维基质和子宫颈肌层；阴道分 2 层，阴道上皮及内容物、阴道壁。

173. A 女性生殖系统主要位于盆腔，盆腔的软组织相对于其他部位较厚，在普通 X 线缺乏自然对比，需注入对比剂行子宫输卵管造影或盆腔动脉造影。

二、B1 型题

174~175. B、E 中央沟把额、顶叶分开；其前为额叶，后为顶叶；外侧沟把颞、额、顶、岛叶分开；顶枕沟把顶、枕叶分开。

176. E 环池分本部和翼部。环池本部围绕中脑大脑脚两侧，连接于四叠体池和脚间池之间。

177. A　大脑外侧窝池在横断面上的典型表现呈横置的"Y"形，主干伸至岛叶表面即分为前后两支，前支较短伸向前内，后支较长伸向后方。

178. D　小脑延髓池位于小脑半球后下方、延髓背面和枕鳞下部前方。池内有小脑下后动脉经过。

179. A　左、右椎动脉入颅后很快合并成一条基底动脉。

180. C　连接颈内动脉和大脑后动脉的是后交通动脉。后交通动脉由两条椎动脉在颅内汇合形成，然后沿着脑干后方向上行，最终与大脑后动脉相连。基底动脉是由前交通动脉和椎动脉汇合形成的，连接大脑前动脉和大脑后动脉。前交通动脉是两条颈内动脉汇合后形成的，连接大脑前动脉和基底动脉。大脑前动脉是前交通动脉的一部分，连接前交通动脉和基底动脉。大脑中动脉是大脑前动脉和大脑后动脉的主要分支之一，位于大脑中央沟之中。

181. E　大脑中动脉是颈内动脉的直接延续，不参与 Willi's 环的组成。在进入大脑外侧沟之前，发出许多中央支，供应内囊和基底节；在大脑背外侧面，其主干行于大脑外侧沟，最后终止于角回动脉，沿途发出许多皮质支，广泛分布于除额极和枕叶之外的大脑半球背外侧面，包括额中回以下，中央前回和后回的下 3/4，顶下小叶，颞上、中回及颞下回的上缘或上半、颞极内外侧面及岛叶皮质，枕叶枕外侧沟以前的皮质区。其中涉及运动区、运动前区、体感区、听区及联络区。

三、X 型题

182. ACDE　胰腺位于腹膜腔内，选项 B

错误，其余选项均正确。

183. CDE　在逆行性尿路造影中，如注射压力过大，会造成对比剂的肾脏回流，应避免肾脏回流发生。常见的肾脏回流有四种类型：肾小管回流、肾窦回流、血管周围回流以及淋巴管回流。

184. BCDE　正常肾脏的 CT 增强扫描，扫描时间不同，肾脏诸结构的密度变化亦不相同。于开始团注对比剂后 30 秒扫描，即皮质期，可见肾血管及肾皮质明显强化，而髓质强化不明显，仍呈较低密度；2 分钟后扫描，即实质期，肾脏皮、髓质强化程度类似；5 分钟后扫描，即排泄期可见肾实质强化程度减低，而肾盏和肾盂被高密度对比剂充填呈明显强化改变。CTA 属于特殊的增强扫描检查方法，它可以清晰、形象地显示肾动脉结构，主要用于肾动脉狭窄的诊断并可以进一步明确病因。

185. ABCD　切线位多用于轮廓呈弧形弯曲的部位，如头颅、面部、肋骨等；髌骨和跟骨常需加摄轴位片。其他项均为骨与关节摄片的要求。

186. ABD　正常颅壁压迹主要包括脑回压迹、血管压迹和蛛网膜颗粒压迹。

187. ABCD　面颅骨无鼻窦影像，无牙齿，颅缝宽，有颅囟。

188. ABC　眼眶前部可见鼻骨部分和上颌骨额突，眶的中部有一弧形致密影，为左右颧骨的额突。

189. BCE　眶口近似圆形，左右对称，眶腔密度较正常上颌窦密度稍高。在眶内，上内侧可见眶下裂影，为一斜行倒逗点形透亮区。眼眶外上缘有新月形稍高密度区，其上缘为泪腺窝顶，下缘为眶上缘。在眼眶外侧可见颧弓。眼眶呈锥体形，底朝前，尖朝后。

190. ABC 顶颏位即 Water 位，两侧颞骨岩部投影于上颌窦腔下方，可清晰显示额窦、筛窦及上颌窦。

191. ABCD 下颌骨 X 线正位可见下颌骨呈马蹄状，分下颌体和下颌支。中间联合部为下颌体，两侧后方为下颌支。体部两侧有圆形小孔为颏孔，自颏孔向外上行走之细管状阴影为下颌管。下颌体与下颌支交界处为下颌角。下颌支髁突与冠突部分重叠。

192. ABDE 下颌骨 X 线侧位可完整显示一侧下颌体和下颌支。下颌体上有牙槽突，下颌体前部为颏部，其后方可见颏孔，相当于第 2 前磨牙下方，颏孔向后上方弧形管状影为下颌管，连于下颌支内面的下颌孔。下颌体下缘与下颌支交界处为下颌角，呈钝角。下颌支上有两个突出，前方为冠突，后方为髁状突，两突间有下颌切迹。

193. ABCDE 扣带回是大脑皮质中的一个结构，位于大脑的顶部，经过中央旁小叶下部层面可以显示，A 选项正确。中央旁小叶是大脑的一个解剖结构，位于大脑半球的内侧，经过中央旁小叶下部层面可以显示，B 选项正确。楔前叶是大脑的一个解剖结构，位于大脑半球的前部，经过中央旁小叶下部层面可以显示，C 选项正确。顶枕沟是大脑皮层的一个沟回，位于大脑的顶部，经过中央旁小叶下部层面可以显示，D 选项正确。楔叶是大脑皮层的一个叶，位于大脑半球的内侧，经过中央旁小叶下部层面可以显示，E 选项正确。因此，选项 ABCDE 是正确答案。经过中央旁小叶下部层面可以显示扣带回、中央旁小叶、楔前叶、顶枕沟和楔叶等结构。

194. AB 老年人大脑镰常钙化，呈条状或点状高密度影。

195. ABC 在该层面中部可见两侧基底核和丘脑。内囊呈 "＜" 形，分为前肢、膝和后肢，前肢内侧是尾状核从大脑半球表面延伸至岛叶后端。新生儿左侧的外侧沟常较宽大，并且左侧的颞平面（颞横回尾侧的三角形区域）亦大于右侧。

196. BCDE 经鞍上池层面：前部两侧为额叶，其间被大脑纵裂分开。鞍上池呈星形，其前角通大脑纵裂池，两前外侧角通大脑侧裂池，两后外侧角连环池，如后方为脑桥则呈"五角"形，如后方为脚间池则呈"六角"形。鞍上池有六条边，前面是两侧额叶后缘，外侧边为颞叶钩回，后两条边为大脑脚。

197. ABCE 经眼球层面：前方为锥形的眶腔，眼球边缘呈圆环状，称眼环；眼球后面有束状软组织条索通向眶尖，为视神经。两侧眶腔之间为筛窦，后邻蝶窦。大脑颞叶位居颞骨岩部前方颅中窝内。

198. ABC 胸椎 X 线正位图像：胸椎椎体呈四方形，椎体上下面平坦，椎间隙宽度均匀，椎弓根投影于椎体阴影内两侧，呈环形致密影。棘突呈叠瓦状投影于中线上，呈水滴状致密影。椎弓根与棘突间斜方形稍致密影为椎板，两侧椎板上缘共同形成一凹面向上的弧形阴影，上关节突在此弧形两侧外上缘于椎弓根上方形成致密影。下关节突在椎板下方椎体下角处形成突出的致密影。

第六章　基本病变的影像学特征

一、A1 型题

1. A　通常于 25～30 岁开始出现肋软骨钙化，且多半是第 1 肋软骨首先钙化，然后自下而上其他肋骨依次发生钙化。

2. B　正常成人于 25～30 岁时，第 1 肋骨首先开始钙化，以后自下部肋软骨起，向上顺序钙化，第 2 肋软骨最后钙化。

3. E　胸部正位 X 线片上，由于纵隔心脏大血管遮掩，纵隔病变最难观察。

4. D　心包脂肪垫的典型 X 线表现，在心膈角区常见团状阴影。

5. B　肺结核、肺泡微石症、骨肉瘤肺转移瘤及矽肺皆可发生双肺多发钙化，肺癌可有钙化，多为单发，但不常见。

6. B　错构瘤：爆米花样钙化；弧形蛋壳样钙化：见于淋巴结钙化和缩窄性心包炎；肉芽肿：为层状或中心钙化；结核球：为点状钙化；淋巴瘤：少见钙化；肺癌：钙化多变，多为沙砾样钙化。

7. B　出血机化、硅肺、脓胸及结核性胸膜炎均可出现胸膜钙化。

8. D　点状、偏心、无定形钙化可见于恶性病变。

9. C　错构瘤 X/CT 特征性表现为爆米花样钙化。

10. E　恶性钙化多表现为点状、偏心、无定形钙化。

11. B　肺组织反复发生慢性炎症，随着炎性、免疫反应的进展，最终形成不可逆的肺部纤维化。

12. D　结核球是一种干酪性病变被纤维组织所包裹而形成的球形病灶，也可因空洞的引流支气管堵塞，其内干酪样物质充填而成。好发于上叶尖后段和下叶背段，密度高，部分病变内可见斑点或斑片状钙化灶，周围可见卫星病灶，增强时因其内为干酪样坏死物质而无强化。

13. C　间隔线阴影为间质性肺水肿表现，其病理基础是小叶间隔水肿。可分为 KerleyA、B、C 线，以 B 线最常见，表现为肋膈角区长度小于 2cm 横行短线状影，与胸膜垂直；肺泡性肺水肿表现为两肺中内带对称分布实变影，即蝶翼征。

14. C　间质性肺水肿累及肺间质，包括肺泡间隔、小叶间隔、支气管及血管周围结缔组织、胸膜下结缔组织；肺泡性肺水肿累及终末气腔，包括肺泡腔、肺泡囊、肺泡导管及呼吸性细支气管。

15. D　蝶翼征是肺水肿中心分布的典型表现，为肺门周围的大片阴影。

16. A　单侧肺水肿可见于长期一个方向侧卧、一侧胸腔积液放水过快、过多或一侧肺挫伤。

17. B　颅咽管瘤最典型的钙化形呈弧形/蛋壳样钙化。

18. C　膀胱结石在 T_1WI 和 T_2WI 均为低信号。

19. B 肾结核的另一种改变是发生钙盐沉着，致全肾钙化即自截肾。

二、A3/A4 型题

20. A 根据患者的临床表现和影像学检查结果，最可能的诊断是颅咽管瘤。颅咽管瘤是一种罕见的颅内肿瘤，通常位于颅底的鞍上池区域。它通常表现为视力减退、头痛等症状，与患者的症状相符。头颅 CT 上显示鞍上池内囊实性占位，周围壁可见粗大颗粒状钙化，与颅咽管瘤的典型表现相符。MR 显示囊内 T_1WI 和 T_2WI 均呈高信号，视交叉和垂体受压，也与颅咽管瘤的特征相符。其他选项的诊断不符合患者的临床症状和影像学表现。

21. B 颅咽管瘤的肺液通常呈黄色、棕色或机油样外观，其内含不同数量的胆固醇结晶，角蛋白碎屑及高铁血红蛋白。颅咽管瘤是一种颅内肿瘤，通常位于颅底的鞍上池区域。囊内 CT 呈低密度，这可能是因为囊内含有高脂质物质，如胆固醇。MR 的 T_1WI 和 T_2WI 均呈高信号，也与囊内胆固醇的特征相符。

22. C 鞍上池是围绕视交叉的众多 SC 的总称，影像学上常称为鞍上池，有时也称作基底池，由交叉池和脚间池构成。

三、B1 型题

23. C 肺部急性炎症多表现为渗出性病变。

24. A 肺部慢性炎症多为增殖性病变。

25～27. B、D、C 室管膜瘤常见散在点状钙化；70% 少突胶质细胞瘤有特征性索条状钙化；蛋壳样钙化是颅咽管瘤的特异性表现。

四、X 型题

28. ABCD 在 X 线平片中，肾脏所能显示的异常表现主要为肾区内高密度钙化影及肾影轮廓、大小和位置的改变，而肾实质是显示不出来的，只有在 CT 扫描中方可清晰显示肾实质结构。

29. ABCDE 肾实质显影异常包括肾脏大小、形态、密度等方面的异常，如肾实质缺损、肾肿瘤等，选项 A 正确。当泌尿系统中出现阻塞或压迫时，肾盏和肾盂可能会受到压迫和变形，如输尿管梗阻、肿瘤压迫等，选项 B 正确。在一些严重的疾病或外伤情况下，肾盏和肾盂可能会发生破坏，如肾盂积水、肾盂破裂等，选项 C 正确。泌尿系统的梗阻或阻塞导致尿液在肾盏、肾盂和输尿管中积聚，形成扩张积水的征象，选项 D 正确。在尿路造影中，如果存在肿瘤、结石等异常物体，可能会导致尿路内的充盈缺损，选项 E 正确。因此，在尿路造影中，常见的异常征象包括肾实质显影异常、肾盏肾盂受压变形、肾盏肾盂破坏、肾盏、肾盂、输尿管扩张积水以及肾盏、肾盂、输尿管和膀胱腔内充盈缺损。选项 ABCDE 是正确答案。

30. ABCDE 肾结核表现为肾内软组织密度的病灶，可能伴有钙化和肾盂肾炎的改变。黄色肉芽肿性肾盂肾炎表现为肾内软组织密度的病灶，可能伴有肾盂和肾盏的扩张。肾脓肿在 CT 平扫时呈现为肾内软组织密度的液体集合，周围可能有增强的壁。放线菌病在 CT 平扫时表现为肾内软组织密度的肿块或结节，可能伴有钙化和周围组织的炎性改变。获得性囊性肾病变在 CT 平扫时呈现为肾内多个软组织密度的液体囊肿。

31. ACDE 脑水肿的诊断方法 CT 扫描水肿表现为低密度信号。脑出血患者发病即可见异常高密度影，选项 B 错误，其他选项均正确。

32. ABDE 间质性肺水肿 X 线表现：①肺

纹理和肺门血管阴影边缘模糊；②肺血重新分布现象，即由正常时上肺血管比下肺血管细变为上肺野血管增粗，肺静脉回流受阻，导致两上肺静脉分支增粗；③支气管袖口征，支气管轴位投影可见管壁环形厚度增宽，边缘模糊，称为袖口征；④间隔线阴影，其病理基础是小叶间隔水肿可分为 Kerley A、B、C 线，以 B 线最常见，长度小于 2cm，与胸膜垂直；⑤胸膜下水肿，类似胸膜增厚，不随体位增厚而变化。叶间胸膜下水肿表现为叶间裂增厚；⑥常合并心影增大，可有少量胸水。

33. BCD　肺泡性肺水肿的影像学表现：①两肺广泛分布的斑片状阴影或两肺播散性粟粒状阴影，常能融合成大片，密度较淡，边缘模糊，称弥散型肺水肿。②一侧或双侧肺门区的大片状模糊阴影，呈蝶翼状，肺尖、肺底及肺外带一般清晰；称中央型肺水肿。③一侧肺或局部的实变阴影，称局限性肺水肿。④实变阴影中可见支气管充气征。⑤病变阴影变化迅速。⑥在严重的肺泡性肺水肿情况下，液体可能会积聚在胸腔中，形成胸腔积液。

34. ABDE　急性肺水肿与肺炎急性期 X 线表现均为大片状高密度影，但综合临床症状及短期复查情况不难鉴别。在急性肺水肿中，变发生迅速、动态变化快，肺泡内的液体积聚，使得肺泡壁和间隔增厚，导致肺野中出现间隔线阴影。而肺炎急性期的病变在 X 线上可能表现为肺实质的浸润阴影，A、B 选项正确。急性肺水肿的 X 线表现为肺门部阴影增大，边缘模糊，呈灰白色网状，还有肺部积液、肺泡增多等表现，C 选项错误。急性肺水肿通常是由心脏或肾脏的原发病导致的，如心力衰竭、心肌梗死、肾病等。而肺炎急性期则是由细菌或病毒感染引起的肺部炎症，选项 D 正确。急性肺水肿通常不伴随明显的发热等肺炎的临床表现。而肺炎急性期则常伴有发热、咳嗽、咳痰等呼吸道感染的症状，E 选项正确。

35. ABCD　颅内常见的生理性钙化是有大脑镰钙化、床突间韧带钙化、松果体钙化、脉络膜丛钙化，其中最常见的为松果体钙化。

36. ABCD　脑膜瘤、颅咽管瘤、松果体瘤和少枝胶质细胞瘤都是常见的脑肿瘤类型，均易钙化。髓母细胞瘤则不太容易发生钙化。脑膜瘤平扫：圆形或椭圆形略高密度或等密度肿块影，可见瘤体钙化表现为瘤体内更高密度灶，有时整个脑膜瘤完全钙化；松果体细胞瘤的 CT 表现：病变较大，密度不均匀；侵犯邻近结构，伴有脑积水提示松果体母细胞瘤；等或低密度肿块，周边钙化；不均匀强化。颅咽管瘤的 CT 表现：颅咽管瘤大多数为囊性，CT 表现为鞍上区圆形或类圆形囊性肿物，单房或多房，少数为分叶状，边缘锐利，囊壁及囊间隔为等密度，光滑、薄且均匀，张力较高，囊壁可见钙化，典型的表现为蛋壳样钙化，囊内多为均质低密度。少枝胶质细胞瘤是来源于少枝胶质细胞，常发生于大脑半球，多见于成人。肉眼呈灰红色、边界清楚的球形肿块。位于白质及邻近的灰质，囊性变、出血、钙化常见。

第七章 各系统基本影像征象

一、A1 型题

1. E 慢性阻塞性肺疾病可能导致肺功能不全，增加穿刺操作的风险。如果穿刺路线无法避开叶间胸膜或肺大疱，可能会增加穿刺操作的风险，如引起气胸。如果穿刺的病变是坏死组织，有可能存在动静脉瘘，穿刺操作可能会导致出血或其他并发症。肺包虫病是一种寄生虫感染疾病，穿刺操作可能会导致囊肿破裂或播散寄生虫。因此，A、B、C、D 选项属于 CT 引导经皮穿刺肺活检的相对禁忌证。CT 引导经皮穿刺肺活检的相对禁忌证不包括肺门肿块。选项 E 是正确答案。

2. B 未钙化的肋软骨在 X 线胸片上不显示。

3. B MRI 对多数肺组织病变显示效果不如 CT，所以选项 B 错误。

4. B 肺部高分辨率 CT：①薄层扫描，准直 1.5～2.0mm；②高扫描条件，高 kV 和高 mA，一般 140kV，200mA，时间为 1.0～1.5 秒；③图像重建使用高分辨率骨重建算法；④使用宽窗宽可以显示更多的图像灰度范围，使得图像中的细节更加清晰可见；⑤使用低窗位可以提高图像对低密度病变的显示能力，使得肺部的空气病变和肺实质病变更易于识别。

5. D 胸骨正位摄影应采用低千伏、低毫安、长时间、近距离并倾斜中心线的摄影技术，并在均匀的浅呼吸方式下曝光，以获得自体断层的效果。

6. E 胸部最基本的 CT 扫描层面为横轴位，根据病变需要重建冠状位或斜冠状位、矢状位或斜矢状位。

7. A 由于正常纵隔内有较多的脂肪组织，在其高信号的背景下，易于显示呈圆形或卵圆形中等信号的淋巴结。

8. A 蛛网膜下腔出血是一种急性的脑血管疾病，早期的诊断和治疗对患者的预后至关重要。CT 扫描是最常用的评估蛛网膜下腔出血的影像学方法，可以直接显示出血的位置和范围。在蛛网膜下腔出血发病当天进行 CT 扫描最为适宜，因为此时出血尚未被吸收，血液在蛛网膜下腔中形成明显的高密度影像，有助于明确诊断。

9. C 胸部组织在 MRI 中的信号特征是根据不同的脂肪含量、水含量和血液流动速度等因素而有所不同。肺组织在 T_1WI 和 T_2WI 序列上通常呈现低信号，即黑色，选项 C 错误。脂肪具有高信号的特征，选项 A 正确。快速流动的血液在 SE 序列上呈现出长 T_1 和短 T_2 信号，即黑色，选项 B 正确。成人胸腺在 T_1WI 上呈高信号，即白色，在 T_2WI 上呈等信号或稍高信号，即灰色，选项 D 正确。血管壁在 T_1WI 上呈中等信号，在 T_2WI 上呈稍低信号，即灰黑色，选项 E 正确。

10. B MRI 动态增强扫描是一种观察组织结构血液灌注情况的方法。在动脉增强早期，最早出现不均匀斑片状强化的组织结构是脾脏。

11. E 正常腹平片是通过 X 射线来观察腹部的影像，可以显示一些腹部的器官和组织。肾上腺是在正常腹平片上看不到的软组织影。肝脏、肾脏、膈以及腰大肌都是可以在正常腹平片上看到的结构。但是，肾上腺位于肾脏的上方，体积较小且密度较低，常常不易在腹平片上显示出来。

12. C　结肠气钡双重造影检查优点为：①可清晰显示细小的息肉；②误诊率低，尤其是对右半结肠的显示优于结肠镜；③不易使位于结肠弯曲部位的结肠息肉漏诊；④节省时间，15 分钟左右就可以完成检查。故是诊断结肠息肉的首选影像学检查方法。

13. C　由于肾髓质内含自由水较皮质多，故 T_1 加权像肾髓质信号低于肾皮质。

14. C　在泌尿系平片上显示肾脏轮廓是由于肾脏周围脂肪组织密度。泌尿系平片是一种 X 射线检查方法，肾脏的影像主要由其周围脂肪组织的密度来界定。肾脏本身的密度较高，但是在平片上并不能直接显示肾脏的轮廓。相反，肾脏周围的脂肪组织密度较低，与周围其他组织形成对比，使得肾脏轮廓能够在平片上清晰地显示出来。

15. E　正常肾上腺的 MRI 信号与肝实质信号强度相比呈 T_1 及 T_2 加权像均为低信号影。

16. C　在 T_2WI 上由于前列腺内部组织结构和含水量不同，中央腺体呈低信号，外周腺体呈高信号。

17. E　超声检查是一种常用的检查女性生殖系统的方法，但是双侧输卵管并不是通过常规的超声检查能够直接显示清晰的。超声检查主要用于评估子宫、卵巢和子宫内膜的情况。选项 A、B、C、D 都是超声检查中常见的表现，而双侧输卵管的显示通常需要进行其他检查方法，如造影等。

18. C　CT 是肾上腺疾病定性诊断的首选影像学检查方法，目前在发现和诊断 <1cm 的

肾上腺腺瘤和肾上腺结节状增生较 MRI 准确。但 MRI 以其独特的成像原理，对于肾上腺疾病及其良恶性的鉴别具有重要辅助及补充诊断价值。

19. B　X 线所见的关节间隙并不代表关节腔，因为关节腔是指关节内的空隙，无法直接通过 X 线观察到，A 错。小儿的关节间隙相对较宽，与成人相比较为明显，因为小儿的骨骺还未完全闭合，关节软骨较厚，C 错。随着年龄的增长，小儿的关节间隙逐渐变窄，因为骨骺逐渐闭合，关节软骨变薄，D 错。关节软骨及关节囊在常规 X 线片上很难直接显示，需要使用其他影像学技术如 MRI 或关节造影才能观察到，E 错。因此，正确的描述是 B 选项，即 X 线所见关节间隙包括关节软骨及其间的真正关节间隙。

20. E　婴幼儿胸腺在 X 线胸片上形态多样，在 3 岁前典型 X 线表现为前中上纵隔软组织团块影，呈"帆征"，对邻近气管及血管无压迫。

21. E　胸腔大量积液时患侧肺野呈均匀致密阴影，因此 X 线胸片提示一侧肺野均匀一致密度增高时可能是一侧胸腔大量积液；一侧肺不张 X 线表现为患侧肺野呈均匀一致性的密度增高影；肺叶切除后术区可显示高密度影；肺实变可引起一侧肺部普遍高密度影；液气胸时可见不含肺纹理的透亮区，且可见气液平面，与题干不相符，因此可排除液气胸。

22. A　肺的影像基本单位是次级肺小叶。

23. B　肾脏在呼吸过程中会有一定程度的上下位移。在立位或卧位时，正常肾脏的上下活动度约为 1 个腰椎的高度。这是因为呼吸时膈肌的活动会对肾脏产生一定的压力，使其在呼气和吸气时发生上下移动。

24. B　IVP 通过静脉注入对比剂后通过血液循环到达肾小球、肾小管，再进行排泄，因

而可以部分反映肾脏功能损害的情况和程度。

二、B1 型题

25. D　X 线平片是最常用的骨关节检查方法之一。它可以提供关于骨骼结构和关节间隙的信息，可以用于检测骨折、关节脱位、骨质疏松、关节炎等病变。X 线平片检查简便、快速，并且相对较便宜。

26. A　MRI 是一种非侵入性的成像技术，可以提供详细的解剖结构和组织信息。它特别适用于检查关节和软组织，如肌肉、韧带、软骨和滑膜等。MRI 能够在多个平面上提供高分辨率的图像，并且可以检测到关节炎、关节损伤、韧带撕裂、软组织肿块等问题。

27. E　超声成像是一种非侵入性的成像技术，特别适用于检查四肢软组织，如肌肉、肌腱、关节囊、滑囊等。超声成像可以提供实时的图像，能够显示软组织的结构和病变，如肌肉撕裂、肌腱炎、滑囊炎等。它具有较高的分辨率和安全性，且不需要使用放射线。

28. A　MRI 是一种非侵入性的成像技术，可以提供详细的椎间盘和脊髓的图像。MRI 能够显示椎间盘的结构、脊髓的位置和形态，以及椎间盘退变、脊髓压迫等病变。它具有较高的分辨率和对软组织的敏感性，能够帮助医生做出准确的诊断。

三、X 型题

29. ABCDE　在 MRI 图像上，鼻咽腔通常呈现为低信号，即信号强度较暗。声带在 MRI 图像上的信号与肌肉类似或略高，即信号强度较亮。在 MRI 图像上，咽旁间隙通常呈现为高信号，即信号强度较亮，而肌肉组织呈现为低信号，即信号强度较暗。喉前庭、喉室和梨状窝在 MRI 图像的 T_1WI 和 T_2WI 上均呈现为低信号，即信号强度较暗。在 MRI 图像上，浅表黏膜在 T_1WI 上呈现为低信号，即信

号强度较暗，而在 T_2WI 上呈现为高信号，即信号强度较亮。

30. ABCDE　眼球前房是眼球内部的前部空间，玻璃体是眼球内部的胶状物质。在 MRI 中，它们通常呈现为长 T_1 低信号和长 T_2 高信号，这是由于它们的成分和组织特性所致。视神经是将视觉信息传递到大脑的神经，眼外肌负责控制眼球的运动。在 MRI 中，它们通常呈现为 T_1WI 和 T_2WI 中等信号，这是由于它们的组织成分和丰富的血供所致。脉络膜和视网膜是眼球的重要组成部分，负责供应营养和感光。在 MRI 中，它们通常呈现为 T_1WI 和 T_2WI 中等信号，这是由于它们的组织特性和血液含量所致。眼球壁由巩膜组成，巩膜是保护眼球的结构。在 MRI 中，眼球壁通常呈现为 T_1WI 和 T_2WI 低信号，这是由于巩膜的成分和密度较高所致。眼眶骨皮质是眼眶周围的骨骼结构，骨髓是骨骼内部的脂肪组织。在 MRI 中，眼眶骨皮质通常呈现为低信号，而骨髓通常呈现为高信号，这是由于它们的成分和密度差异所致。

31. ACDE　少量胸腔积液通常采用侧卧水平正位或斜位进行摄影，这样可以更好地显示积液的位置和范围。包裹性积液的摄影位置通常是切线位，这样可以更好地显示积液包裹周围器官的情况。慢性支气管炎的摄影位置通常是常规正位深吸气与深呼气位对照，这样可以更好地观察支气管的扩张情况。肺癌的摄影位置通常是常规正侧位和体层摄影，这样可以更全面地评估肺部病变的位置和形态。肺下积液应取立位向一侧倾斜 60°或取仰卧位检查可见游离性积液征象。

32. ABC　气管、支气管内无质子，故在各个序列均无信号，血管因血液流空也表现为低信号，所以 MRI 有时难以区分二者。由于肺纹理中的肺血管及支气管于各序列分别为

无信号或低信号，所以 MRI 不能显示肺纹理。心包内可有少量液体，呈长 T_1、长 T_2 信号。正常情况下，胸膜在 MRI 上难以显示。

33. ABCE　结肠黏膜的皱襞具有多种方向，包括纵向、横向和斜向。这些皱襞可以帮助结肠扩展表面积，促进吸收和消化。结肠袋是结肠壁的突起，主要存在于升结肠和横结肠，尤其明显于升结肠。结肠袋的存在有助于增加结肠的容积和吸收。左半结肠的黏膜皱襞主要以纵向走行为主，与右半结肠的横向皱襞有所不同。无名沟是结肠黏膜上的一条纵向突起，呈现为一条线状的影像。在低张双对比造影中，无名沟可以清晰可见。左半结肠的肠腔宽度要比右半结肠的肠腔宽度窄一些，因此，关于结肠正常影像，正确的叙述是 ABCE 选项。

34. ABCD　胰头位于第 2 腰椎右侧，被十二指肠包绕，呈 "℃" 形环绕，并向左下方伸出一个钩突。因其紧贴十二指肠壁，故胰头癌可压迫十二指肠引起梗阻。胰头后方与胆总管和门静脉相邻，选项 E 错误。胰腺位于腹膜后肾前间隙中，前面是腹膜壁层，后面是肾前筋膜。正常情况下，胰头的宽度不应该超过同一层面上椎体的横径。胰体和胰尾的层面位置要高于胰头，而钩突是最低的部位。胰体和胰尾的宽度不应超过同一层面上椎体横径的 2/3，也不应小于它的 1/3。

35. ACDE　A 选项正确，正常胆汁在 T_1WI 上可以呈高信号或低信号。B 选项错误，MRCP 在胆道完全梗阻和狭窄的判断上准确率高，但并非 100%。C 选项正确，胆囊结石在 T_1WI、T_2WI 以及 MRCP 图像上通常呈无信号或低信号改变。D 选项正确，正常胆汁在 T_2WI 和 MRCP 图像上通常呈高信号。E 选项正确，MRCP 可以显示肝内胆管和未扩张的胰管，是梗阻性黄疸的首选影像学检查方法。

36. ABCD　A 选项正确，Caroli 病是一种肝内小胆管明显扩张的疾病。B 选项正确，肝血色病在 T_1WI 上肝脏信号一致性减低。C 选项正确，肝腺瘤在 T_1WI 上呈低信号包膜。D 选项正确，肝硬化结节在 T_1WI 上稍高信号，而在 T_2WI 上呈低信号。E 选项错误，出血和中央坏死组织在 T_2WI 上通常呈现为高信号。

37. BDE　腹部 CT 可以提供详细的横断面图像，用于检查肾上腺的大小、形状、结构和可能的异常变化。B 超可以通过声波来产生图像，用于评估肾上腺的大小、形态和异常变化。MRI 可以提供更详细的图像，用于评估肾上腺的形态、血流和可能的肿瘤。腹部平片（选项 A）主要用于评估骨骼结构，不适合评估肾上腺。静脉尿路造影（选项 C）主要用于评估泌尿系统，不适合评估肾上腺。

38. AB　临床上最常应用的是排泄性尿路造影和逆行性尿路造影，而 CTU 和 MRU 均属于特殊检查方法，由于设备及技术条件所限，还不能作为临床常规检查而替代排泄性、逆行性尿路造影。

39. ABCDE　在排泄性尿路造影检查中，注入对比剂后 30min，肾盂肾盏显示满意，松开腹压即可清晰显示充盈对比剂的双侧输尿管影，边缘光滑，因为蠕动的原因，输尿管可以分段显示且宽度也常发生变化，全程输尿管长 25~30cm，分三段并有三个狭窄。

40. ABCE　A 项正确，肾窦脂肪组织在 T_1WI 和 T_2WI 上分别呈高或中等信号。B 项正确，SE 序列检查在 T_1WI 上皮质信号高于髓质。C 项正确，T_2WI 像上皮髓质难以分辨，均呈高信号。D 项不正确，SE 序列检查在 T_1WI 上髓质信号低于皮质。E 项正确，肾动脉和肾静脉均表现为低信号。

41. ABCD　正常肾盏难以显示，肾盂可识别。正常肾脏 SE 序列 T_1WI 和 T_2WI 检查时，T_1WI 像上肾皮质呈较高信号，T_1WI 像上肾髓质呈较低信号，T_2WI 像上，皮髓质难以区别；在 T_1WI 脂肪抑制像上，肾皮髓质的信号差异则更为显著。

42. ABDE 无论是哪种序列检查，MRI 均不能分辨出皮、髓质结构，选项 C 错误，其余选项均正确。

43. ABDE 肾上腺位于肾筋膜囊内，正常肾上腺的信号强度因检查序列而异。MRI 的组织分辨率高，而空间分辨率则低于 CT，所以 MRI 不能发现小的病变但却能显示组织结构，在临床上，肾上腺疾病的影像学检查仍以 CT 为主，MRI 则作为重要的补充检查。增强扫描时，正常的肾上腺组织会均匀强化，这有助于区分正常组织和病变。梯度回波序列的正相位和反相位成像可以帮助鉴别肾上腺腺瘤和非腺瘤性病变，通过观察信号的变化来做出判断。

44. ABCE 膀胱腔内尿液富含游离水，呈均匀长 T_1 低信号和长 T_2 高信号，膀胱壁在周围脂肪密度和腔内尿液的对比下，能够清晰显示，表现为与肌肉信号类似的薄壁环状影，为 T_1WI 像上膀胱壁呈中等信号，T_2WI 像上膀胱壁内层为低信号，外层为中等信号；在 T_2WI 像上膀胱壁可以出现化学位移伪影现象。膀胱 MRI 检查可以出现运动伪影。正常膀胱壁的厚度在 $2.9 \sim 8.8mm$ 之间，平均约为 $5.4mm$。这个厚度的范围可以根据个体的差异而有所变化。

45. BCDE 骨膜是紧贴非关节面处骨皮质表面的一层菲薄纤维膜，正常情况下，X 线、CT 及 MRI 一般均不能显示和分辨。选项 A 错误，其他选项均正确。

第八章 神经系统疾病的影像诊断

一、A1 型题

1. E DSA 是诊断中枢神经系统血管性病变的金标准。其优点是对脑血管包括远端小分支的显示较 CTA 和 MRA 更好，既不像 CTA 易受颅底骨骼干扰，也不像 MRA 易受血流动力学改变的影响，对血管性病变如动脉瘤、血管畸形等的诊断准确性很高。

2. B 选择成像速度快、少搬动，简便、易行的影像学诊断方法在颅脑损伤的诊断中尤为重要，以往常采用头颅平片诊断骨折，借助血管造影检查识别血肿的部位及种类，偶尔采用脑室造影检查，而今，随着 CT、MRI 的不断普及，CT 已成为首选的影像学检查方法。目前，脑室造影已经淘汰，脑血管造影基本也淘汰，头颅平片颅脑损伤检查基本也淘汰。由于 MRI 检查时间相对较长，对制动有困难的患者难以应用，加之许多急救设备不能接近 MRI 机器等原因，使 MRI 对急性患者不作为首选的检查技术。急性脑梗死 CT 平扫能显示三种脑梗死的阳性征象：脑动脉高密度征、局部脑肿胀征和脑实质密度降低征，另外，即使超急性期 CT 不能显示也除外了脑出血，结合临床症状而可以诊断脑梗死。

3. A 急性脑出血在 CT 表现为高密度影，其高密度主要来源于血红蛋白中的铁，血红蛋白的 CT 值约 94～96Hu，故此脑出血的 CT 值一般不超过 96Hu。

4. C 脑出血 CT 急性期：呈边界清楚、密度均匀增高的肾形、类圆形或不规则形团块影，周围水肿带宽窄不一，局部脑室受压移位，也可破入脑室。急性出血高密度，周围有低密度环。吸收期：始于 3～7 天，血肿周围变模糊，水肿带增宽，血肿缩小并密度减低，小血肿可完全吸收。高密度向心性减小，低密度向心性增宽，血肿逐渐呈等或低密度。慢性期：2 个月后，较大血肿吸收后常遗留囊腔，伴有脑萎缩。

5. C 在脑梗死发病的早期阶段，脑部 CT 扫描可能显示正常，特别是在发病后的最初几小时内。MRI 对于早期脑梗死的检测比 CT 更敏感，因此在发病 24 小时内，MRI 可能显示阳性表现。在脑梗死的早期阶段，CT 扫描可能不会显示明显的强化，而是在后续的 CT 扫描中可能显示灶性低密度。MRI 对于小脑和脑干病变的检测比 CT 更准确。扩散加权成像（DWI）序列对于早期脑梗死的检测更敏感，比常规的 T_1WI 和 T_2WI 图像更有价值。

6. D 脑梗死在 24 小时内，CT 检查可无阳性变现，或仅显示模糊的略低或低密度区，边界不清，轻微占位效应。

7. E 在超急性期和急性期，脑出血和脑梗死的 CT 表现有一些区别。脑出血在超急性期（起病后的几小时内）通常表现为高密度出血灶，而脑梗死在这个时期 CT 可能无明显异常。在急性期（起病后的几天内），脑梗死可以呈现为低密度梗死区域，而脑出血仍然呈高密度。然而，随着时间的推移，脑出血和脑梗死的 CT 表现在亚急性早期、亚急性晚期以及慢性期逐渐趋于相似。在慢性期，脑出血和脑梗死的 CT 表现可能都呈现为低密度区域，且难以区分。因此，脑出血与脑梗死的 CT 表现相似主要在慢性期。选项 E 是正确答案。

8. C 脑梗死急性期由于细胞毒性水肿，病变区水分子扩散受限，DWI 呈高信号。

9. E 高血压性脑出血多位于基底节 – 丘脑区，形态较规则，密度较均匀，低密度水肿带呈环状位于血肿周围。

10. B 脑梗死后 2 ~ 15 天为脑水肿高峰期，此时可有占位效应，但相对较轻，占位效应一般可见于梗死区广的病例。

11. C 脑梗死后大约第 2 ~ 3 周水肿开始消退，梗死的占位效应减轻，脑沟、脑室形态恢复正常，此时常出现"模糊效应"，即梗死灶出现短时间的等密度表现，常造成 CT 的假阴性表现。

12. E 脑梗死是由脑血管栓塞所引起的，按血管供血区分布。

13. B 脑梗死好发于大脑中动脉供血区（B）。大脑中动脉供应大脑的大部分区域，包括额叶、顶叶、颞叶和部分枕叶。这些区域是脑梗死的高风险区域，因为大脑中动脉是血液供应大脑的主要动脉之一，如果该动脉发生阻塞或闭塞，就会导致相应供血区域的脑组织缺血缺氧，引发脑梗死。其他选项中大脑前动脉供血区（A）、大脑后动脉供血区（C）、椎动脉供血区（D）和基底动脉供血区（E）也可能发生脑梗死，但大脑中动脉供血区是最常见的发生脑梗死的区域。

14. E 脑梗死 CT 表现为等密度或低密度改变，其梗死区域与其动脉供血区域一致，呈楔形或扇形，同时累及灰质和白质，CT 增强后病灶呈脑回样强化。

15. E 脑出血及脑梗死慢性期均呈水样低密度影，表现相仿。

16. A 胶质瘤是最常见的原发性脑肿瘤，占全部颅脑肿瘤的 40% ~ 50%。

17. A 腔隙灶直径为 0.5 ~ 1.5cm，大于 1cm 者称为巨腔隙灶，最大径可达 2 ~ 3.5cm，为两支以上穿支动脉闭塞所致。

18. A 髓母细胞瘤可发生于小脑半球，见于男性儿童。

19. E 相邻的硬脑膜强化最常见于脑膜瘤强化表现，即所谓"脑膜尾征"，很少出现于胶质瘤，胶质瘤为脑实质内的恶性肿瘤。

20. E 髓母细胞瘤起源于小脑蚓部，常突入、压迫或阻塞第四脑室，引起梗阻性脑积水。CT 表现为颅后窝中部均匀一致的类圆形略高密度影，少数为等密度，呈均匀性强化，周围有低密度水肿带，很少有出血、囊变及钙化。

21. C 少突胶质细胞瘤是一种起源于神经胶质细胞的肿瘤，常见于中枢神经系统。它通常在肿瘤内部出现钙化，因此被称为钙化的神经胶质瘤。

22. A 髓母细胞瘤起源于小脑蚓部，从前向后突入，压迫阻塞第四脑室，引起梗阻性脑积水。

23. C 鞍区动脉瘤和脑膜瘤在影像学上有一些不同的特点，包括占位效应、邻近骨质反应、强化方式等。脑膜瘤通常会出现明显的占位效应，而动脉瘤的占位效应较轻。脑膜瘤常常伴有邻近骨质反应，而动脉瘤则不存在这种反应。脑膜瘤在增强后常常呈现"脑膜尾征"，而动脉瘤则呈现"靶征"。脑膜瘤多明显均匀强化，动脉瘤常与血管同步明显强化。

24. B 神经上皮肿瘤过去通称为胶质瘤，起源于神经上皮细胞，包括星形细胞瘤、少突胶质细胞瘤、髓母细胞瘤以及室管膜瘤等，起源于神经上皮细胞；脑膜瘤来源于蛛网膜粒帽细胞。

25. D 脑膜瘤可有占位效应，海绵状血管瘤无或轻度占位（D 错）。脑膜瘤为脑外肿瘤，肿瘤大多发生于脑外，海绵状血管瘤即可发生于脑内又可发生于脑外，80% 发生于幕上（A 对）。脑膜瘤可有临近骨质的增厚和破坏，海绵状血管瘤无骨质的破坏（B 对）。脑膜瘤为均匀显著强化，海绵状血管瘤强化程度与灶内血栓的形成和钙化有关，很少均匀明显强化（C 对）。脑膜瘤罕有坏死和出血，海绵状血管瘤常常可合并出血（E 对）。

26. B 桥小脑角区也是脑膜瘤好发的位置，其多为均匀明显强化，常为宽基底与颞骨岩部相连。而听神经瘤、三叉神经瘤较大时常为不均匀强化，胆脂瘤不发生强化。

27. A 脑膜瘤起源于脑膜的中胚层，目前认为脑膜瘤起源于蛛网膜的帽细胞。

28. D 脑膜瘤源于蛛网膜粒帽细胞，与硬脑膜相连，其好发部位与蛛网膜粒的分布一致。典型的发病部位按发生的频率依次是矢状窦旁、大脑镰旁、大脑凸面、嗅沟、鞍结节、蝶骨嵴、海绵窦、小脑幕、桥脑小脑角池等。

29. B 桥小脑角区肿瘤中来源于神经鞘的肿瘤，以听神经瘤最常见，其他肿瘤以脑膜瘤和胆脂瘤常见。来源于脑神经的肿瘤中大多数为神经鞘瘤，少数为神经纤维瘤。这些肿瘤的形态、密度及 MRI 信号特点表现相近，由肿瘤所发生部位及肿瘤所引起的邻近骨质改变可进行鉴别诊断，MRI 检查可以清楚地显示脑神经及其病变。脑膜瘤病灶内常有钙化，与岩骨及天幕以广基生长，并可出现典型的脑膜尾征，邻近骨质多为增生改变，内听道无骨质破坏，肿瘤广基的中心不在内听道的口部。

30. B 少突胶质细胞瘤是胶质瘤的一种类型，主要影像学特征之一是瘤内出现点状、条状、团块状或脑回状的钙化，尤以 CT 扫描显示最为清楚，在 MRI T_1WI、T_2WI 上均呈低信号，但不如 CT 显示敏感。该肿瘤也是颅内最好发生钙化的脑肿瘤之一，约 70% 的病例可有钙化。

31. C 少突胶质细胞瘤的钙化率约 70%。

32. C 由于胶质母细胞瘤血供丰富，血脑屏障破坏，因此强化多为明显强化，其容易发生坏死、囊变，多位于瘤体中心，强化最典型的征象为花环状强化，强化壁厚薄不均，内壁凹凸不平。

33. A 胶质母细胞瘤在 MRS 上，常表现为 N – 乙酰天冬氨酸（NAA）明显下降；肿瘤合并出血时，T_1WI 可出现高信号。

34. E 星形细胞瘤依据 WHO 分类和分级分为 Ⅰ~Ⅳ级，Ⅳ级为胶质母细胞瘤，又称多形性胶质母细胞瘤，分化不良，恶性程度高，呈浸润性生长，形态不规则，边界不清，易发生大片坏死和出血，血管形成不良，血脑屏障不完整，典型者在 CT 及 MRI 上表现为不规则或花环状明显强化，瘤周多有水肿，占位效应较明显。脑转移瘤常为多发病灶，位于皮质下，其大小不等，水肿程度不一，表现多样。MRI 上呈均匀或环形强化，肿瘤较小但水肿广泛是其特征表现。胶质母细胞瘤需要与脑内转移性病变相鉴别，影像学上可以根据病变的大小、病变累及的部位、增强表现，结合病史、年龄及相关其他辅助检查结果综合鉴别。

35. B 毛细胞型星形细胞瘤、胚胎发育不良神经上皮瘤、室管膜下巨细胞星形细胞瘤及室管膜下瘤均属于 WHO 分级的 Ⅰ 级；弥漫性中线胶质瘤属于 WHO 分级的Ⅳ级。

36. B 多形性胶质母细胞瘤增强时有明

显的均一强化及"花环样"环状强化，此为其特征性的 CT 表现。

37. D 脑（脊）膜瘤肿瘤质地坚硬，血供丰富，包膜完整。大部分脑膜瘤位于幕上，尤其是大脑凸面和矢状窦旁。起源于脑膜细胞，最好发于脑表面富有蛛网膜颗粒的部位。脑膜瘤与局部颅骨或硬脑膜呈广基底紧密相连，这是其特征之一。脑膜瘤的血供主要来自颈内动脉分支。

38. D 等密度，明显均匀强化为脑膜瘤的典型 CT 表现。

39. D 脑转移瘤最典型的征象为小肿瘤、大水肿，其水肿范围不与瘤体大小成正比。

40. B 转移瘤是最常见的恶性肿瘤，也是颅内最常见的肿瘤。

41. A 垂体腺瘤几乎不出现钙化，而选项中其他肿瘤常可出现钙化。

42. C CT 检查示蝶鞍扩大，鞍内肿块向上突入鞍上池，可侵犯一侧或者双侧海绵窦。肿块呈等密度或略高密度，内常有低密度灶，均匀、不均匀或环形强化。局限于鞍内小于 1cm 的微腺瘤，宜采取冠状面观察，平扫不易显示，增强呈等、低或稍高密度结节。间接征象有垂体高度大于 8mm，垂体上缘隆突，垂体柄偏移和鞍底下陷，少见水肿。

43. D 垂体微腺瘤多表现轻度强化，其余肿瘤多是呈明显强化。

44. B 组织学分型垂体腺瘤属于良性肿瘤，其生物行为可表现为侵袭性侵犯邻近结构，但不会发生脑脊液播散。

45. A 垂体腺瘤一般不会造成邻近脑实质水肿。

46. E 脑挫裂伤包括脑挫伤、脑裂伤两种。两者多同时发生，故称脑挫裂伤。常由于旋转力作用所致，多发生于着力点及附近，也可发生于对冲部位，常并发蛛网膜下腔出血，是最常见的颅脑损伤之一，早期病理改变为伤后数日内脑组织的出血、水肿、坏死。

47. E 硬膜外血肿出血点多为硬脑膜动静脉，还有板障静脉、静脉窦破裂。硬膜下血肿出血点多为脑挫裂伤、皮质动静脉出血，还有桥静脉断裂。E 选项不正确，其余选项均正确。

48. B 髓外硬膜下是指位于硬膜与蛛网膜之间的区域。神经鞘瘤是一种源于神经鞘细胞的肿瘤，它可以发生在神经的任何部位，包括硬膜下。因此，在髓外硬膜下区域，神经鞘瘤是最常见的肿瘤类型之一。

49. C 硬膜外血肿发生于颅骨内板与硬脑膜之间，发生在头颅直接损伤部位多见，常为加速性头颅伤所致，多是由于颅骨骨折伤及脑膜动脉所致，最常见于脑膜中动脉或脑膜前、后动脉破裂，少数由于静脉出血。典型意识变化为外伤后昏迷—清醒—昏迷。CT 检查下呈现方梭形或双凸透镜形高密度区，边缘光滑锐利，范围一般不超过颅缝，血肿多出现在骨折部位下方，开放性骨折可出现血肿内积气，多不伴脑实质损伤。

50. A CT 对非出血性弥漫性轴索损伤（DAI）检出敏感性较低，仅为 20% ~ 30%。MRI 比 CT 敏感，T_2WI 优于 T_1WI，DWI 序列对诊断脑 DAI 具有很高的敏感性，磁敏感成像（SWI）对微小出血有更高的检出能力。SWI 首选，梯度回波成像（GRE）次选。

51. B 大脑前动脉破裂所致的蛛网膜下腔出血，血液多积聚于视交叉池、侧裂池前部；大脑中动脉破裂，血液多积聚于一侧的外侧裂池附近，亦可向内流；颈内动脉破裂，血液也以大脑外侧裂池为多；椎基底动脉破裂血液主要积于脚间池和环池。

52. B 一侧视交叉池出血的常见原因为颈内动脉瘤、大脑前动脉瘤破裂。

53. C 视神经脑膜瘤大部分 CT 表现为视神经管状增粗、扭曲，可累及视神经眶内全程，部分病例表现为视神经梭形或圆锥形肿块，增强后肿块呈均匀一致强化，典型病例可见"轨道征"。

54. A 脑转移瘤是指其他部位的恶性肿瘤转移至脑部形成的肿瘤，它可以发生在脑的任何区域，多发生在皮髓交接处。脑转移瘤多为多发，且大小不一，典型表现是"小瘤大水肿"，即很小的肿瘤周围却有广泛水肿，增强扫描肿瘤呈明显强化，强化方式多样，常为不规则环形强化，或结节状强化。不同来源的肿瘤强化方式常不同，来自肺癌的转移瘤多为环形强化，来自乳腺癌的转移瘤多为结节状强化等，但环壁多不规则，厚薄不均匀，肿瘤中心坏死液化区与脑脊液信号相似，DWI 呈低信号，ADC 值高。脑转移瘤 MRS 不具有特征性，表现为 NAA 峰缺乏或降低，Cho 峰升高，Cr 峰降低等。表现多样，CT 平扫可为等密度，略低密度或略高密度。

55. A 脑内转移瘤常伴有出血的有肺癌、黑色素瘤、甲状腺癌、绒毛膜癌等。

56. E 蛛网膜下腔出血在脑脊液内，容易被冲淡，3 天内呈高密度。出血 3 天后 CT 的直接阳性发现率降低。

57. B 蛛网膜下腔出血分自发性和外伤性，自发性中以颅内动脉瘤（51%）、高血压动脉硬化（15%）和 AVM（6%）最多见。

58. D 亚急性硬膜下血肿是外伤后 4 天～3 周内出现的血肿，是急性向慢性发展的过渡

阶段。慢性硬膜下血肿是指外伤后 3 周以上者，是亚急性硬膜下血肿的延续。

59. B 急性硬膜下血肿是在头部外伤后发生的血肿，常在外伤后的 3 天内形成（A）。其特征包括可超越颅缝（C）、有占位效应（D）和新月形高密度影（E）。然而，有灶周水肿并不是急性硬膜下血肿的典型表现，急性期周围水肿不明显。

60. D 硬膜外血肿是指血液积聚在硬膜与颅骨之间的空间内。其特点包括呈梭形（A）、内缘光滑锐利（B）、常有骨折（C）和中线结构移位较轻（E）。然而，硬膜外血肿通常不会越过颅缝。

61. A 自发性蛛网膜下腔出血的原因依次是动脉瘤 > 高血压动脉粥样硬化 > AVM（A）。自发性蛛网膜下腔出血是指在没有明显外伤或其他明显原因的情况下，脑动脉或脑动脉的支配血管发生破裂，导致蛛网膜下腔内出血。其中，动脉瘤是最常见的原因，大约占蛛网膜下腔出血的 75%～80%。高血压动脉粥样硬化是指由于长期高血压引起的动脉壁的粥样硬化和变性，导致动脉破裂出血，约占蛛网膜下腔出血的 10%～15%。AVM（动静脉畸形）是一种先天性脑血管异常，其中动脉和静脉直接相连，没有正常的毛细血管网络，约占蛛网膜下腔出血的 5%～10%。因此，答案为 A。

62. D 脑挫裂伤是一种严重的头部损伤，通常会引起脑组织的损伤和水肿。其特点包括低密度水肿区出现斑片状高密度出血灶（A）、明显占位效应（B）、病变局部脑池沟变小、消失（C）和可伴有蛛网膜下腔出血（E）。然而，脑挫裂伤可以同时影响白质和灰质，不一定局限于其中一种类型。

63. B 结节性硬化症多见于儿童，选项 B

错误，其余选项均正确。

64. C 多发性硬化多累及视神经，视神经损害可以是多发性硬化的早期症状之一。

65. D 在多发性硬化中，典型的病变分布是在脑白质的侧脑室周围区域，形成多发性斑块。因此，选项 D 是正确的。

66. D 脱髓鞘疾病通常包括神经纤维髓鞘破坏（A）、病变分布于中枢神经系统白质（B）、小静脉周围炎性细胞浸润（C）和神经细胞相对完整（E）。而神经轴索的严重坏死不是脱髓鞘疾病的常见病理改变。

67. D 多发性硬化累及脊髓时，长度一般小于 3 个椎体节段，呈散在多发分布。

68. D 脑脓肿急性期表现为边界不清楚的低密度区，也可以为不均匀的混合密度区，增强无强化，也可以有斑点状强化，有占位效应。脓肿壁形成早期此期水肿消退（A、E 错），包膜轻度强化，一般壁厚而均匀，呈均匀环形强化（D 对、B 错）。脓肿壁不均匀环形强化（C 错）可见于化脓期。

69. B 颅脑感染性疾病病原众多，表现形式多样，增强 CT 能反映大多数炎症病变的病理演化过程。因此怀疑患者为颅内感染性病变时，建议增强扫描。

70. C 钙化在 MRI 中通常呈现为高信号，而不是短 T_2 低信号。含铁血黄素沉着在 MRI 中通常呈现为短 T_2 低信号，但在脑脓肿壁中不常见。脑脓肿壁通常由胶原结构组成，胶原结构在 MRI 中呈现为短 T_2 低信号，这是脑脓肿壁短 T_2 低信号的最常见原因。血管影在 MRI 中通常呈现为高信号或低信号，而不是短 T_2 低信号。铁沉积在 MRI 中通常呈现为长 T_2 低信号，而不是短 T_2 低信号。

71. D 血源性播散性脑脓肿往往多发，

这是脑脓肿的一种常见形式。外伤后的感染可以蔓延至颅内形成脑脓肿。免疫抑制或免疫缺陷患者由于免疫功能低下，发生脑脓肿的概率相对较高。脑脓肿一般伴有周围水肿，这是由于炎症反应和局部组织损伤引起的。乳突、中耳的感染可以直接蔓延至颅内形成脑脓肿，多位于颞叶和小脑。因此，不正确的描述是 D 选项，脑脓肿一般伴有周围水肿。

72. C 感染性病变/脓肿如果是产气菌感染，有可能在病灶内产生气体密度或信号。颅内病变与外界相通或手术后等也可出现气体。

73. A 脑囊虫头节在囊虫存活期显示清楚，变性期及死亡期变模糊。

74. D 脑室型囊蚴寄生于脑室系统内，以第四脑室多见。因囊虫的囊泡密度与脑脊液相似，囊壁菲薄，CT 难以显示囊泡，仅可见间接征象，不能直接显示脑室内囊虫。

75. E 脑囊虫病根据囊虫寄宿的部位不同大致分为脑实质型、脑室型、脑膜型和混合型，以脑实质型较为多见。脑室型，囊泡游离或附着在室管膜上，囊壁薄，可形成阻塞性脑积水；脑膜型主要位于蛛网膜下腔，囊泡位于蛛网膜下腔，可形成脑膜粘连或阻碍脑脊液循环通路。

76. B 脑膜型的脑囊虫病主要表现有脑脊液腔隙的不对称或局限性扩大，如外侧裂、鞍上池扩大，可有轻度占位效应，蛛网膜下腔增大，增强扫描可见囊壁钙化或呈结节状钙化，偶可见脑膜强化，选项 B 错误。

77. E 急性期脑炎一般以白细胞渗出和白质水肿为主，血脑屏障破坏较轻，增强扫描一般无强化，而其他选项常为明显强化。

78. A 囊虫存活期，此期典型 MRI 表现为小囊性病灶，其内可见点状影，形成靶征，该点状影为囊虫头节，可增强，小囊性病灶无周围水肿。白靶征在 T_2WI 上表现为囊内液体高信号中可见点状相对低信号，黑靶征在 T_1WI 上表现为囊内液体低信号中可见点状相对高信号。

79. D　脑囊虫病除了位于脑实质内以外，还可以位于脑室内，以第四脑室最常见。

80. D　脑膜炎指软脑膜的弥漫性炎症改变。脑膜炎的影像学检查以 MRI 增强效果最好。CT 平扫一般无法诊断脑膜炎。

81. D　脑膜充血和蛛网膜渗出会导致脑沟、脑池、脑裂，尤其是脑基底池的密度增高或闭塞，脑室壁常常会显示增强，炎症引起的脑膜充血和渗出可导致脑室扩大和脑膜强化，尤其在增强后影像中更为明显。

82. B　神经纤维瘤病以中枢神经系统受累最为明显。

83. D　神经纤维瘤痛为神经外胚层和中胚层的常染色体显性遗传性疾病，男性多见。其Ⅱ型诊断标准为：符合以下任何一条病变即可诊断神经纤维瘤病Ⅱ型：①双侧听神经瘤；②家族史伴单侧听神经瘤；③任何下列两个病变，神经鞘瘤、神经纤维瘤、脑膜瘤、胶质瘤、青少年晶状体包膜下浑浊。

84. B　传统的柯氏分类法将星形细胞肿瘤分为Ⅰ~Ⅳ级，成人多发生于大脑，儿童多见于小脑。Ⅰ级星形细胞瘤通常没有明显的占位效应，即脑组织的形态和结构没有受到明显的改变。Ⅰ级星形细胞瘤在 MRI 增强后通常不显示明显的增强，这与其他级别的星形细胞瘤有所不同。团块增强通常不是Ⅰ级星形细胞瘤的典型表现，更常见于高级别的星形细胞瘤。花冠状增强是星形细胞瘤的一种特殊的增强模式，也不是Ⅰ级星形细胞瘤的典型表现。Ⅰ级星形细胞瘤通常不会引起

明显的瘤周水肿，这是与其他级别的星形细胞瘤的区别之一。

85. B　毛细胞星形细胞瘤增强扫描多为明显不均匀强化，如为囊状附壁结节状强化，壁常可见强化，而典型血管母细胞瘤附壁结节强化，壁不强化，这是主要的鉴别要点。

86. E　颅内动脉瘤破裂后可引起颅内血肿（A 对）和自发性蛛网膜下腔出血，是自发性蛛网膜下腔出血最主要的病因之一，占 50% 以上（C 对）；无血栓动脉瘤 CT 平扫为圆形稍高密度影，边缘清楚，增强后均匀一致明显强化（B 对）；有附壁血栓的动脉瘤，按照其血栓中成分可表现为不同程度高密度灶，钙化灶常为块状（D 对）、点状、弧形、以及高密度中心和高密度环形成的靶征；此外，对于有附壁血栓的动脉瘤，增强 CT 与 MRI 较常规血管造影有明显优势（E 错）。

87. A　脊髓内星形细胞瘤常可累及脊髓全程，而室管膜相对范围较局限，血管母细胞瘤少见，一般呈局限占位性病变。

88. B　Ⅱ级星形细胞瘤增强扫描常为轻度或无强化。

89. C　胶质瘤是一种常见的脑肿瘤，脑膜瘤通常起源于脑膜细胞，两者均可以发生在脑的各个区域，包括松果体区。室管膜瘤是一种较为罕见的脑肿瘤，主要发生在脑室的室管膜上，极少发生在松果体区。生殖细胞瘤通常起源于生殖细胞，可以发生在松果体区，但相对较为罕见。松果体细胞瘤是一种罕见的脑肿瘤，起源于松果体细胞，主要发生在松果体区。因此，极少发生在松果体区的是 C 选项。

90. C　室管膜瘤多发生在第四脑室，少数可发生在脑实质内，并以顶枕叶多见，主要发生在小儿和青少年。CT 表现等密度肿块，边界清，瘤内常有散在点状钙化及多发低密度

囊变。绝大多数肿瘤位于脑室内，因此一般不伴瘤周水肿。脑室内室管膜瘤可有种植转移，引起脑脊液循环通路的阻塞。

91. B 室管膜瘤好发于青少年及儿童，最常见的位置为第四脑室，其次为侧脑室。

92. B 第四脑室内最常见的肿瘤是室管膜瘤，其形态具有"塑型"或"钻孔样"特征，可沿着正中孔、侧孔向四脑室外生长。

93. B 髓外硬膜内肿瘤多为完全性梗阻，脊髓移位明显，阻塞层面呈杯口状压迹；髓外硬膜外肿瘤梗阻面呈梳状或锯齿状突然中断，脊髓移位不明显。

94. E 当颅咽管瘤突入第三脑室或双侧侧脑室时，压迫脑脊液循环通道，可引起脑室积水。

95. C 颅咽管瘤其内常出现囊变区及钙化区，在 CT 上表现为混杂密度病变。

96. E 中枢神经系统淋巴瘤其强化特征主要以破坏血脑屏障为主，比较少形成丰富的血管。

97. B 神经鞘瘤是椎管内最常见的肿瘤，其次是脊膜瘤，两者约占椎管内肿瘤发病率的 1/2，室管膜瘤和星形细胞瘤是脊髓内常见的肿瘤，以室管膜瘤最常见。

98. D 脊髓外硬膜下肿瘤是指发生在脊髓外、硬膜下的肿瘤。神经鞘瘤和脊膜瘤是其中最常见的类型。神经鞘瘤是起源于神经鞘细胞的肿瘤，可以发生在脊髓周围的任何部位。脊膜瘤是起源于脊膜细胞的肿瘤，也可以发生在脊髓周围的不同部位。

99. E 脊髓内星形细胞瘤增强后表现为不同程度强化。

100. C 神经鞘瘤发病率明显高于神经纤维瘤，是椎管内最常见的肿瘤。

101. E 化脓性脑膜炎的 CT 表现，病变进展时，基底池、纵裂池密度增高，增强可见脑膜及皮质线状强化，邻近脑室密度减低，后期脑底池或中脑导水管粘连可致梗阻性脑积水，常常伴有硬膜下水瘤。

二、A2 型题

102. E 根据题目中的 CT 表现，哑铃状肿块和岩骨尖部骨质破坏提示肿瘤位于颅内，而增强扫描明显强化表明该肿瘤具有血供。此外，第四脑室的移位可能是由于肿瘤的压迫所致。三叉神经瘤是一种起源于三叉神经的良性肿瘤，其 CT 表现：呈等密度或低密度。瘤体小者可无占位效应，颅中窝内较大者可压迫鞍上池；颅后窝较大者可压迫第四脑室。骑跨颅中窝、颅后窝者呈哑铃状，为三叉神经瘤特征性表现。肿瘤有强化，较小的实性者呈均一强化，囊性变者呈环状强化。颞骨岩部尖端破坏。因此最可能的诊断为三叉神经瘤（选项 E）。听神经瘤起源于听神经，通常位于颅内听神经管内，不会跨越颅中后窝（选项 A）。脑膜瘤通常起源于脑膜，不会跨越颅中后窝（选项 B）。皮样囊肿是一种先天性病变，不会表现为明显的强化，并且通常不会引起颅骨的破坏（选项 C）。胶质瘤通常起源于脑组织，不会跨越颅中后窝，并且增强扫描的强化程度可能不如三叉神经瘤那么明显（选项 D）。

103. D 亚急性晚期，因红细胞溶解，出血游离正铁血红蛋白，血肿在 T_1WI 及 T_2WI 均为高信号。

104. A 根据患者临床表现和影像学表现，最佳诊断是超急性期脑梗死（选项 A）。脑梗死是由于脑血管的阻塞导致脑血供不足，造成脑组织损伤。在超急性期，脑组织的灰质和白质模糊、脑回模糊、密度稍低是典型的脑梗死的影像学表现。

105. B　患者老年男性，突发意识障碍伴右侧肢体活动不利2天，CT左侧额颞叶大片状低密度影伴占位效应，应首先考虑大面积急性脑梗死；慢性脑梗死和软化灶无占位效应；脑出血应表现为高密度；蛛网膜囊肿为局限性囊状含脑脊液样低密度影。

106. D　脑干出血通常表现为急性起病，症状严重，常伴有意识障碍和明显的神经系统体征。CT平扫通常显示高密度灶，脑桥可能有明显变形，A选项不正确。脑干胶质瘤通常是慢性进展的肿瘤，不太可能出现突然的肢体活动不利。CT平扫通常显示肿瘤的低密度灶，并可能导致脑桥的变形，B选项不正确。脑脓肿通常是由感染引起的，患者可能有发热和其他感染症状。CT平扫通常显示局部低密度灶，并可能伴有周围水肿，C选项不正确。脑梗死通常是由于脑血管阻塞引起的血液供应中断，其表现为突发的神经功能缺失。CT平扫通常显示低密度灶，脑桥可能无明显变形，D选项正确。海绵状血管瘤通常是一种先天性血管畸形，不太可能引起突然的肢体活动不利。CT平扫通常显示局部异常血管扩张，E选项不正确。

107. E　时间飞跃法血管成像、相位对比法血管成像是观察动脉血管成像；磁敏感法成像主要用于观察静脉的血管成像和脱氧血红蛋白浓度的成像；扩散张量成像是显示大脑白质纤维束的一种成像技术。动脉自旋标记法灌注扫描（ASL）是一种基于核磁血流标记的非侵入性的动脉血流量测量的成像技术，可用来检测脑组织血流动力学参数。

108. D　出血性脑梗死是由于缺血区闭塞血管的再通，梗死区内会有血液通过受损的血-脑脊液屏障溢出所致，其典型CT表现为低密度梗死区内散在斑片状高密度影。

109. A　胶质母细胞瘤是一种常见的脑肿瘤，常见于成年人，尤其是中老年人。它通常具有不规则形状，边界不清晰，T_1WI呈不均匀低信号，T_2WI呈不均匀稍高、高信号，并可见囊变区。DWI可能呈不均匀高信号，周围水肿明显，占位效应明显，增强扫描病灶呈不均匀明显强化。结合病史和检查，A选项正确。

110. B　弥漫性星形细胞瘤WHO分级为Ⅱ级，其MRI表现信号较均匀，T_1WI呈低信号，T_2WI呈高信号，瘤周水肿轻微或无水肿，增强后无强化或轻度强化。

111. B　髓母细胞瘤是儿童颅后窝最常见的肿瘤，常突向第四脑室生长引起梗阻性脑积水，DWI上多呈高信号，增强扫描病灶多发生中度至高度强化。

112. D　室管膜下瘤多见于成年人，肿瘤位于脑室内，多数位于延髓下部并突入第四脑室，其次为侧脑室前角近孟氏孔区，CT表现为不均匀低或等密度，MRI T_1WI呈低或等信号，T_2WI呈略高信号，信号可不均匀，占位效应清晰，一般不侵及室管膜下脑实质，钙化囊变少见，增强后无强化或近轻度强化。鉴别诊断：①脉络丛乳头状瘤儿童多见于侧脑室，成人多见于第四脑室。增强后明显强化。②室管膜瘤多见于5岁前儿童，成人好发于侧脑室，CT呈等密度，斑点状钙化常见，增强后显著不均匀强化。③中枢神经细胞瘤多见于年轻人，好发于侧脑室内或透明隔腔内可见多发小囊变区，增强后不均匀中度强化。④室管膜下巨细胞星形细胞瘤是一种罕见的肿瘤，通常起源于室管膜下的巨细胞星形细胞。MRI表现可以各异，但通常呈结节状或弥漫性增强，也可以有囊变和出血。

113. D 怀疑垂体腺瘤的患者，首先垂体动态增强 MRI 检查。

114. A 该病例为老年男性，脑内多发病变，同时伴有明显水肿，强化不一，首先考虑转移瘤。脑转移瘤是其他部位肿瘤在脑内的转移，通常呈多发性病灶。在头颅 CT 增强扫描中，转移瘤通常呈现为类圆形低密度影，周围可见明显水肿，增强扫描可见结节、环状强化，而水肿本身不强化。多发海绵状血管瘤是一种先天性血管畸形，通常以多发性病灶形式出现。在头颅 CT 增强扫描中，海绵状血管瘤通常表现为多发低密度影，而不是结节、环状强化。脑囊虫病是由寄生虫感染引起的疾病，通常表现为单发或多发的囊性病变。在头颅 CT 增强扫描中，囊虫病病变通常呈现为囊性低密度影，而不是结节、环状强化。脑部结核是由结核杆菌感染引起的疾病，通常表现为多发性病灶。在头颅 CT 增强扫描中，脑部结核通常呈现为低密度影，而结节、环状强化并不常见。胶质母细胞瘤是一种常见的脑肿瘤，但通常不会并发转移。在头颅 CT 增强扫描中，胶质母细胞瘤通常呈现为低密度影，而结节、环状强化并不常见。

115. C 该患者外伤后持续昏迷，MRI 示多发异常信号分布于近中线结构脑组织，DWI 呈高信号，符合弥漫性轴索损伤表现。弥漫性轴索损伤以 DWI 序列和 SWI 序列最敏感，可发现轴索损伤所致脑水肿及微小出血灶。

116. B 硬膜外血肿表现为颅骨内板下梭形高密度影，病变不跨颅缝；硬膜下血肿表现为颅骨内板下新月形高密度影，病变可跨颅缝。根据提供的 CT 扫描结果，显示左额骨骨折，头皮血肿，额顶部梭形不均匀高密度，中线结构右移，最可能的诊断是急性硬膜外血肿（选项 B）。急性硬膜下血肿（选项 C）是在硬膜内形成的血肿，而亚急性硬膜下血肿

（选项 A）是指硬膜下血肿在几天或几周内发展，以及急性脑内血肿伴硬膜外血肿（选项 D）、脑挫裂伤伴硬膜下血肿（选项 E）并不符合提供的 CT 结果。因此，正确答案是 B。

117. A MRI 上 T_2WI 明显低信号、T_1WI 低/等信号以及周围水肿信号，符合急性期血肿的特点。

118. B CT 左侧基底节区高密度影，为颅内血肿，结合患者老年男性，高血压病史 20 年，考虑病变与高血压相关。

119. D 年轻男性，脑沟、脑池出现高密度，提示蛛网膜下腔出血，以动脉瘤破裂最常见。

120. D 最有可能的诊断是右颞叶急性血肿并钩回疝。团块状高密度可能表示血肿，而鞍上池右侧变窄、左移可能表示钩回疝的存在。

121. A 患者为老年男性，左侧肢体活动不利，MRI 右侧颞叶及部分额顶叶成像显示大面积脑梗死，此时需要进一步明确有同侧颈内动脉或大脑中动脉血栓形成，流空信号存在提示没有血栓形成，流空信号消失提示可能存在血栓，需进一步行 CTA 或 MRA 明确诊断。

122. C 弥漫性轴索损伤是头部受到瞬间旋转暴力或弥漫施力所致的脑内剪切伤，引起脑灰白质、胼胝体、脑干及小脑神经轴索肿胀、断裂、点片状出血和水肿，常合并其他脑损伤。

123. D 根据患者的 CT 扫描结果，右侧额顶颞部呈新月形高密度影，CT 值为 75Hu，中线结构左移。结合患者的临床症状突然昏迷，最可能的诊断是急性硬膜下血肿（D）。急性出血性脑梗死（A）通常表现为局部脑梗死灶，急性硬膜外血肿（B）通常呈双凸形状高密度影，蛛网膜下腔出血（C）通常在蛛网

膜下腔内，脑内血肿（E）通常表现为局部脑组织内的高密度影。

124. B　硬膜下血肿表现为颅骨内板下新月形异常密度影，该患者病变上部呈低密度，下部呈相对高密度，病史半个月，诊断为亚急性硬膜下血肿。

125. B　根据患者的病史和 CT 表现，2 岁男性，外伤后头痛，CT 轴位平扫显示双侧额顶部颅骨内板下半月形高密度，脑实质受压，中线结构居中，最可能的诊断是双额顶硬膜下血肿（C）。硬膜下血肿是头部外伤后常见的并发症之一，通常由于血管破裂导致血液在硬膜下腔中积聚。CT 表现为颅骨内板下的高密度区域，可导致脑实质受压。

126. D　患者有明确外伤史，枕部着地，CT 颅骨内板下以枕骨中线向两侧连续分布的小条状高密度影，考虑为硬膜外血肿，高密度影中的极低密度影，应考虑局部颅骨骨折导致局部少许积气，故应仔细在骨窗上观察有无颅骨骨折。

127. B　幕上的脑组织（颞叶的海马回、沟回）通过小脑幕切迹被挤向幕下，称为小脑幕切迹疝或颞叶疝或海马沟回疝。根据头部 CT 平扫的结果，左侧颞叶团状高密度影、鞍上池变窄、右移、左侧侧脑室受压、中线明显向右移位，最合适的诊断组合是左侧颞叶血肿伴占位效应，海马沟回疝（小脑幕切迹疝）形成（选项 B）。

128. A　该患者 MRI 表现可见"直角脱髓鞘征"，即"部分病灶垂直于侧脑室分布"，此征象为多发性硬化较为特征的影像表现。

129. A　CT 平扫和增强扫描用于筛查和初步诊断颅内肿瘤，因此首选的影像学检查 CT。

130. A　脑膜瘤为颅内常见肿瘤，占颅内肿瘤的 15% ~ 20%，良性多见。脑膜瘤多见于 40 ~ 60 岁，女性多见，男女比例为 1 : 2。肿瘤起病慢，病程长，可达数年之久。MRI 平扫，T_1WI 上，与灰质相比约 60% 为等信号，可为略低信号；在 T_2WI 上，与灰质相比，40% 为高信号或略高信号，约 50% 为等信号；其余 10% 的信号强度则不依从上述规律；增强扫描显示绝大多数脑膜瘤出现明显强化，多数为较均匀强化，少数呈现为不均匀增强。

131. A　根据患者的临床症状和 CT 表现，与少突胶质细胞瘤的典型表现相符。少突胶质细胞瘤位置表浅，多为混杂密度，内部易囊变呈低密度，出血呈高密度，易出现弯曲条带状或斑块状钙化，增强后实性部分轻到中等不均匀强化。其他选项中，脑膜瘤通常不会表现为低密度病变和钙化，胶质母细胞瘤通常表现为较大的囊实性病变，转移瘤通常具有其他原发癌的病史，恶性淋巴瘤通常表现为弥漫性脑实质浸润。

132. B　左侧小脑半球见一椭圆形肿块，T_1WI 不均匀等低信号影，DWI 弥散受限，提示恶性病变可能，增强后病变明显均匀强化，综合上述影像表现，病变位于幕下，且弥散受限，首先考虑髓母细胞瘤。毛细胞星形细胞瘤表现为大囊大结节，增强后囊壁及结节均明显强化；脑膜瘤为脑外病变，增强后可见脑膜尾征。转移瘤水肿明显，常为多发病灶，好发于老年人。实性血管母细胞瘤 DWI 多为等低信号，增强扫描为明显强化。

133. D　胶质母细胞瘤多发于幕上，常见于中、老年人。CT 平扫多为混杂密度，内常见坏死、囊变低密度区，出血呈高密度，水肿明显，占位征象较重，增强后肿瘤呈不规则花环样强化。

134. B 病变位于松果体，高密度、中等强化，松果体瘤可能性最大。松果体瘤是一种罕见的肿瘤，通常在松果体区域生长，可引起视觉和神经功能障碍。

135. A MRI 图像显示右侧顶叶近大脑中线处见一囊状长 T_1 长 T_2 信号影，瘤周可见轻度水肿，增强后轻度强化，符合弥漫性星形细胞瘤影像表现。脑膜瘤明显强化，可见脑膜尾征；脑炎增强后一般无强化；脑梗死软化灶形成及蛛网膜囊肿无瘤周水肿。

136. C 垂体微腺瘤直径小于 10mm 或 1.0cm，在冠状位最易观察，怀疑垂体微腺瘤时必须行冠状位增强扫描。增强早期垂体显示最佳，病灶最易显示，表现为高度增强的垂体内部局限性低密度灶。由于垂体占位效应，垂体柄的根部多向健侧移位。

137. D 松果体细胞瘤多见于成年人，形态一般规则，边界清楚，可压迫第三脑室引起脑积水，强化多为中度至明显强化。结合患者的临床表现和检查，最可能的诊断是 D 选项。

138. E 淋巴瘤多发生在双侧侧脑室旁白质、深部灰质核团、胼胝体、室管膜下区，极少发生于小脑。血管母细胞瘤、髓母细胞瘤及毛细胞星形细胞瘤是幕下常见肿瘤。转移瘤可发生于大脑及小脑灰白质交界处。

139. A T_2 FLAIR 图示双侧侧脑室旁白质区多发病变，垂直于侧脑室分布，符合多发性硬化改变。

140. A 患者 MRI 图像可见双侧半卵圆中心可见基本对称分布的长 T_2 信号影，部分病变 DWI 呈稍高信号，以中枢神经系统白质内散在分布的多病灶（空间多发性）与病程中呈现的缓解 - 复发（时间多发性）的特点，首先考虑多发性硬化。

141. E 柔脑膜是蛛网膜、软脑膜及两者之间的蛛网膜下腔的统称，患者有肺癌病史，增强后脑沟、小脑幕及脑干周围明显强化，提示柔脑膜病变，结合病史，首先考虑柔脑膜转移瘤。

142. A 根据患者的年龄、症状和 MRI 表现，最可能的诊断是听神经鞘瘤。听神经鞘瘤中心位于内听道口，可见内听道增宽或肿瘤与内听道相连，为圆形或椭圆形，常伴有囊变，增强扫描明显不均匀强化。诊断的关键是寻找肿瘤与内听道的关系。其他选项中，三叉神经鞘瘤通常位于三叉神经入颅孔处，脑膜瘤通常表现为增强扫描不均匀强化，表皮样囊肿通常呈 T_1WI 等低信号，T_2WI 等高信号，听神经纤维瘤通常表现为增强扫描不均匀强化，并且常伴有其他神经症状。

143. B 脑膜炎一般指的是软脑膜炎，炎症导致软脑膜充血水肿增厚，在 MRI 增强扫描显示最佳，显示软脑膜弥漫均匀增厚并强化，最可能的诊断是脑膜炎。

144. A 视神经脑膜瘤 CT 表现为"双轨"征，沿脑膜蔓延，边缘不规则，很薄，呈星鞘状，有钙化，视神经孔扩大，前床突骨质增生：强化明显。

145. D 脊髓神经鞘瘤最多见，临床表现感觉障碍起始于病灶以下，由下向上发展，神经根痛常早期出现，呈钝痛、牵扯痛，下运动神经元体征局限于受累节段内。神经鞘瘤以壮年人多见，好发于胸段、颈段脊髓外硬膜下，有 90% 位于神经一侧，神经可被肿块压迫移位。MRI 上神经鞘瘤多呈圆形或卵圆形，有沿神经根走行向椎间孔外生长的趋势；T_1WI 多呈低信号或等信号，T_2WI 上呈高信号。易有脊髓受压水肿、坏死/囊变、跨越椎间孔和斑点征（T_2WI 或增强后 T_1WI 病灶内出现的斑点状低信号影）；增强后多为不均匀明显强化。神经鞘瘤常见单个椎间孔跨越，囊变与脊髓受压水肿明显。

146. D 患者症状表现与脑囊虫感染相符。脑囊虫是由寄生虫尾蚴感染引起的疾病，常见症状包括癫痫发作和神经系统症状。补体试验阳性是脑囊虫感染的典型表现。

147. D 患儿症状表现与髓母细胞瘤相符。髓母细胞瘤是一种小脑肿瘤，常见于儿童，可引起头痛、呕吐和步态不稳等症状。MRI 表现为小脑蚓部的肿块，T_1WI 呈等低信号，T_2WI 呈等高信号，DWI 呈高信号，增强扫描呈明显均匀强化。

148. D 多形性胶质母细胞瘤多发生于额叶、颞叶与顶叶，可见较大混杂密度肿块，实性部分呈高密度，约 1/2 以上的病例有囊变，增强时有明显的均匀强化及"花环样"强化，为其特征性表现。

149. B 神经鞘的肿瘤多见，常见年龄为 20~50 岁女性，临床症状与椎间盘突出相似，均有疼痛、放射性神经根痛，也可出现感觉异常及肢体力弱。可见脊髓压迫症状，肿瘤常发生于颈部，偶见发生于脊髓内及马尾。CT 平扫可清楚显示骨侵犯、压迫、吸收，CTM 可清楚显示肿瘤与脊髓的关系。肿瘤常自椎间孔向椎管外延伸，致使椎间孔吸收、扩大。

150. C 颈动脉鞘区常为血管、神经、淋巴组织来源疾病，根据肿块密度有囊变且不均匀强化，考虑神经鞘瘤。

151. C 根据患儿 8 岁，运动障碍 2 个月，CT 显示视神经呈梭形增粗，视交叉增粗，中度、均匀强化的表现，最可能的诊断是视神经胶质瘤（C）。视神经胶质瘤是一种常见的儿童神经系统肿瘤，通常发生在儿童和青少年。它起源于视神经和视交叉的胶质细胞，常表

现为视神经增粗和视交叉增粗。儿童的视神经胶质瘤多为星形细胞瘤，胶质细胞瘤表现为浸润性视神经增粗，呈纺锤形、梨形或圆柱形，位于视神经管两端者可呈哑铃形。CT 表现视神经增粗、扭曲或肿块，为视神经胶质瘤最常见的表现。部分病例眶内视神经段表现为典型的纺锤形肿瘤，平扫呈中等或中等略偏低密度，境界清晰、密度均匀、边缘光滑；CT 增强扫描，肿瘤轻至中度强化，且与视神经之间无明显分界。

152. A 进一步检查的方法是进行增强扫描。增强扫描可以通过注射造影剂提高图像的对比度，以便更好地观察病变的特征和范围。脑膜炎增强扫描可见线状强化，增强扫描可以帮助确定是否存在脑膜的炎症反应，以及是否有其他病变的存在。

153. B 内有菜花样混杂密度，不均匀强化（室管膜瘤典型影像学表现），综合该患者的症状、影像检查，最可能的诊断为室管膜瘤（B 对）。脑膜瘤（A 错）平扫，肿瘤多为略高密度（75%），少数（15%）为等密度，而低密度和混杂密度者少见。多数肿瘤密度均匀，边界清楚。髓母细胞瘤（D 错）肿瘤常位于小脑蚓部，边界清楚。平扫，肿瘤大多数为略高密度，少数为等密度，低密度很少。脉络丛乳头状瘤（E 错）平扫大多数呈等或略高密度，少数为低密度或低等混合密度。形态不规则，边缘多呈分叶状，轮廓较清。星形细胞瘤（C 错）肿瘤平扫表现为脑内均匀或不均匀低密度病灶，多数病灶周围无水肿带，占位效应轻，一般注射对比剂后不强化或轻度强化。

154. E 根据患儿的年龄和 MRI 表现，最可能的诊断是室管膜瘤。室管膜瘤好发于第四脑室，儿童及青少年多见，病灶多边界清楚，可分叶状，强化均匀明显，位于第四脑室内，

所以瘤周可见一环形脑脊液信号影。髓母细胞瘤好发于小脑蚓部；星形细胞瘤很少位于脑室内，多呈环形强化。其他选项中，髓母细胞瘤通常呈 T_1WI 等低信号，T_2WI 等高信号，星形细胞瘤通常呈 T_1WI 等低信号，T_2WI 等高信号，脑膜瘤通常呈 T_1WI 等低信号，T_2WI 等高信号，并且增强扫描不均匀强化，脉络膜丛乳头状瘤通常位于脑室内，室管膜瘤通常位于第四脑室内。因此，最可能的诊断是室管膜瘤。

155. B 该病例为老年男性，左侧小脑半球占位，其内囊变，病灶强化不均匀，对于老年人小脑半球的肿瘤性病变，首先考虑为转移瘤可能。

156. C 根据患者的临床表现和头颅 CT 结果，左顶部的囊性肿块呈类圆形，囊壁不显示，有占位效应，增强后无增强。根据这些特征，最可能的诊断是蛛网膜囊肿（C）。蛛网膜囊肿是一种囊性肿块，通常是先天性的，常见于颅内，具有囊壁不显示的特点。

157. C 脑脓肿患者一般表现为急性感染症状、颅内高压症状和脑局灶性症状。增强扫描脓肿壁环形强化，环壁可厚可薄，厚薄均匀或不均匀，外壁边缘模糊，脓肿周围可见低密度水肿带。

158. E 脑脓肿脓液的 DWI 高信号是典型脑脓肿 MRI 表现之一，具有诊断价值。

159. A 根据患者的病史和 CT 表现，最可能的诊断是脑脓肿（A）。脑脓肿是一种感染性疾病，一般具有三类临床症状：急性感染症状、颅内高压症状和脑局灶性症状，常见症状包括头痛、发热和白细胞计数升高。CT 平扫显示脓肿中央为低密度影，周边显示完整或不完整，规则或不规则的等密度或略高密度环；增强扫描显示脓肿内仍为低密度，脓肿壁轻度强化，表现为完整但不规则的浅淡环状强化，环壁可厚可薄，厚薄均匀或不均匀，外壁边缘模糊。脓肿周围可见低密度水肿带。

160. B 根据患者的年龄、症状和 CT 表现，与脑脓肿的典型特点相符，最可能的诊断是脑脓肿。CT 平扫脓肿中央为坏死组织和脓液组成的略低密度影，约半数病例在低密度灶周边可见完整或不完整、规则或不规则的等密度环。增强扫描脓肿中心仍为低密度，脓肿壁轻度强化，表现为轻度环状强化。其他选项中，脑内结核通常表现为多发性弥漫性病灶，胶质瘤通常呈均质强化，脑囊虫通常表现为单个囊肿，胶质母细胞瘤通常呈肿瘤形态。因此，最可能的诊断是脑脓肿。

161. D 囊内点状强化影是囊虫头节，是脑囊虫病的特点之一。

162. C 囊虫存活期，此期典型的 MRI 表现为小囊性病灶，其内可见点状影，形成靶征，该点状影为囊虫头节，可增强，小囊性病灶无周围水肿。白靶征在 T_2WI 上表现为囊内液体高信号中可见点状相对低信号，黑靶征在 T_1WI 上表现为囊内液体低信号中可见点状相对高信号。

163. D 单纯疱疹病毒性脑炎最有特点的是发病部位，病灶本身的信号无明显异常。单纯疱疹病毒性脑炎在 MRI 中通常呈现为内侧颞叶的高信号，并且没有明显的强化。其他选项中，急性脑梗死（A）和慢性脑梗死（B）通常会显示灶性缺血性损害和强化，淋巴瘤（C）通常呈现不同的信号特征，胶质母细胞瘤（D）通常呈现强化和囊性变。

164. C 脑膜炎一般指的是软脑膜炎，炎症导致软脑膜充血水肿增厚，在 MRI 增强扫描显示最佳。

165. D 脑囊虫病痊愈期 CT 典型表现为

多发点状钙化。

166. A 神经纤维瘤病Ⅰ型又称为周围型神经纤维瘤病，主要表现为皮肤及神经病变，皮肤上可见咖啡与牛奶斑。中枢神经系统表现有胶质瘤，视神经最常受累。

167. C 该病灶主要的特点是呈宽基底靠近颞骨岩部，信号与脑实质接近，强化呈明显均匀强化，桥脑小脑角池也是脑膜瘤的好发位置之一，结合其影像特征，考虑脑膜瘤可能。

168. A 患者临床表现（癫痫发作），年龄（34岁，弥漫性星形细胞瘤好发于20~45岁）和影像表现 T_1 低信号，T_2 呈高信号符合弥漫性星形细胞瘤诊断。

169. C 毛细胞星形细胞瘤是最常见的儿童小脑肿瘤和最常见的儿童胶质瘤，小脑是最常见的起源部位，根据头颅 MRI 的表现，右侧丘脑区呈囊实性病变，边界清晰，呈等信号的实性部分，增强扫描显示明显不均匀强化。这些特征与毛细胞星形细胞瘤相符合。脑脓肿通常由细菌感染引起，而不是囊实性病变。此外，脑脓肿在 MRI 上通常呈现为囊变区域，而不是等信号的实性部分。生殖细胞瘤通常发生在生殖系统，而不是丘脑区。此外，生殖细胞瘤在 MRI 上呈现为囊实性病变，而不是等信号的实性部分。淋巴瘤通常是以淋巴结为主要受累部位，很少发生在丘脑区。因此，淋巴瘤不太可能是这位患儿的诊断。节细胞胶质瘤通常是儿童中最常见的脑肿瘤之一，但其典型的 MRI 表现与题干描述的病变不符合。节细胞胶质瘤通常呈囊实性病变，而非等信号的实性部分。

170. B 钙化是少突胶质细胞瘤的特征性表现，约70%病理有钙化，而间变性者钙化比例较低。钙化可呈局限性点片状、弯曲条带

状或不规则团块状，增强后无强化或轻度强化。该病变的特点为脑实质占位性病变，同时合并不规则钙化，提示少突胶质细胞瘤。

171. C 室管膜瘤是髓内最常见的肿瘤，约占髓内肿瘤的60%。起源于中央管的室管膜细胞，好发年龄30~70岁。T_1WI 呈均匀低信号，T_2WI 肿瘤呈高信号，周围水肿亦呈高信号，难以将肿瘤与水肿区分开，肿瘤常合并出血，囊变、坏死，在肿瘤的一侧或两侧，常见含铁血环素沉积导致的低信号，称"帽征"，其上下方可有中央管扩张，增强后肿瘤明显强化。

172. D 该病变定位为脊髓外硬膜下，呈囊实性，明显不均匀强化，多考虑最常见的神经鞘瘤，脊膜瘤 T_2WI 多为等或稍高信号，信号较均匀，增强扫描明显均匀强化，有时可见脊膜尾征。

173. E 怀疑椎管内占位性病变，首选 MRI 增强扫描，以判断其性质。

三、A3/A4 型题

174. D 根据患者的病史和头颅 CT 的表现，出现突发剧烈头痛并伴有不规则高密度影的情况，最常见的诊断是蛛网膜下腔出血。蛛网膜下腔出血是指血液在蛛网膜下腔内的出血，常表现为突发剧烈头痛，体检无明显阳性体征，而 CT 平扫可以显示不规则高密度影，提示出血的存在。

175. E 蛛网膜下腔出血最常见的原因是动脉瘤破裂。动脉瘤是血管壁的局部扩张和薄弱，常常发生在脑动脉分支处。当动脉瘤破裂时，血液会进入到蛛网膜下腔，引起蛛网膜下腔出血。其他原因包括静脉瘤、海绵状血管瘤、毛细血管扩张症等，但相对较少见。

176. D 突发的剧烈头痛是蛛网膜下腔出

血的典型症状之一。呕吐也是蛛网膜下腔出血常见的症状之一，而发热则通常不是其特征。高血压是脑出血的常见危险因素，但在这种情况下，没有高血压病史排除了其他类型的脑出血。右侧瞳孔对光反射消失，上眼睑下垂，眼球运动受限等体征表明蛛网膜下腔出血可能涉及到第三脑神经和动眼神经的受损。颈项强直和克氏征阳性体征进一步支持了蛛网膜下腔出血的可能性。CT 结果显示出血灶在脑外侧裂和枕大池，这与蛛网膜下腔出血的典型表现一致。

177. E 为了进一步治疗和预防，最有意义的检查是全脑血管造影。全脑血管造影可以提供关于脑血管病变、血管破裂或血管畸形的详细信息，有助于确定出血的原因和位置，为进一步治疗提供指导。

178. C 右侧瞳孔对光反射消失表明动眼神经受损，因为动眼神经是控制瞳孔对光反射的神经。上眼睑下垂，眼球向上、下及内侧运动受限等体征进一步支持了动眼神经受损的可能性，因为动眼神经控制上直肌、下直肌和内直肌，以及提睑肌。CT 示右大脑外侧裂，枕大池呈高密度影与动眼神经的解剖位置相符，因为动眼神经起源于中脑，经过大脑外侧裂附近。

179. C 根据患者的病史和 CT 平扫结果，最可能的诊断是脑梗死。脑桥左侧卵圆形低密度灶与脑梗死的典型表现相符。

180. C 根据患者的病史和 CT 平扫结果，进一步确诊需要进行 MRI 检查（C）。脑桥左侧卵圆形低密度灶的边界清晰，提示可能是脑梗死。为了更详细地评估脑组织的情况，了解梗死灶的范围和其他可能的病变，MRI 检查是更合适的选择。脑血流图（A）可以用于评估脑血流情况。脑地形图（B）是一个辅助的

影像学工具，并不直接用于确诊。脑电图（D）主要用于评估脑电活动，对于脑梗死的确诊并不是首选检查。开颅检查（E）是一种侵入性的检查方法，一般情况下不是最初的选择，而是在其他检查无法提供足够信息时才会考虑。

181. A 老年患者，突发头痛呕吐，血压高，应首先考虑高血压性脑出血，多见于 50 岁以上成人，病因主要是高血压和动脉硬化。高血压性脑出血的典型临床症状为突发头痛、呕吐、嗜睡和昏迷，查体可见躯体感觉、运动障碍等局限性症状和病理反射。腰穿脑脊液压力增高，脑脊液可呈血性。

182. A 颅内出血多起病急、病情重，急性期出血引起颅内压增高，血肿及周围水肿使脑组织受压甚至坏死，严重时出现脑疝，因此，宜首先进行 CT 检查。

183. A 脑梗死症状多为偏侧肢体瘫痪，可以伴有失语、面肌麻痹等，符合患者临床表现。脑出血通常会引起剧烈头痛，而且常伴有意识障碍、呕吐等症状。此外，患者的肢体乏力可能与脑出血引起的压力效应有所不同。蛛网膜下腔出血是指脑动脉瘤破裂导致蛛网膜下腔出血，常常表现为剧烈头痛、意识障碍和颈项强直等症状。脑肿瘤一般不会突然发作，而且通常伴随着局灶性神经体征和其他神经系统症状。脑脓肿是指脑组织中的局部化脓性感染，脑脓肿通常会伴随发热、颅内高压症状和其他局部神经系统症状。因此 BCDE 均不符合患者的临床表现和症状。

184. B 该患者首先需排除脑出血，故首选头颅 CT 平扫。

185. C 根据患者的年龄、症状以及 CT 和 MRI 表现与脑膜瘤的典型特点相符。脑膜瘤 CT 呈圆形、卵圆形或分叶边界清楚的稍高

密度或等密度病变。脑膜瘤注入强化剂一般显示为均匀强化，增强后肿瘤边界清楚锐利。脑膜瘤 MRI 平扫：肿块在 T_1WI 上呈等或稍高信号，T_2WI 上呈等或高信号。脑膜瘤 MRI 增强肿块呈均一明显强化。听神经瘤通常起源于听神经和颅神经入路区域，胶质瘤在 CT 和 MRI 上显示为不均匀的肿块，三叉神经瘤通常表现为三叉神经周围的肿块，脑脓肿通常有感染的征象。因此，最可能的诊断是脑膜瘤。

186. D 脑膜瘤 MRI：①普通 MRI 检查，肿块多位于脑实质外，在 T_1WI 上呈等或稍高信号，T_1WI 上呈等或高信号，高级别脑膜瘤常可出现坏死、囊变；②增强 T_2WI 检查，I 级脑膜瘤呈均一明显强化，非典型性脑膜瘤和间变型脑膜瘤可见斑片状不均匀强化并侵犯正常脑组织；邻近脑膜增厚并强化称为"脑膜尾征"，具有一定特征；③MRA 能明确肿瘤对静脉（窦）的压迫程度及静脉（窦）内有无血栓。

187. A 根据病史和影像学表现，这位患者最可能被诊断为脑膜瘤。三叉神经瘤是一种常见的颅内肿瘤，起源于三叉神经的鞘质细胞。其常见症状包括面部感觉异常、面部疼痛和颅神经功能障碍。影像学上，三叉神经瘤通常呈现为局限性肿块，与脑膜瘤类似。因此，三叉神经瘤是与脑膜瘤最需要进行鉴别的疾病。

188. B 硬膜外血肿以急性者多见，临床上主要表现为意识障碍，典型病例呈头部外伤–原发性昏迷–中间意识清醒（好转）–继发性昏迷，严重者可出现脑疝。

189. C 硬膜与颅骨内板粘连紧密，故硬膜外血肿范围较局限，形状多呈"双凸透镜"或梭形。

190. C 硬膜外血肿以颞顶部为最常见的好发部位，脑膜血管尤其是脑膜中动脉破裂是最常见的出血来源。

191. D 根据患者的病史和 CT 扫描结果，颞叶硬膜外血肿已引起小脑幕切迹疝（D）。头部外伤后出现意识障碍和昏迷，结合左颞部头皮血肿和左瞳孔散大的表现，提示颞叶硬膜外血肿。在颞叶硬膜外血肿扩大的情况下，可能会产生压迫效应，导致小脑幕向下移位，从而引起小脑幕切迹疝。原发性脑水肿（A）通常是由脑组织的原发性病变引起，继发脑水肿（B）通常是由于颅内病变引起，原发性脑干损伤（C）通常不是由颞叶硬膜外血肿引起，枕骨大孔疝（E）是一种颅内压增高的情况。

192. E 根据患者的病史和 CT 扫描结果，首选的治疗方案是甘露醇脱水准备开颅（E）。患者头部外伤后出现意识障碍和昏迷，结合左颞部头皮血肿和左瞳孔散大的表现，提示颞叶硬膜外血肿。在这种情况下，颞叶硬膜外血肿可能会对脑组织产生压迫效应，导致颅内压增高，进而引起意识障碍和昏迷。甘露醇脱水是一种常用的非侵入性治疗方法，通过引起血浆渗透压增加和脑水肿的减轻，来减轻颅内压。脱水准备开颅（E）是在甘露醇脱水后进行的开颅手术，用于清除颅内血肿并减轻颅内压。其他选项，如应用止血药（A）、应用脱水药（B）、应用皮质激素类药物（D）等，并不能直接解决颞叶硬膜外血肿引起的颅内压增高问题。钻孔引流术（C）可能在一些特定情况下用于治疗颅内血肿，但在这种情况下，首选的治疗方法是甘露醇脱水准备开颅。

193. C 患者中年女性，头痛、发热 4 天（提示可能感染、结核等）。CT 检查示脚间池内葡萄状低密度，有强化，脑室扩大（脑膜型脑囊虫病的常见影像学表现）。综合该患者的病史、体查、影像学检查，最可能的诊断为脑膜型脑囊虫病（C 对）。猪肉绦虫的囊尾蚴经血行播散寄生于脑组织内形成脑囊虫病，临床表现主要为癫痫发作，还可以出现脑积水、脑膜炎等症状。根据囊尾蚴的侵及位置可分为脑实质型、脑室型、脑膜型和混合型。脑膜型为囊蚴寄生于软脑膜，并引起蛛网膜粘连或交通性脑积水表现。CT 表现为外侧裂池、鞍上池等脑池内囊状低密度影，轻度占位效应。增强扫描时，囊壁有强化，并可见脑室对称性扩大。结核性脑膜炎（A 错）多有结核病史和低热、盗汗等结核中毒症状，CT 表现为蛛网膜下腔高密度影，可见不规则强化。化脓性脑膜炎（B 错）CT 平扫可见脑沟、脑池、大脑纵裂及脑基底池变形，密度增高，脑回界限模糊。病毒性脑膜脑炎（D 错）CT 上多表现为脑内单发、多发的低密度灶，无脑室扩大，且其影像学缺乏特异性，确诊必须靠病毒分离及血清学检查。真菌性脑膜炎（E 错）起病缓慢，CT 检查提示脑水肿、脑积水和脑的局灶性异常。

194. C CT 可显示各型脑猪囊尾蚴病改变，尤以非活动性脑猪囊尾蚴更佳；而 MRI 诊断活动期脑囊虫明显优于 CT。

四、B1 型题

195～196. E、D 根据 CT 结果，显示左矢状窦旁有一个高密度结节，均质，宽基底附着于窦壁，无瘤周水肿，明显强化。这些特征提示可能为脑膜瘤；脑囊虫患者临床表现为癫痫发作，CT 扫描脑实质内多发囊性病灶，无灶周水肿，同时可见多发钙化灶，查体发现皮下多发结节。

197～198. B、A 脊髓内肿瘤包括室管膜瘤、星形细胞瘤，脊髓内肿瘤可见脊髓呈梭形膨大，蛛网膜下腔对称性狭窄，当肿瘤较大时可造成蛛网膜下腔完全阻塞，显示肿瘤以上

蛛网膜下腔呈大杯口征；髓外硬膜内肿瘤包括神经鞘瘤、神经纤维瘤、脊膜瘤，髓外硬膜内肿瘤可使脊髓受压移位，患侧蛛网膜下腔增宽；硬膜外肿瘤包括转移瘤、淋巴瘤、脊索瘤，硬膜外肿瘤硬膜囊常受压移位，患侧蛛网膜下腔受压变窄，脊髓向对侧轻度移位。

五、X 型题

199. ABCDE A 选项是大面积脑梗死的典型表现，梗死区域与供血区域一致且影响灰质和白质。B 选项也是大面积脑梗死的典型表现，具有特定的 CT 影像学表现。C 选项也是大面积脑梗死的表现之一，由于梗死区的脑组织损害，脑沟可能会变浅。D 选项也是大面积脑梗死的表现之一，部分病灶在 6 到 24 小时内可能会出现低密度。E 选项大面积脑梗死可能导致病侧脑室受压，严重情况下可能出现脑疝。

200. ABCD 星形细胞瘤是最常见的脑胶质瘤，病理上分为四级。Ⅰ、Ⅱ级星形细胞瘤相对恶性度较低，CT 平扫主要表现为低密度，有时占位效应也不十分明显，因此与同样表现为局部低密度灶的亚急性脑梗死、局限性脑炎、单发转移瘤和脑内血肿吸收期相仿，增强后无强化，鉴别诊断比较困难，应该结合临床或其他有关资料进行鉴别。而脑膜瘤在 CT 上多表现为高密度灶，有时钙化，而且增强后有明显强化，具有脑外肿瘤占位征象，一般不难鉴别。

201. ABCDE 少枝胶质细胞瘤的 CT 表现多呈类圆形，边界不清楚；可为混杂密度、低密度、高密度和等密度，病灶内可见点片状、弯曲条索状、不规则团块状及皮层脑回状钙化；瘤周水肿占 37.9%，多为轻度水肿；多数有均匀强化，少数环形强化。

202. ABCD 血管网状细胞瘤绝大多数发

生在颅后窝，大多数为囊性，少数为实质性，位于小脑半球，囊内可见壁结节，增强后可表现为"印戒征"，此为血管网状细胞瘤的典型 CT 表现。少部分为实质性，平扫结节状或分叶状略高密度，增强扫描呈明显均一强化。

203. ACDE 垂体腺瘤直径小于 1.0cm 者称为垂体微腺瘤；腺瘤可以呈哑铃状；大腺瘤大多表现为自鞍内生长突入鞍上池，突入第三脑室前部者可致梗阻性脑积水，向下生长可突破鞍底，向侧方生长侵犯同侧海绵窦。

204. ABDE 蝶鞍扩大是垂体瘤在头颅平片上的特征之一，但蝶鞍不扩大也不能除外垂体瘤（如微腺瘤），因为正常蝶鞍较正常垂体大两倍，垂体瘤早期，尤其是嗜碱性细胞瘤体积极小，多不引起蝶鞍改变；另外，有的垂体瘤向两侧扩大生长，只有到一定程度时才会引起蝶鞍扩大。所以 C 选项不正确，其他选项均正确。

205. ABCE 髓母细胞瘤以小脑蚓部最常见，呈均一高或等密度影，大多数伴梗阻性脑积水，很少引起坏死、出血及囊变、钙化，病变周围常环绕以低密度水肿带，瘤体均一强化。一般无脂肪密度。

206. ABDE 室管膜细胞肿瘤是来源于脑室与脊髓中央管的室管膜细胞或脑内白质室管膜细胞巢的中枢神经系统肿瘤。室管膜细胞肿瘤分为室管膜瘤、间变性（恶性）室管膜瘤、黏液乳头状室管膜瘤与室管膜下室管膜瘤四类。CT 平扫可见脊髓不规则增粗膨大（B 对），肿瘤呈低密度影（A 对），边缘模糊，静脉注射对比剂后，肿瘤实质部分轻度强化（D 对）或不强化。MRI 在 T_1WI 上肿瘤呈均匀性低信号；在 T_2WI 上，肿瘤呈高信号（E 对）。

207. ABCD 脑转移瘤以幕上多见，肿瘤在 T_1WI 呈低信号，T_2WI 为高信号，瘤周水肿明显，占位效应明显，肿瘤明显强化，常见坏死、囊变和出血。

208. BCDE 蛛网膜下腔出血最常见于大脑纵裂旁，亦可见于外侧裂池、鞍上池、环池等，均可见高密度影。此外，脑沟及脑池内也可见高密度影。基底节为高血压脑病脑实质血肿最常见部位。

209. ACDE 硬膜下血肿的 CT 表现：①急性硬膜下血肿表现为颅骨内板下方新月形高密度区，范围较广、血肿较薄，常伴脑挫伤，占位效应较明显，可见同侧侧脑室受压、变狭窄，多有中线结构移位。少数血肿密度不均匀呈葱皮状混杂密度，多因脑脊液经蛛网膜破裂处漏如硬膜下腔所致。②亚急性硬膜下血肿根据血肿存在的时间不一，可分为早、中、晚期，其特点依据血凝块的液化程度不同而不同。早期 CT 表现与急性硬膜下血肿相似，血肿密度由最高点逐渐减低，但仍高于正常脑组织。中期血肿多为等密度或混杂密度，等密度与血肿壁毛细血管反复出血并与硬膜下渗液混合有关。晚期血肿分为沉淀的血细胞成分及上浮的液体成分，CT 表现为上半部的低密度和下半部的高密度，二者之间形成特征性沉淀现象（液体 – 血凝块界面征），晚期亚急性血肿的细胞成分被替代后，CT 可表现为低密度。③慢性硬膜下血肿多表现为颅骨内板下方半月形低密度区。但血肿较大、缓慢持续出血、吸收缓慢和血肿再出血时，可为高、等或混杂密度。占位征象明显，中线结构明显移位。一般硬膜下血肿无须作增强检查，但当亚急性或慢性硬膜下血肿呈等密度，血肿与脑实质分界不清楚时，增强扫描有利于血肿的定位和确定血肿大小。在慢性硬膜下血肿中，有时可以观察到内部有分隔的存在，这是由于不同时间点的出血和血液吸收导致的。在慢性硬膜下血肿的形成过程中，血液逐渐被机化和吸收，硬膜下血肿的固定血块形成硬化，从而产生所谓的"盔甲脑"征象，即在 CT 上显示出硬膜下血肿区域的骨化。

210. ABCD 皮样囊肿起源于神经外胚层，好发于后颅凹，无特征性临床症状与体征，主要决定于肿瘤的部位与大小。平扫 CT 表现为低密度肿块，圆形或椭圆形，边缘锐利，无瘤周水肿，有较厚的囊壁，有时可见囊壁的钙化。增强扫描瘤体及囊壁均无强化。胆脂瘤是起源于外胚层的先天性肿瘤，可分为脑内型和脑外型，前者常见于第四脑室和侧脑室前角。后者位于桥小脑角池、鞍区、中颅凹、纵裂、侧裂等。CT 特征性表现为轮廓规则或不甚规则的低密度区，沿腔隙生长，与正常脑组织分界清楚，周围无水肿区。其密度可低于、等于脑脊液，少部分表现为高密度，可见钙化。增强扫描仅极少数病例有轻度环形增强，大部分密度无改变。蛛网膜囊肿为包裹在蛛网膜与软脑膜之间含脑脊液的空腔，分先天性和继发性两种。症状与囊肿的大小及所在部位有关。可无症状，或与其他占位性病变的症状相似。CT 表现为脑外边界清楚的脑脊液密度影，有占位效应，无增强，囊壁不显示。常伴邻近脑组织的挤压、移位、萎缩或发育不全，局部颅骨常有吸收、变薄与膨隆。其形态依不同的部位表现多样，可呈四边形、类圆形、半圆形、双凸形、方形等。脑囊虫病根据囊尾蚴的侵及位置可分为脑实质、脑室、脑膜和混合四型。脑膜型为囊蚴寄生于软脑膜，并引起蛛网膜粘连或交通性脑积水表现。CT 上表现为外侧裂池、鞍上池等脑池内囊状低密度影，轻度占位效应。增强扫描时，囊壁有强化，并可见脑室对称性扩大。

211. ABCD 脊柱硬膜外脓肿的发生部位腰椎 > 胸椎 > 颈椎，主要致病菌是金黄色葡萄球菌。MRI 显示病变存在及范围最有优势。X 线对椎管内病变几乎没有帮助。

212. ABE 脑挫裂伤的 CT 征象：①损伤局部呈低密度影，病灶大小、形态不一；②低密度区内多发、散在斑片状高密度出血灶；③局部蛛网膜下腔出血；④早期脑水肿，病变广泛者占位效应明显，重者出现脑疝；⑤可合并其他征象，如脑内血肿、颅骨骨折、颅内积气等。

213. ABDE 多发性硬化大脑半球主要位于脑室周围及深部白质，脑干多见于大脑脚及四脑室底部和中脑导水管，脊髓多见于颈、胸段。也可见于小脑半球、视神经。

214. BCE 脑膜瘤的好发部位与蛛网膜颗粒的分布部位一致，脑膜瘤易发生在硬膜窦附近、颅缝封合处及有蛛网膜粒和蛛网膜残遗细胞部位。脑膜瘤通常有包膜，呈结节状或颗粒状。除非发生恶变，一般情况下脑膜瘤不会浸润到脑实质。脑膜瘤血供丰富，多来自脑膜动脉分支，但较大肿瘤的周边部可有软脑膜血管参与供血，侧脑室内脑膜瘤血供来自脉络膜动脉。

215. AB 颅内最常见伴出血的肿瘤为多形性胶质母细胞瘤，其次为转移瘤和垂体瘤。

216. ABCE 多发性硬化是一种慢性复发性疾病，患者会出现反复发作的症状，病灶的新旧程度也不一致。多发性硬化的主要特征是脑内多发的脱髓鞘病变，这些病变可以分布在大脑、小脑、脑干和脊髓等部位。多发性硬化的脱髓鞘病变通常位于侧脑室旁，这是其常见的病灶分布位置之一。在多发性硬化的急性期，病灶可出现强化，这可通过增强 MRI 扫描来观察到。

217. BCDE 多发性硬化是一种中枢神经系统的慢性炎症性疾病，多发性硬化更常见于年轻女性，尤其是 20～40 岁之间的女性群体。多发性硬化的症状可以多种多样，包括但不限于视力障碍、感觉异常、肌无力、运动协调障碍等。多发性硬化的病灶主要分布在中枢神经系统的脑白质区域，包括大脑、小脑和脊髓的白质区域。多发性硬化的病灶通常不会产生明显的占位征象，与肿瘤不同。

218. ACDE　脑胶质瘤是最常见的原发性脑肿瘤类型，起源于神经胶质细胞，占据了颅内肿瘤的大部分。胶质瘤在增强 MRI 扫描中可以呈现不同程度的强化，这与肿瘤的恶性程度有关。恶性程度高的胶质瘤和后颅窝肿瘤通常具有较短的病史，病情进展较快。星形细胞瘤是一种常见的胶质瘤类型，成人多发生在大脑半球，而儿童多发生在小脑。占位效应与大小位置相关，选项 B 错误。

219. BCD　听神经鞘瘤可导致内耳道的扩张，这是诊断听神经鞘瘤的可靠征象。脑膜瘤通常表现为宽基底与脑膜相连，内耳道通常正常。脑膜瘤位于基底部岩椎，瘤体可能导致岩椎骨质的增生。脑膜瘤易发生在硬膜窦附近、颅缝封合处及有蛛网膜粒和蛛网膜残遗细胞部位。神经鞘瘤可以发生囊变，即形成囊肿。

220. ABC　单纯疱疹病毒脑炎的病变通常累及颞叶、岛叶和扣带回。除了颞叶、岛叶和扣带回外，单纯疱疹病毒脑炎的病变也可以累及大脑凸面和枕叶后部，但基底节通常是正常的。单纯疱疹病毒脑炎通常是双侧发生的，但也可以出现不对称的病变。单纯疱疹病毒脑炎可见不规则强化，选项 D 错误。单纯疱疹病毒脑炎的病程通常是急性的，而不是缓慢的，选项 E 错误。

221. ABCD　多发性硬化多为亚急性起病，20～40 岁女性多见，有时间及空间上的

多发性，临床常表现为复发 - 缓解交替进行，激素治疗有效。根据该患者表现，除选项 E 外，其余各项均可能。

222. ABE　左侧桥脑小脑脚区低密度病灶可以考虑胆脂瘤、胶质瘤等疾病。脑池室增宽可能是由于脑外病变引起的。如果扫描病灶没有强化，听神经瘤可能不是首先考虑的诊断。脑池增宽并不一定是胶质瘤引起的，不能将其作为首选诊断。脑池形态一致并不一定是听神经瘤的特征，不能将其作为首选诊断。

223. ACDE　神经纤维瘤病可以在颅内出现单发或多发的神经纤维瘤。钙化少见，大脑半球及小脑半球表面可钙化，少数情况下室管膜下及基底节亦可发生钙化。神经纤维瘤病可能与其他颅内肿瘤同时存在。神经纤维瘤病可能导致颅骨的发育异常。神经纤维瘤病也可能引起脊柱骨质的发育异常。

224. ABCDE　间接征象包括脑积水、脑水肿、脑室内出血、脑疝、脑梗死。

225. ACD　由于颅后窝中线区略低密度病灶，四脑室前移是一种常见的表现，髓母细胞瘤是一种常见的颅后窝肿瘤，因此应首先考虑髓母细胞瘤。CT 结果显示灶周围有残存的脑室，这可能是脑室肿瘤的特征之一，因此应首先考虑脑室肿瘤。髓母细胞瘤和星形细胞瘤等肿瘤可引起四脑室的受压和变形，同时还会导致灶周水肿，故鉴别诊断。室管膜瘤通常不会引起脑积水。水肿的程度不能作为鉴别髓母细胞瘤和室管膜瘤的首要因素，选项 B 和 E 是不正确的。

226. ACE　垂体瘤一般很少会出现出血，微腺瘤颈内动脉不会被包绕，选项 BD 错误，其余选项均正确。

227. ACDE　A 选项是正确的，脑膜瘤通常会以宽基底附着于颅骨内板，并且在 CT 上

表现为明显强化。B 选项不正确，因为脑膜瘤的诊断不能仅凭 CT 的表现，还需要结合临床症状和其他影像学检查。C 选项是正确的，脑外肿瘤可以表现为明显均匀强化，并且可导致临近脑沟增宽。D 选项是正确的，MRI 检查可以提供更详细的影像学信息，有助于鉴别诊断。E 选项是正确的，胶质瘤可以表现为明显强化的病灶，伴有灶周水肿和脑沟及外侧裂的闭塞。

228. ABCDE 临床症状以全身结核中毒症状、脑膜刺激征、颅内压增高征、癫痫及意识障碍等为主，累及大脑、脑干及脑神经有相应受损表现，老年人症状多不典型，主要表现为意识障碍和精神症状。

229. ACDE 化脓性脑膜炎引起的脑膜炎病变可以导致脑室系统的扩大，A 选项正确。在 CT 增强扫描中，软脑膜和蛛网膜可能会显示出线形的强化，这是由于炎症反应导致的血管扩张和渗漏，C 选项正确。化脓性脑膜炎引起的炎症病变可以导致基底池和脑沟的显影模糊，这是由于炎症导致的渗出和水肿，D 选项正确。在 CT 图像中，可能观察到颅骨内板下的新月形低密度区，这是由于炎症引起的脑脓肿或脑膜下积液所致，E 选项正确。脑膜炎 CT 检查可以表现为高密度影像的片子，化脓性脑膜炎早期 CT 常见为脑内片状低密度影像，B 选项错误。

230. ACE 脑脓肿 CT 分为三期：急性脑炎期、化脓期、包膜形成期。①急性化脓性脑炎期：脑组织肿胀，可见边界模糊的低密度区，有占位效应，无强化或轻微斑片状强化。②化脓期与脓肿壁形成初期：病灶中央液化、坏死呈低密度区，其周边可出现等密度完整或不完整、规则或不规则环影（脓肿壁），壁厚 5~6mm。增强扫描化脓阶段为浅淡的结节状或不规则环状强化。③包膜（脓肿壁）形

成期：脓肿壁完全形成则呈完整、光滑、薄壁、厚度均匀的明显环状强化，可含多房，多发，部分脓腔内含气体，可见液气平面。

231. BCDE A 选项不正确，因为星形细胞瘤通常会出现强化。B 选项是正确的，星形细胞瘤和转移瘤在实质内出现不规则强化。C 选项是正确的，感染可以导致病灶缩小。D 选项是正确的，感染可以导致脑室受压和无强化，并伴有高热。E 选项是正确的，星形细胞瘤、转移瘤和肉芽肿样病变都可以表现为结节样强化。

232. AD 增强早期扫描显示病灶最佳，右侧低密度灶向上凸起应考虑垂体微腺瘤。现鞍底骨质改变并不一定与低密度灶有关，不能单凭此项诊断为垂体微腺瘤。视物模糊并不是垂体微腺瘤的特征，不能凭此项除外垂体微腺瘤。

233. ABD CT 结果显示实性病灶，位于鞍区且偏前，有明显强化，且没有钙化，这是脑膜瘤的典型表现之一，因此应首先考虑脑膜瘤，B 选项正确。颅咽管瘤多位于鞍上，可分为囊性和实性，以囊性为主多见，囊壁光滑，厚薄不等，薄者如蛋壳内膜，厚者坚韧，A 选项正确。颅咽管瘤多有钙化，但无钙化不可除外颅咽管瘤，选项 C 错误。如果实性病灶位于鞍旁并显示明显的强化，动脉瘤是一个可能的诊断，D 选项正确。胶质瘤肿瘤周围的水肿往往比较明显，E 选项错误。

234. ABDE 条索样钙化是少枝胶质细胞瘤的典型影像学表现之一，A 选项正确，C 选项错误。边界模糊不清和不均匀强化是星形细胞瘤的典型影像学特征，B 选项正确。环形强化和中心密度高向四周渐低是出血的典型表现，D 选项正确。边界模糊不清和不均匀强化是转移瘤的典型影像学特征，E 选项正确。

235. AD　髓外硬膜下肿瘤造影表现：阻塞近端蛛网膜下腔时，造影剂呈大杯口状，而阻塞远端蛛网膜下腔时，造影剂逐渐恢复正常。选项 A 和 D 正确。

236. AE　髓外硬膜下肿瘤是指位于硬膜下腔内的肿瘤。脊髓受到髓外硬膜下肿瘤的压迫，会向健侧移位。髓外硬膜下肿瘤导致蛛网膜下腔阻塞，近端蛛网膜下腔呈小杯口状，远端逐渐移行为正常。髓外硬膜下肿瘤并不会导致脊髓膨大。脊髓受到髓外硬膜下肿瘤的压迫，通常不会向患侧移位。髓外硬膜下肿瘤会对脊髓造成压迫，因此脊髓常常会有变化。

237. ABCE　颅内肿瘤常为慢性病程，且症状较局限，故选项 D 是错误的。

238. ACE　脑膜瘤是一种在脑膜上生长的肿瘤。脑膜瘤位于脑外，即在脑组织和脑膜之间。在平扫中，脑膜瘤呈稍高密度，并且增强后呈均一性增强。脑膜瘤可能出现钙化或小囊变区，这些变化可以在影像学检查中观察到。脑膜瘤通常不会引起瘤旁水肿，且脑膜瘤位于脑外而非脑内。

239. ABCD　神经鞘瘤是一种常见的神经系统肿瘤，神经鞘瘤可发生于脊髓的各个节段，包括颈椎、胸椎和腰椎等。神经鞘瘤呈孤立的结节状，通常有完整的包膜。神经鞘瘤常与 1~2 个脊神经根相连，因为其起源于神经鞘，与脊髓多无明显粘连。神经鞘瘤可发生囊变，即在其内部形成囊状空腔，较大的肿瘤可有小片状出血，极少发生钙化。

240. ABDE　脑囊虫病是一种由寄生虫引起的感染性疾病，其包囊通常分为以下几个层次：包囊的内层由宿主细胞形成，形成囊内的细胞层。细胞层外是由胶原纤维构成的结缔组织层，为包囊提供保护。胶原纤维层外是脑组织或神经组织层，这是包囊与宿主脑组织之间的界面。在包囊周围形成炎性细胞浸润层，反应宿主免疫系统对寄生虫感染的免疫反应。

241. AB　脑囊虫退变死亡时，坏死造成头节显示不清，周围水肿明显加剧，占位效应明显，尽管病变显而易见，但病变反而缺乏特征性，唯一可提示脑囊虫病的 MRI 表现就是所谓的白靶征和黑靶征。白靶征即在 T_2WI 中囊肿内囊液及周围水肿呈高信号，而囊壁与囊内模糊不清的头节呈低信号，代表脑囊虫向纤维化、机化、钙化过渡。黑靶征是指在 T_2WI 上，囊肿内除有一点状高信号之外，均呈低信号。

242. BCE　脑脓肿化脓期和包膜形成期在 T_1WI 上脓肿和其周围水肿为低信号，增强后脓肿壁显著强化，延迟扫描，增强环厚度向外进一步扩大，提示血脑屏障损害。脓肿壁一般光滑，无结节，但多房脓肿可形成壁结节假象。

243. ABDE　椎管内神经鞘瘤平片检查可见椎弓根局限性吸收、破坏，有时可见椎间孔扩大及椎管内病理钙化。脊髓造影可见肿瘤侧蛛网膜下腔增宽，健侧变窄。部分阻塞时，可以显示肿瘤形成的充盈缺损，完全阻塞时，阻塞端呈典型的杯状，脊髓受压并向健侧移位。

244. ABE　脑水肿导致的组织液体积增加，使得 T_1WI 上的信号变低，T_2WI 上的信号变高。脑梗死急性期梗塞区域的信号在 T_1WI 上变低，在 T_2WI 上变高。急性期（1~3 天）血肿呈等 T_1WI、低 T_2WI、略高 DWI 信号，选项 C 错误。慢性期血肿 T_1WI 转为低信号，T_2WI 仍为高信号，选项 D 错误。亚急性血肿在 MRI 上通常在 3 天至 2 周内，血肿周围的信号增高并向中心部位推进，周围可能形成含铁血黄素沉积形成的低信号环。

第九章 头颈部疾病的影像诊断

一、A1 型题

1. E 鼻咽部最常见的良性肿瘤是鼻咽纤维血管瘤。

2. C 鼻咽癌是一种恶性肿瘤，通常起源于鼻咽部的组织。当鼻咽癌发展到一定阶段时，它可以通过破裂孔（也称为前庭裂孔或前庭窗）进入颅内。破裂孔是颅骨的一个开口，位于筛骨和蝶骨之间，与鼻咽部相连。因此，鼻咽癌的细胞可以通过破裂孔进入颅内，从而引发颅内转移。

3. B 鼻咽癌可压迫邻近咽旁间隙向外移位。

4. E 黏膜下型鼻咽癌早期可以在 CT 冠状面上发现，而横断面扫描有助于更准确地诊断，选项 E 错误，其余选项均正确。

5. D 鼻咽癌患者出现同侧咀嚼肌群萎缩，提示肿瘤向外侵犯咀嚼肌（D）。鼻咽癌是指发生在鼻咽部（喉咽部）的恶性肿瘤。当鼻咽癌向外侵犯咀嚼肌时，会导致同侧咀嚼肌群的萎缩。这是因为肿瘤向外侵犯咀嚼肌，压迫或破坏了咀嚼肌的正常组织结构和功能。

6. B 鼻咽癌易发于鼻咽顶壁和顶后壁，其次为侧壁，前壁和底壁极少。CT 平扫呈等密度，一般无囊变或钙化；早期可表现为鼻咽侧壁平坦、僵直、咽隐窝消失，左右两侧轮廓不对称。肿瘤向深部浸润，腭帆提肌、腭帆张肌和隆凸软骨结构消失，咽旁间隙外移变窄、闭塞，增强后肿瘤呈轻度强化。鼻咽癌颅底骨的侵犯可为单纯型骨破坏、骨质硬化或两者

兼有。

7. B 早期鼻咽癌在 CT 上的典型表现是咽隐窝的变浅或消失。这是由于肿瘤的浸润使得咽隐窝的正常结构受到破坏或被代替。其他选项中，腭帆张肌肿大和咽旁间隙内移常常是晚期鼻咽癌的表现。

8. A 鼻咽癌放疗后的 CT 表现通常包括咽隐窝变浅、鼻咽腔扩大、鼻窦炎和乳突炎。鼻咽壁肌肉水肿、增厚并不是放疗后常见的改变。鼻咽癌放疗后隐窝变浅，可能是由于淋巴组织增生导致的，组织局部增厚。鼻咽癌患者放疗、化疗后，由于局部炎症刺激，使鼻咽部黏膜充血、肿胀，鼻咽腔扩大。并不是所有的鼻咽癌放疗后都会得鼻窦炎，只有部分患者会容易得鼻窦炎，因为在放疗过程中，放射线的照射靶区就在鼻咽部位，由于鼻咽部和鼻窦位置比较近，放射线在照射后，鼻腔会出现窦口阻塞、鼻甲肿大等症状，从而会影响到鼻窦的通气引流。鼻咽癌放疗后，咽鼓管内口可能会变软。大腿和黏膜瘢痕挛缩，咽鼓管以及咽部阻塞，引起中耳乳突炎。

9. C 喉部肿瘤中，恶性肿瘤较为常见。在喉部恶性肿瘤中，鳞癌是最常见的类型。在喉部肿瘤中，声门区喉癌的发生率最高，而不是声门上区。声门区喉癌通常发生在真声带前部，尽管 CT 可以对喉部肿瘤进行初步评估，但对于早期喉癌的检测和定位，其价值相对有限。

10. C 喉部恶性肿瘤中最常见的类型是鳞癌。

11. E　喉癌是指喉部发生的恶性肿瘤，各个部位的喉癌表现略有不同。会厌癌（A）表现为会厌增厚或肿块，向前累及会厌谷使之狭窄或封闭。构会厌皱襞癌（B）显示声门上区喉腔侧壁增厚或肿块，喉腔变形狭窄。室带癌（C）表现为室带增厚或肿块，累及喉室致其变浅或封闭。后壁癌（D）原发较少见，通常是邻近癌侵及所致，表现为后壁增厚或软组织肿块。声门下型极少见，表现为声带下气管与环状软骨间，其内侧面软组织厚度大于1mm，或出现软组织块影。

12. D　声带的喉室面在声门上型喉癌中通常不会呈局限性隆起或不平整。

13. B　声门区喉癌原发于真声带（B）。声门区是指喉部的前部，包括声门和附近的组织结构。喉癌是指喉部发生的恶性肿瘤。声门区喉癌最常见的原发部位是真声带（B）。梨状窝（A）是喉部的一个凹陷区域，喉癌一般不会原发于此处。假声带前联合（C）是指喉部的上部，喉癌也不常见于此处。喉室（D）是声门区的后方，喉癌也较少原发于此处。构会厌襞（E）是指喉部的侧壁，喉癌也不常见于此处。

14. D　喉部最常见的良性肿瘤是乳头状瘤（D）。喉部良性肿瘤包括多种类型，其中乳头状瘤是最常见的一种。

15. E　颞骨外伤常见的症状不包括呕吐（E）。颞骨外伤是指颞骨（位于头部侧面）受到外力或剧烈震动而引起的损伤。常见的症状包括出血（A）、耳漏（B）、耳聋（C）和面瘫（D）。出血是由于颞骨骨折引起的软组织损伤和血管破裂所致。耳漏是指中耳或外耳道的损伤导致耳道出现液体流出。耳聋可能是由于耳骨骨折、耳膜破裂或听神经受损引起的。面瘫是指面部肌肉的运动功能受损，

可能是由于面神经损伤所致。然而，呕吐不是颞骨外伤的常见症状，因此答案为E。

16. E　单纯型最常见，致病菌多由咽鼓管反复进入鼓室，导致慢性化脓性感染，又称咽鼓管鼓室型，此型炎症病变主要局限于鼓室黏膜层，黏膜充血增厚，亦称黏膜型。

17. C　中耳胆脂瘤是一种由于鼓室内脂肪组织增生形成的病变。在CT扫描中，中耳胆脂瘤通常呈现为鼓室内的占位性病变，其CT值可为脂肪密度（A、B）。中耳胆脂瘤CT表现为中耳软组织密度灶（C）。中耳胆脂瘤可以导致听小骨破坏和移位（D），并且乳突窦口可有扩大（E）。

18. C　胆脂瘤的特征性表现为轮廓规则或不甚规则的低密度区，沿腔隙生长，瘤周无水肿区，增强后仅极少数有轻度环形强化，大部分密度无改变。

19. C　中耳胆脂瘤是一种罕见的中耳疾病，通常由中耳腔内的胆脂引起。在CT扫描中，外耳道嵴破坏是中耳胆脂瘤的典型征象。胆脂瘤的存在导致中耳腔扩大，进而破坏了外耳道嵴。

20. B　颞骨外伤骨折类型多见纵行骨折（B）。颞骨外伤骨折的类型多种多样，但纵行骨折是其中最常见的类型。纵行骨折是指骨折线沿着颞骨的纵轴方向延伸，通常与外力的作用方向有关。其他可能的骨折类型包括横行骨折（A），凹陷型（C），粉碎型（D）和穿通型（E）。横行骨折是指骨折线与颞骨的纵轴方向垂直。凹陷型是指骨折部位向内凹陷。粉碎型是指骨折部位发生多个碎片，通常伴有严重的骨折破碎。穿通型是指骨折线穿透骨骼，骨折部位有开放性伤口。然而，根据常见情况，纵行骨折是颞骨外伤中最常见的骨折类型，因此答案为B。

21. D 慢性化脓性鼻窦炎的主要特点为窦腔骨壁硬化增厚，为持续性炎症刺激所致。

22. C 窦壁骨质增生硬化多见于慢性化脓性鼻窦炎，也可见于真菌性鼻窦炎，真菌性鼻窦炎及化脓性鼻窦炎的窦壁黏膜均可增厚，非侵袭性真菌性鼻窦炎窦壁一般无骨质破坏，其典型特征为鼻窦内软组织肿块伴钙化。

23. C 筛窦黏液囊肿是一种常见的鼻窦疾病，主要由于筛窦黏膜分泌物潴留、黏液囊肿形成所致。CT 检查是诊断筛窦黏液囊肿的常用影像学方法。在 CT 图像上，筛窦黏液囊肿的典型表现是筛窦腔呈气球样扩大，即筛窦腔明显扩大而形状呈球状。其他选项中，窦腔内呈软组织密度（A）和窦壁骨质有破坏（B）并不是筛窦黏液囊肿的特征性表现。窦腔内病变无增强（D）也不能明确诊断为筛窦黏液囊肿，因为黏液囊肿的 CT 增强表现是无强化或轻度强化。病变内相邻眶内侵犯（E）也不是筛窦黏液囊肿的典型表现。因此，答案为 C。

24. A 翼腭窝上方经眶下裂与眶内相通，向内经蝶腭孔通鼻腔，后方经圆孔入海绵窦、颅中窝、经翼管通破裂孔，外侧通颞下窝，下方经上颌腭管通口腔。

25. D 黏液囊肿多发生于筛窦或额窦，也可见于蝶窦，单侧多见；黏膜囊肿多见于上颌窦。

26. B 鳞癌是鼻腔和鼻窦最常见的恶性肿瘤类型。

27. D 鼻窦病变最佳的检查方法是 HRCT（高分辨率计算机断层扫描，High – resolution CT）。HRCT 是一种高分辨率的 CT 扫描技术，能够提供更详细的鼻窦结构和病变信息。它可以清晰地显示鼻窦的解剖结构、病变的大小、形状和分布情况，对于诊断各种鼻窦炎症、肿瘤、囊肿等疾病非常有帮助。其他选项中，MRI（磁共振成像）对于某些鼻窦病变如肿瘤的诊断有一定的价值，但 HRCT 更常用。DSA（数字减影血管造影）主要用于血管疾病的诊断，不适用于鼻窦病变的检查。头颅 X 线的分辨率较低，对于鼻窦病变的诊断有限，不如 HRCT 准确。因此，答案为 D。

28. A 关于颞下窝，正确的是上通颞窝（A）。颞下窝是位于颞骨下部和蝶骨上部之间的一个凹陷区域。它位于颅底的前部和外侧，与颅中窝和蝶窦相邻。颞下窝的上部与颞窝相通，因此被称为上通颞窝。下界为蝶骨大翼的下缘平面（B）。蝶窦（C）位于颅底的中央部分，不属于颞下窝。上颌窦（D）是位于面部的一个空腔，与颞下窝无直接关系。外为鼻咽部（E）也不属于颞下窝的组成部分。因此，答案为 A。

29. E 侵袭性者可见下鼻甲、鼻中隔前端有坏死结痂，数日内坏死组织侵及眼部和鼻腔侧壁，可导致眼球突出、视力下降、眼肌麻痹、眼后疼痛。

30. D 上颌窦癌向后侵犯会使翼突破坏，翼腭窝增宽（D）。上颌窦癌是指发生在上颌窦内的恶性肿瘤。当癌瘤向后侵犯时，会破坏翼突，导致翼腭窝的扩大。其他选项中，窦外侧骨壁破坏，壁外脂肪密度消失（A）和窦部皮下脂肪与肌间隙消失（B）是指癌瘤向外侵犯，而不是向后侵犯。颞下窝结构不清（C）是指颞下窝区域的结构模糊不清，也与上颌窦癌的向后侵犯无关。齿槽骨破坏（E）也不是上颌窦癌向后侵犯的典型表现。因此，答案为 D。

31. E 鼻窦黏液囊肿是一种常见的良性病变，它是由于鼻窦黏膜腺体内液体滞留形成的。黏液囊肿会导致鼻窦口阻塞，使受累的窦腔呈气球样膨大。在 CT 增强扫描中，黏液囊肿通常呈现为无增强或轻度强化，所以答案 E 是错误的。

32. C 鼻窦黏膜囊肿是一种良性病变，好发于上颌窦。在 CT 表现中，鼻窦黏膜囊肿通常呈现为窦腔内较低的软组织密度影，有增强。病变边缘通常呈不规则分叶状，而窦腔通常不会类圆形膨胀增大。窦壁骨质通常多正常。

33. A 鼻咽部纤维血管瘤是一种罕见的良性血管性肿瘤，通常起源于鼻咽顶或翼腭窝。它是无包膜的肿瘤，由血管和纤维组织构成。在增强 CT 扫描中，鼻咽部纤维血管瘤的病变通常显著强化。相邻骨结构异常也是鼻咽部纤维血管瘤的常见特征。鼻咽部纤维血管瘤更常见于儿童和青少年，而不是 50 岁以上的男性。

34. D 黏液囊肿为鼻窦口的长期闭塞，窦内分泌潴留而形成。黏膜囊肿系窦黏膜的黏液腺或浆液腺管口堵塞，腺体分泌膨胀而形成。

35. A 鼻道窦口复合体是由鼻中隔、下鼻甲、钩突和终末隐窝组成的。钩突气房是指鼻道窦口复合体中钩突周围的气房扩大。其他选项中，下鼻甲肥大（B）是指下鼻甲组织增生引起的鼻腔狭窄。鼻中隔偏曲（C）是指鼻中隔的弯曲或扭曲。后鼻孔闭锁（D）是指后鼻孔的完全或部分阻塞。终末隐窝（E）是指鼻道窦口复合体中两个鼻道窦口之间的凹陷区域。因此，答案为 A。

36. A 鼻腔是最常见的发生恶性肿瘤的部位，其次是上颌窦、筛小房、额窦和蝶窦。

37. B 鼻窦良性肿瘤最常见的病理类型是骨瘤。

38. A 上颌窦癌的 CT 表现可以包括窦腔密度高，伴有骨质破坏。癌症细胞的浸润导致窦腔内的密度增加，并且癌症细胞可以破坏周围的骨质。其他选项中，窦腔密度高伴骨质增生、骨壁膨胀、气液面或同侧鼻腔高密度不是上颌窦癌的典型 CT 表现。

39. B CT 示咽旁间隙向外移位，提示占位性病变来源于鼻咽（B）。咽旁间隙是位于咽部侧壁的间隙，包括腮腺、鼻咽、下颌下腺、腺样体和颈深淋巴结等结构。当咽旁间隙向外移位时，最常见的原因是鼻咽占位性病变，如鼻咽癌等。

40. D 视网膜母细胞瘤是 3 岁以下幼儿最常见的眼球内恶性肿瘤。白瞳征是其主要临床体征（B），即瞳孔出现白色反光。CT 表现为眼球内不规则实性肿块（C）。肿瘤可经视神经管侵入颅内（E）。肿瘤起源于视网膜干细胞，呈灰白色团块，常有钙化和坏死。

41. D 视神经脑膜瘤是起源于视神经脑膜鞘的肿瘤，与视神经相连。其特点包括 X 线平片可显示视神经管扩大（A）、CT 表现为与视神经相连的梭形或圆锥形肿块（B）、CT 增强后肿块明显强化（C）和肿瘤可扩散至颅内形成沟通瘤（E）。然而，当肿块包绕视神经生长时，并不一定提示肿瘤侵犯视神经，可能是肿瘤压迫或推移视神经。因此，答案为 D。

42. C 眶内海绵状血管瘤最有特征性的 CT 表现是静脉石，表现为肿瘤内致密结节影。

43. D 眶内淋巴瘤是一种发生在眼眶内的淋巴瘤。眶内淋巴瘤通常发生在肌锥外的区域，眶内淋巴瘤在成人中较为常见，眶内淋巴瘤通常不容易出血。眶内淋巴瘤的形态和边界可以因个体差异而有所不同，但通常不呈分叶状，并且边界可以相对清晰。眶内淋巴瘤在

CT 平扫上呈均匀的密度，而且在增强扫描时可出现明显的均匀强化。

44. B 成人眶内最常见的良性肿瘤是海绵状血管瘤。其他选项如视网膜母细胞瘤、视神经脑膜瘤、视神经胶质瘤、黑色素瘤在成人眶内相对较少见。

二、A2 型题

45. D 根据病史和 CT 表现，患者右颈部肿块伴有右咽隐窝和耳咽管的闭塞，以及颈部淋巴结肿大，最可能的诊断是鼻咽癌（D）。鼻咽癌为鼻咽部黏膜上皮发生的癌肿，大多数为鳞状细胞癌。临床表现以回缩性血涕、鼻塞、颈部淋巴结肿大为最常见症状。还可以有听力下降、耳鸣、头痛等相关症状。鼻咽癌 CT 平扫呈等密度，一般无囊变或钙化。肿瘤呈浸润性生长，与周围正常组织分界不清；增强后肿瘤呈轻度强化。CT 可表现为鼻咽侧壁平坦、僵直、咽隐窝消失，两侧轮廓不对称。肿瘤向深部浸润，腭帆张肌、腭帆提肌和咽鼓管软骨结构消失，咽旁间隙外移变窄，更甚者可使咽旁间隙闭塞。肿瘤向咽后壁可浸润头长肌，但不侵犯颈椎。向前可侵犯翼外肌、翼内肌和翼板，破坏上颌窦后壁及内壁可进入上颌窦内，由眶下裂可进入眼眶，亦可侵入后组筛窦及蝶窦，经破裂孔沿颈内动脉管可侵入颅内海绵窦，使前组脑神经受损，向下常直接咽部蔓延，使口咽部软组织增厚。

46. E 根据患者的临床症状和 CT 表现，最可能的诊断是鼻咽癌。患者表现为头痛和左侧面部麻木，CT 显示左侧鼻咽顶壁的不规则肿块影，并伴有左侧破裂孔和卵圆孔周围骨质破坏。增强扫描显示不均匀强化，与鼻咽癌的典型表现相符。其他选项中，脑膜瘤通常不会引起鼻咽区域的症状和骨质破坏，三叉神经瘤通常表现为三叉神经分布区域的疼痛

和触发点，动脉瘤通常不会引起面部麻木和骨质破坏，骨软骨瘤也不会引起上述症状。因此，最可能的诊断是鼻咽癌。

47. B 鼻窦黏液囊肿多见于额窦、筛小房或蝶窦，额窦黏液囊肿多见于中老年人，而筛小房黏液囊肿多见于中年或青年，儿童亦可发生。囊肿最初可无不适，额窦、筛小房黏液囊肿缓慢生长，膨胀的囊肿可压迫窦壁产生面部畸形和相应的症状，如头痛、眼球突出和移位，隆起的局部可扪及乒乓球样肿块。鼻窦黏液囊肿的 CT 平扫表现为窦腔内低密度的软组织影，肿块边缘光滑呈弧形，可见均匀细薄的稍高密度的囊壁，当囊肿呈高压时窦腔呈类圆形膨胀性扩大，窦壁呈弧形变薄或外移。囊内黏液一般为不增强的低密度区，CT 值约 20Hu 左右，而窦壁可有线形增强。

48. C 根据患者的症状和 CT 表现，诊断为上颌窦癌。患者右侧面部肿胀、麻木 2 个月余，伴流涕，CT 显示右侧上颌窦内有软组织密度影，并且后外侧壁骨质消失。这些表现提示可能为上颌窦癌，因为癌瘤可以引起软组织肿块，并且破坏邻近的骨质。其他选项中，上颌窦黏液囊肿和上颌窦黏膜囊肿通常在 CT 上呈现为液体密度影像，不会破坏骨质；上颌窦血管瘤通常是血管病变，不会呈现软组织密度；上颌窦炎通常表现为窦腔内液体积聚或黏膜增厚，不会引起骨质破坏。

49. C 根据患儿的病史和 CT 表现，左眼突出伴视力下降，CT 显示左侧视神经柱增粗，有轻度强化，左侧视神经孔扩大，视交叉左侧也增粗和增强，最可能的诊断是视神经胶质瘤。视神经胶质瘤起源于神经内的神经胶质，儿童的视神经胶质瘤多为星形细胞瘤，胶质细胞瘤表现为浸润性视神经增粗，呈纺锤形、梨形或圆柱形，位于视神经管两端者可呈哑铃形。CT 表现为视神经增粗、扭曲或肿块，为

视神经胶质瘤最常见的表现。部分病例眶内视神经段表现为典型的纺锤形肿瘤，平扫呈中等或中等略偏低密度，境界清晰、密度均匀、边缘光滑；CT增强扫描，肿瘤轻至中度强化，且与视神经之间无明显分界。双侧视神经胶质瘤常是神经纤维瘤病的主要表现之一。

50. C 根据患者的病史和CT表现，右耳流脓1年，鼓膜穿孔，CT显示外耳道嵴骨消失，听小骨破坏，鼓室壁破坏，内有软组织密度影，最可能的诊断是胆脂瘤。胆脂瘤是一种由鳞状上皮细胞形成的良性肿瘤，是慢性化脓性中耳炎的一种类型，常见于中耳腔，可以导致耳流脓和听力下降。CT能显示胆脂瘤本身的软组织密度影占据含气腔，并向鼓室形成隆起边缘。CT值为30~50Hu，或为负值，其密度、CT值无特异性。典型者CT表现为鼓室盾板、上鼓室侧壁（"骨桥"）及鼓前嵴（鼓大嵴）破坏，乳突窦入口及乳突窦扩大，边缘硬化，岩鳞板消失。

51. D 根据老年患者右眼视力下降半年的病史，CT表现眼环局限性增厚，玻璃体腔后有一密度均匀的等密度肿块，增强后呈中等均匀强化，最可能的诊断是脉络膜黑色素瘤。脉络膜黑色素瘤是成年人最常见的眶内恶性肿瘤，多发生于老年人，常为单侧性，主要位于脉络膜，可以引起视力下降和眼球突出症状。CT平扫早期仅表现为眼环局限性增厚，当肿瘤突入玻璃体腔后，则表现为密度均匀、边界较清楚的等密度或略高密度半球形或蘑菇形肿块；增强扫描一般为轻、中度均匀强化，较小的肿瘤强化后仅表现为眼环扁平状高密度隆起。

52. D 根据患者的病史和CT表现，60岁男性，鼻出血3个月，CT示右上颌窦密度增高，前外壁破坏，最可能的诊断是上颌窦癌。上颌窦癌是一种恶性肿瘤，常见于中老年人，

常表现为鼻出血、颜面肿胀和突眼等症状。

53. B 根据患者的病史和CT表现，首先应考虑的诊断是鼻咽纤维血管瘤。鼻咽纤维血管瘤是一种罕见的良性肿瘤，通常发生在鼻咽部，可向鼻腔、筛窦、上颌窦、翼腭窝、颞窝、蝶窦和海绵窦等方向扩展。它通常表现为软组织肿块，并可引起邻近骨骼的压迫性改变。

54. D 根据患者的病史和CT表现最可能的诊断是上颌窦癌。上颌窦癌是一种恶性肿瘤，常见于中老年人，常表现为颜面肿胀和眼球突出等症状。

55. B 眶内海绵状血管瘤好发于肌锥内，多见于30~50岁青年。肿瘤较大时可出现视力下降、眼球运动障碍等，CT检查多表现为球后肌锥内类圆形等密度肿块，边界清楚，增强扫描肿瘤多呈明显强化，病灶内可见斑点状高密度钙化影，为特征性表现之一，邻近眼外肌及视神经常见受压移位。

56. B 听神经瘤是最常见的神经鞘膜瘤，占桥小脑角肿瘤的75%~80%，通常为单发，占95%，好发年龄为40~60岁，女性多于男性，临床症状主要与累及脑神经有关。MRI平扫时T_1WI多数呈略低信号或呈等信号，少数呈低等混合信号，T_2WI上多呈高信号，少数呈高等混合信号。肿瘤多数呈椭圆形或不规则形，少数呈哑铃状，较大肿瘤可见瘤周水肿，伴明显占位效应，显示患侧桥小脑角池受压、移位甚至闭塞。向上生长可使同侧侧脑室颞角、三角区抬高，可使第三脑室变形移位，也可压迫中脑导水管引起幕上脑积水；增强后扫描多呈均匀或不均匀性强化。

57. D 根据患者的临床症状和CT表现，最可能的诊断是上颌窦癌。上颌窦恶性肿瘤是最常见的鼻窦恶性肿瘤，多见于老年人，男性

多发。患者的临床表现与肿瘤发生部位有关，早期仅有进行性鼻塞、分泌物增多、脓血涕等，侵及骨壁后可有疼痛、面颊麻木；随着肿瘤发展，可出现面颊部、鼻部畸形，侵犯眼眶及颅内则出现相应症状。CT 显示上颌窦内不规则软组织肿块，平扫呈等密度，其内密度不均匀，边缘模糊，肿块中有时见有残留骨片；增强扫描强化形式多样。90% 以上患者有不同程度骨质破坏，上颌窦癌最常见为破坏内侧壁并伴鼻腔外侧壁或鼻腔内软组织肿块。肿瘤向周围浸润，表现为局限或广泛骨质破坏或软组织肿块，上颌窦癌可侵犯眼眶、筛窦等。其他选项中，上颌窦息肉通常呈等密度，边缘清晰，上颌窦血管瘤通常显示丰富的血管影像，上颌窦囊肿通常呈囊状，上颌窦内没有骨片影像，骨肉瘤通常表现为骨骼破坏和软组织肿块。

58. C 根据患者的年龄、症状和 CT 表现，最可能的诊断是筛窦黏液囊肿。鼻窦黏液囊肿的 CT 平扫表现为窦腔内低密度的软组织影，肿块边缘光滑呈弧形，可见均匀细薄的稍高密度的囊壁，当囊肿呈高压时窦腔呈类圆形膨胀性扩大，窦壁呈弧形变薄或外移。囊内黏液一般为不增强的低密度区，CT 值约 20Hu，而窦壁可有线形增强。其他选项中，筛窦神经鞘瘤通常表现为边缘不规则的软组织密度影，筛窦恶性肿瘤通常表现为不均匀的软组织密度影和骨质破坏，筛窦黏膜下囊肿通常表现为软组织密度影位于筛窦黏膜下，筛窦慢性炎症通常表现为筛窦黏膜增厚和液体积聚。因此，最可能的诊断是筛窦黏液囊肿。

三、A3/A4 型题

59. B 患者出现了长期的眼球突出和流泪的症状，近期头痛加重，体检发现眼眶外上方可触及一较硬肿块，CT 检查显示泪腺窝区

可见不规则肿块影，密度不均匀，内可见低密度坏死区及钙化影，增强扫描肿块不均匀强化，眼眶顶壁可见骨质破坏，提示可能存在恶性混合瘤。泪腺恶性混合瘤是其中的一个可能诊断。

60. A 根据患者的症状和 CT 检查结果，提示可能存在混合瘤，混合瘤是泪腺最常见的肿瘤类型。

61. D 根据患者的症状和 CT 检查结果提示可能存在上颌窦癌，上颌窦癌侵犯眶内时可有泪溢，眼球突出。X 线表现为以上颌窦为中心的骨质破坏，CT 发现软组织肿块的最大径线位于窦腔的轮廓线内，上颌窦的四壁均可被破坏。上壁破坏，眶下神经区痛觉消失，肿物进至眶内。前壁被侵，面部前隆，压痛，骨壁消失。

62. A 鳞状细胞癌约占鼻及鼻窦所有恶性肿瘤的 80%。

四、B1 型题

63 ~ 64. C、E 视神经胶质瘤是一种常见的颅内肿瘤，主要发生在视神经和肌锥交界处。其特点是肿瘤与视神经的分界不清，视神经管扩大。这是因为肿瘤生长压迫了视神经，导致视神经管扩张。眶内脑膜瘤是一种起源于眶内脑膜的肿瘤，常常紧贴着眶壁生长。因此，眶内脑膜瘤的典型表现是眶壁骨质增生伴有紧贴眶骨的肿块。瘤内的钙化也是眶内脑膜瘤的常见特征之一。

65. A 急性化脓性中耳乳突炎是一种中耳炎的形式，通常由细菌感染引起。CT 表现包括中耳鼓室及乳突密度增高，这是由于炎症导致的软组织浸润和充血。此外，还可见小液平，表示有脓液积聚。乳突气房间隔骨质吸收，密度减低，可能是由于感染引起的骨质破坏。

66. D 胆脂瘤是一种由中耳黏膜上皮细胞形成的良性肿瘤，多与慢性中耳炎有关。CT表现包括上鼓室、鼓窦入口及鼓窦的扩大，这是由于胆脂瘤的生长和压迫所致。此外，还可见软组织密度肿块影，表示胆脂瘤的存在。

67. E 中耳癌是一种罕见的恶性肿瘤，起源于中耳黏膜上皮细胞。CT表现包括中耳腔内不规则的软组织肿块影，周边骨质呈不规则虫蚀状破坏，这是由于肿瘤的浸润和破坏所致。增强扫描时，病灶会明显强化。

五、X型题

68. ABCD 鼻咽癌可以导致鼻咽腔的形状变异和不对称。鼻咽癌可引起鼻咽侧壁增厚和软组织肿块的出现。鼻咽癌可导致咽周软组织和间隙的改变。癌肿多呈浸润生长，与周围组织分界不清，增强后肿瘤有中等度较均匀的强化，密度略高于肌肉组织。鼻咽癌可以引起颅底骨质的破坏，因此颅底骨质无破坏不是鼻咽癌的CT征象。

69. ABC 肌肉萎缩、变性，鼻咽腔扩大是晚期表现。其他选项均是早期表现。

70. BCDE 鼻窦黏液囊肿多发生于筛窦和额窦，上颌窦和蝶窦较少见，一般为单侧。MRI信号取决于囊液中的蛋白含量、水含量和水化状态以及黏稠度，如含黏蛋白不太多，含水较多时而黏度低，T_1WI为中等信号，T_2WI为高信号；若含黏蛋白较多时T_1WI、T_2WI均为等或高信号；若水分吸收，囊内分泌物黏稠时，T_1WI、T_2WI均呈低信号。

71. ABCE 慢性化脓性中耳炎是指中耳黏膜、骨膜或深达骨质的慢性化脓性炎症。慢性化脓性中耳乳突炎单纯型CT下紧张部中央型穿孔，鼓室黏膜光滑或轻度水肿，轻度增厚（B对），听骨链多完好或有部分锤骨柄坏死，听小骨的部分吸收破坏（A对）。也可见乳突

窦或者较大的气房黏膜增厚（C对），气房的间隔也是增厚的，CT上可见密度增加（E对）。

72. AB 根据患者的主诉和症状，鼻塞、头痛持续3个月以上，伴有阵发性头痛和偶有鼻涕带血，需要进一步检查以明确诊断。CT（计算机断层扫描）：可以评估鼻窦和头部结构的状态，检查是否存在鼻窦炎或其他鼻腔病变。MRI（磁共振成像）：可以提供更详细的头部解剖信息，用于排除其他可能的病变，如肿瘤或颅内异常。

73. ABCDE 单纯型慢性化脓性中耳乳突炎致病菌多由咽鼓管反复进入鼓室，又称咽鼓管鼓室型。可见锤骨或砧骨部分骨质吸收破坏，乳突窦及其周围骨质硬化增生，无骨质破坏，乳突气房透光度减低，气房间隔骨质增厚，结构模糊，有时在较大气房中可见黏膜增厚影，乳突气房外围骨质有明显增生征象。

74. ABCDE 中耳继发性胆脂瘤的并发症包括脑脓肿、乳突皮下脓肿、水平半规管瘘、乙状窦周围脓肿和乙状窦栓塞。

75. ABCD 声带增厚是声门型喉癌的典型表现之一，由于肿瘤侵犯声带组织而引起声带增厚。光滑程度取决于病变的严重程度和浸润范围。在CT增强扫描中，声门型喉癌常常表现为局部声带或其他喉部组织的增厚，并且可能显示出强化效应。这是由于肿瘤的血供增加或造影剂在肿瘤组织中的积聚。前联合软组织是喉部前方的软组织结构，声门型喉癌的存在可能导致前联合软组织的增厚。当前联合软组织厚度大于3mm时，可能提示喉癌的存在。声门型喉癌可以导致杓状软骨的增厚和硬化，这是由于肿瘤的浸润和破坏杓状软骨组织引起的。会厌喉面软组织增厚为声门上型癌的表现。

76. ABCE 鼻窦癌病理上以鳞状细胞癌

多见，肿块在 T_1WI 为等信号，T_2WI 为中等稍高信号；当肿瘤较大时可致整个窦腔被瘤体取代，其内可见坏死、囊变区，T_1WI 为低信号，T_2WI 为高信号，骨壁破坏表现为窦壁黑线消失，同时邻近有肿瘤异常信号。MRI 对肿瘤引起的骨质破坏不及 CT 清楚，但对癌肿的窦腔外扩展显示较好。

77. ABC 泪腺混合瘤占泪腺上皮性肿瘤的 50%，其中 80% 为良性，20% 为恶性。同时，泪腺混合瘤是泪腺肿瘤中最常见的一种。肿瘤组织并不仅仅起源于泪腺上皮组织的内层，还包括其他成分，如间质成分。此外，瘤内可以见到软骨和骨化。

78. ABDE 视神经胶质瘤是起源于视神经内神经胶质细胞的良性或低度恶性肿瘤，多见于学龄前儿童，为良性。有的可发生恶变，但一般不引起血行和淋巴道转移。在临床上，肿瘤可发生于眶内或颅内，多起自视神经孔附近，然后向眶内和颅内生长。肿瘤位于眶内者，可表现为视力下降、眼球突出，且视力下降多发生于眼球突出之前，这是视神经胶质瘤区别于其他肌锥内肿瘤的一个特征。

79. ABDE 视神经鞘脑膜瘤常出现钙化，可在 CT 图像上观察到钙化斑点或片状钙化。在增强 CT 扫描中，视神经鞘脑膜瘤常呈现出"路轨"样的强化，即瘤体周围有一环状或弧形的强化带。视神经鞘脑膜瘤可导致视神经管的扩大，即视神经管的横径增加。视神经鞘脑膜瘤可引起视神经的增厚，即视神经的横断面积增加。

80. ABDE 海绵状血管瘤有"渐进性强化"特点，其余选项疾病增强后可见"路轨"征。

81. ABCDE 海绵状血管瘤是成人眶内最常见的良性肿瘤（B 对），多位于肌锥内（A 对）。MRI 显示海绵状血管瘤与眼外肌相比 T_1WI 呈低或等信号（C 对），T_2WI 呈高信号，信号均匀。动态增强扫描可表现为"渐进性强化"，最终整个肿瘤明显均匀强化（D 对），包膜 T_1WI、T_2WI 均呈低信号（E 对）。

第十章　呼吸系统疾病的影像诊断

一、A1 型题

1. B　大叶性肺炎实变影呈大叶性分布或肺段性阴影，其 X 线表现与病理分期有关：充血期表现为病变区肺纹理增强，实变期表现为形态不同（与累及的部位及范围有关）的较均匀的致密实变影，在叶间裂处边缘清晰，有时可见支气管气象，消散期表现为不均匀的斑片影或少量条索影。

2. D　大叶性肺炎典型的病理变化分为四期：充血期、红色肝样变期、灰色肝样变期及消散期。

3. B　大叶性肺炎是一种肺泡间质和肺泡腔内充满渗出物的炎症性疾病。在大叶性肺炎病后 4 ~ 6 天的灰色肝样变期，病区呈一片密度均匀增深的阴影，形态与肺叶轮廓相符。这是由于肺泡内充满了渗出物，其中红细胞减少，白细胞增加，导致阴影密度增加。

4. A　大叶性肺炎 CT 征象：病变可呈大叶性或肺段性分布，病变可见空气支气管征。

5. D　大叶性肺炎的蔓延途径是肺泡孔（D）。在大叶性肺炎中，病原体通过肺泡壁的孔隙性连接进入相邻的肺泡，导致炎症在肺叶内蔓延。其他选项（A、B、C、E）与大叶性肺炎的蔓延途径无关。

6. B　大叶性肺炎典型的病理变化分四期：充血期（12 ~ 24 小时），红色肝样变期（2 ~ 3 天）；灰色肝样变期（4 ~ 6 天）；消散期（7 ~ 10 天）。大叶性肺炎实变期包括红色肝样变期和灰色肝样变期，故从红色肝样变期开始计算，一般出现在发病后 2 ~ 3 天。

7. B　大叶性肺炎的发病通常先有症状，如咳嗽、发热等，然后才出现阳性 X 线征象，如大片状实变。因此，说法 B 是错误的。其他选项中，典型的病理变化为充血期、红色肝样变期、灰色肝样变期、消散期（A），典型 X 线表现为大片状实变，内见支气管充气征（C），最常见的致病菌为肺炎双球菌（D），多见于青壮年（E），都是正确的描述。

8. D　大叶性肺炎实变的肺叶体积与正常相符，其余选项均正确。

9. A　大叶性肺炎多见于青壮年，临床上以高热、胸痛，咳铁锈色痰为临床特点。

10. A　球形肺炎好发于上叶后段、下叶背段及后、外基底段，多表现为楔形、球形或方形，以胸膜为基底，尖端指向肺门，病变两侧缘或一侧缘垂直于胸膜呈"刀切样"平直边缘，此征象为炎性渗出物沿肺泡 kohn 孔及 lambert 管的侧支通气结构蔓延时遇肺间隔阻碍而形成的，为球形肺炎的特征性改变，该征象还可见于炎性肌纤维母细胞瘤，病变邻近胸膜明显增厚。

11. C　支气管肺炎又称小叶性肺炎，多见于婴幼儿、老年人及极度衰弱的患者或为术后并发症，在发病开始后 12 小时内，往往没有明显的 X 线征象。

12. A　支气管肺炎又称小叶性肺炎，指炎症累及细支气管、终末细支气管及其远端肺泡，是以肺小叶为中心的急性化脓性炎症。肺泡内的纤维素性炎症是指大叶性肺炎。

13. B　慢性支气管的炎性改变最初发生

在较大支气管内，随病变发展自上而下逐渐累及细支气管。

14. B 慢性支气管炎是指气管、支气管黏膜及其周围组织的慢性非特异性炎症，累及黏膜上皮、腺体及管壁组织。肺硅沉着症时肺组织高度纤维化。B 选项不正确。

15. E 支气管肺炎病变呈斑片状阴影沿肺纹理走行，多见于双肺中下野内中带。

16. E 支气管肺炎的主要病变以小叶支气管为中心，经过终末支气管蔓延至肺泡，在细支气管及肺泡内产生炎性渗出。

17. C 支气管肺炎的致病菌为链球菌、葡萄球菌和肺炎链球菌等。多见于婴幼儿、老年人及极度衰弱的患者或手术后及长期卧床的患者。

18. D 急性肺脓肿指发病在 45 日内。

19. B 血源性肺脓肿最常见的部位是肺外围较多（选项 B）。血源性肺脓肿通常是由细菌感染引起的肺组织坏死和脓液积聚所致。细菌通过血液循环进入肺部，常常在肺的外围区域形成脓肿。

20. B 典型肺脓肿壁由内层的炎性坏死组织构成，中间层为纤维肉芽组织，外层为水肿带，增强后内层及外层均无强化，强化最明显的为中间层即纤维肉芽组织。

21. A 吸入性、直接蔓延、血源性均可导致肺脓肿，其中以吸入性最为多见。

22. A 广泛索条、网格状影是肺间质病变的 X 线征象，弥漫性间质病变可见于多种疾病，如胶原性疾病、特发性肺间质纤维化、类风湿、石棉肺、慢性支气管炎、淋巴管炎等。肺脓肿急性期为渗出性病变，X 线表现为片絮状密度增高影，可跨叶段分布。

23. E 肺脓肿早期表现为肺组织的感染性炎症，1 周左右发生坏死、液化；10 天～2 周，肉芽组织包绕形成脓肿，若引流支气管通畅，坏死物排出，可形成空洞。当急性脓肿向慢性过渡时，空洞外围的急性炎症被吸收，纤维组织增生，所以界线更清楚；空洞呈圆形、椭圆形或不规则形，其内常有液平面，少数可没有液平面；空洞内壁光整。

24. A 急性肺脓肿时，病变呈大片状阴影，占据一个或多个肺段，病灶内可见厚壁空洞。

25. B 肺脓肿是一种由于细菌感染引起的肺部炎症性病变，病灶可单发或多发，多发者常见于血源性肺脓肿；早期呈肺内致密的团状影，其后形成厚壁空洞，内壁常较光整，底部常见气液平面。①急性肺脓肿：由于脓肿周围存在炎性浸润，空洞壁周围常见模糊的渗出影。②慢性肺脓肿：脓肿周围炎性浸润吸收减少，空洞壁变薄，腔也缩小，周围有较多紊乱的条索状纤维病灶。

26. A 急性肺脓肿迁延 3 个月以上形成慢性肺脓肿；其外周炎症逐渐吸收纤维组织增生形成假包膜。CT 表现为空洞大小、形态不一，内壁光整，可呈多房改变，空洞内可见气液平面，病灶附近可见支气管扩张或播散病灶，胸膜反应常见。大多数病例 X 线胸片可做出诊断。

27. D 金黄色葡萄球菌肺炎病灶易侵犯胸膜并发脓胸、脓气胸。

28. D 肺脓肿治愈后，通常不会出现钙化影，选项 D 错误。MR 对脓胸的显示敏感，MR 可以较好地显示脓胸的存在，A 选项正确。肺脓肿早期病灶在 MR 上 T_1WI 呈等信号，T_2WI 呈高信号，这是由于脓液的特性引起的，B 选项正确。气体在 MR 图像中呈现为低信号区域，C 选项正确。肺脓肿早期病灶在 CT 肺窗表现为大片状高密度影，可跨叶段分布，这是由于炎症和脓液的积聚所致，E 选项正确。

29. D 急性肺脓肿中心为坏死组织，增强后病变周边呈环形强化而中心坏死部分不强化。

30. B 肺脓肿可跨叶分布，占一个或多个肺叶，大叶性肺炎常按叶分布。

31. B 肺结核时渗出、增殖、变质病变同时存在，增殖性病变常引起肺内纤维灶及胸膜纤维牵拉。

32. A 肺结核常见纵隔淋巴结肿大。

33. B 痰培养结核菌（+），可确诊为肺结核。

34. E 结核球是浸润性肺结核的一种特殊表现，是干酪性病变被纤维组织包绕所致的球形病灶，边界清晰，多为 2～3cm，当病灶边缘模糊时提示有活动或破溃的可能，周围可见卫星灶，大多数病灶内可见钙化，或见毛刺征、可呈分叶状，增强病灶不强化或仅轻度强化。

35. A 原发型肺结核包括原发综合征和胸内淋巴结结核。

36. D 急性粟粒型肺结核在发病初期，X 线仅表现肺纹理增粗，约在 2 周后才出现典型的粟粒性结节，透视的空间分辨率及密度分辨率都不及胸部 X 线片，所以更易漏诊。

37. D 急性粟粒型肺结核早期影像表现为双肺纹理增粗、透过度减低，可见磨玻璃样密度增高影。

38. A 急性血行播散型肺结核以渗出、增殖为主。

39. A 继发性肺结核因机体已产生特异性免疫力，结核菌不再在淋巴结内引起广泛的干酪性坏死，故肺门淋巴结一般不大。

40. A 继发型肺结核是指在原发性结核感染后，细菌经血液或淋巴系统传播到其他部位引起的继发感染。继发型肺结核的典型表现包括结核球（选项 B）、浸润型肺结核（选项 C）、干酪性肺炎（选项 D）和纤维空洞性肺结核（选项 E）。胸内淋巴结结核（选项 A）不是继发型肺结核的表现，而是原发型结核感染时淋巴结的受累。

41. B 急性粟粒型肺结核由大量结核分枝杆菌一次或短时间内数次侵入血液循环所引起，发病初期 X 线仅见肺纹理增强，2 周左右才出现典型的粟粒样结节。

42. A 急性粟粒型肺结核是一种严重的肺结核形式，其特点是肺内出现大量的小型结核病灶，形状像小颗粒（粟粒）。病灶可以是渗出性或增殖性（B），即由于结核菌的侵袭和炎症反应而引起的。"三均匀"是急性粟粒型肺结核的特点，指的是病灶的大小、形态和密度基本一致（C）。大多数病灶吸收的时间长，通常需要约 16 个月（D）。而 X 线阴影的改善可能会比临床症状的改善要晚（E），因此，选项 A 是不正确的。

43. C 浸润性肺结核好发于上叶尖后段及下叶背段，其中以上叶尖后段最多见。

44. A 浸润性肺结核最常见的病理改变是肺腺泡结节。

45. D 垂柳征最常见于慢性纤维空洞型肺结核。原发综合征可见"哑铃征"。急性粟粒型肺结核表现为大小、密度及分布"三均匀"。

46. B 粟粒性肺结核是一种以播散性小结节病灶为特征的结核病变。在 X 线胸片上，粟粒性肺结核通常呈现为从肺尖到肺底大小均匀的多发结节影。这些结节影大小相近，类似于粟粒（小颗粒）的大小和分布。通常，两肺尖部也可能受累，所以选项 A 是错误的。

47. D 急性粟粒性肺结核表现为大小、密度分布"三均匀"的弥漫粟粒性结节；尘肺、间质性肺炎、间质纤维化及含铁血黄素沉着症均表现为肺内网状、蜂窝状阴影。

48. A 亚急性血行播散型肺结核的主要表现为粟粒影像大小不一、分布不均、密度不均。

49. D 原发综合征的肺部病灶及淋巴管炎吸收较快或反应较轻而显示不明显时，主要表现为纵隔和（或）肺门肿大淋巴结，称胸内淋巴结结核。当肺部发生结核感染时，细菌常常通过支气管系统向淋巴结扩散。支气管 – 肺门淋巴结是位于肺门周围的淋巴结群，是肺部结核感染最常见的淋巴结受累部位。其他选项中，气管旁淋巴结（选项 A）、隆突下淋巴结（选项 B）、气管 – 支气管淋巴结（选项 C）和纵隔淋巴结（选项 E）也可以受到结核感染，但在肺部结核感染的早期阶段，支气管 – 肺门淋巴结往往首先受到累及。

50. D 痰结核菌阳性提示肺结核病变处于活动期，有结核病接触史、结核菌素试验阳性、血淋巴细胞增多、低热、盗汗不一定就是感染了肺结核，接种过卡介苗的人结核菌素试验也可呈阳性。

51. D 婴幼儿肺结核多表现为原发综合征：肺内原发灶 + 淋巴管炎 + 淋巴结炎，三者构成"哑铃"状，但淋巴管炎不易见到，故常表现为肺内原发灶和肺门淋巴结肿大。

52. E 肺结核恶化征象包括干酪样坏死、液化及空洞，直接蔓延至邻近肺组织或经支气管、淋巴管或血行播散；纤维化是病灶局限

愈合的表现。

53. D 肺结核的病灶可以分为干酪性病灶、纤维性病灶、钙化性病灶和增殖性病灶等几种类型。干酪性病灶是结核菌引起的活动性炎症，常见于初次感染或活动性复发阶段，病灶内有干酪坏死物质。纤维性病灶是干酪性病灶愈合后形成的纤维组织，病灶内无活动性感染。钙化性病灶是病灶内钙化物质的沉积，常见于愈合后的结核病灶。增殖性病灶是指结核菌引起的活动性炎症，病灶内有活动性感染和炎症细胞浸润。在这些病灶中，大于 5mm 的小结节多为增殖性病灶，因为这种大小的病灶通常表示有一定的活动性感染和炎症反应。

54. D 偏心厚壁空洞多见于肺癌。

55. C 肺结核病灶是否属于开放性主要依据是通过痰液检查找到结核菌（C），即阳性的结核菌培养或酸性染色阳性的结核菌检测。

56. B 继发性肺结核患者的机体已产生特异免疫力，结核菌不会在淋巴结内引起干酪样病变，故肺门淋巴结一般不肿大。

57. E 肺结核愈合常可发生的改变包括钙化、纤维化、空洞净化、病灶吸收等。

58. B 云絮状模糊阴影为渗出性病灶，其余均为干酪性病灶或干酪性病灶的后果。

59. E 肺结核进展期表现为病灶较前增多、新发活动性病变、病变边缘模糊、空洞较前增大等。

60. B 典型结核结节中心组织由干酪组织构成，故 CT 增强后呈环形强化。

61. C 间隔旁型肺气肿为胸膜下多发局限性含气囊状透亮影，直径一般在 1cm 以下。

62. B 密度、大小、分布均匀的粟粒样

病灶是血行播散型肺结核的典型影像学表现。血行播散型肺结核是由于结核菌通过血液循环在全身范围内播散所致。其他选项中，浸润型肺结核（A）呈片状、斑片状浸润阴影；慢性纤维空洞型肺结核（C）呈纤维化、空洞形成；原发型肺结核（D）是最初感染的部位，通常为肺尖或肺上叶的上段；胸膜炎（E）表现为胸膜增厚和积液。

63. B　肺间质性水肿时最早出现的 CT 表现是小叶间隔均匀增厚。

64. D　特发性肺间质纤维化是一种原因不明的弥漫性纤维性肺泡炎。

65. D　特发性间质性纤维化 CT 征象是网格影，典型征象为蜂窝状影。

66. E　特发性间质纤维化是一种不明原因导致的肺间质纤维化，其 HRCT 表现主要包括磨玻璃样密度及实变影（选项 A）、蜂窝状影（选项 B）、胸膜下弧线影（选项 C）和线样影，由于小叶间隔增厚所致，与胸膜面垂直（选项 D）。而弥漫多发粟粒样小结节并不是特发性间质纤维化的典型表现，通常与其他疾病（如结核、结节病等）相关。

67. C　特发性肺纤维化的影像学表现无特异性，但病变的分布主要在两肺下部的外围区，即使病变累及中央部，也表现为病变从胸膜下至肺门逐渐减轻的特点，选项 D 错误，其余选项均正确。

68. C　特发性间质性纤维 HRCT 表现有小叶内间质增厚、小叶间隔增厚、磨玻璃密度影、胸膜下线影、支气管血管束增粗、蜂窝肺等。蜂窝肺为特发性间质性肺炎晚期表现，提示有肺泡壁损伤。

69. E　胸部高分辨扫描（HRCT）可良好显示肺间质纤维化。

70. B　特发性纤维化是原因不明的。弥漫性纤维性肺泡炎，为肺泡壁损害所引起的非感染性炎症反应，近年认为是免疫性疾病，可能与遗传有关。

71. E　特发性肺间质纤维化是一种不明原因导致的肺间质纤维化，其 HRCT 表现包括磨玻璃密度病灶、蜂窝状影、胸膜下弧线影等。胸膜下的磨玻璃密度病灶通常是特发性肺间质纤维化的特征之一，而且它在疾病早期常常出现。激素治疗对特发性肺间质纤维化的病情有一定的改善作用，可以减轻炎症反应和纤维化过程，有可能使病灶完全消退。

72. E　特发性肺间质纤维化晚期 CT 表现呈广泛蜂窝状阴影，小叶结构变形，病变分布呈外围性、胸膜下区。由于肺纤维化可导致局部支气管牵拉性扩张。

73. B　间质性肺炎比较典型的 CT 表现是双肺弥漫性磨玻璃密度阴影。

74. A　婴幼儿间质性肺炎最典型的影像是双肺中内带沿支气管分布的小斑片密度增高影及小泡状透亮影，即代偿性肺气肿，是其主要改变。

75. B　柱状支气管扩张好发于主支气管和肺叶支气管，而不是 5～6 级支气管。

76. B　支气管扩张最好发的部位是左下叶（B）。支气管扩张是一种慢性呼吸系统疾病，其中支气管和支气管壁发生持久性扩张和破坏。在支气管扩张中，左下叶最常受累，因此是支气管扩张最好发的部位。

77. D　桃尖征多见于炎性肌纤维母细胞瘤。

78. E　"轨道征"是扩张支气管与扫描平面平行时的特征表现。

79. C　全小叶型肺气肿病变涉及终末细

支气管以下全部气道，表现为双肺内弥漫分布但不均匀的多发小囊状无壁透亮影，以下叶及前部为重。病变区内肺纹理明显减少，形成弥漫性"简化"的肺结构。

80. B 正常时，肺动脉直径稍大于伴行支气管，如这种大小关系发生倒转时，可明确是支气管扩张。

81. B 支气管扩张症是一种慢性气道疾病，其特征是气道壁持续性扩张和破坏。在CT图像上，支气管扩张症通常表现为以下特征：①印戒征，支气管壁周围的环形或半环形阴影，表示气道壁扩张后的压迫效应。②支气管壁增厚：支气管壁的增厚，由于慢性炎症和纤维化引起。③蜂窝肺：肺组织内的小囊状空洞，由于气道壁扩张和破坏导致肺组织的空洞形成。④多发囊状阴影伴气液平面：肺内多个囊状阴影，其中一些可能显示气液平面。空气潴留不是支气管扩张症的典型CT表现，空气潴留是指气体在呼气末时无法完全排出，导致气体在肺组织内潴留。空气潴留更常见于慢性阻塞性肺疾病（COPD）等疾病，而不是支气管扩张症。

82. C 目前诊断支气管扩张较好的方法是（C）HRCT（高分辨率计算机断层扫描）。支气管扩张是一种呼吸道疾病，HRCT 是目前最常用的诊断方法之一。HRCT 可以提供高分辨率的肺部图像，能够清晰地显示支气管扩张的特征，如管腔扩张、壁厚度变薄等。支气管造影（A）也可以用于诊断，但 HRCT 更为常用。胸部平片（B）在诊断支气管扩张时显示有限。MRI（D）对于支气管扩张的诊断不是首选方法。胸部体层摄影（E）是一种三维影像重建技术，常用于评估肺部结构和病变，但在支气管扩张的诊断中不如 HRCT 准确。因此，选项 C 是正确的。

83. B 支气管扩张是一种疾病，其 X 线影像学表现包括囊状或蜂窝状影（选项 A）、局部肺纹理增多、走行紊乱（选项 C）、不规则管状透明影（选项 D）和不规则杵状致密影（选项 E）。早期轻度支气管扩张在 X 线胸片上可无异常表现，但随着疾病的发展，X 线影像中会出现上述的异常表现。

84. A 支气管造影时，多发性肺囊肿对比剂不易进入，一般仅有少量对比剂进入，而支气管造影可明确显示支气管扩张的部位及范围。

85. C 支气管扩张常见临床症状为咯血，如 CT 显示为支气管扩张则不需要再行 CT 增强扫描。

86. E 空腔性病变是生理性腔隙的病理性扩大。支气管扩张、肺大疱、肺囊肿、肺气囊均属于空腔；包裹性气胸是气体进入胸腔后被包裹所致，不属于空腔性病变。

87. E 空腔不是由于肺组织的破坏液化所造成的，而是由于肺内原有的结构扩大，可由局部肺气肿、气囊、胸膜下的大疱等引起的。这种空腔的壁，比一般的薄壁空洞的壁更薄，周围无实变或炎性变，空腔内多半没有液体。支气管扩张的囊腔虽属于这一类，但其中可有液面，周围可见炎性病变。

88. D 纵隔摆动是主支气管异物最重要及最常见的间接征象。

89. E 支气管异物是指误吸或误咽的物质卡在支气管内引起阻塞。由于右下叶支气管的解剖位置较为独立，且直径较小，异物往往会卡在这个位置，导致右下叶支气管阻塞。因此，支气管异物常发生于右下叶。

90. E 支气管异物的间接征象包括单侧性肺气肿，异物位于主支气管时可出现纵隔摆动，异物留存时间较长可导致肺不张、肺部感染。

91. D　异物位于主支气管时：①呼气性活瓣阻塞时患侧肺透过度增高，肺纹理变细。②纵隔摆动：透视下或呼、吸气相摄片对比，呼气性活瓣阻塞时，纵隔在呼气相向健侧移位，吸气相恢复正常位置；吸气性活瓣阻塞时，纵隔在吸气相向患侧移位，呼气时恢复正常位置。③阻塞性肺炎和肺不张：支气管阻塞数小时后可发生阻塞性肺炎，较长时间阻塞后发生肺不张。④其他改变：肺泡因剧烈咳嗽时内压增高破裂，肺间质内进入气体发生间质性气肿，气体沿间质间隙进入纵隔发生纵隔气肿，继而发生颈部气肿、面、头胸部皮下气肿；气体从纵隔内破入胸腔发生气胸。

92. B　在后前位 X 线影像上，由于硬币是平面物体，其宽面与 X 线束平行，因此显示为窄面。而在侧位 X 线影像上，硬币的宽面与 X 线束垂直，因此显示为宽面，选项 B 正确，A 和 E 错误。这种后前位与侧位显示不一致的特点，有助于鉴别气管内的硬币异物。与食管异物相比，气管内硬币异物的显示特点是不同的。因此，选项 C 和 D 都是不正确的。

93. E　肺门区肿块为中央型肺癌的直接征象。

94. B　中央型肺癌病理分型按发病率由高到低依次为鳞癌，小细胞癌，腺癌，大细胞癌。

95. C　支气管黏液潴留为 CT 增强扫描可见的征象，X 线难以发现。

96. A　右肺上叶发生不张时，肺体积缩小，向内上移位，水平裂随之向上移位，呈凹面向下，与肺门肿块相连，共同形成横或反"S"征。

97. B　腺癌是最常见的肺癌亚型之一，也是最常见的经支气管转移扩散的肺癌亚型。腺癌具有高度浸润性和转移性，往往会通过支气管黏膜进入支气管并沿着支气管壁向外扩散，从而导致支气管转移。其他选项中的鳞癌、小细胞癌、大细胞癌和类癌也可以经过支气管转移扩散，但相对来说腺癌的发生率更高，因此最突出的例子是腺癌。

98. C　结核球在其周围的肺野可见散在增殖性或纤维性病变，称为卫星病灶。

99. E　纤维条索影、结节状卫星病灶、斑片状卫星病灶、钙化常见于结核性空洞周围结构的改变。

100. A　肺癌栓塞常见的并发症主要包括局部出血、血肿、脊髓损伤和血管栓塞。

101. E　中心型肺癌伴肺不张病例行 CT 增强扫描可明确肿块范围；纵隔成熟畸胎瘤内可发现成熟的骨组织、牙齿或脂肪密度，通常不需增强扫描即可诊断。特发性肺间质纤维化及支气管扩张重点观察肺窗改变，而胸膜钙化的 CT 值及纵隔窗观察可明确诊断，不需要增强。

102. C　小细胞癌又称未分化小细胞癌，发病率比鳞癌低，恶性程度高，生长快，较早出现淋巴和血行广泛转移。对放射和化学疗法虽然敏感，但在肺癌中预后最差。

103. E　结核瘤与周围型肺癌都会出现钙化及空洞改变。

104. A　B、C、D、E 均为 MRI 的优势，但在显示支气管壁增厚、破坏，管腔狭窄、阻塞等方面 MRI 不如 CT。

105. E　进展期中央型肺癌 X 线直接征象为肺门区肿块，间接征象是阻塞性肺炎、阻塞性肺不张及阻塞性肺气肿，即"三阻征"。

106. D 肺癌中发病率最高的是鳞癌。

107. D 肺上沟癌导致交感神经受压时易出现霍纳综合征。

108. B 中晚期肺癌是肺癌支气管动脉灌注化疗的适应证。

109. A 肺部病变内"空泡征"常见于周围型肺癌，尤其是腺癌常见。

110. E 肺部炎性病灶内，当出现支气管闭塞或狭窄时提示最有可能是肺癌，其余选项可为感染性和肺癌及单纯感染性。

111. A 肺上沟瘤常好发于肺尖，当肿瘤增大压迫颈部交感神经时可出现霍纳综合征。

112. D 肺癌淋巴结转移的最好发部位是脏侧中组淋巴结。

113. B 肺癌和乳腺癌常发生肝转移，其转移途径为肝动脉。

114. E 肺癌支气管动脉灌注化疗的并发症有化疗后综合征、局部出血、水肿、血管栓塞、穿刺部位局部血肿、脊髓损伤等，脊髓损伤是最严重的并发症，表现为术中或术后 2 ～ 3 小时出现胸髓平面以下的感觉和运动障碍，如尿潴留、截瘫。此并发症与脊髓动脉和支气管动脉存在共干有关。损伤较轻者通过治疗能在数天内逐渐恢复，严重者发生不可逆性改变。

115. A 肺腺癌的倍增时间平均为 120 ～ 180 天，是以肿瘤的体积增长 1 倍所需的时间来计算。

116. A CT 所见诊断为良性病变的患者病变较小时可随访观察，病变较大时需根据实际情况决定是否需要手术。

117. C 支气管肺泡癌属于弥漫性肺癌，在肺内弥漫分布，常可通过支气管扩散。鳞癌、大细胞癌、类癌、未分化小细胞癌四项属于中央型肺癌，常通过淋巴结转移。

118. A 中央型肺癌对周围血管的压迫或浸润使得肺癌邻近出现大片的灌注减低区，这有助于选择治疗方法，放疗或化疗的效果首先表现为邻近血流的改善。

119. A 周围型肺癌空洞的影像特征为厚壁偏心空洞，内壁不光整，可见壁结节。

120. B 周围型肺癌毛刺征指肿瘤边缘呈放射状排列的僵硬短细毛刺。

121. E 周围型肺癌最常见的组织学类型是腺癌，但累及较大支气管时，以鳞状上皮癌多见。

122. E 局限性阻塞性肺气肿多见于肺部肿瘤导致支气管阻塞，从而发生肺气肿。

123. C 小叶中心型肺气肿的典型改变是呼吸性细支气管的肺泡扩张，周围部分不受累，病变位于小叶中心。典型 CT 表现是肺内散在分布小圆形、无壁透亮影，直径 2 ～ 10mm，多发生于上叶，尤其是上叶尖段、后段及下叶背段。

124. E 结核球的卫星病灶及引流支气管是其与周围型肺癌鉴别的关键征象（E 对），周围型肺癌也可表现为分叶征（A 错），也可有病灶直径不超过 3cm（D 错），如结节状影的周围型肺癌，周围型肺癌也可见病灶内空洞形成（C 错），因此它们在周围型肺癌与结核球的鉴别中意义较小。结核球病灶内斑点状钙化（B 错）在与周围型肺癌鉴别中没有卫星病灶及引流支气管征象关键。

125. C 周围型肺癌组织学类型以腺癌多见；中央型肺癌以鳞癌多见。

126. D 细小毛刺与分叶对于诊断周围型肺癌具有较高的特异性。

127. D　在肺良性肿瘤中，血管瘤、平滑肌瘤、脂肪瘤、纤维瘤比较少见。

128. C　肺内错构瘤 X 线征象：周围型者表现为肺内孤立结节影，边缘清楚，无明显分叶，部分可见钙化，典型钙化为爆米花样；中央型者引起阻塞性肺炎或肺不张等表现。

129. D　类风湿性肺部改变多表现为间质病变，晚期出现间质纤维化，表现为蜂窝状改变。

130. D　中央型肺癌合并肺不张时增强主要是为了解肿块的大小和边界。

131. E　支气管肺癌是男性发病率最高的恶性肿瘤（A），鳞癌是肺癌最常见的类型（B），X 线胸片仍然是最主要的普查手段（C）。通常情况下，中央型肺癌会出现症状较早，如咳嗽、咳痰、呼吸困难等（D）。胸片显示中央型肺癌比较困难，通常只能看到间接征象即阻塞性改变，直接征象会被掩盖，选项 E 错误。

132. C　肺门淋巴结钙化常见于肺结核、矽肺等，不是肺癌的继发征象。

133. B　常于早期即发生淋巴转移的是小细胞癌。

134. C　肺癌增强时间 – 密度曲线上升速度快，峰值维持时间短。

135. A　周围型肺癌的影像表现：①分叶征：系肿瘤在各个方向上生长不均匀或受支气管、血管阻挡所致，也可由多个致密结节融合形成；②毛刺征：表现为短而直，呈放射状排列，为肺癌较特异性的征象；③胸膜凹陷征：肿瘤内的成纤维反应可引起胸膜内陷或邻近的叶间裂凹陷；④周围结构集中征：肿块邻近的支气管、动脉和静脉向结节方向移位或在结节周围截断。

136. D　肺泡实变属于渗出性病变，周围型肺癌属于结节与肿块。

137. D　肺内结节的 CT 表现最支持周围型肺癌诊断的是分叶征。

138. C　中央型肺癌是指位于肺门附近的肺癌，早期常常没有明显的肿块或肺门淋巴结肿大，因此在 X 线上很难直接观察到肿块或肺门淋巴结肿大。然而，肿瘤的生长会引起气道的阻塞，导致局限性肺气肿的出现。因此，早期中央型肺癌的间接 X 线征象是局限性肺气肿。

139. D　右肺下叶肺不张时，在斜位或曝光不足的 X 线片亦可显示；中叶及上叶出现代偿性肺气肿；正位示底位于膈面，尖端指向肺门的三角形阴影，侧位片不张肺叶向后移位，肺门向下移位。

140. C　反 "S" 征是右上肺中央型肺癌并右肺上叶不张时的特征性征象，右肺上叶体积缩小并向上移位，其凹面向下的下缘（上移的水平裂）与肺门肿块下凸的下缘相连，形成反置的 "S" 状。

141. C　小细胞肺癌最常见的转移途径是淋巴转移（C）。小细胞肺癌具有高度侵袭性和早期转移的特点，而淋巴转移是其最常见的转移途径。

142. D　转移性或原发性鳞癌均易形成空洞。

143. C　错构瘤分为中央型和周围型。是肺内最常见的良性肺肿瘤，病灶内可测得脂肪密度是错构瘤特征性改变，大部分病灶少见钙化，典型钙化表现为爆米花样钙化。增强扫描后病变时间 – 密度曲线无上升改变，绝大多数病灶无明显强化。

144. C　慢性炎症属于基本病变中的增殖

性病变，不属于弥漫性肺泡实变。

145. A 组织学上，周围型错构瘤主要由软骨组织构成，并混杂有纤维结缔组织、平滑肌及脂肪等组织；中央型错构瘤则主要由脂肪组织构成。

146. C 畸胎瘤病理上可分为两类：一类为囊性畸胎瘤，含外胚层与中胚层组织，其内可有鳞状上皮、脂肪、汗腺、毛发、钙化、牙齿及骨骼等；另一类为实性畸胎瘤，含有三个胚层，结构更加复杂。肿瘤多位于前纵隔的中部偏下。

147. D 最常见的侵袭性胸腺瘤转移扩散途径是沿胸膜腔种植转移。

148. D 胸腺瘤常位于前纵隔中上部，胸腺瘤好发于青少年和中年人，而不仅限于青年人。约 30% ~ 45% 胸腺瘤病例合并重症肌无力。肿瘤多为圆形或卵圆形，表面光滑或有浅分叶。胸腺瘤累及心包时，可引起心包炎和心包积液的形成。

149. B 胸腺瘤以中年人发病率最高，良性胸腺瘤有完整包膜，胸腺癌包膜不完整。肿瘤边缘常有弧形钙化，但不提示良性还是恶性。胸腺瘤的直径大于 10cm 时，其恶性变的可能性确实明显增加。因此，选项 B 是正确的。E 项是错误的，恶性胸腺瘤有可能发生血行和胸膜转移。

150. D 侵袭性胸腺瘤 CT 上分为 4 期：第一期包膜完整，肿瘤仅在包膜内生长，和非侵袭性胸腺瘤难以区分；第二期肿瘤穿透包膜至纵隔脂肪内；第三期肿瘤向周围，并沿胸膜的远处种植，邻近器官侵犯（如心包、大血管、肺等），可行手术治疗；第四期胸膜心包播散，淋巴或远处转移。

151. B 胸膜肿块以胸壁为中心向肺内或胸廓外突出，与胸壁夹角为钝角，肺内肿块则与胸壁夹角成锐角，A 选项错误，B 选项正确；C 项是错误的，胸膜肿块与肺交界面不一定光滑清楚；D 项是错误的，胸膜肿块不一定会引起局部胸壁膨隆和其他影像学征象；E 项是错误的，胸膜病变的形态多样，不仅限于规则的梭形或半圆形。

152. C 纵隔神经源性肿瘤常发生囊变、坏死。

153. A 恶性畸胎瘤较少见，表现为边界不清，邻近脂肪、血管等受累。

154. C 后纵隔区神经组织丰富，故神经源性肿瘤多见；食管囊肿常发生于食管中 1/3 附近纵隔内；畸胎瘤位于前纵隔的中部偏下；转移瘤多发生在肺部；脂肪瘤多位于前纵隔下部及心膈角区。

155. C 临床常见的原发纵隔肿瘤主要有胸腺瘤、淋巴瘤、神经源性肿瘤等，前纵隔肿瘤多见于胸腺瘤。

156. C 肺气囊形成是金黄色葡萄球菌肺炎的特征表现，可在发病 1 ~ 2 天出现，并可一日数变，囊壁薄，一般无液面。

157. E 畸胎瘤属于生殖细胞瘤，病理上分为成熟型畸胎瘤及未成熟型畸胎瘤，前者为良性，较为多见，后者为恶性，少见。

158. E 纵隔神经源性肿瘤好发于后纵隔脊柱旁沟区。

159. A 胸腺瘤起源于未退化的胸腺组织。

160. B 阻塞性肺气肿为支气管未完全闭塞，活瓣性阻塞的结果，一般发生时间较早。

161. D 纵隔淋巴瘤的钙化较为罕见，相比之下，淋巴结结核更常见钙化。因此，选项

D 是错误的，其余选项均正确。

162. E　结节病的典型表现为双侧肺门淋巴结对称性增大；Castleman 病所致的纵隔淋巴结肿大；可见于任何部位，前上纵隔多见；支气管囊肿发生于中纵隔；淋巴瘤所致的纵隔淋巴结肿大，位于前上纵隔、中纵隔气管旁或肺门区。上述各疾病均可累及中纵隔，而胸腺瘤为前纵隔肿瘤，不累及中纵隔。

163. D　纵隔神经源性肿瘤常见囊变，但不会出现空洞。

164. E　透视下见肿块随呼吸上、下移动，是肺肿瘤的特征，因为肺组织随呼吸运动，而纵隔肿瘤通常不会随呼吸运动。肿块最大上下径在纵隔内，是纵隔肿瘤的特征，因为纵隔肿瘤通常起源于纵隔组织，而肺肿瘤通常位于肺组织内。肿块压迫气管是纵隔肿瘤的特征，因为纵隔肿瘤压迫周围结构，包括气管。肿块边缘与纵隔交角呈钝角是纵隔肿瘤的特征，因为纵隔肿瘤通常与纵隔组织相连，边缘不清晰，呈钝角。肿瘤钙化不是鉴别肺肿瘤与纵隔肿瘤的要点，因为肺肿瘤和纵隔肿瘤都可能出现钙化。

165. E　胸内甲状腺肿、胸腺瘤、畸胎瘤及淋巴管瘤好发于前纵隔；支气管囊肿好发于中纵隔。

166. E　中纵隔是位于胸腔内的一个区域，包含了多种组织和器官。在中纵隔中，恶性淋巴瘤是较为常见的肿瘤之一。恶性淋巴瘤起源于淋巴组织，可以发生在中纵隔的淋巴结或其他淋巴组织中。其他选项如胸腺瘤、生殖细胞瘤、神经鞘瘤和表皮样囊肿在中纵隔发生的频率相对较低。

167. B　多种疾病均可引起纵隔淋巴结肿大，并非淋巴瘤的特征性表现。

168. E　脂肪 T_1 短呈高信号，淋巴结的 T_1 相对较长呈中等信号，在其高信号的背景下，易于显示呈圆形或卵圆形中等信号的淋巴结。

169. D　非霍奇金淋巴瘤（NHL）中的淋巴母细胞型淋巴瘤最常发生于前中纵隔的融合大肿块；后纵隔及心包横膈组淋巴结几乎只在 NHL 中出现，极少见于霍奇金淋巴瘤。大细胞淋巴瘤肺部浸润可以在数天内迅速出现，化疗后又迅速消失。NHL 也可表现为支气管黏膜下肿块。原发的肺淋巴瘤多为 NHL，多表现为单个肿块，生长缓慢，手术切除后可治愈。

170. D　纵隔畸胎瘤的特征性 CT 征象是出现脂肪 - 液体平面。

171. B　畸胎类肿瘤好发于前中下纵隔，即心脏与升主动脉交界处。

172. A　横膈附近的胸腔积液位于横膈外侧而非肺影外侧（A 错）。胸腔积液积聚在膈脚与脊柱间，可使膈脚向前外侧移位（B 对）胸腔积液与肝的交界面模糊（C 对），因为它与肝脾之间隔有横膈。薄层高分辨扫描时，界面模糊征不复存在。胸腔积液可将横膈衬托出来，呈线样弧线影（D 对）。肝脏的后内缘为裸区，腹水不能达到，因此此处见到液体积聚提示为胸腔积液（E 对）。

173. E　包裹性胸腔积液的好发部位是侧后胸壁。

174. C　胸腔积液需要在 200～250ml 以上才有 X 线表现，于站立后前位检查也仅见肋膈角变钝、变浅或填平。

175. A　结核杆菌感染胸膜可引起结核性脓胸，或者结核性胸膜炎未得到及时彻底的治疗，也会引起结核性脓胸；肺结核术后护理没有做好，会继发结核性脓胸出现。

176. C X 线对显示纵隔肿瘤较为局限，CT 是对纵隔肿瘤诊断最有价值的检查方法，MRI 对于后纵隔神经源性肿瘤与椎间孔、椎管的关系的显示较好。

177. B 横膈附近胸腔积液与腹水的鉴别。①横膈征：当腹水和（或）或胸腔积液存在时，横膈表现为弧形线状影，该线状影内侧的液体为腹水，外侧的为胸腔积液。②膈脚移位征：胸腔积液聚积在膈脚与脊柱间，可使膈脚向前外侧移位；腹水位于膈脚的前外侧，膈脚向后内侧移位。③界面征：腹水直接贴着肝脾，腹水与肝脏交界面清晰，而胸腔积液与肝脏间有横膈，因此胸腔积液与肝脾交界面模糊。④裸区征：肝的后部直接附着后腹壁，没有腹膜覆盖，属于裸区，该区阻断腹水不能到达脊柱右侧，而右侧胸腔积液可聚积在脊柱右侧。

178. E 可根据胸腔积液在 MR 不同序列的信号表现来鉴别其内是否有出血、蛋白含量多少等情况。

179. C 胸腔积液渗液曲线的形成与胸腔负压、液体表面张力、肺组织弹性、液体的重力及液体在胸腔的虹吸作用有关。

180. C X 线胸片胸腔积液定量的方法为：少量胸腔积液是液体上缘在第 4 前肋下缘以下；中量胸腔积液是指液体上缘在第 2 前肋下缘至第 4 前肋下缘之间；大量胸腔积液是指液体上缘超过第 2 前肋下缘以上。

181. B 游离性胸腔积液当液体量 250ml 左右时，于站立位后前位检查时仅表现为肋膈角变钝。

182. E 大量胸腔积液使上凸的膈顶变为下凹，膈影呈相反的从大变小，称为膈倒转。胸部 X 线片可以根据大量胸腔积液和胃泡位置下移考虑膈倒转。

183. A 结核性胸膜炎发病原因少见于血源性感染。

二、A2 型题

184. C 肺炎链球菌肺炎即大叶性肺炎，其特点是高热、咳铁锈色痰，病变按叶段分布；金黄色葡萄球菌肺炎的特点是病变易形成脓肿并其内可见气液平面，咳脓臭痰。铜绿假单胞菌肺炎的特点是咳嗽、脓痰，少数患者为绿色脓痰，X 线表现常见为弥漫性双侧支气管肺炎，可累及多个肺叶。克雷伯菌肺炎特点是起病急、寒战、高热、咳嗽，咳黏稠痰，痰呈黄棕色脓性，可带血，典型者为红棕色黏稠胶冻状痰，胸部 X 线表现常呈多样性。大肠埃希菌通常与泌尿道感染相关，与肺炎无关。根据题干对患者体征描述，可排除 A、B、D、E。

185. B 根据描述，患者出现畏寒发热和右胸痛，X 线胸片显示右下肺叶有大片模糊影。这些特点与肺炎球菌肺炎相符。肺炎球菌是一种常见的致病菌，可以引起肺部感染，导致炎症和病灶形成。大片模糊影可能是由于肺炎球菌引起的肺部炎症导致的。

186. D 慢性支气管炎临床表现是咳嗽、咳痰。大部分患者有黏液痰，痰较黏稠，不易咳出。冬季慢性支气管炎发病较多，反复发作而病情加重，X 线表现是肺纹理增多、增粗、扭曲及边缘不清，有时可见轨道征及网线影，以两下肺为重。该患者为老年女性，持续 2 年以上的慢性病变，冬季加重，结合胸部 X 线片，符合慢性支气管炎诊断标准。

187. D 慢性支气管炎临床诊断标准为慢性咳嗽、咳痰或伴有喘息，连续 2 年或以上，每年发病至少持续 3 个月，排除其他心肺疾病方可诊断。根据题干描述，该患者最有可能是患有慢性支气管炎。慢性支气管炎导致的弥漫性肺气肿的 X 线表现：双肺透亮度增加，肋间隙增宽、肋骨走向变平，心影垂直狭长，横膈低平。

188. E　支气管肺炎也称小叶性肺炎，病变常起于支气管或细支气管，继而累及肺腺泡或肺泡。其典型影像学表现为肺纹理增粗、出现小片状阴影，沿肺纹理分布，边缘模糊。多见于婴幼儿、老年人、极度衰弱或长期卧床的病重患者，常见致病菌为葡萄球菌、肺炎链球菌等。

189. D　支气管肺炎的典型影像表现为双肺内中带沿支气管分布的散在小斑片影，常合并阻塞性小叶肺不张及肺气肿，即"小三角形密度增高影及泡性小透亮区"，可由细菌、病毒或真菌引起，单凭胸片表现难以确定其病原性质，多见于婴幼儿、体弱老年人及长期卧床患者。原发性肺结核影像表现为原发综合征或胸内淋巴结结核；支原体肺炎表现为单侧下叶受累，实验室支原体抗体阳性，发病 2～3 周后血冷凝集试验比值升高（可达 1：64）；大叶性肺炎多发于青壮年，咳铁锈色痰，且为叶段受累。病毒性肺炎通常表现为肺实质炎症，但不会出现沿肺纹理走行的小三角形密度增高影。

190. C　隐匿性肺癌为早期肺癌，是指肺内无明显肿块，而痰细胞学检查阳性，X/CT 仅表现为阻塞性肺气肿。

191. B　肺脓肿常表现为片状致密阴影，边缘模糊，其中心密度较低，形成透亮区，常有液平面形成。

192. E　肺脓肿临床多为高热，咳脓臭痰，空洞内可见气液平面，空洞壁厚薄均匀，内壁光整；支气管囊肿壁较薄且均匀，边界光整，无明确临床表现；癌性空洞壁厚薄不均，可见壁结节；肺结核空洞多位于上叶尖后段

或下叶背段，内壁光整，周围有卫星灶。囊状支气管扩张就是支气管扩张的一种病理改变，其特点是支气管壁的部分或全部弹性纤维层缺失，导致支气管扩张和囊腔形成。这些囊腔易于感染，常见症状包括反复发热、咳嗽和咳脓痰。X 线胸片的典型表现是呈蜂窝状的多个薄壁囊腔，并可见多发小液气平面。该患者临床及影像学表现支持囊状支气管扩张并感染。

193. B　根据描述，CT 扫描显示右上肺胸膜下多房性空洞，部分空洞内可见小液平，病变周围散在小斑片状病灶，相邻胸膜增厚。这些特点与慢性肺脓肿相符。慢性肺脓肿通常是由细菌感染引起的，形成多房性空洞，空洞内可能有液平。病变周围散在小斑片状病灶可能是由于感染的炎症反应。相邻胸膜增厚可能是由于感染的扩散或炎症反应引起的。

194. D　患者有右下肢挤压伤入院的病史，而突发高热、寒战、咳嗽和大量腥臭脓痰提示了肺部感染的可能性。血白细胞计数较低，可能是由于感染的影响导致的白细胞减少。胸部 X 线片发现右中肺野外带大片状高密度影，其内密度欠均，病变跨肺叶分布，这些表现与急性肺脓肿相符。大叶性肺炎按叶段分布，而肺脓肿可跨肺叶分布，所以选 D。

195. D　慢性纤维空洞型肺结核的 X 线表现为锁骨上下区有形状不规则的纤维空洞，周围有比较广泛的条索状纤维性改变，并有新老不一的病灶，肺门上提，中下野肺纹理呈垂柳状，常见胸膜增厚。

196. E　急性血行播散型肺结核早期 X 线片上只表现为肺纹理增多增粗或呈细网状，3～4 周后出现大小、密度、分布三均匀的弥漫性粟粒结节，直径 1～2mm，边界清楚。

197. D　肺结核球是一种由结核菌引起的肺部病变，常表现为肺内局限性的球形或卵圆

形病灶。在 CT 上可以观察到裂隙样透亮区、毛刺征和分叶征。增强扫描时，病灶常呈周边环形强化，结合患者临床表现，患者的诊断应为肺结核球。

198. D 肺脓肿起病急，临床表现为高热、寒战、咳嗽、胸痛，空洞内可见气液平面。错构瘤、肺大疱及支气管囊肿无明显临床症状。错构瘤 X/CT 表现为软组织密度结节影，内可测得脂肪密度，特征性改变可见爆米花样钙化；肺大疱为泡状无肺纹理区，可见菲薄的壁，为空腔性病变；肺支气管囊肿多于查体时发现，合并感染时有相应症状。结核性空洞多无液平面，周围可见卫星灶，结合临床症状及抗炎治疗效果不明显的病史，应诊断为肺结核。

199. A 中央型肺癌指的是发生在段及段以上支气管的肺癌，继发征象为"三阻征"：阻塞性肺气肿、阻塞性肺炎、阻塞性肺不张。发生在段以下的肺癌为周围型肺癌，仅在病灶远侧可见少许阻塞性肺炎，不会出现肺不张。慢性纤维空洞型肺结核可见多发空洞及纤维性病变，并可见"垂柳征"。肺隔离症多见于左肺下叶后基底段，由体循环（降主动脉或腹主动脉分支）供血。

200. B 25 岁中青年男性患者，低热 2 周，咳少量痰（结核中毒症状）。胸片示：右上肺不均匀密度增高影，其中有空洞形成（结核影像学表现），血沉 45mm/h（血沉正常值为 15mm/h 左右，血沉加快），故最可能诊断为右上肺结核。

201. A 青年男性，有咳嗽、咳痰、咯血症状，右上肺尖段发现球形阴影，右上肺尖段为结核的好发部位，周围有条索状阴影，边缘清楚，内可见点状钙化为结核的特征性征象。

202. B 间质性肺炎病变分布广泛，多累及两侧，以两肺门附近及肺下野好发，其典型的 X 线表现是肺纹理增强、网状及小结节状影、肺气肿，肺门区有时可见"袖口征"。根据题干描述，选项 B 正确。

203. A 特发性肺间质纤维化 HRCT 表现：①蜂窝肺；②小叶内间质、小叶间隔增厚，呈网格状；③胸膜下弧线影；④支气管血管束增粗；⑤磨玻璃样密度。根据题干描述，最有可能的诊断是 A 选项。

204. D 该患者有发热及咳脓臭痰史，X 线检查中见右下肺野大片状阴影，其中可见透光区及内有液体平面，首先应考虑肺脓肿。

205. D 血源性肺脓肿在一肺或两肺边缘部有多发的散在小片状炎症阴影或边缘较整齐的球形病灶，其中可见脓腔及液平面。该患者化脓性中耳炎术后出现高热、咳嗽、咳痰以及胸部 X 线片显示双肺多发片状阴影，部分可见空洞形成，提示可能存在肺部感染。白细胞计数增高也支持感染的存在，故首先考虑血源性肺脓肿。

206. B 间质性肺炎病变分布广泛，多累及两侧，以两肺门附近及下肺野好发，其典型的 X 线表现是肺纹理增强、网状及小结节状影、肺气肿，肺门区有时可见"袖口征"。故选 B。

207. C 静脉曲张型支气管扩张 CT 可表现为串珠状征象，合并感染时可见液平面。

208. E 根据描述，椭圆形阴影位于右前上纵隔，有斑点状致密影，并且在透视下可见随吞咽动作上下移动的块影。这些特点与胸内甲状腺相符（E）。胸内甲状腺是指甲状腺组织在胸腔内的生长，常见于纵隔的前上部。它可以在 X 光或 CT 扫描中显示为位于纵隔的椭圆形阴影，其中可能有斑点状的钙化，且在透视下可见随吞咽动作上下移动。胸腺瘤（A）

是指胸腺组织的肿瘤，通常位于纵隔的前上部。它可以在影像学检查中显示为一个或多个椭圆形阴影，但不具有随吞咽动作上下移动的特点。畸胎瘤（B）是一种生殖细胞肿瘤，通常包含多种组织类型。它可以在影像学检查中显示为一个囊性或实性的阴影，但通常不位于纵隔的前上部。支气管囊肿（C）是一种先天性异常，由支气管的腺体发育不良引起。它可以在影像学检查中显示为一个囊性阴影，但通常不具有随吞咽动作上下移动的特点。心包囊肿（D）是一种心包腔内充满液体的囊性病变。它可以在影像学检查中显示为一个囊性阴影，但通常不位于纵隔的前上部。

209. C　右上肺 SPN，边界光滑，内见钙化灶及类脂肪密度影，考虑良性病变，错构瘤可能性大。周围型肺癌多有毛刺、分叶、胸膜凹陷征等，病灶较大者常出现坏死，密度不均匀，增强扫描强化程度多大于 20Hu。结核瘤与错构瘤相似，边缘光整，但周围常见"卫星灶"，部分可见环形强化。硬化性肺细胞瘤常为圆形或类圆形，边缘光滑，密度均匀，较少出现钙化，且强化明显，多大于 90Hu。炎性假瘤右肺中叶多见，病灶呈圆形，轮廓清楚光滑，无分叶，密度均匀，边缘常伴有纤维条索影及胸膜肥厚。

210. A　患者有左侧胸痛、胸闷气短、消瘦等症状，CT 可见左上肺肿块并左侧胸膜多发病变，提示肺内肿块为肺癌并胸膜转移导致胸腔积液和胸膜改变；结核性胸膜炎及胸膜间皮瘤不会出现肺内肿块。乳糜胸是指胸腔积液中含有乳糜，通常由淋巴管阻塞引起。患者的症状和检查结果不支持乳糜胸的诊断。肝硬化可导致胸腔积液的形成，但通常伴有其他肝脏疾病的症状，如黄疸、腹水等。患者的主要症状和检查结果更符合肺癌胸膜转移

的可能性。

211. B　该患者为中年男性，有典型的周围型肺癌直接征象：肺内肿块影，呈分叶状，边缘有短细毛刺，最可能的诊断是周围型肺癌。

212. E　右上肺癌时，肿块阻塞相应段支气管可引起阻塞性肺不张，影像学表现为肿块及上移的右肺水平裂形成的横"S"征，是比较典型的征象。

213. B　该患者不发热，在门诊行抗炎治疗无效，可排除炎性病变；患者年龄较大、厚壁空洞、内壁不光滑、外缘分叶、毛刺，更为支持肺癌诊断；而结核性空洞多为薄壁，周围常见卫星灶或片状浸润性表现。曲霉菌感染空洞内壁光整，其内可见曲菌球，并见空气新月征。

214. D　右上肺阴影边缘模糊、毛糙，多考虑为恶性病变，其余选项病变边缘光整。

215. E　硬化性肺泡细胞瘤影像学表现为肺内孤立结节，边界清晰，可见"血管贴边征""彗尾征"，是其较为特征的影像表现。

216. C　周围型肺癌空洞通常为偏心厚壁空洞，内壁不光整，且可见壁结节。肺结核、脓肿的空洞内壁光整，无壁结节。

217. C　肺上沟瘤属于周围型肺癌，常发生于肺尖，此处癌肿易于侵犯颈部交感神经，引起眼球内陷，瞳孔缩小，上肢疼痛。

218. B　典型的肺癌征象：左下肺内肿块，有毛刺，则首先考虑为周围型肺癌。

219. E　患者主要症状为气短，胸片显示上纵隔增宽和右上叶支气管狭窄，这些表现提示可能存在中央型肺癌。中央型肺癌好发于肺段和段以上支气管，引起支气管壁增厚及管腔狭窄。胸腺瘤一般不会导致支气管狭窄。肺结

核的典型表现为干咳、咳痰、乏力等症状，胸片上可见肺内结节或浸润阴影。与患者的主要症状和胸片表现不符。巨淋巴结增殖症是一种淋巴组织增生性疾病，常表现为淋巴结肿大，巨淋巴结增殖症一般不会导致支气管狭窄。恶性淋巴瘤是一种淋巴组织恶性肿瘤，可引起淋巴结肿大。然而，胸片上显示的右上叶支气管狭窄不支持恶性淋巴瘤的诊断。

220. B 该患者有大量胸腔积液，气管应向健侧移位，但气管无移位，提示患者还存在萎陷性病变，使得气管移位不明显，故最可能的诊断为中央型肺癌合并肺不张，其余选项均为膨胀性或无萎陷性病变，引起纵隔移位。

221. D 中央型肺癌：肿瘤生长在主支气管、叶或段支气管。直接征象：向管腔内生长可引起支气管阻塞征象。多为一侧肺门类圆形阴影，边缘毛糙，可有分叶或切迹，与肺不张或阻塞性肺炎并存时，下缘可表现为倒 S 状影像，是右上叶中央型肺癌的典型征象。患者咳嗽、咳痰、痰中带血，伴胸痛与发热等临床表现结合 X 线胸片，符合中央型肺癌诊断。

222. C 中央型肺癌常发生在肺段和段以上支气管，该患者行 X 线及 CT 扫描显示病变位于肺门处，另外，患者有左声带麻痹，左膈肌升高，表示左喉返神经及膈神经已受到侵犯，故选 C 最合适。

223. B 错构瘤为肺内常见的良性肿瘤，边界清楚，典型的钙化呈爆米花状。

224. E 前上纵隔最常见占位为胸内甲状腺肿，表现为纵隔内病变与颈部甲状腺相连，并可见多发大小不等低密度影结节影，且常合并大小不等的粗大钙化，局部气管受压移位。

225. E 胸内甲状腺是指甲状腺组织位于胸腔内的情况。胸内甲状腺可见钙化，随吞咽

活动是其特点。患者的 X 线胸片上显示右前上纵隔有一椭圆形阴影，其中有斑点状致密影，并且透视下观察到块影随吞咽动作上下移动，这些表现与胸内甲状腺的特点相符。

226. C 胸腺瘤位于前纵隔中上部，是前纵隔最常见的肿瘤。侵袭性胸腺瘤是胸腺瘤的一种亚型，它具有浸润性生长的特点。患者的 CT 表现显示纵隔前中区偏左侧的肿块边界不清、形态不规则，沿胸膜向前浸润，覆盖胸壁呈波浪状。这些特点与侵袭性胸腺瘤的典型表现相符。纵隔型肺癌 CT 表现为，平扫多呈结节状，分叶状，增强不均匀，平扫可见纵隔门部肿大淋巴结密度均匀，边界光滑，边缘增强明显。胸膜恶性间皮瘤的表现为单侧的胸腔积液以及胸膜明显增厚。淋巴瘤 CT 表现主要表现为淋巴结肿大。肺转移瘤最常见的 CT 表现是出现单发或多发的结节，而且多分布在肺的中下部以及胸膜下区。

227. B 胸闷气短、全身乏力、咳嗽和发热可能与中上纵隔的病变有关。胸片显示中上纵隔增宽，右缘呈波浪状改变，这是胸腺瘤常见的影像学表现之一。白细胞计数正常范围为 $4 \sim 10 \times 10^9/L$，患者的白细胞计数为 $12.5 \times 10^9/L$，暗示可能存在炎症或感染的反应。综合上述表现，最可能的诊断是胸腺瘤。其他选项中，胸内甲状腺肿通常不会导致中上纵隔增宽；右侧中央型肺癌可能有其他影像学表现，如肺实变或结节；淋巴瘤和畸胎瘤在临床上较为罕见。

228. D 患者为婴幼儿，具有病毒性肺炎的影像表现，婴幼儿又以腺病毒肺炎多见。

229. C 胸腔积液或液气胸是指在胸膜腔内积聚了液体或气体。在 2 岁的儿童中，早期出现这种情况常常与金黄色葡萄球菌感染有关。金黄色葡萄球菌是一种常见的致病菌，它可以引起肺部感染，并导致炎症反应和胸腔积

液的形成。链球菌（A）和肺炎双球菌（B）是引起肺炎的常见致病菌，但它们通常不会在早期就导致胸腔积液或液气胸。病毒（D）是引起呼吸道感染的常见病原体，但一般不会导致胸腔积液或液气胸。支原体（E）是一种介于细菌和病毒之间、能独立生存的微生物，可以引起肺炎，但与胸腔积液或液气胸的关联性较低。

230. D　畸胎瘤好发于前纵隔，青年女性多见，在 CT 和 MRI 上发现骨化和（或）脂肪成分，为诊断畸胎瘤的有力证据。脂肪瘤多位于前纵隔下部和心膈角区，有时呈哑铃形，其内为脂肪组织；胸腺瘤和生殖细胞瘤一般无脂肪 - 液体平面的特征。

231. E　胸腺瘤多位于前中纵隔，是前中纵隔最常见的肿瘤性病变，可以合并重症肌无力，该患者有眼睑下垂，结合临床及影像学表现，最可能的诊断是胸腺瘤。淋巴瘤发生在中纵隔多见，且为多个淋巴结融合而成，可见分叶。畸胎瘤位于前中下纵隔，可见钙化、牙齿及脂肪密度；神经源性肿瘤多见于后纵隔，胸内甲状腺肿多位于前上纵隔，与颈部甲状腺相连，局部气管可见受压移位。

232. A　前纵隔区好发的肿瘤为胸腺瘤、畸胎瘤和心包囊肿，但是 1/3 的胸腺瘤患者可出现重症肌无力，且常因此症而就诊，该患者两眼不能完全睁开，全身无力，与重症肌无力症状相符。

233. B　前上纵隔常见胸内甲状腺肿，位于气管的前方或侧方，常合并钙化，并随吞咽动作移动，局部气管受压移位。

234. D　患者有典型的结核中毒症状和胸腔积液体征，且 X 线胸片提示有胸腔积液，故选 D。

235. A　病变位于后纵隔，由椎管内沿椎

间孔向外延伸至椎管外，为神经源性肿瘤的典型表现。

236. C　结合甲状腺癌病史及 X 线胸片表现，最可能为肺转移瘤。患者有甲状腺癌病史，近期出现咳嗽，并在胸片上显示双肺弥漫分布的小结节影，尤其在双中下肺较多。这些表现与甲状腺癌在肺部转移的典型表现相符。

237. C　胸膜炎病因以结核性最多见，该患者有低热、右胸刺痛和活动后气促等（结核中毒症状），X 线胸片提示胸腔积液，故最可能的诊断为右侧结核性胸膜炎。右下肺大叶性肺炎通常表现为大片阴影，但不会出现肋膈角消失和膈被掩盖的特征。右下肺不张通常表现为肺容积减小，胸部 X 线片上可能显示肺体积减小和膨胀不良的特征。右下肺脓肿通常表现为局部阴影，可能伴有脓液积聚的征象，但不会出现胸膜炎的特征。右下肺积液通常表现为胸腔内液体积聚，胸部 X 线片上可能显示阴影密度均匀，膈面无受限的特征。

238. E　根据患者的临床表现和影像学表现，最适合的诊断是胸腔大量积液合并膈倒转。患者胸部 X 线片显示左侧胸腔呈高密度阴影，左侧肋间隙增宽，纵隔阴影向右移位，胃泡影向下移位，这些表现与胸腔积液和膈倒转的特征相符。CT 平扫显示左侧胸腔积液区随扫描层面下降而逐渐变小，进一步支持了胸腔积液的诊断。

239. E　该病例考查胸腔积液的定量：上缘位于双侧第 4 前肋以下为少量胸腔积液，第 2 前肋下缘至第 4 前肋下缘之间为中量胸腔积液，第 2 前肋下缘以上为大量胸腔积液。

240. B　患者突发胸痛、气急，右肺呼吸音消失，提示病变位于右侧，纵隔向左侧移位，提示病变为膨胀性病变，即大量气胸、大量液气胸或胸腔积液均可导致，内带见软组织

肿块影，提示该肿块为被压缩的肺组织，胸腔积液及大量液气胸见不到该征象，且胸腔积液不会突发胸痛。

241. B 常规 CT 发现结节，需行高分辨 CT 扫描，可对病变内部成分进一步分析，明确其是否存在脂肪成分，如有脂肪成分，首先考虑错构瘤。

242. A 淋巴瘤早期常无明显症状，肿大淋巴结在 MRI 上呈等 T_1 稍高 T_2 信号。结节病临床表现轻微，且可以自愈。淋巴结肿大具有对称性且以肺门为主。转移性淋巴结多有原发病灶、且肿大淋巴结多为一侧，多见于老年患者。肺癌肿大淋巴结多位于肺门。胸腺瘤一般低 T_1 稍高 T_2 信号。

三、A3/A4 型题

243. A 该患者具有典型的大叶性肺炎的临床症状和体征，即寒战、高热、咳嗽、气促，咳暗红色血痰，右侧胸痛，深吸气及咳嗽时加重。大叶性肺炎是一种由细菌感染引起的肺部炎症，此外，血 WBC 升高及中性粒细胞增多也是大叶性肺炎的常见表现。

244. C 胸部平片是胸部疾病最常用的检查方法，且大叶性肺炎在胸部平片上有典型的影像学表现。

245. D 大叶性肺炎累及肺段时呈片状或三角形致密影，致密影内可见支气管充气征，累及整个肺叶时则呈以叶间裂为界的大片致密阴影，消散期为大小不等、分布不规则的斑片状阴影。

246. A 该患者有畏寒、发热及咳脓痰史，肺部体征也较为明显，首先考虑肺脓肿。

247. C 肺脓肿的 X 线表现是致密的炎症阴影中出现透亮区，其中可见气液平面，可呈多发空洞，周边有渗出表现。

248. C 肺结核好发于年轻人，临床表现为低热、消瘦、乏力、盗汗。肺结核的影像学表现多样，包括结节、空洞、卫星灶等。结核病常伴有炎症反应，血沉常升高。

249. D 结核多见于双上肺、上叶尖后段或下叶尖段，病变周围可见卫星灶。

250. A 临床上通过取痰液做涂片抗酸染色检查，主要是用来检查查找抗酸杆菌的存在与否，用来诊断是否感染了结核分枝杆菌。另外，还可以用来明确肺结核患者在治疗之后是否仍然存在传染性，一般如果结果为阳性，提示存在结核分枝杆菌的感染，并且有一定的传染性，患者属于正在不断排出结核杆菌的传染源，需要进行规范的隔离，抗结核药物的联合系统治疗。如果结果为阴性，也并不能够排除患者受到结核杆菌的感染，应该还要联合双肺的 CT，以及做 PPD 试验等联合诊断。

251. E 老年男性患者。剧烈咳嗽，持续痰中带血 2 个月。患者 2 个月前无诱因出现剧烈咳嗽，痰中带血（提示肺癌可能）。近来偶有低热。体重无明显变化。曾口服抗生素，效果不佳（抗炎治疗无效，排除炎症可能）。吸烟 35 年，25 支/天（较长吸烟史）。查体：生命体征正常，慢性病容，浅表淋巴结未及肿大。双肺叩诊清音，未闻及啰音。心腹未见异常。可见杵状指（缺氧表现）。综合该患者病史、临床表现及体征，最可能的诊断为肺癌。

252. C 纤维支气管镜可直接检查到病变部位且可进行取材活检，故首选之。

253. A 肺癌的 CT 表现为肿瘤内可见空泡征，细支气管气象，边缘毛糙、细小毛刺征，分叶征也多见（A 对），肿瘤周围可见胸膜凹陷征、血管集束征等。CT 显示两肺多发或单发大小不等结节或肿块，边缘清楚多提示肺腺瘤（B 错）。CT 显示位置表浅的肺内结节灶，瘤体内有斑点状或爆米花状钙化是肺错构瘤的表现（C错）。CT显示两肺多发或单发的球形病灶，其周围见刺状突起及与胸膜的条索影可提示肺隐球菌病（D错）。CT显示肺内见大小结节影，支气管血管束扭曲、聚拢或变形，支气管扩张等提示结节病（E错）。

254. E　结核性胸膜炎是由结核分枝杆菌引起的胸膜感染和炎症，常表现为发热、咳嗽、胸痛等症状。胸部X线可显示胸膜增厚和阴影增高。局部胸膜粘连和积液可导致叩浊音、呼吸音减弱或消失。结合患者临床表现、病史、检查，该患者最可能诊断结核性胸膜炎。

255. A　根据患者临床表现，结合胸部X线结果，高度怀疑患者可能患有胸腔积液，因此最适宜的辅助诊断检查是（A）抽胸液送检。B超可以用于评估胸腔积液的性质，但不能提供详细的病理诊断信息，因此不是最佳选择。CT可以提供更详细的影像学信息，但对于胸腔积液的诊断并不是必需的。心电图用于评估心脏的功能和节律，血沉常常是评估炎症反应的指标，对胸腔积液的诊断均没有直接帮助。

256. B　患者在抽液过程中突然出现头晕、胸闷、四肢发凉、心悸等症状，这可能是由于抽液过程中导致胸腔压力下降，导致血液回流受阻，引起心脏的前负荷不足，进而导致心输出量降低。在这种情况下，应立即停止抽液，让患者平卧，并观察血压的变化。这是因为平卧可以改善血液回流，有助于恢复心输出量。观察血压的变化可以帮助判断患者的循环状态。停止抽液是正确的，但给氧对于上述症状的处理没有直接帮助。立即皮下注射0.1%肾上腺素0.5ml（C）是一种药物处理，但在患者目前情况下，应优先考虑改善血液回流，而不是立即使用药物。静脉输液可以

提供补液和支持循环，但在患者目前情况下，应优先考虑改善血液回流。强心剂不是首选，因为患者的症状可能是由于前负荷不足导致的心输出量降低，而不是心肌收缩力不足。

四、B1型题

257. A　大叶性肺炎多见于青壮年，临床特点是突发高热、胸痛、咳铁锈色痰，胸部X线病变按叶段分布，其内可见支气管充气征。

258. A　根据描述，患者淋雨后出现高热，胸片显示右下肺野有大片致密阴影，边缘清楚。这些特点与右下肺大叶性肺炎相符。大叶性肺炎是指肺炎病变累及了整个肺叶，导致肺叶的大片阴影。在这种情况下，致密阴影通常边缘清楚。

259. B　根据描述的病灶特征，如病灶呈圆形、椭圆形或不规则形肿块影，密度均匀，边缘呈分叶状或有脐样切迹，边缘毛糙，并有短细毛刺阴影，可形成空洞，最符合的诊断是周围型肺癌（选项B）。周围型肺癌是指发生在肺组织外围的肺癌，它通常呈现为单个结节或肿块，边缘不规则，并有一定的浸润性生长。

260. D　根据描述的病灶特征，如肺内团块状阴影、轮廓清楚、光滑、密度均匀、常有钙化，呈少量至大量斑点状或爆米花状，无空洞形成，最符合的诊断是错构瘤（选项D）。错构瘤是一种罕见的肺部肿瘤，通常呈现为团块状阴影，轮廓清晰，密度均匀，并常伴有钙化。炎性假瘤（选项C）和结核球（选项E）在影像学表现上可能与错构瘤相似，但它们往往具有不同的形态特征和临床背景。肺转移癌（选项A）通常表现为多发性肺内结节状阴影，而周围型肺癌（选项B）通常呈现为单个结节或肿块。

261～262. A、C　支气管肺炎CT可表现

为肺野内的小结节影，边缘模糊，有时出现"树芽"征；支气管扩张 CT 表现是：与 CT 扫描层面平行走行的支气管可出现"轨道征"。

263 ~ 264. D、C 周围型肺癌的 CT 表现为肺内孤立结节，有分叶和毛刺，远端有胸膜凹陷征；结核球常见于右上叶后段结节，边缘光整，周围有卫星灶，增强扫描结节内无强化。

265. B 周围型肺癌空泡征是癌灶内部分肺泡未受累和（或）癌细胞呈覆壁生长而使该处肺泡仍保持充气状态。

266. C 胸膜凹陷征常见于周围型肺癌，肿瘤内部纤维瘢痕收缩，将脏层胸膜向病灶牵拉，在脏、壁层胸膜间形成三角形或喇叭口状的三角形空隙，尖端指向病灶，其内为生理性液体充填。

267. D 1% ~ 16% 的肺癌可有钙化，发现结节内钙化不能轻易排除肺癌，来自甲状腺癌、骨肉瘤等的肺转移灶亦可具有钙盐成分。

268. A 小肺癌特别是腺癌，可见支气管充气征，表现为瘤体内冠状或分支状低密度影，是肺癌侵犯支气管的结果。在肺癌的发展过程中，癌细胞可以侵犯并堵塞支气管的腔道。这导致气体无法顺利通过受影响的支气管，从而使支气管在 X 射线或 CT 扫描中呈现为扩张和充气的征象。

269. E 肺癌"细短毛刺"形成的病理基础是肺癌细胞在肺组织中的生长和扩散，形成癌细胞浸润和间质反应。在肺癌的发展过程中，癌细胞可以侵犯肺组织，并形成不规则的、细长的毛刺状结构。

270. D 血管集束征是反应性纤维结缔组织增生显著，可将附近血管牵拉靠向结节或将其卷入结节形成血管集束征。

271. E 肺癌"分叶征"形成的病理基础是肺癌细胞在肺组织中的生长和浸润，分叶征是肿瘤在各个方向上生长速度不均或受叶间裂、支气管、血管阻挡所致，与肿瘤细胞分化程度不一，各部位生长速度不同有关。

272. E 常出现甲状腺功能亢进的纵隔肿瘤是胸内甲状腺肿，可随吞咽动作上下移位，且邻近气管或食管可见受压移位。

273. D 畸胎瘤与支气管相通时，可经支气管咳出毛发或豆渣样皮脂物。

274. C 常出现重症肌无力的纵隔肿瘤是胸腺瘤。

275. B 支气管囊肿可随呼吸运动与支气管活动一致。

276. B 支气管囊肿属于先天发育异常，囊内为液体密度，多无钙化。

五、X 型题

277. ABDE 大叶性肺炎是主要由肺炎球菌引起的以肺泡内弥漫性纤维素渗出为主的炎症，病变通常累及肺大叶的全部或大部。本病多见于青壮年，临床起病急，病程短，预后良好，主要症状为寒战高热、咳嗽、胸痛、呼吸困难和咳铁锈色痰，有肺实变体征及外周血白细胞增多等。病变波及胸膜时，则引起纤维素性胸膜炎，发生胸痛，并可随呼吸和咳嗽而加重。肺炎链球菌存在于正常人鼻咽部，带菌的正常人常是本病的传播源。当受寒、醉酒、疲劳和麻醉时呼吸道的防御功能减弱，机体抵抗力降低，易致细菌侵入肺泡而发病。

278. ABDE 大叶性肺炎的 CT 表现：①病变呈大叶性或肺段性分布；②病变中可见空气支气管征；③病变密度均匀，边缘平直；④实变的肺叶体积通常与正常时相等；⑤消散期病变呈散在的、大小不一的模糊影。

279. ACDE　大叶性肺炎红色肝样变期：一般于发病后的第3~4天，肿大的肺叶充血呈暗红色，质地变实，切面灰红，似肝脏外观，故称红色肝样变期。镜下见肺泡间隔内毛细血管仍处于扩张充血状态，而肺泡腔内则充满纤维素及大量红细胞，其间夹杂少量中性粒细胞和巨噬细胞。其中纤维素连接成网并穿过肺泡间孔与相邻肺泡内的纤维素网相连。此期渗出物中仍能检测出较多的肺炎链球菌。X线检查可见大片致密阴影。若病变范围较广，患者动脉血中氧分压因肺泡换气和肺通气功能障碍而降低，可出现发绀等缺氧症状。肺泡腔内的红细胞被巨噬细胞吞噬、崩解后，形成含铁血黄素随痰液咳出，致使痰液呈铁锈色。病变波及胸膜时，则引起纤维素性胸膜炎，发生胸痛，并可随呼吸和咳嗽而加重。

280. ABDE　大叶性肺炎的主要病理变化为肺泡腔内的纤维素性炎，常发生于单侧肺，多见于左肺或右肺下叶，也可同时或先后发生于两个或多个肺叶。典型的自然发展过程大致可分为四期：充血水肿期、红色肝样变期、灰色肝样变期、溶解消散期。

281. ABCD　支气管肺炎是儿童尤其是婴幼儿常见的感染性疾病，是儿童住院的最常见原因，2岁以内儿童多发。支气管肺炎又称小叶性肺炎，其CT表现为化脓性菌造成的感染可有空洞形成（A对），由于其为炎性病变，病灶经治疗后可完全消散（B对），可导致细支气管不同程度的阻塞，形成小叶性肺气肿或肺不张（CD对）。两肺中下部可见局部支气管增粗，分布于两肺中下野的内中带（E错）。

282. DE　干酪性肺炎表现为在一个肺段

以至一叶肺的大部显示致密的实变，轮廓较为模糊，可以见到液化区甚至空洞，肺内亦可见有播散的小叶性渗出病灶，属于浸润性肺结核。干酪性肺炎属于继发性肺结核，不属于原发性肺结核。

283. BE　肺结核空洞多位于肺上叶，这是因为肺上叶是结核菌生长的好环境，易于形成空洞。III型肺结核可有垂柳状肺纹理，这是由于结核球的形成导致肺纹理的改变。其余选项均不正确。

284. ABDE　急性粟粒性肺结核由于大量结核杆菌一次或短时间内数次侵入血液循环引起，其特点为病灶分布均匀、大小均匀、密度均匀。发病初期X线片无明显异常，于发病2周左右胸片出现粟粒样结节。

285. ABCD　肺结核X线影像基本表现有：①云雾状，斑片状，粟粒状的渗出性病变。②斑点、条索、结节状密度较高的增殖性，纤维性病变和边缘锐利清晰的钙化影。③薄壁、厚壁、虫蚀样空洞性病变。④胸膜渗出液，胸膜增厚与粘连的X线影像表现。原发型肺结核中由于增大淋巴结的中心常为干酪样坏死物质，增强CT时，中心不强化、周边强化，呈环状强化表现。

286. ABCDE　肺结核患者可见到增殖性改变、纤维性改变、钙化性改变、空洞性改变和渗出性改变。

287. ABCDE　肺结核病可有低热、盗汗、乏力、消瘦、食欲不振、咳嗽、咯血、胸痛和气促。

288. ABC　继发性肺结核早期病变好发于上叶尖后段或下叶背段，易于发生同侧或对侧支气管播散，肺门淋巴结一般不大；结核瘤在病理上是一个被纤维膜包围的干酪性病灶，直径2~5cm，直径小于2cm者，则称为纤维干酪结节，大于 5cm 者相当少见，结核瘤实际上属于浸润性肺结核；结核空洞多无液气平面。

289. ABCD 肺结核病的主要诊断依据是临床症状、痰检、胸部 X 线检查和 CT 检查。肺结核病的临床症状包括咳嗽、咳痰、乏力、发热等，痰检可以检测结核分枝杆菌的存在，胸部 X 线检查可以观察肺部是否有结核病的特征性改变，而 CT 检查可以提供更详细的肺部图像，帮助确认诊断。USG 检查在肺结核病的诊断中并不常用。

290. BCDE 特发性肺间质纤维化是一种原因不明的弥漫性纤维性肺泡炎，为肺泡壁受损伤所致的非感染性炎性反应，目前认为是一种免疫性疾病。所以 A 选项错误，其他选项均正确。

291. ABCE 空气潴留是肺小气道阻塞的征象之一，是指在呼气状态时局部肺组织有较多的空气存留，在 CT 上表现为较周围肺组织略低密度区。其余征象均为支气管扩张的 CT 表现。

292. ACD 弥漫性肺间质纤维化常见于肺类风湿病、皮肌炎和系统性硬皮病。因此，选项 ACD 是正确的。系统性红斑狼疮和风湿性肺炎与弥漫性肺间质纤维化的关联性较小。

293. ABCD 支气管异物的间接征象通常包括肺不张、肺部感染、纵隔摆动和阻塞性肺气肿。胸腔积液与支气管异物无直接关联。

294. ACDE 气管、支气管异物会因完全或不完全阻塞而导致肺不张、肺气肿、膈肌矛盾运动及纵隔摆动，但不会引起肺门增大。

295. ACDE 可引起阻塞性改变，如肺气肿、肺不张、肺炎及支气管扩张等，通常程度较轻。中央型肺癌可导致气道狭窄和阻塞，进

而引发肺气肿，因此选项 A 是正确的。间质性肺气肿是由肺间质疾病引起的气肿，与中央型肺癌的阻塞性改变无直接关系，因此选项 B 是错误的。中央型肺癌会引起气道阻塞，导致肺部感染，从而可能出现阻塞性肺炎，因此选项 C 是正确的。中央型肺癌肿瘤任何生长方式均可造成支气管狭窄、阻塞，继而引发阻塞性肺炎、肺气肿、肺不张或阻塞性支气管扩张，可单独发生或同时发生。

296. ABCDE 肿瘤的生长可以导致周围支气管狭窄。肿瘤压迫或阻塞支气管，导致气流受阻。肿瘤的存在可以导致周围支气管壁增厚。肿瘤可以在支气管管腔内形成结节。肿瘤的存在可以导致肺门区域的肿块出现。

297. ABCDE 中央型肺癌是指位于肺门附近的肺癌，它的淋巴结转移常见于胸内的特定区域。主动脉弓旁、上腔静脉后、主肺动脉窗、气管旁及双肺门、气管分叉下组淋巴结是中央型肺癌最常见的转移区域。

298. ABCDE 肺癌可见的转移部位包括肝脏、纵隔淋巴结、脑、骨和肺门。这些部位是肺癌常见的转移部位。

299. ACD 肺癌支气管动脉化疗的适应证：①晚期不能手术的肺癌，无远处转移者；②肺癌手术治疗前局部化疗；③肺癌术后复发者；④与放射治疗相结合。而肝、肾、心功能不全则属于禁忌证。

300. ABCE 解析：在胸片上，空洞可见于转移性肺癌（A）、原发性肺癌（B）、韦格肉芽肿（C）和嗜酸性肉芽肿（E）。原发性肺结核（D）通常表现为肺实变，与空洞的表现不同。对于胸片上出现的空洞，需要综合考虑患者的临床病史、症状、体征以及其他影像学检查结果来确定最可能的病因。需要进一步的检查，如 CT 扫描、病理活检等来得出准确

的诊断。

301. AE 胸膜凹陷征多见于腺癌和细支气管肺泡癌这两种病理类型的周围型肺癌。胸膜凹陷征是指肺癌肿瘤侵犯到胸膜表面，导致胸膜向内凹陷形成的征象。腺癌和细支气管肺泡癌是最常见的周围型肺癌类型，它们在局部侵犯胸膜时会出现胸膜凹陷征。

302. AB 周围型肺癌主要见于细支气管肺泡癌和腺癌这两个组织学类型。细支气管肺泡癌（AIS）是一种非小细胞肺癌亚型，起源于肺泡上皮细胞，通常呈现为小的周围型肿块。腺癌是最常见的非小细胞肺癌亚型，起源于肺腺泡细胞，也常见于周围型肺癌。

303. ABCE 胸片上，肺内孤立性结节可以见于错构瘤（A）、肺转移瘤（B）、肺结核（C）和原发性肺癌（E）。对于单个肺内孤立性结节的鉴别诊断，需要综合考虑患者的临床病史、症状、体征以及其他影像学检查结果来确定最可能的病因。需要进一步的检查，如CT扫描、病理活检等来得出准确的诊断。小叶性肺炎（D）通常表现为肺实变，与孤立性结节的表现不同。

304. ABCD 中央型主要为鳞癌、小细胞癌、大细胞癌、类癌，周围型主要是细支气管肺泡癌和腺癌，弥漫型一般为细支气管肺泡癌。

305. ABCDE 中央型肺癌的转移表现包括：肺门淋巴结转移引起的肺门影增大，纵隔淋巴结转移引起的纵隔影增宽，膈神经受侵引起的膈肌矛盾运动，转移至肺、胸膜、心包、骨等处，则分别表现为肺内结节、胸腔积液、心包积液、肋骨及椎体骨质破坏等征象。

306. ABCDE CT可以提供详细的肿瘤分期信息，帮助医生确定最佳治疗方案。CT可以探测到隐匿性病灶，即那些在常规检查中无法观察到的小肿瘤或转移灶。CT可以提供肺部结构的详细图像，帮助医生在纤支镜检查中准确定位病灶。CT可以评估肺部和纵隔的病变，帮助医生确定是否需要进行纵隔镜检查。CT可以引导经皮穿刺过程，准确定位肿瘤并进行组织或细胞采样。

307. ABCD 肺癌支气管动脉灌注化疗的并发症有化疗后综合征，局部出血、水肿，血管栓塞，穿刺部位局部血肿，脊髓损伤等，但此介入疗法系经血管进入并不损伤胸壁，所以不会形成气胸。

308. ACE MRI可以提供清晰的肺门和纵隔结构图像，帮助医生检测和评估肺门和纵隔淋巴结的肿大情况，这对于肺癌的分期和治疗方案的确定非常重要。MRI可以提供高分辨率的胸壁图像，可以帮助医生准确确定肺癌是否侵犯胸壁，以及侵犯的范围和程度。MRI可以提供对阻塞性肺不张的详细解剖图像，可以帮助医生分辨肺门肿块在阻塞性肺不张中的位置和性质。B和D选项不准确。对于肺内微小转移灶，CT扫描通常更为敏感和准确。而早期中央型肺癌的阻塞性肺气肿表现，也通常更适合通过CT检查来观察和评估。

309. BE 肺脓肿早期呈肺内致密的团状影，其后形成厚壁空洞，内壁常较光整，底部常见气液平面，这是由于慢性肺脓肿内部存在脓液和坏死组织的积聚，形成了液平面。而外缘清晰则是由于慢性肺脓肿的边界相对清晰。慢性肺脓肿周围炎性浸润吸收减少，空洞壁变薄，腔也缩小，周围有较多紊乱的条索状纤维病灶。

310. ACDE 恶变后的胸腺瘤生长速度可能加快，导致肿瘤在短期内明显增大。恶变后的胸腺瘤的边界可能变得模糊，甚至向邻近组织浸润。恶变后的胸腺瘤的轮廓可能变得不规则，出现分叶状的表现。恶变后的胸腺瘤可能导致胸腔积液的出现，并在胸膜上形成肿瘤结节。胸腺瘤钙化是已经在胸腺出现的胸腺瘤在外界环境的刺激下进一步恶化，钙化是胸腺瘤较为常见的演变症状，胸腺瘤内见点状钙化主要考虑为良性病变，可能与炎症有关，也可能是结核或者恶变导致。

311. ABC 侵袭性胸腺瘤的包膜可能不完整，即肿瘤边界不清晰。可侵及胸膜或心包可引起胸腔积液、心包积液；胸腺瘤可发生囊变，也可包含有大量脂肪组织，但并非是侵袭性胸腺瘤的特点。

312. ABCDE CT 平扫及增强扫描可更好地显示胸部淋巴瘤。淋巴瘤好发于青年、老年人；多数肿块呈类圆形，部分类型的淋巴瘤肿块易于融合。淋巴瘤对放疗敏感。淋巴瘤可有肺内浸润，表现为网状小结节影。

313. ABCD 纵隔淋巴瘤可能导致胸腔积液的形成，这可以通过 MRI 来显示。纵隔淋巴瘤也可能导致心包积液的形成，MRI 可以显示心包积液的存在。纵隔淋巴瘤通常伴有前纵隔及支气管旁淋巴结的肿大，这些淋巴结肿大的情况可以通过 MRI 来显示。纵隔淋巴瘤在晚期可能会出现肺内的浸润病灶，这些病灶可以通过 MRI 来显示。纵隔淋巴瘤通常不含有大量的脂肪成分，与脂肪瘤不同。

314. BE 胸腔积液性质的判断主要依据 T_1WI 信号，因为 T_2WI 积液均为高信号，而 T_1WI 非血性积液为低信号，结核性胸膜炎及外伤所致积液因其内有较多的蛋白质和细胞成分，T_1WI 为中到高信号，而血性积液则有其特定的信号随时间变化的规律。MRI 的优势之一在于其多轴位显示，不但有利于包裹性积液及叶间积液的观察，也有利于区分胸腹水。

315. ABCDE 中量游离性胸腔积液渗液曲线形成与胸腔内负压状态、液体的表面张力、肺组织的弹性、液体的重力及液体在胸腔内的虹吸作用均有关。

316. ABCDE 胸部平片对于微量气胸的检测不敏感，往往需要使用其他影像学检查方法，如 CT 扫描。气胸有可能加重并发展为张力性气胸，这是一种紧急情况，需要立即处理。胸部平片能够清晰检查出气胸线，是检查气胸最重要的方法之一，气胸在胸部平片上大多能得到明确诊断。CT 扫描可以更准确地检测少量气胸以及气胸在少见部位的情况。呼气相扫描可以更好地显示微量气胸，因为在呼气时气胸会更明显。

317. ACDE 大量气胸时，气胸区可占据肺野的中外带，内带为压缩的肺，呈密度均匀软组织影。同侧肋间隙增宽，横膈下降，纵隔向健侧移位。

318. ABCE 胸部手术、胸部穿刺及胸壁贯通伤可使空气进入胸膜腔，引起气胸；临床多见的自发性气胸是无明显原因的气胸。胸痛是气胸的主要临床表现，而并非其原因。

319. ABDE 张力性气胸时，患侧压力增高，纵隔向健侧移位，选项 C 错误。

320. ACDE 新生儿复苏时的正压换气可以导致小气道或肺泡破裂，产生气胸需要积极进行治疗。气胸可发生于胸部骨骼损伤或胸部钝性外伤。任何患有自发性气胸或纵隔气肿的新生儿均应考虑有潜在性的肺发育不全。张力性气胸造成胸腔内压力增加，从而引起胸内腔静脉受压。肺囊性纤维化合并支气管扩张时有反复咯血，后期可以有发绀和杵状指，往往合并肺源性心脏病及心力衰竭等严重并发症。气胸不是肺囊性纤维化的常见并发症，两者并无直接的关联。

第十一章 循环系统疾病的影像诊断

一、A1 型题

1. A 房间隔缺损主要表现为右心房、右心室增大，肺血增多；室间隔缺损主要表现为左右心室增大，以右心室增大为著。

2. A 由于左心室压力高于右心室，室间隔缺损所引起的分流系自左向右分流，分流增加了右心室、肺循环、左心房和左心室的负荷，因而左、右心室均有肥大。

3. B 动脉导管未闭在 CT、MRI 上显示为主动脉弓降部内下壁与左肺动脉起始段上外壁的直接连接，主动脉弓内血流可直接进入左肺动脉内，因此在行主动脉弓造影时，肺动脉出现提前显影，故选 B。

4. E X 线心血管造影为诊断该病的"金标准"，彩色多普勒超声为首选检查方法，X 线胸片可以观察肺血改变。

5. E 食管左心房压迹为反映左心房增大的常见征象，也是左心房增大分度的依据。左心房增大的最早出现的 X 线征象是服钡时食管局限性压迹。由于左心房位于食管的后方，当左心房增大时，它可能对食管施加压力，导致食管在 X 线上呈现局限性压迹。

6. E 室间隔缺损晚期，发展形成小血管阻塞性肺动脉高压，当右心室压力增高超过左心室时，继发右向左分流，形成所谓的"艾森曼格综合征"。

7. A 法洛四联症包括肺动脉狭窄、右心室肥厚、室间隔缺损、主动脉骑跨。当发生右向左分流时则出现憋、喘、发绀。

8. B 法洛四联症基本病理为肺动脉狭窄、主动脉骑跨、室间隔缺损及继发性右心室肥大，根据血流动力学可推知肺动脉含血减少。

9. B 房间隔缺损时，左房内血液分流进入右心房，右心房同时接受体循环回流及左心房分流的血液，使肺循环血量明显增多，在透视观察时肺门血管影明显增粗，搏动强烈，即"肺门舞蹈"征象。

10. C X 线心血管造影为诊断该病的"金标准"，彩色多普勒超声为首选检查方法，X 线平片可以观察肺血改变。

11. C 房间隔缺损时，左房内血液分流进入右心房，右心房同时接受体循环回流及左心房分流的血液，使肺循环血量明显增多，右心房、室继发增大。左心房、室血量正常或减少，则左心房不增大。

12. B 风湿性心脏病时，其病变主要侵犯心瓣膜，二尖瓣最常受累，其次为二尖瓣和主动脉瓣同时受累，三尖瓣和肺动脉瓣极少受累。

13. A 主动脉夹层是指主动脉内膜破裂，使血液进入主动脉壁内形成假腔。在 CT 图像上，主动脉夹层的特征性征象是两个不同增强密度的主动脉腔被一内膜所分隔（选项 A）。CT 是主动脉夹层最常用的检查方法，对于急性主动脉夹层，临床指南推荐 CT 为首选检查技术。①CT 平扫：可显示主动脉内膜钙化内移，假腔内密度与真腔内密度的不同，以及主动脉夹层血液外渗、纵隔血肿、心包和胸腔积血等；②CT 增强：可见主动脉双腔和内膜片；

通常真腔较窄，显影密度高，假腔较大，显影略淡；CT 可显示内膜破口和远端破口，及主要分支血管受累情况，包括冠状动脉、头臂动脉、腹腔干和肠系膜上动脉、肾动脉开口等；CT 还可间接评价主动脉瓣受累情况，以及左心室增大等。

14. D 主动脉夹层是指主动脉内血流进入夹层，形成假腔的疾病。外伤是导致主动脉夹层的一种重要原因，如剧烈运动、车祸或其他创伤。动脉粥样硬化和高血压是主动脉夹层的主要危险因素，这些因素会导致主动脉壁的结构受损，增加夹层形成的风险。动脉囊性中层坏死是主动脉夹层的主要病理基础，通常由于主动脉壁的中层发生病变导致。医源性损伤，如导管插入、手术操作等也可能引起主动脉夹层。然而，风湿性心脏病与主动脉夹层的病因无关。风湿性心脏病主要影响心脏瓣膜，而与主动脉夹层没有直接的关联。

15. ABCDE 主动脉夹层的 CT 检查可显示以下表现：钙化内膜片内移（A）、可显示撕裂的内膜瓣片（B）、可显示真腔和假腔（C）、胸腔或心包积液（D）、升主动脉或降主动脉增宽（E）。这些表现可以通过 CT 图像来诊断和评估主动脉夹层的存在和严重程度。

16. E 肺动脉高压是指收缩压 > 30mmHg，平均压 > 20mmHg。

17. E 冠状动脉粥样硬化最常好发的动脉是左冠状动脉前降支（E）。左冠状动脉主要分为左冠状动脉前降支和左冠状动脉循环支（旋支）。在这两个分支中，左冠状动脉前降支最常受到粥样硬化的影响，因此是冠状动脉粥样硬化最常好发的动脉。

18. D 引起心包积液的病因较多，其中最常见的是结核性心包炎。

19. C 大量心包积液会导致心脏扩大，

心缘的各个弧度可能消失。大量心包积液可能会导致心脏搏动减弱或消失。肺淤血通常是与心脏疾病本身相关的征象，大量心包积液通常不会表现为明显的肺淤血改变。大量心包积液可见心脏的影像向两侧扩大，呈现烧瓶状的改变，心影显著增大时，其常常是诊断心包积液的有力证据。心影大小短期内可明显改变。心包积液时心脏正常轮廓消失，心影呈三角形扩大，卧位时心底阴影增宽。

20. C 心包积液是指在心包腔内积聚液体，导致心脏受压扩大和心脏功能受限。心包积液可以导致心脏形态改变，如心脏向两侧扩大，呈烧瓶样或球状。上腔静脉增宽和主动脉变短是由于心脏受压后的影响。心脏搏动明显减弱而主动脉搏动正常可能是由于心包积液对心脏收缩功能的影响。

21. E 心包钙化为缩窄性心包炎的特征性 X 线征象，钙化可呈蛋壳状、弧线状或珊瑚状。

22. B 肺栓塞典型表现为肺局限性肺透亮度增加；梗死区渗出灶呈肺外带以胸膜为基底，尖向肺门的楔形致密影；增强扫描可见肺动脉主干内充盈缺损。血管造影征为细支气管肺泡癌的表现，也可见于其他肿瘤如淋巴瘤。

23. D 肺动脉栓塞是指由于血栓或其他物质阻塞肺动脉或其分支，导致肺血流减少或中断的疾病。肺动脉栓塞的影像学表现具有一定的特征性，其中最具特征意义的表现是增强扫描肺动脉主干内充盈缺损。这表示在肺动脉主干内存在血流减少或中断的区域，常常与血栓形成相关。其他选项中，一侧肺透过度增高、肺的外围以胸膜为基底的楔状致密影、实变区内小透亮区和局限性肺血管稀少都可以是肺动脉栓塞的表现，但不具备最具特征意义的特点。

24. E 肺动脉栓塞是指肺动脉或其分支内发生栓塞，导致肺循环的血流受阻。增强扫描肺动脉主干或分支内充盈缺损是肺动脉栓塞最具特征意义的 CT 表现，它可以显示肺动脉内的栓子，是诊断肺动脉栓塞的重要依据。

二、A2 型题

25. C 动脉导管未闭于胸骨左缘第 2 肋间闻及响亮的连续性机器样杂音。

26. D 患儿具有典型的法洛四联症的体征及影像征象，不难诊断。

27. B 房间隔缺损是指心脏的房间隔部分有缺损，导致左右心房之间存在通道。这种缺损可以导致氧合血和非氧合血在心脏内混合，导致肺动脉压力升高，引起肺充血和右心室增大。收缩期杂音是由于血液从左心室经过房间隔缺损进入右心室引起的。

28. D 房间隔缺损为胸骨左缘第 2～3 肋间闻及收缩期杂音，肺动脉第二音亢进、固定分裂；室间隔缺损为胸骨左缘第 3～4 肋间闻及全收缩期杂音；肺动脉瓣狭窄为胸骨左缘第 2～3 肋间闻及收缩期杂音；法洛四联症为胸骨左缘第 2～4 肋间闻及较响亮的收缩期杂音伴肺动脉第二音减弱或消失。排除 A、B、C、E，选 D。

29. C 患儿具有动脉导管未闭的体征：胸骨左缘第 2 肋间闻及响亮的连续性机器样杂音。

30. D 患者有心悸、胸闷持续 3 年的症状，近期出现发热乏力和胸闷，提示心脏疾病可能是原因。口唇发绀、颈静脉怒张和颈动脉搏动明显是缩窄性心包炎的典型体征。右肺下野呼吸音稍弱可能与心包积液引起的右侧心脏受压有关。心率为 90 次/min，节律齐，与心律失常的可能性较低。腹部软，无压痛，

肝轻度增大，肋下 1 指，可能与心室扩大引起的肝脏压迫有关。心肌梗死通常表现为胸痛、呼吸困难和心电图异常，与患者的症状和体征不符。综合上述表现，最可能的诊断是缩窄性心包炎。缩窄性心包炎是由于心包膜的纤维化和增厚导致心包腔狭窄，从而影响心脏的舒展和充盈。典型的临床表现包括心悸、胸闷、发热、乏力以及颈静脉怒张等。

31. E 患者为外伤后长期卧床，突发胸痛，且影像学表现肺纹理稀疏，需警惕肺动脉栓塞，故应首选肺动脉造影。

三、A3/A4 型题

32. A 根据病史，可以诊断为主动脉夹层，其影像表现为主动脉弓部和降主动脉上部影增宽。

33. C 主动脉夹层是主动脉壁的内层和外层之间发生的撕裂，形成了一个假性腔。内膜钙化内移是主动脉夹层的一个特征。下列选项中，CT（计算机断层扫描）是显示内膜钙化内移效果最佳的影像学检查方法。CT 能够提供高分辨率的图像，可以清晰显示主动脉的解剖结构和异常变化，对于检测主动脉夹层和评估内膜钙化内移情况非常有帮助。透视（A）用于显示实时的血流动态，但对于显示内膜钙化内移的效果较差。胸片（B）可以初步评估主动脉夹层的表现，但对于显示内膜钙化内移的效果也较差。DSA（数字减影血管造影）（D）用于评估血管的狭窄和血流动态，对于显示内膜钙化内移的效果较差。MRI（磁共振成像）（E）可以提供高分辨率的图像，但对于显示内膜钙化内移的效果同样较差。

34. D 法洛四联症是一种复杂的先天性心脏病，包括房间隔缺损、肺动脉瓣狭窄、主动脉骑跨和右心室肥厚。发绀、喜蹲踞以及胸骨左缘的收缩期吹风样杂音是法洛四联症的

典型表现。胸片上的肺纹理稀疏、纤细、肺门影小以及心影呈"靴形心"也是法洛四联症的特征。其他选项通常不会导致发绀和喜蹲踞的症状，也不会出现肺动脉瓣狭窄和主动脉骑跨的特点。

35. D 法洛四联症中的心影通常在正常范围内或轻度增大，而不是明显增大或缩小。另外，雪人征是指在法洛四联症中，由于右心室增大，心影中出现右心室上扩的一部分，形似一个雪人的形象。不是心影的表现，而是指心脏造影中右心室上扩的形象。

36. B 二尖瓣狭窄是一种先天性心脏病，患者的二尖瓣瓣叶狭窄，导致左心室血液流出受阻，引起左心室肥厚。心影呈现梨形，是二尖瓣狭窄的典型心影表现。

37. B 缩窄性心包炎是由于心包炎症引起的心包纤维化和增厚，导致心包腔狭窄和心包液渗出，进而压迫心脏和血管。患者可出现呼吸困难、心悸、疲乏、食欲缺乏等症状，心脏体检可发现心尖搏动不明显、心浊音界不大、心音减低，以及可闻及心包叩击音。脉搏细弱无力、动脉收缩压降低、脉压变小也是其常见的体征。此外，颈静脉怒张、肝大、腹水和下肢水肿等循环系统的体征也支持了缩窄性心包炎的诊断。

38. C 缩窄性心包炎常继发于急性心包炎，随着积液逐渐吸收可有纤维组织增生、心包增厚粘连、脏壁层融合钙化，使心脏及大血管根部受限，故 X 线检查可表现为心影大小正常，左右心缘变直，主动脉弓小且难以辨认，上腔静脉扩张，可见到心包钙化等。

四、B1 型题

39 ~ 41. D、C、B 室间隔缺损表现为左、右心室增大，以右心室增大为著；房间隔缺损 X 线片显示右心房、室增大，肺血增多；

法洛四联症表现为右位主动脉弓，肺动脉段凹陷，肺血少，右心室增大。

42 ~ 44. E、A、B Ⅰ型夹层广泛，破口在升主动脉；Ⅱ型局限于升主动脉，破口也在升主动脉；Ⅲ型局限或广泛，破口均在降部上端。

五、X 型题

45. ABCDE 法洛四联征是一种心脏先天性疾病，其在胸部后前位片上的 X 线表现为：心脏无明显增大（A）；肺门缩小，肺血管纤细（B）；心尖圆钝、上翘，心腰凹陷（C）；肺血少者可能见到侧支循环（D）；伴有右位主动脉弓则主动脉结在右侧（E）。这些表现是法洛四联征影响心脏和肺血流的结果。

46. ABCDE 法洛四联症右心造影可见收缩期时左心室及主动脉提早显影，透视下可见双向分流，主动脉骑跨在室间隔之上，升主动脉弓扩张。漏斗部狭窄多较长，呈管状，如为瓣膜狭窄，在收缩期呈鱼口状突向肺动脉，肺动脉干及左右分支常较细小。

47. ABCE 房间隔缺损在左、右前斜位可见的 X 线征象有肺动脉段隆起、心前间隙缩小、左心房不大以及心前缘与胸骨接触面增加。这些征象是由于房间隔缺损导致心脏血流动力学改变所引起的。

48. CDE 房间隔缺损时心脏造影可见导管经缺损处进入左心房，当右心房压力增高并大于左心房时，右心房造影可见分流，左心房提前显影。

49. ABCE 室间隔缺损是一种先天性心脏疾病，其血流动力学改变表现为：左心室增大（A）、右心室增大（B）、左心房增大（C）和肺动脉高压（E）。由于室间隔缺损导致左心室和右心室之间的血液交流，血液会从左心室流入右心室，导致右心室负荷增加，最终导致右心室和肺动脉的扩张和肺动脉压力增高。因此，答案为 ABCE。右心房增大（D）在室间隔缺损中并不常见。

50. ABCE　室间隔较小的缺损可能在胸片上没有明显的异常表现。室间隔较大的缺损会导致心脏左右侧的血流混合，使肺血管充血，出现肺血管增多的 X 线表现。室间隔缺损会导致左心室的血液通过缺损处进入右心室和肺动脉，使左心房承受增加，出现左心房增大的 X 线表现。室间隔缺损导致肺动脉血流增加，使肺动脉扩张，出现肺门舞蹈的 X 线表现。

51. AD　合并肺动脉高压的先天性心脏病主要是由于心脏结构异常引起的血液循环紊乱和高压情况导致的。A 选项是 Lutembacher 综合征，它是二尖瓣狭窄和房间隔缺损同时存在，可以导致血液循环紊乱和肺动脉高压。D 选项是室间隔大缺损，它会导致左右心室之间的血液混合和肺动脉高压。B 选项的房间隔缺损和 C 选项的室间隔小缺损在一般情况下不会导致严重的血液循环紊乱和肺动脉高压。E 选项的肺动脉狭窄，虽然与肺动脉有关，但并不会直接导致肺动脉高压。因此，根据题目要求，答案为 AD。

52. ABCDE　动脉导管未闭是一种常见的先天性心脏病，X 线检查可以显示出一些特征性表现。根据选项，A 选项是右心房不大，这是由于动脉导管未闭导致的血液回流所致。B 选项是右心室可大或不大，这是因为血液回流导致右心室负荷增加所致。C 选项是肺动脉增粗，这是由于血液回流导致肺动脉血流量增加所致。D 选项是肺血增多，这是由于动脉导管未闭导致的血液回流进入肺循环所致。E 选项是有时可以见到漏斗征，这是由于动脉导管未闭导致的主动脉血液回流至肺动脉所致。

综上所述，根据题目要求，答案为 ABCDE。

53. ACE　心肌梗死的 CT 主要表现有：局部心肌变薄、阶段性室壁收缩期增厚率下降和室壁运动异常等。

54. BCE　增强扫描显示心肌梗死病灶有以下强化形式：①早期增强病灶呈局限性缺损。②在延迟扫描图像上表现的低密度区比早期增强扫描图像的低密度区略小，一般位于心内膜下，其周围常有强化环。③延迟性强化，病灶在延迟扫描图像上呈片状高密度区。

55. ABCDE　心肌梗死的冠状动脉造影检查可见：①冠状动脉狭窄，多为偏心性狭窄，又可分为局限型和弥漫型；②冠状动脉闭塞，表现为远端无前向血流，或者血管腔几乎闭塞，仅见微弱而缓慢的血流经过狭窄处，成为功能性闭塞或次全闭塞；③粥样硬化斑块溃疡，表现为血管局部不规则，可见小龛影；④冠状动脉血栓形成，表现为充盈缺损；⑤冠状动脉瘤，表现为管腔局限型扩张；⑥冠状动脉夹层，表现为动脉内膜部分剥离，形成细线状透明影。

56. ABCDE　冠心病是由于冠状动脉发生狭窄或堵塞所引起的，因此在造影中可以观察到病变段冠状动脉管腔的狭窄。严重的冠心病情况下，冠状动脉管腔可能会完全被堵塞，形成阻塞。冠心病造成的动脉粥样硬化会导致冠状动脉管壁不规则，造影中可以观察到这种特征。在冠状动脉造影中，如果冠状动脉存在狭窄或阻塞，会导致血流在该区域的充盈不良，形成充盈缺损。冠状动脉狭窄或阻塞时，血流会通过侧支循环来绕过狭窄的部分，造影中可以观察到侧支循环的建立。

57. BCDE　心包积液的影像学表现依据积液量多少不同，积液在 300ml 以下者，心影形态和大小可无明显变化。中等量积液时心影向两侧扩大，呈烧瓶形，心尖搏动减弱，主动脉搏动正常，大量积液心影呈球形占据两侧胸腔大部。心包积液可引起上纵隔影增宽。

58. ABCD 心包积液是指心包腔内积聚了异常数量的液体。心包积液会增加心脏周围的压力，导致心脏搏动减弱，但不会引起主动脉搏动增强。心包积液 X 线平片：X 线平片检查对少量心包积液不敏感，只有当积液量成人超过 250ml、小儿超过 150ml 后，才能发现异常改变，积液量达到 300ml 或更多时，心影才向两侧扩大。若积液量 > 1000ml 时，心影呈烧瓶状，上腔静脉影增宽，透视下心脏搏动减弱，肺野清晰。

59. ABCDE 正常心包腔含有 20 ~ 30ml 液体，为血清的超滤液，含有 1.7% ~ 3.5% 的蛋白质。CT 扫描很容易发现心包积液，少至 50ml 的液体即可检出。在仰卧位检查时，少量的渗出液将积聚在左心室与右心房的后外方。大量渗出时形成环状水样密度带包围心脏，而使壁层心包与心脏的距离加大，这时积液量约在 200ml 以上。

60. ABCDE 缩窄性心包炎最主要的征象是心包增厚，可不规则，在 5 ~ 20mm，可呈弥漫性，亦可以是局限性增厚。心包内可出现钙化。由于体静脉压力增高，可见上下腔静脉扩张，肝大及胸腹腔积液。增强扫描可见扩张的左、右心房，而左、右心室呈管状，室间隔变直、肥厚。

61. ABDE 冠状动脉粥样硬化斑块多见于左前降支、左回旋支和右冠状动脉及其较粗大的分支血管，可呈节段性或局限性分布，也可广泛分布于一支或多支冠状动脉，但是心肌内部的小冠状动脉较少发生粥样硬化病变。粥样斑块常隆起于内膜表面，为 3 ~ 15mm，表面有纤维帽，内部含有粥样物质形成的坏死中心。

62. ABCDE 主动脉假性动脉瘤平扫可见瘤体与主动脉关系密切，瘤体呈圆形、椭圆形、葫芦形或不规则形，密度与主动脉相近。慢性病例瘤壁和瘤体可见钙化，瘤体较大时可压迫主动脉使之变形移位。增强扫描瘤腔显影，在假性动脉瘤的瘤体与主动脉之间可见一"狭颈"相通，该征象为特征性表现。

第十二章 消化系统疾病的影像诊断

一、A1 型题

1. C 胃穿孔是指胃壁发生破裂，导致胃内容物泄漏到腹腔。胃穿孔最常见的病因是溃疡病。溃疡病是一种慢性炎症性疾病，常见于胃和十二指肠的黏膜，可以导致溃疡形成。当溃疡穿透胃壁，就会发生胃穿孔。

2. B 绞窄性肠梗阻主要表现为腹痛、呕吐、腹胀并常伴有休克，选项 B 错误，其余选项均正确。

3. D 麻痹性肠梗阻时扩张的肠管相互靠近，但一般肠间隙正常，如肠间隙增宽，常提示腹腔内有感染。

4. A 肠梗阻是指肠道内容物的正常通过受阻，导致肠腔内压力增高，引起胀气、腹痛、呕吐等症状。根据梗阻的原因和机制，肠梗阻可以分为多种类型，包括急性机械性小肠梗阻、绞窄性小肠梗阻、麻痹性肠梗阻、急性结肠梗阻和粘连性肠梗阻。在这些类型中，急性机械性小肠梗阻（A）是最常见的。它通常由肠道内的阻塞物（如肿瘤、结石或粪石）引起，导致肠腔的完全或部分阻塞。这种类型的肠梗阻常常表现为急性腹痛、呕吐和腹胀等症状。

5. C 肠腔内气液平面是肠梗阻 X 线诊断的主要依据，膈下游离气体为气腹的主要诊断依据。

6. E 肠梗阻是指肠道腔内内容物的通过受阻，引起肠腔扩张和积聚。在 X 线检查中，肠梗阻的典型征象是肠腔内的气液平面，即积聚在肠腔中的气体和液体形成的分界线。

为了更好地观察肠腔气液平面，摄片时可以采用腹部侧卧后前位，即患者先侧卧，然后将腹部朝向 X 线机的方向，进行后前位的拍摄。这样的摄位可以使气液平面更明显地显示出来。

7. E 中晚期食管癌表现为轮廓不规则的较大龛影，其长径与食管纵轴一致。

8. D 食管癌好发于食管下段，约占 80%。

9. C 中、晚期食管癌分为髓质型、蕈伞型、溃疡型、缩窄型。髓质型（C 对）：肿瘤向腔内外生长，管壁明显增厚，多累及大部或全部管壁，肿瘤在腔内呈坡状隆起，表面有深浅不等的溃疡形成。

10. C 食管癌的 X 线表现为黏膜皱襞消失、中断、破坏；管腔狭窄，管壁僵硬，蠕动不对称或消失，狭窄一般为局限性，与正常区分界清楚；大小不等、不规则的充盈缺损。

11. D 食管静脉曲张是由门脉高压引起的，其影像表现可以有以下特点：由于静脉曲张管腔较窄，使用双重造影可以更好地显示静脉曲张的影像特征，提高静脉曲张的检出率。由门脉高压引起的静脉曲张最早出现于食管下段，这是因为食管下段的静脉较为脆弱，较容易受到压力的影响。随着静脉曲张的进展，曲张的范围可以扩展至食管中段，进一步增加食管的压力和风险。在严重的食管静脉曲张病例中，曲张的范围可以扩展至食管的中段和上段，甚至食管的全长。食管静脉曲张的管壁通常是柔软的，可以自由地伸缩，这是与食管癌的重要鉴别点之一。

12. C 食管静脉曲张是门静脉高压的重要并发症，常见于肝硬化，发生率高达 80%~90%（选项 A 和 B）。然而，选项 C 中的早期有明显的症状是不正确的。在早期，食管静脉曲张可能没有明显的症状，而只有在曲张静脉破裂出血时才会出现明显的症状。选项 D 中的吐血为主要症状是正确的，食管静脉曲张破裂出血后，患者常常出现呕血或吐血。选项 E 中的可伴脾大、脾亢或腹水等是正确的，这些是门静脉高压的其他常见表现。

13. C 食管静脉曲张是由门脉高压引起的，门脉系统中的血液通过侧支循环绕过肝脏回流，从而导致食管静脉曲张。正确的侧支循环的通路是：门脉系统→胃冠状静脉和胃短静脉→食管黏膜下静脉和食管周围静脉丛→奇静脉→上腔静脉。门脉高压会导致食管下段的静脉曲张最早出现，这是因为食管下段的静脉较为脆弱，较容易受到压力的影响（A 对）。胃底部也可能出现静脉曲张，但 X 线检查发现的几率较食管低，因为食管静脉曲张更容易通过 X 线观察到（B 对）。扩张的静脉位于食管黏膜表面，这使得它们容易受到刺激和损伤，从而导致出血（D 对）。在吞钡检查中，扩张的静脉常常呈现串珠状，这是由于静脉曲张形成的扩张血管在食管黏膜下形成连续的串珠样结构（E 对）。

14. B 食管和胃底静脉曲张，系门静脉系的胃冠状静脉、胃短静脉和腔静脉系的食管静脉、肋间静脉、奇静脉等开放沟通。

15. C 食管静脉曲张表现为管壁柔软，而食管癌表现为管壁僵硬，黏膜破坏中断。

16. A 中度食管静脉曲张常累及食管中段，典型表现为食管中下段的黏膜皱襞明显增宽、迂曲，呈蚯蚓状或串珠状充盈缺损。

17. E 龛影周围黏膜皱襞纠集，呈辐射

状为胃良性溃疡的表现，胃溃疡恶变时周围黏膜皱襞呈杵状增粗或中断；其余四项均为胃溃疡恶变的征象。

18. A 十二指肠溃疡多发生在球部，以紧邻幽门的前壁或后壁多见。

19. A 胃良性溃疡较多发生在胃小弯，良性溃疡龛影多位于胃壁以外，周围黏膜放射状集中。

20. D 良性溃疡的特征有三个：项圈征、黏膜线和狭颈征；而指压迹征是恶性溃疡的重要征象，黏膜集中可见于良性溃疡，也可见于恶性溃疡。

21. D 胃穿透性溃疡是一种严重的胃溃疡并发症，指溃疡穿透了胃壁的所有层次，包括黏膜层、黏膜下层、肌层和浆膜层。其中，浆膜层是胃壁的最外层，也是最靠近腹腔腔膜的一层。

22. B 胃溃疡的典型 X 线征象是龛影，黏膜中断破坏为胃癌的 X 线表现。

23. C 龛影属于胃溃疡的直接征象，其他为间接征象。

24. E 当球部严重痉挛或瘢痕收缩严重时，球部可变小如硬管状，所以不可能扩大。

25. B 十二指肠溃疡多发生在十二指肠球部（95%），以前壁居多，其次为后壁、下壁、上壁。

26. D 溃疡型结肠炎 X 线钡灌肠时，急性期肠管痉挛激惹呈"线样征"。

27. C 龛影是十二指肠溃疡的直接征象；球部畸形是十二指肠溃疡的常见重要征象，由于痉挛或瘢痕收缩，球部可变形。

28. D 龛影是由于胃肠道壁产生溃烂，达到一定深度，造影时被钡剂填充，当 X 线

从病变区呈切线位投影时，形成一突出于腔外的钡斑影像。在胃溃疡时，可形成突出于胃腔之外的半圆形翘斑影像，称为龛影或壁龛，它是胃溃疡的直接征象。充盈缺损是指充钡胃肠道轮廓的局部向腔内突入而未被钡剂充盈的影像。见于来自胃肠道肿瘤突向腔内而形成的影像，是肿瘤的直接征象。所以 D 指的是充盈缺损，不是龛影。正面观察时，双对比造影或压迫法检查时，可显示为局限性钡剂残留影像，而见不到胃肠道轮廓的异常改变。

29. D　"皮革胃"又称为"革囊胃"，是胃癌的一种类型。癌组织在黏膜下各层广泛浸润，最终使得胃黏膜皱襞消失，大量纤维组织增生，胃壁明显增厚、变硬，坚如皮革，胃腔缩小，形成"革囊胃"。浸润型胃癌分为两种，一种为局限浸润型，另一种是弥漫浸润型。弥漫浸润型，又称"皮革胃"，癌组织在黏膜下扩展，侵及各层，范围广，使胃腔变小，胃壁厚而僵硬，黏膜仍可存在，可有充血水肿而无溃疡。

30. B　因为胃窦通常位于胃的最底部，所以胃溃疡及胃癌多发生于胃窦处及胃窦近小弯处，其次是贲门及胃大弯。

31. C　CT（计算机断层扫描）是一种常用的影像学检查方法，对于胃癌的诊断和评估具有重要价值。CT 可以观察胃壁增厚的程度（A），发现癌肿是否侵犯胃壁外（B），显示肝转移和肿大淋巴结（D），术后复查可以确定复发征象（E）。然而，CT 并非是明确胃癌的唯一诊断方法。在胃癌的诊断过程中，通常需要综合考虑临床症状、体格检查、内镜检查、病理检查等多种信息。病理检查是确诊胃癌的金标准。

32. D　Ⅱc 型又称浅表凹陷型，最常见。

凹陷不超过 0.5cm，病变底面粗糙不平，可见聚合黏膜皱襞的中断或融合。

33. B　早期胃癌是指肿瘤仅限于胃壁的黏膜和黏膜下层，没有侵犯到肌层及更深的结构。这是早期胃癌的特征之一（选项 B）。

34. C　胃癌有直接浸润、淋巴转移、血行转移和腹腔种植 4 种途径。淋巴转移是主要的转移途径，终末期胃癌可经胸导管向左锁骨上淋巴结转移。

35. E　胃癌淋巴结转移根据癌肿发生的部位，首先可分别转移到幽门上组、幽门下组、胃上组或脾胰组，其次为腹膜后、肠系膜、门静脉周围，还可通过胸导管转移到肺门淋巴结或锁骨上淋巴结。

36. D　弥漫浸润型胃癌、硬癌，癌组织在黏膜下各层广泛浸润，大量纤维组织增生胃壁明显增厚、胃腔狭窄，形成皮革状。

37. C　早期胃癌的病灶较小，常常无明显症状，且很难通过其他检查方法直接确定其恶性程度。胃镜活检是一种直接观察和采集病变组织的方法，可以通过组织学检查确定是否存在胃癌，并进一步确定其病理类型和分级。因此，胃镜活检是早期胃癌确诊的首选方法。

38. E　中、晚期胃癌也称进展期胃癌，是胃癌进展到深层组织或浸润到胃壁的阶段，可以导致局部胃壁的明显僵硬，常常伴随有肿块触及。

39. C　胃壁由内向外分为黏膜层、黏膜下层、肌层和浆膜层。早期胃癌是指癌肿尚未侵及肌层，即限于黏膜层和黏膜下层。

40. E　Crohn 病肠系膜可有多种改变，脂肪增生时，肠系膜变厚，肠间距增大；炎症浸润时肠系膜脂肪密度增高；肠系膜蜂窝组织炎时，表现为混杂密度肿块，界限模糊；肠系膜内局部淋巴结肿大，一般在 3～8mm；增强扫描肠系膜血管增多、增粗、扭曲。直小动脉拉长、间隔增宽，沿肠壁梳状排列，成为梳样征，表明 Crohn 病是活动期。

41. C 克罗恩病的病变通常呈现阶段性分布，即病变与正常肠段交替出现。卵石征是指在肠管的横断面上，病变段与正常段交替出现，形成类似卵石的特征。此外，克罗恩病的溃疡通常呈现纵行分布。

42. E 溃疡型肠结核 X 线表现为患病肠管的痉挛收缩，黏膜皱襞紊乱，钡剂到达病变区不能正常停留，常见到末端回肠、盲肠和升结肠只有少量钡剂充盈呈细线状，呈跳跃征。而增殖型肠结核常表现为管腔变形、缩短黏膜紊乱增粗的征象，可呈多个大小不等的充盈缺损，激惹多不明显。

43. C 肠结核充盈缺损一般较为广泛，多累及盲肠及回肠末端，管腔挛缩，有激惹，可有多个尖刺样龛影。

44. D 增殖型肠结核的典型表现为管腔变形、缩短。

45. C 肠结核好发部位为回盲部，其次为回肠、空肠，严重者可累及升结肠。

46. D 肠结核时管腔变形，肠管张力高，肠道运行不正常，选项 D 错误。

47. C 溃疡型有时可见斑点状龛影，增殖型的表现以不规则变形狭窄为主，较少有龛影与激惹征表现（C 错）。肠结核可引起肠腔的内收，即肠道在受到炎症影响后，出现肠腔的狭窄和变窄（A 对）。跳跃征是指肠道发生连续性病变时，病变与正常肠段交替出现的现象。在肠结核中，可以看到正常肠段与有病变的肠段交替出现，形成跳跃征（B 对）。肠结核特别是结肠结核常常引起升结肠的短

缩和变窄，这是由于炎症引起的肠壁纤维化和瘢痕收缩所致（D 对）。在肠结核中，充盈缺损是指在钡剂造影或其他对比剂检查中，肠腔内出现的局部不充盈或充盈不良的区域，这可能是由于病变引起的肠腔狭窄或梗阻所致（E 对）。

48. D 直肠周围筋膜增厚提示病变有盆腔转移。

49. D 结肠癌 70% 好发于直肠和乙状结肠，其次为盲肠、升结肠。

50. E 结肠癌是指发生在结肠的恶性肿瘤。其典型的 X 线征象是苹果核征，即肿瘤造成的肠腔狭窄在 X 线上呈现为苹果核样的形态。这是由于结肠癌造成的肿瘤组织堵塞了肠腔，导致肠腔狭窄，并使结肠在狭窄处扩张，形成类似苹果的外形。

51. E 结肠癌二期管壁增厚超过 10mm，但不侵犯邻近器官。

52. E 溃疡性结肠炎是一种慢性炎症性肠病，其影像表现主要有急性期、亚急性期和慢性期。根据文本描述，选项 A、B 和 C 都是溃疡性结肠炎的典型影像表现。在慢性期，肠管变短，肠袋消失，肠腔变细，也是溃疡性结肠炎的影像表现之一。然而，选项 E 中的30% 可发生癌变是错误的，因为溃疡性结肠炎的癌变率约为 5～10%。因此，选项 E 是错误的。

53. E 在肝癌中，分化程度高的肝癌细胞在形态上接近正常肝细胞，其细胞排列相对较有序，间质相对较少，因此密度较高。而分化程度低的肝癌细胞形态上较为异型化，细胞排列紊乱，间质相对较多，因此密度较低。选项 E 错误，其余选项均正确。

54. B 小肝癌动脉期扫描病灶呈明显强

化，延迟期病灶密度降低，而肝血管瘤延迟期密度高于或等于周围肝组织强化密度。

55. E　肝囊肿 CT 增强扫描囊肿内发囊肿壁均无强化。

56. A　肝癌由肝动脉供血，故动脉期强化明显，而肝脓肿静脉期常有明显强化，强化区范围较动脉期扩大。

57. D　肝癌的影像表现可以根据病灶生长方式分为膨胀性生长和浸润性生长。肝癌增强扫描动脉期，平扫呈低密度的病灶区 CT 值迅速升高并明显高于正常肝实质。

58. B　肝癌常见转移部位依次为肺、肾上腺、骨、肾、脑。

59. B　一般认为肝癌肿块直径 ≥5cm 为巨块型，选项 B 错误。

60. E　肝癌组织学类型包括肝细胞型、胆管细胞型和混合型，有学者又提出一型为纤维层状型肝细胞癌。

61. D　肝癌动态增强扫描后病灶呈"快进快出"表现，而肝血管瘤典型表现为"早出晚归"征象。

62. C　原发性肝细胞癌 CT 多有肝硬化背景。多呈低密度病灶，CT 值 21～37Hu，密度均匀或不均匀。

63. B　肝癌在 MRI 表现上通常呈现不规则的实性肿块，与"灯泡征"无关。肝海绵状血管瘤在 MRI 上表现为多个大小不一的囊状或蜂窝状异常信号，形成了"灯泡征"。肝腺瘤在 MRI 上表现为边缘清晰的实性肿块，与"灯泡征"无关。肝局灶性结节增生在 MRI 上表现为多个大小不一的实性结节，与"灯泡征"无关。肝硬化在 MRI 上表现为肝脏体积缩小，结构紊乱，与"灯泡征"无关。

64. C　肝血管瘤一般无包膜，选项 C 错误，其余选项均正确。

65. D　CT 平扫海绵状血管瘤多数为低密度，在脂肪肝的背景下为稍高密度或等密度；肝血管瘤在 T_2WI 信号非常高，随 T_2 权重的增加，海绵状血管瘤的信号也明显增高，多回波 T_2WI 序列亮"灯泡征"；小的病灶（<4cm）增强，表现多样。

66. E　肝血管瘤动态增强扫描及延迟扫描后病灶表现为均匀强化，高于或等于周围肝实质的增强密度。

67. B　肝腺瘤通常有包膜，排列杂乱无章，无正常肝小叶结构，肿瘤内通常不合胆管，易出血，实质内可见脂肪。

68. D　肝硬化是一种慢性进行性肝病，肝实质内结缔组织增生导致了肝脏的变硬和功能受损，还伴有假小叶形成。脂肪肝是指肝细胞内脂肪的异常积累，常见原因包括酒精滥用、肥胖、代谢综合征等。肝脓肿是指肝组织内有脓液积聚的病变，常见的两种类型是细菌性肝脓肿和阿米巴性肝脓肿。细菌性肝脓肿液化坏死后脓液呈绿色或者黄绿色，有臭味。阿米巴性肝脓肿是由阿米巴滋养体引起的，实验室检查粪便中可查到阿米巴滋养体。阿米巴脓肿液化坏死后脓液呈巧克力色，无臭味。

69. B　汇管区和肝包膜有大量结缔组织增生及纤维化，导致正常肝小叶结构破坏和假小叶形成。假小叶形成是肝硬化特征性病理表现。

70. B　肝硬化是指肝脏发生进行性纤维化和结构重建，导致肝脏功能受损的一种疾病。CT 检查可以显示肝硬化的典型表现。肝硬化引起的纤维化和结构改变使得肝脏表面变得不光整，可能出现结节状或凹凸不平的表面。肝硬化导致肝脏体积变大，但不同叶之间的比例失调，通常右叶增大，左叶和尾状叶相对缩小。由于肝脏内纤维化和结构改变，肝脏密度不均匀，可能出现低密度的纤维化区域和高密度的异常血管。肝硬化导致门脉高压，使得脾脏充血和增大。

71. D 肝硬化的超声表现为表面凸凹不平、肝静脉变细、门静脉增宽、肝内回声增强、不均匀。

72. E 细菌性肝脓肿通常由胆道炎症所致，或是腹腔内和胃肠道感染经门静脉进入肝脏，也可全身其他部位炎性病变经肝动脉进入肝脏所致。

73. A 肝的脂肪变性常规 MRI 没有特异性表现，CT 检出可通过 CT 值就能方便快捷地作出诊断。

74. E 脂肪肝增强扫描后肝脏血管走行正常，不表现为血管的变形或移位。

75. D 肝局灶性脂肪浸润一般呈片状，无明显边界，无占位效应，强化不会高于周围肝组织。

76. E 胆管细胞癌常常会侵犯周围的胆管和血管，并形成小卫星灶。因此，选项 E 是错误的。

77. D 胆囊癌增强后多早期较明显强化，且持续时间长，其余选项均正确。

78. B 胆管细胞癌 CT 平扫表现为胆管不同程度扩张，不规则的胆管狭窄或发现胆管内软组织肿块影，胆管壁增厚，平扫难以与肝细胞癌鉴别。胆管细胞癌包埋血管，引起管壁不规则或管腔狭窄多见，门静脉或肝静脉癌栓较肝癌少见。

79. E 胆管细胞癌是一种恶性肿瘤，通常会引起局部胆管的阻塞和扩张。因此，选项 E 中的说法是错误的。在胆管细胞癌的影像表现中，远侧可见局部胆管扩张是常见的特点之一。

80. C 胆囊癌多发生于底部或颈部，选项 C 错误。

81. E 胆管细胞囊腺癌增强扫描后囊性部分不强化，实性部分、囊壁或壁结节呈明显强化。

82. C 无痛性黄疸为胰头癌最突出的症状，选项 C 错误，其余选项均正确。

83. E 慢性胰腺炎由于病程较长，周围炎性结缔组织及网膜的包裹可形成局限性炎性肿块样病变。

84. D 急性出血坏死型胰腺炎的并发症包括蜂窝织炎、脓肿、假性囊肿及门静脉系统血管闭塞和血栓形成。

85. E 急性胰腺炎是一种胰腺炎症，常常由胆石症、酒精摄入过量或其他因素引起。与急性胰腺炎相关的病理改变包括门静脉血栓（A）、胆总管梗阻（B）、胰腺内外"液体潴留"（C）和胰腺假囊肿（D）。胰腺囊腺瘤（E）是一种恶性肿瘤，它与急性胰腺炎无关。胰腺囊腺瘤是一种在胰腺内形成囊性结构的肿瘤，通常是囊腺瘤或黏液性囊腺瘤。它们与急性胰腺炎没有直接关联。

86. C 弥漫性胰腺萎缩是慢性胰腺炎诊断依据之一，胰腺内钙化为慢性胰腺炎的较可靠的 CT 征象，约 34% 慢性胰腺炎同时有假性囊肿，故慢性胰腺炎较具特征性的表现是胰腺萎缩、胰腺内钙化并假囊肿形成（C 对）。慢性胰腺炎的胰管扩张呈串珠状，亦可扩张与狭窄交替存在。胰管、胆管扩张形成"双管征"（A 错）是胆总管下段梗阻的较具特征性的表现。慢性胰腺炎可有胰管结石和胰腺实质钙化，胰腺内钙化故动态增强扫描动脉期为高密度（B错）。胰腺肿胀，胰周脂肪间隙模糊（D错）、肾筋膜增厚、肾前间隙、小网膜囊内肾后间隙积液（E错）为急性坏死性胰腺炎主要CT表现。

87. C　胰腺炎强化扫描的目的主要是判断有无胰腺坏死灶及其范围，推断病变的程度，指导临床治疗。

88. C　慢性胰腺炎X线平片可出现胰腺钙化和胰腺结石形成，呈斑点状，胰石多位于主胰管内，大小不等。

89. D　胰腺癌表现为胰腺局部增大，肿块形成，肿块远端腺体萎缩、胰管扩张、胆总管扩张，当肿瘤侵犯周围组织时，胰周脂肪消失，侵犯周围脏器，胰周血管受侵时看见血管内癌栓形成。

90. C　胰管、胆总管均扩张即所谓的"双管征"是诊断胰腺癌的可靠征象。

91. D　进行性梗阻性黄疸患者行快速增强扫描，胰头部出现不规则低密度区，高度怀疑胰腺癌（选项D）。胰腺癌是一种常见的导致进行性梗阻性黄疸的疾病，其表现可以在CT扫描中观察到胰头部的不规则低密度区。

92. B　胰头癌侵犯十二指肠降段可使之固定并出现反"3"字形压迹。

93. D　胰腺癌是一种起源于胰腺腺管或腺泡细胞的恶性肿瘤（A）。大多数胰腺癌肿块的边缘不清（B），这是胰腺癌的一个典型特征。胰头癌常常以"围管浸润"方式侵犯胆总管（C），这意味着肿瘤会围绕胆总管生长和扩散。胰腺癌较其他肿瘤转移早（E），常常在早期就出现淋巴结和远处器官的转移。然而，胰腺癌不常形成乳头状息肉突入胆总管内（D）。乳头状息肉突入胆总管的情况更常见于胆管癌等其他胆道系统的恶性肿瘤。

94. B　胆总管重度扩张并且在胰头下方突然截断消失是一种CT表现，常见于胰腺（头）癌。胰腺癌可以侵犯胆总管的下端，导致胆总管的截断和消失。这种表现是由于肿瘤在胰头区域压迫或侵犯胆总管造成的。

95. E　脾脏病变的表现多种多样，脾梗死是由于脾脏的血液供应受到阻断导致的，梗死灶一般不会出现明显的强化，而是呈低密度区域，但轮廓较平扫时清楚。

96. A　脾淋巴瘤是一种恶性肿瘤，起源于脾脏的淋巴组织。然而，脾淋巴瘤并不是最常见的脾脏肿瘤。最常见的脾脏肿瘤是脾梗死、脾囊肿和脾血管肿瘤。

97. A　脾梗死的早期CT表现为脾内楔形低密度灶，基底位于外缘，尖端指向脾门，病灶边缘模糊，增强后病灶无强化。

二、A2型题

98. B　根据患者的症状和体征，最可能的诊断是胃穿孔。胃穿孔时，疼痛通常是突然发生的，且剧烈程度较高。胃穿孔时，患者会采取被动屈曲位来减轻疼痛。虽然初体温正常，但后来出现最高体温38.5℃，这可能是因为穿孔引起的感染。腹式呼吸减弱，腹肌紧张不明显等体征提示腹腔内有炎症或感染。全腹压痛、反跳痛，以上腹部为重提示腹腔内有炎症刺激。X线立位平片显示小肠普遍胀气，并且有小液气平面和游离气体，这是胃穿孔的典型X线表现。

99. A　急性肠梗阻是指肠道的阻塞导致肠内容物无法正常通过。患者会出现腹痛、呕吐、腹胀等症状，但与十二指肠溃疡病史无直接关系。胃肠道穿孔是指胃或肠道的壁破裂，导致胃肠内容物泄漏到腹腔。患者会出现剧烈的腹痛、腹膜刺激征象（板状腹、反跳痛等），与患者的症状相符。板状腹是指腹壁肌肉紧张、腹部腹肌板硬，常见于腹膜刺激征象，如腹腔内脏器穿孔等情况，与患者的症状相符。腹部立位片检查可以用于评估腹部器官的位置、形态和气体积聚情况，对于急性腹痛病因的初步判断有一定帮助。胃肠减压是通过插入胃肠减压管，排除胃肠道内积聚的气体和液体，缓解胃肠道的压力。对于急性腹痛患者，胃肠减压可以减轻腹胀和疼痛，但不能直接治疗胃肠道穿孔。

100. C 早期食管癌表现为食管局部黏膜皱襞增粗、扭曲、紊乱，其中常见有 1 条或 2 条以上黏膜中断，边缘毛糙，局部可见 0.2 ~ 0.4cm 的小龛影。

101. B 根据患者的症状，阵发性上腹痛、夜间加重、有反酸，符合上消化道疾病的症状，可能是胃部或十二指肠球部溃疡、胃食管反流病等，胃镜是检查上消化道病变的首选方法。

102. C 该患者的临床表现为胃溃疡的表现，其黏膜柔软无破坏、中断，而胃癌表现为黏膜僵硬、中断。

103. A 患者年龄较大，有腹痛、黑便，胃肠钡剂造影见胃小弯龛影，胃壁僵硬，龛影口环堤征，均为恶性溃疡的征象，因此最有可能的诊断是胃癌。

104. A 腹痛伴低热是肠结核的常见症状，盲肠缩短也可以是肠结核的表现之一。结肠克罗恩病可以引起腹痛和肠道炎症，但一般不会导致盲肠缩短。家族性息肉综合征通常表现为结直肠内大量息肉的形成，而不会引起盲肠缩短。结肠癌在年轻人中较为罕见，但仍然可能是腹痛的原因之一。然而，盲肠缩短不是结肠癌的典型表现。克罗恩病可以引起腹痛和消化道炎症，但一般也不会导致盲肠缩短。

105. A 肝细胞性肝癌是最常见的原发性肝癌类型之一。其 CT 表现为肝脏低密度占位性病变，并在增强扫描中呈速升速降的强化模式。这种强化模式是由于肿瘤血供的特殊性质所致。胆管细胞性肝癌也是一种常见的原发性肝癌类型，但其 CT 表现通常是肝脏低密度占位性病变，而在增强扫描中常呈持续性强化。肝转移瘤是其他恶性肿瘤在肝脏发生转移的结果。其 CT 表现为多个肝脏低密度占位性病灶，而且可以有不同的强化模式。肝脏囊腺瘤是一种良性肿瘤，通常呈囊状结构，而不是实性肿块。其 CT 表现为低密度囊腔，而不是低密度占位性病变。肝脓肿增强扫描表现包括："簇状征"或"花瓣征"。综上所述，根据患者的病情描述，应首先考虑肝细胞性肝癌作为最可能的诊断。

106. B 肝囊肿临床多见于 30 ~ 50 岁，症状轻微，囊肿边缘清晰锐利，增强扫描无强化。

107. B 肝血管瘤是一种常见的肝脏良性肿瘤，通常呈现为肝内一欠规整的低密度灶。在增强 CT 扫描中，肝血管瘤在早期会出现明显的强化，而在延迟扫描中仍保持相对等密度。肝癌通常呈现为肝内肿块，增强扫描呈"快进快出"的特点，其在门脉期强化程度就明显下降了。肝脓肿通常是由细菌感染引起的肝组织脓肿，其 CT 表现常为低密度区域，增强扫描脓肿壁明显强化而脓腔无强化，延迟扫描脓肿壁进一步持续强化，呈"环征"。局灶性结节增生和肝腺瘤也可以出现肝内低密度灶，但其强化模式和延迟扫描密度与肝血管瘤不同。

108. E 细菌性肝脓肿增强扫描脓肿边缘有不同程度的强化。

109. A 根据患者的病史和临床表现，以及 CT 平扫发现的肝内多发低密度占位性病变，最有可能的诊断是肝细胞性肝癌并肝内多发转移。肝细胞性肝癌是一种恶性肿瘤，常见于肝炎病毒感染者，如患者既往有乙肝病史。肝细胞性肝癌常表现为肝区疼痛、食欲缺乏、乏力等症状，且在肝脏区域可扪及包块，压痛，肝脏质硬。CT 平扫发现肝内多发低密度占位性病变进一步支持了肝细胞性肝癌的诊断。

110. D　肝脓肿通常会伴随寒战、高热的症状，这是由于感染引起的炎症反应所致。肝区疼痛是肝脓肿的常见症状，与炎症和肝组织破坏有关。肝脏肿大也是肝脓肿的常见体征，这是由于肝组织的炎症和肿胀所致。中性粒细胞明显升高是感染性疾病的典型表现，包括肝脓肿。AFP（甲胎蛋白）的升高通常与肝癌相关，而不是肝脓肿。

111. A　脂肪肝的典型表现是在 T_1WI 反相位较正相位信号明显降低。

112. A　肝硬化结节指再生结节，其在 T_1WI、T_2WI 上的信号与周围肝背景一致，增强扫描无异常强化。

113. D　脂肪肝是一种常见的肝脏疾病，其特征是肝脏内脂肪的异常积聚。CT 发现稍高密度团块影，诊断有残存肝岛，肝岛为弥漫性脂肪肝内残存的正常肝组织，通常位于胆囊附近或包膜下（E 对），其密度为正常肝组织密度（A 对），为边缘清晰（B 对）圆形、条形或不规则形的相对高密度区，非占位性病变，无占位效应（C 对），增强扫描可见小血管进入其内，血管没有受压被推移的征象（D 错，为本题正确答案）。

114. C　根据患者的症状和检查结果，最可能的诊断是肝硬化，门脉高压征。患者表现为上腹胀满、厌食，查体发现脾大，腹水征阳

性。腹部超声显示肝硬化、脾大以及腹水。这些表现与肝硬化和门脉高压的征象相符。腹水是肝硬化门脉高压的常见表现，脾大也是肝硬化的典型特征之一。

115. E　胆囊癌易发生于中老年女性，进展期常表现为右上腹持续性疼痛、黄疸、消瘦等，CT 上表现为胆囊壁增厚，单发或多发的结节状肿块，增强扫描肿块及胆囊壁强化。

116. A　胆总管癌是指胆总管内发生的恶性肿瘤。在 CT 影像上，胆总管癌常表现为胆总管的明显扩张，由于肿瘤的阻塞导致胆汁无法正常排出。胆总管癌的形态常常不规则，可伴有胆总管的中断消失。胰头癌是指胰头部位发生的恶性肿瘤。在 CT 影像上，胰头癌可以引起胆总管的梗阻和扩张，但其形态通常是胰头的局限性肿块。胆囊癌是指胆囊内发生的恶性肿瘤。虽然胆囊癌可以引起胆总管的梗阻和扩张，但在胰头上缘中断消失的情况下，最可能的诊断是胆总管癌，而不是胆囊癌。胆总管结石是指胆总管内形成的结石。虽然胆总管结石可以引起胆总管的阻塞和扩张，但形态不规则和胰头上缘中断消失的情况更符合胆总管癌的表现。急性胆管炎是指胆管发生急性炎症。虽然急性胆管炎可以引起胆总管扩张，但形态不规则和胰头上缘中断消失的情况更符合胆总管癌的表现。

117. C　胆管细胞癌常合并慢性炎症，故而中心区富含纤维，纤维强化会延迟。

118. C　胆管癌可有轻度强化，动态高分辨薄层扫描有利于肿块的检出。

119. B　渐近性黄疸和肝内圆形肿块提示了胆道系统的问题。动态增强 CT 显示肿块在动脉期呈环形强化，延迟期中心强化，周围胆管扩张。这些特征符合胆管细胞癌的典型表现。肝血管瘤（A）通常不会引起渐近性黄

疸，而且其动态增强 CT 的表现与所描述的情况不符。肝脓肿（C）通常不会呈现为渐近性黄疸和肝内圆形肿块，也不会有动态增强 CT 中的特征性表现。肝细胞癌（D）和肝转移瘤（E）可以引起肝内圆形肿块，但通常不会引起渐近性黄疸，而且动态增强 CT 表现与患者的情况不符。

120. D 胆囊窝内软组织肿块，提示肿瘤。胆囊癌侵犯邻近肝组织，形成肝内较大低密度病变，压迫胆管导致黄疸。右上腹疼痛伴黄疸提示了胆道系统的问题。CT 平扫显示肝方叶及右肝前叶密度减低，肝内胆管轻度扩张，正常胆囊不显示，局部有与肝密度相似的软组织肿块影。这些表现与胆囊癌相符。肝癌（选项 A）通常不会导致胆囊的病变和胆管扩张。急性胆囊炎（选项 B）通常表现为胆囊壁增厚和胆囊周围炎症，而不会有肝内胆管扩张和软组织肿块影。胆囊结石（选项 C）和慢性胆囊炎（选项 E）通常也不会出现肝内胆管扩张和软组织肿块影。

121. B 老年患者，血便，CT 显示表面欠光滑，病变有增强，首先考虑为恶性肿瘤。

122. B 慢性胰腺炎是一种胰腺慢性炎症的疾病，常表现为腹痛。慢性胰腺炎典型表现为胰腺系统缩小、胰管扩张、胰管结石或胰腺实质钙化和假性囊肿形成。

123. B 病变密度均匀，且半年无变化，提示可能为炎症。胰腺囊性肿瘤平扫为低密度。

124. C 慢性胰腺炎是指由于各种不同原因所致的胰腺局部、节段性或弥散性的慢性进展性炎症，导致胰腺组织和功能不可逆的损害，临床表现为腹痛、胰腺钙化、胰腺假性囊肿、脂肪泻及糖尿病，腹痛的特点是膝屈曲可缓解，平卧或进食加重，故选 C。

125. C 急性胰腺炎 CT 表现为胰腺体积弥漫性增大，结构不清，胰腺周围脂肪间隙消失，胰腺脓肿形成时病灶区域出现散在的小气泡。

126. A 胰腺癌直接征象主要为胰腺肿块，患者有无痛性黄疸 3 个月，进行性加重的症状。CT 检查显示胰头处有一实性肿块，其强化程度低于胰腺实质。此外，还可见胆总管和主胰管的扩张，并在肿块处截断。这些表现与胰腺癌相符。胰腺浆液性囊腺瘤（选项 B）和胰腺黏液性囊腺瘤（选项 C）也通常表现为囊性病变，而不是实性肿块。胰腺黏液性囊腺癌（选项 D）可能存在实性部分，但其强化程度通常高于胰腺实质。胰腺神经内分泌肿瘤（选项 E）一般不会导致黄疸和胆管的扩张。

127. C 胰腺癌 CT 通常表现为稍低密度肿块，增强后低强化，由于位于胰头，通常导致胰管及胆总管胰腺段以上层面胆管扩张，从而形成"双管征"。

128. C 患者 IgG4 升高，胰腺腊肠样改变，周围出现延迟环形强化，均是自身免疫性胰腺炎的表现。

129. C 由于胰腺腺癌为少血管癌，故大多数肿块强化不明显而呈低密度影，周围正常胰腺组织明显且均匀强化，使得肿瘤轮廓和边界显示得更为清楚。团注薄层动态增强扫描时，这种密度差异更为明显。

130. E 出现典型的 Whipple 三联征：①自发性周期性发作低血糖症状，昏迷及其精神神经症状，每天空腹或劳动后发作者。②发作时血糖 < 2.78mmol/L。③口服或静脉注射葡萄糖后，症状可立即消失；是典型胰岛素瘤的表现，其 CT 增强表现为明显强化结节。该患者 CT 表现为胰头高强化结节，结合患者出现典型的 Whipple 三联征，提示胰腺神经内分

泌肿瘤。

131. D 根据患者的病情描述，疲乏和贫血貌提示可能存在脾脏的病理变化。CT 显示脾前缘近切迹处多发小片状低密度区，部分略呈小锥形。根据这些表现，最可能的诊断是脾梗死。脾梗死是指脾脏的血液供应中断导致的组织坏死。在 CT 影像上，脾梗死可以表现为脾前缘近切迹处多发小片状低密度区，部分呈小锥形。这种表现是因为梗死区域的血液供应中断，导致组织缺血和坏死，形成低密度区。小片状和小锥形的形态可能反映了脾脏的血液供应区域。脾钝挫伤是指脾脏发生的创伤性损伤。虽然脾钝挫伤也可能导致脾脏的低密度区，但通常会有其他的创伤性病变特征，如出血和水肿。脾血管瘤是指脾脏内血管发生的良性肿瘤。脾血管瘤在 CT 影像上通常呈多发性结节状或囊状低密度区，与描述的小片状低密度区不符。脾淋巴瘤是指脾脏发生的恶性淋巴组织肿瘤。脾淋巴瘤在 CT 影像上可能呈现不规则的肿块或囊状低密度区，与描述的小片状低密度区不符。脾脏囊肿是指脾脏内形成的液体包裹的囊状结构。脾脏囊肿在 CT 影像上呈现为边界清晰的囊状低密度区，与描述的小片状低密度区不符。

三、A3/A4 型题

132. B 根据患者的临床表现可初步判断为胃肠道急性穿孔，腹部站立后前位片可明确显示膈下游离气体，是最简捷有效的检查方法。若有消化道穿孔，口服稀钡检查可使钡剂逸入腹腔，导致局限性或弥漫性腹膜炎。

133. E 根据患者的临床表现可初步判断为胃肠道急性穿孔，腹部站立后前位片可明确显示膈下游离气体，是最简捷有效的检查方法。若有消化道穿孔，口服稀钡检查可使钡剂逸入腹腔，导致局限性或弥漫性腹膜炎。

134. C 腹部平片是腹部影像学检查中的一种常用方法，可以初步评估腹部器官的位置、形态和密度。但在进行腹部平片检查时，一般不需要进行清洁洗肠。清洁洗肠是为了减少肠道内气体和粪便的干扰，更清晰地显示腹部结构，适用于其他一些腹部影像学检查，如腹部 CT 或 MRI。而对于腹部平片来说，清洁洗肠并不是必需的步骤。

135. E 肠梗阻是肠道腔内内容物被机械性阻碍而导致的肠腔扩张和液气平面形成。在进行腹部 X 线检查时，通常采用立位透视或照片，以观察液气平面和肠管扩张情况。根据胀气肠管的形状、数目和分布，可以大致判断肠梗阻的部位。肠梗阻通常在起病后 6 小时即可见到 X 线改变，包括胀气、液气平面和梗阻近端肠管的扩大等。与肠梗阻相比，肠麻痹是由于肠道蠕动减弱或停止而导致的肠管功能障碍。麻痹性肠梗阻（肠麻痹）立位也可见到气液平面。

136. E 食管下段静脉曲张是由于门脉高压引起的食管静脉曲张，常见于肝硬化等肝脏疾病引起的门脉高压状态。在钡餐检查中，食管下段静脉曲张可表现为串珠状充盈缺损影，即在食管下段可见多个大小不等的充盈缺损区域。

137. C 食管下段静脉曲张是由于门脉高压引起的食管静脉曲张，常见于肝硬化等肝脏疾病引起的门脉高压状态。在食管下段静脉曲张的早期，患者通常没有明显的症状。随着病情的进展，才可能出现吞咽困难、食管出血等症状。

138. B 患者有反复右上腹痛 1 年的症状，进食后可缓解，有时夜间疼痛明显。这些症状与胃、十二指肠等上消化道的疾病相关。上消化道钡餐检查是一种常用的检查方法，可以评估胃、十二指肠等上消化道的解剖结构和功能。通过在患者口服钡剂后进行 X 光检查，可以观察到钡剂在上消化道的流动和排空情况，检测是否存在结构异常、溃疡、狭窄等病变。其他选项的检查方法也可以用于上腹部疾病的评估，但在这种情况下，上消化道钡餐检查是最合适的选择（B）。腹部 X 线平片（A）对于上消化道疾病的诊断能力有限。上腹部 CT 检查（C）和 MRI 检查（D）可以提供更详细的解剖信息，但在症状不明确的情况下，可能无法明确诊断。上腹部超声检查（E）可以检查脏器的形态和血流情况，但对于评估上消化道的功能较弱。

139. C 患者有反复右上腹痛 1 年的症状，进食后可缓解，有时夜间疼痛明显。这些症状与消化系统疾病相关，特别是与胃和十二指肠溃疡病的特征相符。影像学检查显示胃幽门痉挛、开放延迟和胃分泌液增多。这些结果提示存在十二指肠溃疡，因为胃幽门痉挛和开放延迟是十二指肠溃疡的典型表现，而胃分泌液增多可能是由于溃疡刺激引起的。

140. C 患者有上消化道梗阻征象，肿瘤标志物升高，提示胃恶性肿瘤。

141. D 胃肿瘤的辅助检查主要是胃镜和腹部增强 CT。

142. C 患者肝硬化多年，AFP 升高，首先需要除外有无肝细胞癌。首选 MRI 平扫及动态增强检查。

143. D 肝硬化患者发生肿瘤是影像学最需要重视的问题。

144. D 动脉期高强化，延迟期快出及强化的包膜是诊断肝细胞癌的主要征象。病灶内脂肪变性是提示肝细胞癌的特异性辅助征象。T_1WI 均匀高信号多见于再生结节或不典型增生结节。

145. D 肝细胞性肝癌与肝腺瘤由肝动脉供血为主，为富血供肿瘤，增强扫描有很大相似性。

146. E 上腹部疼痛对肝脏鉴别诊断无确切意义。

147. D 肝脓肿临床表现为肝大、肝区疼痛以及发热，CT 表现为圆形或类圆形低密度灶，密度均匀或不均匀，CT 值高于水而低于肝。

148. C 常规增强扫描可以提供静态的血流灌注信息，但对于病灶的性质和动态变化了解有限，因此不是最有价值的选择。病灶靶扫描可以提供一定的定位信息，但对于病变的性质和血流灌注情况了解有限。动态增强扫描通过连续观察病灶的血流动态变化，可以更加准确地评估病变的性质和血供情况。这对于鉴别诊断非常有价值，可以帮助确定病变的良恶性以及进一步指导后续的治疗方案。超声检查是一种无创、方便、经济的检查方法，对于肝脏病变的初步评估有一定的价值，但它的分辨率相对较低，对于细小病灶的评估可能有限。腹部透视是一种简单的影像学检查方法，但对于肝脏病变的评估有限，无法提供病变的具体信息。因此，对于这个患者最有价值的影像学检查方法是动态增强扫描，它可以提供更准确的病变性质和血供情况的评估，有助于鉴别诊断。

149. C 结合该患者的临床资料，应高度怀疑为结肠癌，如发现肝内多发低密度灶并且增强扫描后病灶强化程度低于肝脏，应考虑为肝脏多发转移瘤的可能。

150. B 牛眼征是肝转移瘤的一种特征性影像学表现。它在平扫 CT 图像上呈现为肝脏内低密度病灶，周围有一圈高密度的晕圈，形状类似于牛眼。这种晕圈是由于肝转移瘤病灶周围的炎症反应导致的，可以帮助鉴别肝转移瘤与其他肝病变。增强扫描病灶见填充式强化是肝细胞肝癌的典型表现，而不是肝转移瘤的特征。晕圈征是指肝细胞肝癌病灶周围的强化环，与牛眼征不同，不是肝转移瘤的特征。靶征是指肝脏病灶呈现中央低密度区域，周围高密度环，再是中央低密度环，与牛眼征不同，不是肝转移瘤的特征。灯泡征是指肝脏病灶呈现中央高密度区域，周围低密度环，与牛眼征不同，不是肝转移瘤的特征。

151. B　肝脓肿和肝棘球蚴囊肿在 CT 平扫中表现为多个囊性低密度病灶，大小不一，边界清晰，但两者的治疗和预后完全不同，因此需要进行鉴别诊断。

152. D　肝棘球蚴囊肿是由于肝脏感染棘球蚴而引起的囊性病变。在 CT 平扫图像上，肝棘球蚴囊肿表现为多个囊性低密度病灶，大小不一，边界清晰。特别是在母囊内可见到子囊，这是肝棘球蚴囊肿的典型影像学表现。

153. B　胰腺癌是胰腺恶性肿瘤中最常见的一种，患者常表现为上腹隐痛、向腰背部放射以及进行性黄疸。CT 平扫可以显示胰头体积增大、形态失常，并可见低密度肿块影。此外，肝内外胆管扩张和胆囊体积增大也常见于胰腺癌，这是由于胰头肿瘤压迫或侵犯胆管造成的。

154. C　胰腺癌为乏血供肿瘤，增强扫描强化程度低于胰腺实质，胰岛细胞瘤则相反。

四、B1 型题

155 ~ 156. A、E　胃为腹腔内器官，后壁穿孔表现为网膜囊积气；前壁穿孔，气体积聚于膈下。

157. D　梗阻以上结肠扩张，有宽大液平面，小肠轻度扩张，有少许液平面，提示梗阻

部位在结肠，故首先考虑单纯性结肠梗阻。

158. A　肠套叠钡灌肠检查时，套叠头部在钡剂对比下显示为杯口状充盈缺损，钡剂排出后附着于黏膜皱襞的钡剂显示为弹簧状环形。

159. A　炎症是指组织或器官的炎症反应，常伴随疼痛和痉挛。在胃肠钡餐造影中，当胃窦、小肠或结肠发生炎症时，可以观察到痉挛性改变。这些改变包括肠道的收缩和扩张，表现为肠道的不规则收缩和张力变化。这些痉挛性改变可能导致钡剂通过的速度加快，出现食物通过过快的现象。

160. C　十二指肠球部是指位于胃和空肠之间的部分，常常容易发生炎症。在胃肠钡餐造影中，当十二指肠球部发生炎症时，可以观察到激惹征象。激惹征象包括肠道的过度反应，如肠道的过度蠕动和过度收缩。这些变化可能导致钡剂通过的速度加快，出现食物通过过快的现象。

161. B　十二指肠球部是指位于胃和空肠之间的部分，陈旧性溃疡是指溃疡已经存在较长时间，并且已经愈合或形成瘢痕。在胃肠钡餐造影中，十二指肠球部陈旧性溃疡常表现为挛缩性改变。挛缩性改变指的是肌肉的持续性收缩，导致肠道的收缩和狭窄。这些改变可能导致钡剂通过的速度减慢，出现食物通过受阻的现象。

162 ~ 164. A、B、C　跳跃征：病变肠管由于炎症刺激处于激惹状态，长时间痉挛收缩；钡餐时钡剂在该处不能正常停留，而迅即被推向远侧肠管，使病变肠管不能显影，但两侧邻近肠管显示正常，好发于末端回肠，常见于溃疡性结肠炎。狭颈征是指溃疡四周的炎性水肿向龛影内突出，切线位示龛影口部局限性狭窄，它和项圈征都是良性溃疡的征象。正常

空肠位于左上腹部，回肠位于中腹部和右下腹部，若在相反部位见到上述消化管黏膜皱襞影，就是"空回肠换位征"，是小肠扭转的征象。食管癌会导致食管壁的异常增厚或肿块形成，从而出现充盈缺损的表现。

165 ~ 167. C、D、A 黏膜皱襞迂曲、增宽表现为黏膜皱襞的透明条纹影增宽，其病理基础为黏膜和黏膜下层的炎症、肿胀及结缔组织增生，胃肠钡餐造影时，炎性浸润、结缔组织增生或黏膜下静脉曲张造成黏膜皱襞增宽、迂曲；在纤维组织增生和瘢痕收缩的情况下，黏膜皱襞可能会出现异常的纠集，即皱襞之间的间隙变窄，皱襞之间相互交错纠缠，形成类似网状结构的现象。这是因为纤维组织增生和瘢痕收缩导致黏膜皱襞的收缩和变形，使得原本平行的皱襞之间出现纠集的情况；黏膜破坏多由恶性肿瘤引起，胃肠钡餐造影时，恶性肿瘤侵蚀造成黏膜皱襞破坏、消失；黏膜皱襞平坦多为黏膜和黏膜下层水肿或肿瘤浸润引起。

168 ~ 169. B、B 肝棘球蚴病和肝包虫病囊内密度均匀，增强扫描后无强化。

170. A 肝细胞性肝癌是一种常见的肝癌类型，它通常具有假包膜，即在肿瘤周围形成的纤维组织包膜。在 CT 扫描中，肝细胞性肝癌假包膜的征象常表现为晕圈征。晕圈征指的是肿瘤边缘周围出现一个低密度的环状区域，形成了类似晕圈的影像表现。

171. D 肝转移瘤是指原发癌症在身体其他部位（如肺、结肠、乳腺等）发生转移到肝脏形成的瘤块。在 CT 扫描中，肝转移瘤的典型征象是牛眼征。牛眼征指的是肿瘤内部有一个低密度中心，周围有高密度的环绕，形成了类似牛眼的影像表现。

172. C 肝脓肿是指肝脏内发生的脓肿，通常由细菌感染引起。在 CT 扫描中，肝脓肿的典型征象是靶征。靶征指的是肝脓肿内部有一个低密度中心，周围有高密度的环绕，形成了类似靶子的影像表现。

173. C 肝海绵状血管瘤是一种罕见的肝脏良性病变，它主要由扩张的血管组成。在 MRI 检查中，肝海绵状血管瘤的典型表现是 T_1WI 呈低信号，T_2WI 呈极高信号。这是由于病变中的血液在 T_1WI 上显示为低信号，而在 T_2WI 上由于血液中的磁化效应而显示为极高信号。

174. B 原发性肝细胞癌是最常见的肝脏恶性肿瘤之一。在 MRI 检查中，原发性肝细胞癌的典型表现是 T_1WI 呈低信号，T_2WI 为稍高信号。这是由于肿瘤中的细胞组织较为紧密，T_1WI 上的脂肪信号较低，而 T_2WI 上的水分信号较高。

175. D 肝硬化再生结节是指在肝硬化的背景下，出现的多个小的肝脏结节。在 MRI 检查中，肝硬化再生结节的典型表现是 T_1WI 呈稍高信号，T_2WI 为低信号。这是由于肝硬化再生结节中的纤维组织相对较少，而脂肪和水分信号较低。

176. A 肝转移瘤是指原发癌症在身体其他部位（如肺、结肠、乳腺等）发生转移到肝脏形成的瘤块。在 MRI 检查中，肝转移瘤的典型表现是 T_1WI 呈低信号，T_2WI 为稍高信号。这是由于转移瘤中的细胞组织较为紧密，T_1WI 上的脂肪信号较低，而 T_2WI 上的水分信号较高。

177. E 肝囊肿是一种常见的肝脏良性病变，通常由于囊内液体积聚形成。在 MRI 检查中，肝囊肿的典型表现是 T_1WI 呈低信号，T_2WI 为极高信号。增强后无强化是因为囊肿内部没有血供，无法接受造影剂的强化。

五、X 型题

178. ABCDE　根据患者年龄病史及腹部平片所示可诊断为蛔虫阻塞引起的小肠蛔虫病、机械性肠梗阻；无血运障碍，考虑单纯性肠梗阻；第 1～4 组小肠积气、扩张，考虑小肠低位梗阻；直肠内有气粪影考虑不完全性肠梗阻。

179. ABCDE　绞窄性肠梗阻是由于肠系膜血管发生狭窄，致使血循环发生障碍，引起小肠坏死。除单纯性肠梗阻的 X 线表现即小肠扩张、积气和积液的基本征象外，还可出现特殊征象：①假肿瘤征；②咖啡豆征；③多个小跨度卷曲肠袢；④长液面征；⑤空、回肠换位征；⑥结肠内一般无气体，但绞窄时间过长时，可有少量气体出现。

180. AE　在腹部 X 线摄影时，右膈下出现气体影可能是由于内脏转位症（A）或消化道溃疡穿孔（E）引起的。肝硬化（B）、胃癌（C）和肾癌（D）不太可能导致右膈下气体影的出现。

181. CDE　小肠梗阻可以导致短小的液平面，即在肠腔中出现液体积聚的区域。小肠梗阻还可以导致较长的液平面，即在肠腔中出现连续较长的液体积聚的区域。小肠梗阻会导致肠曲的连贯、规则、且与扩张的肠段紧密相连，形成典型的梗阻征象。

182. ABCDE　绞窄性肠梗阻是由于肠系膜血管发生狭窄，致使血循环发生障碍，引起小肠坏死。除单纯性肠梗阻的 X 线表现即小肠扩张、积气和积液的基本征象外，还可出现特殊征象：①假肿瘤征；②咖啡豆征；③多个小跨度卷曲肠袢；④长液面征；⑤空、回肠换位征；⑥结肠内一般无气体，但绞窄时间过长时，可有少量气体出现。

183. ABCD　肠管内出现宽大液气平面支

持肠梗阻的诊断，其他一些非梗阻性疾病，小肠内也可出现小液气平面。故 E 选项不正确，其他选项均正确。

184. ABCDE　在腹部 X 线检查中，患者可能会表现出对右下腹部的单指压痛。阑尾炎可能导致阑尾内的积聚物。阑尾炎可能导致阑尾扭曲或固定在其他组织或器官上。在 X 线检查中，阑尾可能只部分显影或完全不显影。在阑尾炎的情况下，回肠末端和盲肠可能与阑尾粘连在一起。

185. DE　早期食管癌的 X 线征象通常是比较隐匿的，不易观察到。早期食管癌病变主要局限于黏膜和黏膜下层，可出现下列 X 线表现：①黏膜皱襞的改变，局部黏膜皱襞增粗、纡曲，中断，或黏膜皱襞粗糙，变平、消失等。②溃疡形成，在增粗的黏膜上出现小溃疡，可单发或多发，其大小一般为 0.2～0.4cm，局部可伴有轻度痉挛。③局限性充盈缺损，缺损的直径大多在 0.2～0.4cm，边缘不规则，局部黏膜纹紊乱，少数病变可出现小米粒样溃疡。④局限性管壁僵硬，少数病例可出现局限性管壁舒张度减低，呈僵硬现象。⑤功能性改变，出现钡剂滞留或伴有痉挛现象。管壁广泛性僵硬，管腔明显狭窄是晚期。

186. BCDE　静脉曲张一般为门静脉高压的重要并发症，既可累及食管也可累及胃底及贲门区。故 A 选项不正确，其他选项均正确。

187. ACDE　食管和胃底静脉曲张见于门静脉压力升高，且超过一定界限时，因门静脉血流不畅，门静脉与腔静脉间的吻合支逐渐扩张，形成侧支循环，此时门静脉系的胃冠状静脉、胃短静脉和腔静脉系的食管静脉、肋间静脉、奇静脉等开放沟通。

188. ABC　胃溃疡的直接征象为龛影，表现为黏膜线、项圈征、狭颈征。黏膜线是胃溃疡的直接征象，指胃壁在溃疡部位形成的线状病变。项圈征是指溃疡边缘有一环形或半环形的黏膜隆起。狭颈征是指溃疡底部周围黏膜皱襞增生，形成狭窄的颈部。D、E 为胃溃疡的继发征象。

189. ABCD 胃溃疡的间接征象有胃分泌增加、胃小弯缩短、对侧胃大弯的痉挛性切迹和胃窦痉挛。这些征象可以通过影像学检查（如 X 线、胃镜等）来观察和诊断。龛影是直接的征象，而不属于胃溃疡的间接征象。

190. CDE 恶性胃溃疡具有的征象包括黏膜杆样中断、胃壁蠕动消失和环堤。这些征象可以通过影像学检查（如 X 线、胃镜等）来观察和诊断。放射状黏膜纠集和腔外龛影不是恶性胃溃疡的典型征象。

191. BCE 指胃溃疡形成的典型形态，呈现出"B"的形状，表示溃疡尚未愈合。溃疡活动时，局部炎症反应增强，可能出现局部定点压痛。指在胃镜检查中，溃疡边缘周围呈现出环状充血的现象，形如项圈，提示溃疡尚未愈合。黏膜纠集是指慢性胃溃疡愈合后，溃疡区域出现的瘢痕组织，不是溃疡活动的征象。蜗牛胃是指胃底部出现肿块状的溃疡，是慢性胃溃疡的一种表现，不一定表示溃疡活动。

192. DE 十二指肠球后溃疡常为单发，好发于十二指肠降部上 1/3 的内侧后壁，龛影表面呈圆形或卵圆形，龛影对侧常伴痉挛切迹，黏膜皱裂纠集。

193. ABCDE 当腹腔脓肿中存在气体时，X 线检查可观察到气液空腔或气泡征象。如果脓腔中没有气体，X 线检查将显示为软组织肿块。腹腔脓肿的存在可能会导致相邻器官受到压迫和移位。脓肿周围可能出现炎性浸润，包括软组织密度增加、模糊的脂肪纹理和肠曲张。当炎症扩散时，腹腔脓肿可引起腹膜炎

的表现。

194. ABCDE 克罗恩病 X 线：①炎症性病变，节段性分布。可见黏膜皱襞粗乱、纵行性溃疡或裂沟、鹅卵石征、假息肉、多发性狭窄、瘘管形成；②跳跃征：由于病变肠段激惹及痉挛，钡剂很快通过而不停留该处；③线样征：钡剂通过迅速而遗留一细线条状影，可能由肠腔严重狭窄所致；④肠祥分离：由于肠壁深层水肿，可见填充钡剂的肠祥分离；⑤纵行溃疡是克罗恩病的另一个典型表现，指肠道黏膜上出现长条状的溃疡，呈纵向分布；⑥克罗恩病可导致肠道狭窄，即管腔狭窄，通常由肠壁的炎症、纤维化和瘢痕组织引起。

195. ABCE 黏膜紊乱呈小息肉状充盈缺损是增殖型，选项 D 错误，其余选项均正确。

196. ABCDE 结肠癌可以在结肠腔内形成不规则的龛影或溃疡。结肠癌可以在结肠腔内形成充盈缺损，即在造影剂充盈的区域中出现局部缺损。结肠癌可以导致肠腔狭窄，且通常局限于一侧或呈环形状。结肠癌周围的肠壁可以出现宽窄不一的环堤，这是由于癌组织的生长和浸润造成的。结肠癌可以导致病变的肠壁变得僵硬，失去了正常的柔软性。

197. BCD 溃疡性结肠炎 X 线检查可见到的征象包括绣带征、袖口征和靶征。绣带征是指结肠壁的纹理模糊，呈现为条纹状；袖口征是指结肠壁的收缩和增厚，呈现为袖口状；靶征是指结肠壁的分层改变，呈现为靶状。卵石征和跳跃征不是溃疡性结肠炎的典型征象。

198. ABDE 浅表凹陷型早期胃癌的黏膜皱襞中断增粗变细融合，这是其特征之一。凹陷部凹凸不平，有时可见岛屿状小隆起，这也是其特征之一。浅凹陷中有可认为是破坏了固有肌层的溃疡，这是其他类型的早期胃癌的特征，与浅表凹陷型不符。浅表凹陷型早期胃癌

的大小可以从数毫米到 10mm 以上，这也是其特征之一。形状不整齐的浅凹陷也是浅表凹陷型早期胃癌的特征之一。

199. ABCE 胃癌最常见的发生部位是胃窦部，其次是贲门和胃小弯。早期胃癌常分为隆起型、浅表型和凹陷型，根据肿瘤的形态特点进行分类。中晚期胃癌是指肿瘤浸润至肌层或超过肌层，达到深部组织的程度。胃癌的常见转移途径之一是通过门静脉转移到肝内，形成肝内转移灶。胃癌的淋巴结转移途径复杂，没有固定的转移路径，不一定首先转移到左锁骨上淋巴结。

200. BCDE 浅表型（Ⅱ型）：肿瘤表浅、平坦，沿黏膜及黏膜下层生长，形状不规则，多数病变边界清楚，少数病变边界不清，其中的三个亚型隆起与凹陷均不超过 5mm。在良好的双重法与加压法影像上能显示出胃小区与胃小沟破坏呈不规则颗粒状杂乱影，有轻微的凹陷与僵直，多数病灶界限清楚。

201. ADE 溃疡型胃癌 X 线造影可见胃壁僵硬（A 对），龛影周围有宽窄不等的透明带－环堤（E 对），环堤上见结节状和指压迹状充盈缺损（指压痕），指压痕间有裂隙状钡剂影－裂隙征（D 对）。放射状黏膜纠集（B 错）和项圈征（C 错）均为慢性良性溃疡的 X 线征象。

202. ABCDE 空、回肠肿瘤可以在肠腔内形成充盈缺损，即在 X 线影像上出现不连续的充盈区域。空、回肠肿瘤可以引起肠套叠，即肠段相互嵌入，形成套叠现象。空、回肠肿瘤可能在 X 线上呈现龛影，即肠腔内的局部突出或凹陷。空、回肠肿瘤可以导致肠袢的位置推移或扭曲。空、回肠肿瘤可能导致肠梗阻，即肠腔被完全或部分阻塞，无法正常通畅。

203. AB 肝癌的特征性 CT 表现为门脉瘤栓（A）和病灶边缘明显高低不平，强化持续时间很短（B）。门脉瘤栓是指肝癌侵犯门脉分支或主干，导致门脉内血流受阻并形成栓塞。肝癌病灶的边缘通常呈现明显的高低不平，而且强化的时间较短暂。其他选项中，边缘不清，灶内有气体或增强出现坏死（C）通常是恶性肿瘤的特征，灶周无水肿带、边缘强化出现"牛眼"征（D）是良性肿瘤的表现，而边缘清晰无强化（E）常见于良性病变。

204. ABCE 肝癌病灶可发生钙化（A）、坏死（B）、出血（C）和脂肪变（E）。钙化是指肿瘤内部或周围沉积钙盐，常见于肝癌。坏死是指肿瘤组织的死亡和溶解，也是肝癌常见的表现之一。出血是指肿瘤内部发生出血，导致病灶出现血液密度的改变。脂肪变是指肿瘤组织内部发生脂肪沉积。骨化（D）在肝癌中较为罕见。

205. AD AFP（甲胎蛋白）是一种肿瘤标志物，其升高可以提示肝癌的存在。持续高水平的 AFP 增加了肝癌的可能性。同样，持续高水平的 AFP 增加了肝癌的可能性。选项 B、C、E 这些症状可能与多种肝疾病相关，并不特异于肝癌。

206. BCDE 肝细胞癌 T_2WI 上信号稍高于正常肝组织，A 选项错误。在质子加权像上，肝细胞癌与周围实质的信号差别不大，这是肝细胞癌的典型表现。肝细胞癌在 T_1WI 和 T_2WI 上的信号常常是混杂不均匀的，这是肿瘤内部不同成分的表现。肝细胞癌内部可以出现脂肪变性、囊变、坏死、出血、纤维间隔等改变，这些改变在 MRI 上可以显示出来。肝细胞癌常伴有静脉瘤栓和假包膜的形成，这是肝细胞癌的特征性表现。

207. ABCD "星状瘢痕征"为肝局灶性

结节性增生（FNH）的典型表现。其余均为肝海绵状血管瘤的影像表现。

208. ACDE 肝内胆管细胞癌是少血供肿瘤。胆管细胞囊腺癌增强扫描后囊性部分不强化，实性部分、囊壁或壁结节呈明显强化。

209. AB 肝脓肿常见的细菌为大肠杆菌、金黄色葡萄球菌。其他选项中的绿脓杆菌、变形杆菌和肠炎杆菌在引起肝脓肿方面较少见。

210. ACDE 肝脓肿的发病原因包括胆道炎症、阿米巴原虫感染、腹腔内和胃肠道感染经门静脉进入肝脏、全身其他部位炎症经肝动脉进入肝脏等。

211. CE 典型肝脓肿的壁结构可以分为三层环状，由内向外依次为：①内层均匀强化，代表脓液和细菌聚集；②中层稍弱强化，代表炎性坏死组织；③外层强化明显，代表纤维肉芽组织。因此，纤维肉芽组织是增强扫描时强化最明显的部分。此外，肝脓肿腔内常可出现分隔，增强扫描时可显示为分隔内壁强化，这是由于分隔内的纤维肉芽组织造成的。另外，肝脓肿内可能出现气体，增强扫描时气体可表现为低密度区域，因此病灶内气体也是增强扫描中的一个特征。

212. ABCDE 肝脓肿在 CT 图像上呈现为圆形或椭圆形的低密度病灶。肝脓肿的中心区域 CT 值略高于水，但低于正常肝组织。肝脓肿的密度可以是均匀的，也可以是不均匀的，取决于病变的不同部分和炎症程度。肝脓肿周围常常有不同密度的环形带，代表炎症反应和坏死组织的存在。在增强 CT 图像上，肝脓肿周围的环状结构可以呈现不同程度的增强，反映炎症反应和血管充血。

213. ABCD 血管瘤呈缓慢填充式强化，选项 E 错误，其余选项均正确。

214. ABCE 肝硬化再生结节 CT 动态增强扫描可有中度强化。选项 D 错误，其余选项均正确。

215. AE 黄疸期伴有骨质疏松，骨质软化，骨折；终末期结膜炎，硬皮病，肥大性骨关节病，肾小球肾炎。

216. ABCDE 肝脏大小和形态通常有缩小，有时缩小十分显著。肝叶缩小成或不成比例，以后一种形式多见。肝炎后肝硬化常常是右叶萎缩，尾叶代偿性增大。左叶保持正常或缩小或增大，增大常局限于外侧段。肝裂增宽和肝门区扩大。严重者肝叶似乎彼此分隔，胆囊位置因此而改变，常移向外侧。肝脏结节增生显著的，见肝脏表面高低不平，外缘呈分叶状或扇贝形。肝脏密度高低不均，在脂肪肝基础上演变而形成的肝硬化，或肝硬化伴显著的脂肪浸润时，可见局灶性低密度区。继发性改变：脾肿大、腹水、门脉高压，其 CT 表现为门脉主干扩张，侧枝血管建立、扩张和扭曲，常位于脾门附近、食管下端和胃的贲门区域。平扫图上表现为团状、结节状软组织影。增强扫描浓密显影。

217. ABCD 动脉造影时血供丰富的转移瘤可表现供血血管增粗，病理血管，肿瘤染色，动静脉瘘。少血供的则表现为血管受压弯曲，呈手握球状。

218. ACDE 局灶性肝脂肪浸润通常在肝脏的特定区域出现，其中右叶较左叶更为常见。在 CT 增强后，局灶性脂肪浸润的 CT 值会升高，但仍然低于正常肝组织。在增强后的 CT 图像上，可以观察到病变内存在走行正常的血管。局灶性脂肪浸润通常不会引起明显的肿块或占位效应。病灶呈浸润性与正常肝组织分界不清。

219. ABCD 脂肪在 CT 上呈现为低密度

区域，严重脂肪肝可导致肝脏密度降低到负值。在脂肪肝中，脂肪可局部浸润肝脏，周围可见正常密度的肝脏组织。脂肪肝中，肝脏密度通常低于正常的脾脏密度。脂肪肝时，肝内血管影可能变得模糊或相对高密度。脂肪肝时，血管走行正常、自然。

220. ABCE 胆管及胰管扩张程度与梗阻性黄疸有密切关系。当胆管和胰管受到结石、胰头癌或胆管癌的梗阻时，会导致胆管和胰管扩张。胆管及胰管扩张平面也与梗阻性黄疸有关。根据扩张的胆管和胰管的平面，可以推断梗阻的位置。胆管形态及管壁厚度也与梗阻性黄疸有关。在胆管癌或胆管梗阻的情况下，胆管可能会出现形态改变和管壁增厚。肝脏大小及密度对于鉴别结石、胰头癌和胆管癌引起的梗阻性黄疸的关系较小，因此不是正确答案。有无结石和软组织肿块也与梗阻性黄疸有关。结石和软组织肿块可以引起胆管和胰管的梗阻，导致黄疸的发生。

221. ACDE 胆管细胞癌 CT 表现为胆管不同程度扩张，不规则的胆管狭窄或发现胆管内软组织肿块影，胆管壁增厚，但平扫难以与肝细胞癌鉴别。选项 B 错误，其他选项均正确。

222. BD 色素性胆结石主要成分为胆红素钙，胆固醇含量低于 25%，呈泥沙样或颗粒状，剖面见分层状，结石多发。

223. ABCDE 胆结石在 CT 上呈高密度影，可以是单发或多发，形状可以是圆形、多边形或泥沙状。胆结石可以分为高密度、等密度和低密度 3 种类型，具体密度取决于结石的化学成分。肝内胆管结石常呈点状、结节状或不规则状表现，周围胆道常伴有扩张。胆总管结石时上部胆管扩张，结石部位的层面，呈"环靶"征或"半月"征。胆总管结石时，胆

总管的上部会出现扩张，而结石部位的层面扩张的胆管会突然消失。胆结石的 CT 值测定大致反映结石化学成分的含量。

224. BE 慢性胆囊炎是指胆囊长期受到炎症刺激引起的病变。在 CT 图像上，慢性胆囊炎可以表现为胆囊的缩小，即胆囊体积变小。此外，胆囊壁也会出现增厚，并且在一些情况下可出现钙化，即胆囊壁上出现钙化物质的沉积，这些表现可以帮助医生进行慢性胆囊炎的诊断。

225. ABCDE 在急性出血坏死性胰腺炎中，由于胰腺组织的炎症和水肿，胰腺体积通常会显著增大。在急性出血坏死性胰腺炎中，胰腺组织的密度会发生改变，通常会出现低密度区域，与胰腺的病理变化密切相关。在急性出血坏死性胰腺炎中，由于炎症和坏死的扩展，胰腺周围的脂肪间隙会消失，胰腺的边界也会变得模糊。急性出血坏死性胰腺炎常伴有胰周脂肪坏死和积液的形成，这些表现在 CT 图像上可见。在急性出血坏死性胰腺炎中，胰腺的体积增大与疾病的严重程度一致，即病情越重，胰腺体积增大的程度越明显。

226. ABCD 急性胰腺炎是一种胰腺发炎的疾病，常见的 MRI 表现包括胰腺肿大出现形态学改变（选项 A）、T_1WI 为低信号（选项 B）、T_2WI 为高信号（选项 C）以及胰周常出现炎症性改变（选项 D）。选项 E 中的胰腺完全无异常表现是错误的，因为急性胰腺炎通常会导致胰腺的炎症和病变，因此在 MRI 上会显示出相关的异常表现。

227. ABCE 胰腺坏死程度是判断急性胰腺炎预后的重要指标。动态增强扫描的梯度回波脉冲序列 T_1 加权像有助于显示胰腺坏死灶，与增强的正常胰腺相比，坏死灶为低信号。

228. ABCDE 在轻型急性单纯性胰腺炎

的早期，CT 可能无明显阳性表现。急性单纯性胰腺炎时，由于胰腺的水肿和炎症，胰腺体积通常呈现弥漫性增大。在早期急性单纯性胰腺炎时，胰腺密度可能正常或轻度下降，但随着炎症的进展，胰腺密度可能会增高。急性单纯性胰腺炎时，由于胰腺的水肿和炎症，胰腺轮廓可能变得模糊。在早期急性单纯性胰腺炎时，增强扫描可能显示胰腺均匀增强，而在坏死区域尚未形成时，不会出现坏死区域。

229. ACDE CT：①平扫检查：胰腺大小可以正常、缩小或增大，胰腺缩小表示有萎缩，可以呈局灶性，亦可为完全性；增大表明有炎症水肿、囊肿或纤维化。胰管扩张，可呈串珠状，亦可扩张与狭窄交替存在。胰腺钙化和胰腺结石形成。假性囊肿形成，常位于胰腺内，胰头区常见，常多发，囊壁较厚，可伴钙化。②增强检查：胰腺实质可强化不均，纤维化强化程度较低。

230. BCDE 浆液性囊腺瘤也称小囊性腺瘤，为一种少见的胰腺良性肿瘤，常发生在胰体尾部，一般无症状，无恶变倾向。黏液性囊腺瘤和囊腺癌称大囊性腺瘤，黏液性囊腺瘤常有恶变的可能，实际是潜在恶性肿瘤，胰体尾部多见。A 选项错误，其他选项均正确。

231. ABCE 胰腺癌血行转移以肝脏最为常见。D 选项错误，其他选项均正确。

232. ACDE 动态增强扫描动脉期病灶明显强化是错误的，因为胰腺癌是乏血供肿瘤，选项 B 错误，其余选项均正确。

233. ABCD 脾血管瘤在增强早期边缘强化，逐渐向病灶中央充填，但小病灶也可在增强早期即表现为均匀强化。E 选项错误，其他选项均正确。

第十三章　泌尿生殖系统疾病的影像诊断

一、A1 型题

1. E　肾囊肿增强扫描后不强化。

2. D　亚急性出血期由于细胞外血高铁红蛋白的顺磁性作用，造成 T_1WI 及 T_2WI 上均呈高信号。

3. D　超声是诊断单纯性肾囊肿最简单的影像学方法。

4. B　成人型肾脏多囊病也可见于婴儿和儿童。

5. E　成人型多囊肾属常染色体显性遗传性疾病，主要表现为双肾不对称性增大、变形，肾实质内多发大小不等囊性病变，并常合并肝脏、胰腺、脾的先天性囊肿，囊肿壁可见多发钙化。双侧性多发单纯性囊肿多局限于肾脏，少有全身性发病者。

6. E　肾周囊肿实际上不是肾脏本身的囊肿，而是位于肾脏周围的其他组织中的囊肿。它可能来自肾上腺、脂肪组织或其他结构。

7. A　透明细胞癌是一种常见的肾癌类型，约占肾癌的 70% ~ 80%。它通常起源于肾小管上皮细胞，主要发生在肾实质中。

8. D　肾盂积水并不是所有的肾癌均有，只有肾盂肾盏受肿瘤组织的压迫时才会出现。

9. B　肾癌具有假包膜征，即在增强扫描中肿瘤周围有一层不均匀强化的结构，而肾血管肌肉脂肪瘤则无包膜，这是二者鉴别的重要特征。肾血管肌肉脂肪瘤具有脂肪信号特征，即在 MRI 上呈现出明显的高信号区域，而肾癌则没有这种特征。肾癌有可能出现邻近器官或远处的转移，而肾血管肌肉脂肪瘤通常没有转移的情况。以肌肉为主的血管肌肉脂肪瘤与肾癌在影像学上可能有一定的相似性，因此鉴别有一定的困难。在动态增强扫描中，肾血管肌肉脂肪瘤通常在肾实质的动脉期和肾盂期显示出不同程度的强化。这是因为肾血管肌肉脂肪瘤具有丰富的血供，造影剂会在肿瘤组织中积聚和强化，因此选项 B 错误。

10. E　肾癌增强扫描时皮质期未发现明显病变时不能完全除外肿瘤。

11. E　成人最常见的肾肿瘤是肾细胞癌（选项 E）。肾细胞癌，也称为肾癌，是一种起源于肾小管上皮细胞的恶性肿瘤。它占据了肾恶性肿瘤的大部分。

12. B　肾癌的 Robson 分期：Ⅰ 期：肿瘤局限于肾被膜内；Ⅱ 期：肿瘤穿过肾被膜，蔓延到肾周脂肪；Ⅲa 期：伴肾静脉瘤栓，瘤栓可达上腔静脉；Ⅲb 期：伴局部淋巴结转移；Ⅲc 期：同时伴有静脉瘤栓与局部淋巴结转移；Ⅳa 期：伴肾筋膜外相邻器官直接侵犯；Ⅳb 期：伴远隔转移。

13. B　肾癌发生转移，常见转移部位依次为肺、淋巴结、骨、肝和对侧肾脏。

14. A　尿路造影是一种常用的肾癌影像学检查方法，它可以显示肾盂、输尿管和膀胱的情况，显示肾实质肿块的能力有限。因此，说法 A 是错误的。CT、MRI 等检查方法可以更准确地显示肾实质肿块的特征，对肾癌的分期和鉴别诊断也具有重要价值。而 X 线平片对肾癌的诊断价值较低。

15. B 肾细胞癌，也称为肾透明细胞癌，是最常见的肾肿瘤之一，起源于肾小管上皮细胞。肾细胞癌占据了大部分肾脏肿瘤的比例，约占肾脏恶性肿瘤的 80%～90%。

16. C 肾母细胞瘤是来源于肾胚基细胞的恶性胚胎性肿瘤，为婴幼儿最常见的恶性实体肿瘤之一。

17. B 尿路造影是诊断肾盂癌较为敏感的检查方法，尤其是发现较小的肿瘤；CT 检查常用于进一步定性诊断和显示病变的范围。

18. D 肾区外伤后，CT 和超声是主要检查方法，CT 作为首选。

19. A 透明细胞性肾细胞癌占肾细胞癌的 70%。

20. A 肾透明细胞癌动态增强扫描皮质期病变明显强化、髓质期强化程度迅速下降，表现为"快进快出"。

21. C 直径小于或等于 3cm 称为小肾癌。

22. D 透明细胞癌是肾脏最常见的恶性肿瘤之一，其最具特征性的表现是在 CT 增强扫描中呈现快速的强化和迅速的强化消退。这种快进快出的强化特点是透明细胞癌的典型特征，有助于与其他肾脏肿瘤进行鉴别。其他选项中的平扫 CT 呈混杂密度的肿块、肿块突向肾外生长、发生静脉和下腔静脉血栓以及内有点状或弧线状的钙化，虽然也可能出现在透明细胞癌中，但并非其最具特征性的表现。

23. C 转移性细胞癌是指癌细胞从原发肿瘤转移到其他部位形成的癌症。肾盂是肾脏的一部分，位于肾实质和输尿管之间，是尿液从肾脏流出的通道，是肾脏的集尿部分，与尿液接触的机会较多，因此转移的癌细胞易于定植和生长在肾盂区域。相比之下，肾实质、肾盏、输尿管和膀胱等部位相对较少见。

24. B 肾盂癌是指发生在肾盂的恶性肿瘤，其中最常见的症状就是出现血尿，血尿通常是可见的，即肉眼血尿。腰部钝痛（选项 A）也是肾盂癌的常见症状之一，但它并非典型症状。尿急、尿频（选项 C）可能与尿路感染有关，而非特定于肾盂癌。发热（选项 D）可能是由尿路感染引起的，但不是肾盂癌的典型症状。有些患者可能没有明显的症状（选项 E），但这不是肾盂癌的典型情况。

25. D 泌尿系统结核感染最常见的途径是血行播散（选项 D）。结核病是由结核分枝杆菌引起的慢性传染病，常见的感染途径包括空气飞沫传播和血行播散。在泌尿系统结核感染中，结核分枝杆菌通过血液循环进入肾脏和泌尿系统，导致泌尿系统结核的发生。淋巴系统途径（选项 A）也是可能的感染途径，但相对较少见。呼吸系统途径（选项 B）是肺结核病的主要传播途径，不是泌尿系统结核感染的常见途径。消化系统途径（选项 C）和接触传染途径（选项 E）也不是泌尿系统结核感染的主要途径。因此，血行播散是泌尿系统结核感染最常见的途径。

26. D 肾结核平片有时可见肾实质内云絮状或环状钙化（D 对）。正常双肾呈八字状位于脊柱两侧，而肾影倒"八字"征应常见于肾发育不良或畸形（A 错）。肾结核平片一般无病侧"肾下垂"（B 错）、肾影不清（C 错）、肾外形不光整（E 错）的表现。

27. D 常累及双侧肾上腺的病变是肾上腺结核（选项 D）。肾上腺结核多继发于其他系统结核，常由血性播散所致，可累及一侧或双侧肾上腺，但双侧者超过 50%。

28. E 肾脏平滑肌脂肪瘤是肾脏自发破裂的常见原因。

29. A 肾自截在静脉肾盂造影时不显影。

30. B 自截肾常见于肾结核，肾结核是一种由结核杆菌感染引起的肾脏疾病，它可以导致尿路梗阻和肾盂积水，最终导致肾功能丧失和自截的发生。

31. B 肾结核是一种由结核杆菌感染引起的肾脏疾病，好发于肾乳头部，多为单侧性，双侧病例占 10% ~15%，尿路造影表现为鼠咬样破坏等征象，晚期肾体积小，形态不规则，肾盂肾盏壁增厚，肾盂腔狭窄或闭塞。

32. D 肾结核是由结核杆菌感染引起的肾脏疾病，主要累及肾小管和肾盂。结核杆菌感染引起的肾结核病变会导致膀胱刺激症状，如尿频、尿急、尿痛等。这些症状通常是慢性进行性的，持续存在，并且难以缓解。

33. D 肾结核是一种由结核杆菌感染引起的肾脏疾病，常见于尿路感染的并发症。静脉尿路造影是一种通过注射对比剂来显示尿路解剖结构的检查方法。在肾结核的诊断中，静脉尿路造影可用于观察尿路的解剖结构变化，如肾盂和输尿管的变形、狭窄以及钙化等，从而诊断肾结核的存在和程度。其他选项中，尿路平片可以显示尿路结石等异常，但对于肾结核的诊断意义有限；肾图可以用于评估肾功能，但对于肾结核的诊断并不具有特异性；B 超可以显示肾脏的形态，但对于肾结核的诊断也有限；膀胱镜检可以检查膀胱内的病变，但对于肾结核的诊断并不是首选。

34. A 静脉肾盂造影是一种常用的检查方法，可以显示肾盂和输尿管的结构、形态和功能。在结核患者中，可以观察到肾盏呈虫蚀样破坏和多个肾盏受累的特征。逆行肾盂造影是通过导管将造影剂从尿道逆行注入到膀胱和尿输尿管，进而显示肾盂和输尿管的影像，它是有创检查，对于泌尿系结核、感染及

损伤是禁忌证范畴。在结核患者中，可以观察到输尿管的不规则狭窄和扩张呈串珠状的特征。腹部平片可以用于初步筛查泌尿系统结核，但其诊断价值有限，无法提供详细的结构信息。B 超检查可以用于评估泌尿系统的器官大小和形态，但无法提供结核病变的具体细节。DSA 主要用于血管的影像学检查，与泌尿系统结核的诊断无直接关联。

35. D 肾结核是一种由结核分枝杆菌引起的感染性疾病，可以导致肾脏组织发生病变和钙化。在 X 线检查中，肾结核的钙化表现可以有环状排列、斑块状、条状和簇状排列等。然而，均匀细沙状不是肾结核钙化的典型 X 线表现。

36. B 根据描述，一侧肾盂不显影，膀胱显著缩小，边缘毛糙，首先应考虑的诊断是肾膀胱结核。肾膀胱结核是由结核菌感染引起的，常见症状包括尿频、尿急、尿痛、血尿等。在影像学检查中，肾盂不显影、膀胱显著缩小和边缘毛糙是肾膀胱结核的典型表现。

37. C 肾自截是一种肾脏疾病，常见于肾盂结石或肾乳头坏死引起的尿液排出受阻，导致肾盂积水和肾组织坏死。囊状钙化和密度增高影可能是肾盂积水和坏死组织的表现。因此，根据以上表现，应考虑为肾自截。

38. B 肾结核是一种常见的尿路感染疾病，其早期征象在排泄性或逆行性尿路造影中可表现为肾盏边缘不整齐。肾结核引起的炎症和病变会导致肾盏的破坏和变形，从而使肾盏边缘呈现不规则的形态。其他选项中，肾盏肾盂的模糊变形和不规则扩张可能是肾结核的进一步发展和严重表现，而肾区钙化影一般较晚期才会出现。因此，肾结核的早期征象主要表现为肾盏边缘不整齐，选项 B 是正确答案。

39. E 肾细胞癌、肾盂癌及膀胱癌、肾

脏平滑肌脂肪瘤临床常表现为无痛性肉眼血尿。肾母细胞瘤主要临床表现有腹部肿块、厌食、恶病质、腹痛及镜下血尿等，肉眼血尿少见，原因为肿瘤一般不侵犯肾盂。

40. A 肾外伤较常见，是泌尿系统中最易发生损伤的脏器。

41. B 输尿管结核是一种常见的结核病变，其特点是尿路感染引起的输尿管黏膜病变。在肾盂造影中，输尿管结核的典型表现是输尿管呈现"串珠状"改变。这是由于输尿管黏膜出现溃疡、瘢痕和纤维化，导致输尿管壁呈现不规则的狭窄和扩张的段落交替排列，形成了类似串珠的外观。其他选项中，输尿管变细、变粗、无改变以及输尿管内充盈缺损都不是输尿管结核的典型表现。

42. A 输尿管结石通常是由肾脏中的结石沿着输尿管逐渐下行形成的，与膀胱结石无直接关系。

43. C 输尿管癌以移行细胞癌多见，其中又以乳头状癌多见，在 MRI 上一般表现为 T_1WI 等信号，T_2WI 表现为等或稍高信号。

44. D MRU 是通过采集人体内氢质子的信号而成像的，不受肾功能的影响，而静脉尿路造影依赖于肾脏的排泄功能而显影，可以据此判断肾脏排泄功能。

45. B 膀胱肿瘤好发于膀胱三角区，其次为两侧壁，发生在顶部者较少见。

46. E 膀胱癌易发生在膀胱三角区和两侧壁。

47. B 精囊角：两侧精囊于中线部汇合，精囊前缘与膀胱后壁之间为尖端向内的锐角形低密度脂肪间隙。当膀胱癌侵犯精囊时，精囊结构破坏（D 对），脂肪间隙消失，精囊角消失（A 对、B 错，为本题正确答案），受累

精囊增大（C 对），CT 上表现为密度一致的膀胱肿块与精囊肿块相连（E 对）。

48. B 膀胱癌肿瘤的信号在 T_2WI 上多为中等信号，信号强度要显著高于正常膀胱壁，膀胱壁通常位于膀胱的内部，是一个囊性的肌肉组织。因此，T_2 加权像肿瘤信号强度比肌肉信号高。

49. E 膀胱癌是一种常见的泌尿系统肿瘤，其起始症状通常包括血尿、尿频、尿痛、尿急、尿刺激和排尿困难，还可伴有尿失禁，夜尿增多。这些症状常常是由于肿瘤导致膀胱壁受压或阻塞而引起的。血尿是膀胱癌最常见的症状，尿液中可出现鲜红色的血液。尿频和尿痛则是由于肿瘤刺激膀胱壁引起的。排尿困难则是由于肿瘤阻塞尿道造成的尿液排出困难。肿块为膀胱癌晚期临床特点，不是起始症状。

50. C 成人泌尿系最常见的肿瘤是膀胱癌（选项 C）。膀胱癌是指发生在膀胱内壁的恶性肿瘤。肾癌（选项 A）也是常见的泌尿系肿瘤，但膀胱癌在成人中更为常见。肾胚胎瘤（选项 B）是一种罕见的儿童肾脏肿瘤，而不是成人泌尿系最常见的肿瘤。肾囊肿（选项 D）是一种常见的肾脏疾病，但它通常是良性的，不属于肿瘤。肾盂癌（选项 E）是指发生在肾盂的恶性肿瘤，较为罕见。

51. E 膀胱癌多表现为突入膀胱腔内的结节肿物，可以是单发，也可多发。肿瘤可以是带蒂生长。肿瘤累及黏膜下层和肌层表现为膀胱壁增厚，CT 检查不能区别膀胱黏膜与肌层，所以不能区别肿瘤是否累及黏膜下层或肌层。

52. B 膀胱肿瘤的分期标准是根据肿瘤侵犯膀胱壁的深度来划分的。常用的分期系统是 TNM 分期系统，其中 T 代表肿瘤的侵犯

程度。

53. B 对膀胱癌各期准确分型为 CT 在膀胱癌诊断上的主要作用。

54. D 膀胱癌可以发生在膀胱的不同部位，但统计数据显示，最常见的生长部位是膀胱的侧壁及后壁。这是因为膀胱的侧壁及后壁暴露在尿液中，与尿液中的致癌物质接触较多，增加了患膀胱癌的风险。

55. C 透光性低密度结石的主要成分多是尿酸。

56. C 膀胱结石多在膀胱内形成，少数自尿路移行而来。膀胱造影阴性结石表现为充盈缺损且随体位移动。

57. C 膀胱结石在 X 线平片上通常表现为耻骨联合上方圆形、横置椭圆形或星形致密影（选项 A），膀胱造影可以显示膀胱内充盈缺损（选项 B），CT 可以显示膀胱内致密影（选项 D），MR 在 T_1WI、T_2WI 上通常呈均匀低信号影（选项 E）。然而，结石在膀胱内可以随体位变化而移动。

58. A 前列腺增生是一种常见的男性泌尿系统疾病，随着年龄的增长，前列腺会逐渐增大，压迫尿道，导致尿流受阻。最早出现的症状通常是尿频，即尿液排出的次数增多，但每次排尿的量较少。

59. B 前列腺增生是一种常见的前列腺疾病，多见于老年人。它是由前列腺腺体、结缔组织和平滑肌的不同程度增生引起的，压迫尿道引起梗阻（A）。增大的前列腺可以突入膀胱颈部，但膀胱壁不一定会不规则增厚（C）。CT 平扫及增强扫描并不是前列腺增生的最佳影像学检查技术（D），而超声才是首选的影像学检查方法（E）。

60. A 良性前列腺增生通常发生在移行带，前列腺癌好发于周围带。

61. D 前列腺癌的转移以骨转移最为常见，转移部位依次为骨盆、脊柱、股骨近端。前列腺癌通常会首先转移到骨盆区域，包括髂骨、耻骨等骨盆骨质。接下来，转移可能发生在脊柱，包括脊椎骨。最后，股骨近端也是常见的转移部位之一。这种转移模式是由于前列腺癌细胞偏好富含雄激素的区域，骨骼是人体内雄激素最丰富的区域之一，并对骨组织的特定部位具有偏好性。

62. C 前列腺癌多位于周围带，前列腺不规则增大外，前列腺癌的前列腺包膜通常比较厚，由于前列腺癌肿瘤主要由前列腺上皮细胞增殖而成，而非假包膜，C 选项错误，其余选项均正确。

63. C 结石在 T_1WI 及 T_2WI 上均表现为低信号，很少用于检查输尿管结石，但 MRU 可显示结石梗阻所致的输尿管扩张、积水，结石则表现为梗阻处的低信号影。

64. C 无功能性肾上腺皮质癌仅占肾上腺皮质癌的 1/3。皮质癌的细胞内常含一些脂质成分，在反相位上信号下降，信号可不均匀。增强后早期明显强化。肿瘤体积大时，肿瘤浸润，下腔静脉内可见瘤栓，多发生淋巴结转移。

65. A 一般来说，双侧肾上腺肿瘤往往是多见于转移腺肿瘤。

66. A 典型表现为 T_1WI 呈低信号，T_2WI 呈中等高信号，反映瘤体内含水量较多。瘤内信号强度可均匀也可不均匀，病灶较小时信号较均匀，大者易因出血、坏死和囊变而致回声、密度和信号强度不均。

67. E 膀胱嗜铬细胞瘤是一种罕见的肿瘤，它会分泌大量儿茶酚胺类物质，如肾上腺素和去甲肾上腺素。这些物质的释放会导致血压升高，尤其在排尿、膀胱充盈或按压膀胱时更为明显。因此，这个症状对于诊断膀胱嗜铬细胞瘤非常重要。

68. C 嗜铬细胞瘤是一种肿瘤，来源于嗜铬细胞，通常产生肾上腺素、去甲肾上腺素和多巴胺等儿茶酚胺类激素。肾上腺外的嗜铬细胞瘤最常见的部位是腹主动脉旁，通常位于肾上腺附近，但并非起源于肾上腺本身。

69. A 嗜铬细胞瘤儿童少见，以 20～40 岁最多见。

70. A 瘤内不含脂肪，因而无低密度（A 错）。较小肿瘤密度均匀，类似肾脏密度（B 对）。较大肿瘤常因陈旧性出血、坏死而密度不均，可呈囊实性表现（C 对）。增强检查，肿瘤明显强化，其内低密度区无强化（D 对）。嗜铬细胞瘤也称为 10% 的肿瘤，即 10% 的肿瘤位于肾上腺之外，10% 为双侧、多发肿瘤（E 对），10% 为恶性肿瘤和 10% 为家族性。

71. C 嗜铬细胞瘤通常较大，有完整包膜，血供丰富，易发生坏死、囊变和出血。

72. D 运用磁共振脂肪抑制技术及梯度回波正反相位序列能检测肾上腺及病变内脂质成分。

73. B 正常前列腺的上缘低于耻骨联合水平，如耻骨联合上方 20mm 或更高层面仍可见前列腺，和（或）前列腺横径超过 5cm，即可判断前列腺增大。

74. D 前列腺癌是男性最常见的恶性肿瘤之一，其特点之一是具有高度的骨转移倾向。骨骼是前列腺癌最常见的血行转移部位，约有 70%～80% 的前列腺癌患者在疾病的晚期会发生骨转移。这是由于前列腺癌细胞具

有亲骨性，容易侵袭和生长在骨骼中。

75. B 早期前列腺癌与前列腺增生鉴别较困难，尤其是在 CT、USG 上，均可见增生的前列腺，难以判断其良恶性。MRI 扫描对前列腺的外周带显示有较大的优势，外围带在正常时 T_2WI 上表现为均匀一致双侧对称的新月形高信号影，DWI 上为低信号影，增强扫描强化不明显；早期前列腺癌时可见 T_2WI 上均匀一致高信号的外围带中出现小结节状低信号区，在 DWI 上呈高信号，增强扫描可见明显强化，有时候表现为前列腺包膜的连续性中断。

76. D Ⅳ期前列腺癌伴有淋巴结、骨骼或其他远处器官转移。

77. C 前列腺癌主要发生于前列腺的周围带，约占 70%。

78. D 前列腺癌 MRS 表现为胆碱 Cho 和肌醇 MI 水平升高，枸橼酸盐 Cit 水平明显下降。

79. E 磁共振检查有较高的软组织分辨率，对前列腺疾病，尤其是前列腺癌诊断的敏感性和特异性都很高，已经成为目前诊断前列腺癌的最佳检查手段。

80. A 前列腺增生结节主要发生于移行带，A 选项错误。增生结节在 T_1WI 中通常呈现低信号，增生结节在 T_2WI 中通常呈现高信号，增生结节周围可以出现环形低信号，称为"低信号带"。增生的前列腺可以突入膀胱。

81. E 肾上腺转移癌是指癌细胞从其他部位扩散到肾上腺。它通常是其他部位的恶性肿瘤转移至肾上腺造成的。肺癌是最常见的原发肿瘤，其次是乳腺癌、胃癌、肾细胞癌等。

82. E 肌瘤结节呈圆形低回声或等回声，周围有包膜。

83. B　内膜癌中类型最常见的是腺癌（选项B），腺癌是由子宫内膜中的腺体组织发生恶性变化而形成的癌症。

84. C　子宫肌瘤CT显示：子宫增大，可呈分叶状改变，肌层内小的肌瘤不引起子宫轮廓改变，黏膜下肌瘤可引起子宫腔变形移位。平扫时其密度与子宫肌壁一致，增强时和子宫肌同时强化，程度相仿，增强扫描不一定能清楚显示病灶，在肌瘤有变性时，强化程度不一。

85. C　子宫内膜癌MRI表现为：肿物在T_1WI呈等信号，肿瘤内部出现高信号，为出血；液化、坏死、囊变、纤维化、钙化均应T_1WI信号降低。

86. C　子宫内膜癌是子宫内膜最常见的恶性肿瘤，多为腺癌。CT并不是子宫内膜癌的主要诊断方法，常规的诊断方法包括宫颈涂片、宫腔镜检查和组织活检等。子宫内膜癌的发病高峰年龄为55～56岁，而宫腔常增大或分叶状也是子宫内膜癌的常见表现。

87. D　子宫肌瘤密度平扫与子宫肌层一致，增强扫描肌瘤均匀强化，轮廓清晰．边缘光滑，其密度可低于、等于或高于子宫肌层。子宫内膜癌表现为弥漫性生长时，内膜增厚，轮廓粗糙，增强扫描显示内膜呈弥漫性低密度改变；肿瘤呈菜花状、息肉状向宫腔内生长或肿块侵入肌层时，在低密度腔内液与邻近正常肌层的衬托下，表现为宫腔内与肌层间的乳头结节状软组织密度灶，增强后子宫壁增厚，肌层强化明显，息肉乳头结节病变强化程度低于子宫肌层，子宫对称性或局限分叶状增大，肿块有坏死可显示肿块内不规则低密度灶。

88. A　子宫内膜癌侵犯深肌层的主要影像学征象是结合带被破坏。结合带是子宫内膜与肌层之间的边界结构，通常在正常情况下应该清晰可见。当子宫内膜癌侵犯深肌层时，癌组织会破坏结合带，导致其变得不规则或消失。因此，结合带被破坏是子宫内膜癌侵犯深肌层的主要影像学征象。

89. D　孕期子宫肌瘤易发生变性，内部信号不均匀，在T_1WI上信号略增高。

90. C　子宫肌瘤首选的影像学筛查方法是超声，最敏感的影像学检查方法是MRI。

91. A　子宫平滑肌瘤是女性生殖器官最常见的良性肿瘤，发病原因一般认为与遗传和长期、大量、持续的激素刺激有关。

92. A　肌壁间肌瘤，是发生在子宫壁内的肌瘤。肌壁间肌瘤最常见，占60%～70%，浆膜下肌瘤约占20%，黏膜下肌瘤约占10%～15%。

93. C　CT显示宫颈癌向外侵犯的确切根据是周围脂肪层消失。宫颈癌向外侵犯时，癌组织会破坏周围脂肪层，导致其消失或变薄。选项A中，宫颈径线大于3mm并不是宫颈癌向外侵犯的特征，宫颈癌向外侵犯时宫颈径线可能会增大，但这并不是一个确切的诊断标准。选项B中，宫颈呈分叶状也可以是宫颈癌的表现，但不是向外侵犯的特征。选项D中，直肠壁局限性增厚可能是宫颈癌向直肠侵犯的表现，但并非向外侵犯的确切根据。选项E中，宫颈与阴道壁分界不清也可以是宫颈癌的表现，但也不是向外侵犯的确切根据。

94. C　根据描述，在T_2加权像中，宫颈癌显示阴道下1/3的正常低信号阴道壁被高信号肿物侵犯，但无盆壁浸润。根据宫颈癌的分期标准，这种情况通常被分为ⅢA。ⅢA期宫颈癌是指肿瘤仅侵犯宫颈的上1/3或下1/3，而没有盆壁的侵犯。

95. D 宫颈癌临床分期首选和最佳检查方法是 MRI（磁共振成像）。MRI 能够提供详细的宫颈组织结构和淋巴结转移情况的信息，对于宫颈癌的分期和评估病情非常有帮助。X 线平片、CT 和超声在宫颈癌的分期和评估中也有一定的应用，但相比之下，MRI 具有更高的分辨率和准确性。子宫输卵管碘油造不是宫颈癌的分期和评估的首选和最佳检查方法，主要用于输卵管疾病的诊断。

96. A 子宫颈癌Ⅲ期时盆腔淋巴结增大。

97. B 宫颈癌的临床表现：①阴道流血：早期表现为接触性出血，常见性交后或妇科检查后出血，年轻患者常表现为接触性出血，老年患者常主诉绝经后不规则阴道流血；②阴道排液：增多，白色或血性，稀薄如水样或米泔状，有腥臭。晚期可有大量脓性或汤样恶臭白带；③晚期癌的症状：根据病灶侵犯范围出现继发性症状。因此，常见的早期症状是接触性出血。

98. E 卵巢囊性畸胎瘤的超声像图表现包括：肿瘤包膜完整，可见脂液分层征、液暗区内回声杂乱（包含脂沿、毛发、牙齿等混杂回声）、液暗区内有许多强回声光团（毛发团）等；伴有腹水时提示为恶性畸胎瘤，少见。

99. E 多数卵巢癌会合并大量腹水及盆腔积液。

100. D 浆液性囊腺癌是最常见的原发卵巢恶性肿瘤，占 40% ~ 60%。

101. C 卵巢囊肿一般边缘光滑，囊壁厚薄均匀一致。囊肿呈多房性，有分隔要考虑卵巢囊腺瘤或囊腺癌。

102. C 卵巢恶性肿瘤在影像学上常表现为肿瘤壁不规则，壁结节呈融合成块的特征。卵巢恶性肿瘤往往具有内分隔，分隔厚且不规则。肿瘤周围可有化学位移伪影是化学位移现象，不是卵巢恶性肿瘤的特征。卵巢恶性肿瘤常伴有腹水的存在。卵巢恶性肿瘤可出现转移病灶，常见的转移途径包括腹膜腔和淋巴道。

103. D 浆液性囊肿液内含蛋白成分较少，主要为液体信号，所以大部分在 T_1WI 上呈低信号，T_2WI 上呈明显高信号。

104. A 卵巢癌是卵巢最常见的恶性肿瘤，增强扫描呈明显强化。

105. D 卵巢囊性畸胎瘤是卵巢最常见的良性肿瘤，肿瘤内部含有脂肪、毛发、皮脂样物质，并可有浆液、牙齿及骨组织等，瘤内由于含有脂肪成分，瘤周可出现化学位移伪影。

106. B 卵巢黏液性囊腺癌多伴有腹水。

107. C 不孕、月经不规则、多毛和肥胖是多囊卵巢综合征（PCOS）的典型症状。PCOS 是一种常见的内分泌紊乱疾病，主要特征是卵巢中存在多个囊状结构，导致卵泡无法正常发育和排出。这会导致排卵障碍和月经不规律。同时，PCOS 患者的雄激素水平增高，导致多毛和肥胖问题。因此，不孕、月经不规则、多毛和肥胖是多囊卵巢综合征的常见表现。

108. E 在卵巢肿瘤中，最常见的并发症是蒂扭转。卵巢肿瘤是卵巢组织中的肿瘤，可以分为良性和恶性。蒂扭转是卵巢肿瘤的一种常见并发症，特别是在肿瘤具有蒂的情况下。蒂是指肿瘤与卵巢之间的连接组织，如果蒂扭转，会导致血液供应中断，引起卵巢组织缺血和坏死。蒂扭转通常会导致急性腹痛、恶心、呕吐等症状，严重时可能需要紧急手术处理。

109. B 黏膜下子宫肌瘤是引起月经过多的主要原因。

110. D 早孕时，卵巢中的卵泡排卵后形成黄体，黄体会分泌黄体酮维持子宫内膜的稳定，以便着床和维持妊娠。如果受精卵成功着床并发展为妊娠，黄体会继续存在并持续分泌黄体酮。在早孕期间，黄体囊肿是一种常见的卵巢囊肿，它是由于黄体在继续存在和分泌黄体酮的过程中发生异常而形成的。

111. C 钙化性转移是指肿瘤细胞在远离原发肿瘤部位的其他器官或组织内沉积钙盐。在盆腔内肿瘤中，前列腺癌是最常见的一种易出现钙化性转移的肿瘤。前列腺癌的细胞具有一定的钙盐沉积能力，当癌细胞转移到其他器官时，如骨骼、淋巴结等，就有可能出现钙化性转移。

112. A 卵巢癌典型的大网膜种植表现，为首腹壁下于大网膜部呈饼状软组织肿块。大网膜转移可呈多发结节状改变。

113. C 黏液性囊腺瘤、原发性绒毛膜癌、卵泡膜细胞瘤和颗粒细胞瘤都是卵巢肿瘤，它们可以产生性激素，如雌激素或孕激素。而畸胎瘤是一种多能性肿瘤，通常由多种组织类型组成，但它不产生性激素。畸胎瘤通常包含多种成分，如毛发、牙齿、骨骼和脂肪等，但不产生性激素。

114. E 卵巢转移癌通常是指其他原发症转移至卵巢。卵巢转移癌的常见转移途径包括直接蔓延、血行转移、淋巴转移和腹腔种植。直接蔓延是指原发癌症通过直接侵犯周围组织或器官，将癌细胞转移到卵巢。例如，子宫颈癌可以通过直接蔓延转移到卵巢。血行转移是指原发癌症通过血液循环将癌细胞转移到卵巢。这种转移途径常见于乳腺癌、结肠癌和胃癌等。淋巴转移是指原发癌症通过淋巴系统将癌细胞转移到卵巢。这种转移途径常见于宫颈癌和子宫内膜癌等。腹腔种植

是指原发癌症在腹腔内散播，将癌细胞种植到卵巢。这种转移途径常见于胃癌和结肠癌等。卵巢之间相互转移并不是卵巢转移癌的常见途径。卵巢之间相互转移是指卵巢肿瘤在两个卵巢之间转移生长。

115. E 卵巢转移癌最常见的原发性肿瘤是胃肠道肿瘤。

116. E 卵巢癌腹腔种植的小结节常见于：子宫直肠窝；右下腹部肠系膜根部的下端；左下腹部乙状结肠系膜的上缘；盲肠和升结肠外侧的结肠旁沟，并由此扩散到右侧膈下。

117. C 卵巢癌中浆液性囊腺癌最多见，占全部卵巢恶性肿瘤的 40% ~ 60%，多为单侧。

118. A 卵巢囊肿包括单纯性囊肿和功能性囊肿，功能性囊肿有卵泡囊肿、黄体囊肿和黄素囊肿，巧克力囊肿是子宫内膜异位至卵巢所致，也属于功能性囊肿。

119. B 病理上浆液性囊腺瘤可为多房或单房，囊腔内液体透明，囊腔内因纤维组织分隔为多房，表面可呈结节状；黏液性囊腺瘤多为单侧、多房，往往较大。

120. A 按肌瘤所在部位不同，分为子宫体肌瘤和子宫颈肌瘤，子宫体肌瘤占 90% ~ 96%。

121. D 子宫肌瘤血管相当丰富，内部或边缘常见血管流空现象，增强扫描肌瘤强化程度略低于正常子宫肌层。

122. D 子宫内膜侵入子宫肌层生长时，成为子宫腺肌病。

123. D 宫颈癌转移途径主要是直接蔓延和淋巴转移，少数经血循环转移。

124. D MRI 能清晰显示正常宫颈壁的各层结构和子宫旁组织，从而可以正确判断肿瘤的浸润深度及范围，是宫颈癌临床分期首选的影像学方法。

125. A 子宫内膜癌是原发于子宫内膜的一组上皮性恶性肿瘤，占女性生殖道恶性肿瘤的 20% ~ 30%，多见于老年女性。

126. D 结合带完整连续者表示肿瘤局限于子宫内膜。

二、A2 型题

127. D 肾单纯囊肿一般表现为 T_1WI 低信号，T_2WI 高信号；肾脓肿增强扫描一般会有环形强化；肾癌增强扫描会有明显强化，肾错构瘤在 MRI 扫描上呈混杂信号，故选 D。

128. B 肾囊肿发生出血、感染和钙化时囊内密度增高，表现为边缘锐利的较高密度影，增强后无强化。

129. D 膀胱镜检见右输尿管口喷血，尿细胞学可见癌细胞，最可能的诊断是肾盂癌，静脉肾盂造影表现为肾盂内充盈缺损。

130. A 根据患者的病史描述，男性患者出现全程无痛性肉眼血尿反复发作 2 个月，并伴有近 1 个月的低热。体格检查显示右侧肾可叩及，轻叩痛。在 X 线腹部平片和静脉肾盂造影中，观察到右侧肾影增大、壳状钙化影以及右侧肾上盏充盈缺损和中盏的弧形压迹。根据这些表现，最可能的诊断是肾癌（A）。肾癌是肾脏最常见的恶性肿瘤之一，常表现为肉眼血尿、腰痛和肿块。在进展较晚的阶段，肾癌可能出现肾功能受损、低热以及其他全身症状。肾癌在 X 线和静脉肾盂造影中常表现为肾影增大、钙化影以及肾盂充盈缺损。肾盂癌通常表现为肉眼血尿，但在静脉肾盂造影中可显示肾盂充盈缺损。肾结核可能导

致肉眼血尿，但在 X 线和静脉肾盂造影中通常会显示肾盂的异常扩张、钙化和梗阻。输尿管肿瘤可能引起肉眼血尿，但在静脉肾盂造影中通常会显示输尿管充盈缺损。肾盂肾炎通常伴有腰痛、发热和尿频等症状，但在 X 线和静脉肾盂造影中通常无明显异常。

131. B CT 示双肾明显增大，正常轮廓消失，全肾无数大小不一、低密囊性结节影，无强化。结合病史，符合多囊肾改变。

132. A 肿块较大，密度不规则，增强扫描有强化，有血尿史，肾癌可能性较大。肾血管肌肉脂肪瘤病灶内含脂肪密度影，血尿少见；肾腺瘤为良性肿瘤，密度多均匀，血尿不常见；肾脓肿主要为脓肿壁有强化。未见转移，不考虑肾转移癌。

133. B 肾细胞癌主要发生于中老年，男性多见，临床表现为无痛性肉眼血尿，内部常发生坏死、出血和囊变，并可见钙化。

134. A 排泄性尿路造影是一种常用于检查尿路结构和功能的方法。它通过静脉注射对比剂，然后通过 X 射线观察对比剂在尿路中的排泄情况，从而检查是否存在尿路结石或其他尿路病变。对于输尿管结石的诊断，排泄性尿路造影可以提供较为准确的信息。

135. B 肾盂癌常以无痛性血尿为主要临床症状，静脉肾盂造影及逆行尿路造影主要显示为肾盂肾盏系统不规则充盈缺损。

136. D 肾结核早期表现为肾实质内低密度影，边缘不整，病变进展期，可见部分肾盏、肾盂扩张，膀胱结核晚期发生挛缩，体积缩小，对侧肾积水。排泄性尿路造影显示左肾区、肾小盏扩张及虫蚀样边缘不整，右肾积水，膀胱呈球形改变。这些发现与左肾结核并发膀胱挛缩、对侧肾积水一致。

137. B　肾结核患者常伴有尿频、尿痛、米汤样尿等临床表现。尿路造影显示早期病变局限在肾实质时，可表现正常。只有当结核病变破坏肾盏形成乳头空洞或引起集合系统病变时，才能在尿路造影上有阳性发现。尿路造影有多种表现，临床肾结核的早期，当肾实质空洞与肾小盏相通，累及肾小盏时，可显示肾小盏扩张及虫蚀样边缘不整；病变进展肾结核灶的结缔组织增生和瘢痕化，使肾盂肾盏牵拉移位，出现狭窄、变形、扩张；有时还可以看到干酪空洞，表现为肾影内小盏外侧与之相连的密度不均、形态不规则的囊腔。当肾实质有大量破坏以致功能减退或消失，IVU常不显影，逆行尿路造影可显示变形的肾盂、肾盏及肾实质内空洞。

138. E　低热、乏力、腰痛，为结核的临床表现，CT示病灶内钙化影，邻近肾实质受压变薄，肾盏轻度扩大，增强扫描左肾上极有多个囊腔，囊壁中等程度环状强化，符合肾结核改变。肾脓肿常表现为高热、尿路刺激征，CT常有肾周积液。

139. B　肾结核是一种感染性疾病，可以引起尿频、尿急的症状。造影结果中描述的右肾上盏杯口虫蚀状与肾结核的典型表现相符（肾结核疾病早期尿路造影表现为肾小盏边缘不整如虫蚀状）。

140. D　该患者有尿路刺激症状，右肾上极占位，边缘模糊，环形强化，并邻近肾周有积液，是肾脓肿表现。肾结核常伴局部钙化，肾盂受累变形。

141. B　膀胱肿瘤是膀胱内最常见的肿瘤之一。超声中描述的高回声肿块，呈菜花样，有一蒂与膀胱壁相连，与膀胱肿瘤的典型表现相符。膀胱炎通常是由细菌感染引起的，不会表现为超声中描述的高回声肿块。膀胱结石通常是由尿中的矿物质沉积形成的。它们通常呈现为超声中的强回声或混合回声，而不是高回声肿块。血凝块是指在血管内形成的凝固的血液块，膀胱憩室是指膀胱壁的薄弱区域形成的囊袋状结构，二者通常也不会呈现为高回声肿块。

142. C　膀胱结石的临床表现为排尿痛、尿流中断，且改变体位又能继续排尿。

143. E　根据患者的病史描述，中年男性出现无痛性全程血尿半月余，并在IVP（静脉肾盂造影）中显示同侧肾盂、输尿管及膀胱充盈缺损。根据这些表现，最可能的诊断是移行细胞癌（E）。移行细胞癌是一种常见的泌尿系统肿瘤，主要发生在尿路上皮组织。它可能起源于肾盂、输尿管或膀胱，因此在IVP中会观察到充盈缺损。血尿是移行细胞癌的常见症状之一，而且这种癌症通常不会引起疼痛。

144. B　明确的间断肉眼血尿病史及典型的MR表现支持膀胱癌的诊断，膀胱移行细胞癌MRI表现为肿瘤在 T_1WI 上与膀胱壁等信号，高于尿液信号，但低于膀胱周围脂肪信号。肿瘤在 T_2WI 上多呈中等信号，但高于膀胱壁信号强度。一般而言，肿瘤强化早于膀胱壁，在增强早期即可出现不均匀明显强化。结合患者间断肉眼血尿及"菜花状异常信号影"和MR表现，该患者最可能的诊断是膀胱移行细胞癌。

145. D　该患者有高血压，低血钾表现，结合MR肾上腺所见（双肾上腺多发小结节影），高度怀疑肾上腺皮质增生。

146. C　静脉肾盂造影时肠道内的积气和粪便团块易与正常阴影相互混杂，故造影前常规肠道准备，以免肠道内气体干扰造影图像；禁食早餐为了避免干扰造影图像，增加尿中造影剂的浓度；排尽小便可以在造影过程中更好的观察膀胱形态；静脉肾盂造影是将有机碘溶液注入静脉内，通过血液循环使肾实质及肾盂、输尿管、膀胱依次显影。造影前，必须做碘过敏试验；造影前 6～12 小时应限制饮水，以使尿液浓缩，增加尿路造影剂浓度，使显影更满意。

147. C 肾和输尿管结石典型的临床表现为右下腹和会阴部的放射性疼痛及血尿，结石梗阻还可造成肾盏、肾盂、输尿管的扩张积水。

148. C 老年男性患者，饮酒后不能自行排尿，体检见耻骨上包块，有轻压痛，考虑可能为急性尿潴留。患者为老年男性，有饮酒史，故该患者最可能的病因是前列腺增生。前列腺增生是老年男性排尿障碍原因中最为常见，饮酒可使前列腺突然充血、水肿，使其梗阻症状加重。为明确病因，最简便的影像学检查是 B 超（C 对），B 超可清晰显示前列腺体积大小，增生腺体是否突入膀胱，还可以测定膀胱残余尿量。CT（A）、MRI（B）主要用于泌尿系肿瘤的排除诊断。KUB（D）、膀胱造影检查（E）对前列腺增生的诊断价值不大。

149. E 一般肾上腺的无功能腺瘤无任何临床症状，多数偶尔发现，病灶一般多在 2cm 以下，边界清晰，内部密度均匀，增强扫描后病灶呈轻度强化，结合患者 CT 表现（右侧肾上腺区有直径 1.5cm 大小圆形稍高密度影，边缘清晰，呈均匀一致的低密度，增强扫描后呈轻度均一强化），可能的诊断是肾上腺皮质腺瘤。

150. C 肾上腺嗜铬细胞瘤通常表现为 T_1WI 低信号，T_2WI 上高信号类似脑积液，注射 Cd – DTPA 后不均匀增强。

151. E 嗜铬细胞瘤临床上表现为阵发性

高血压、头痛、焦虑、心悸等，病灶常为圆形或者椭圆形，一般较大，直径常大于 3cm，边缘光滑完整。

152. D 临床表现为阵发性高血压伴出汗、头痛和心悸。MRI 表现 T_2WI 呈高信号，其强度接近脑脊液，注射 Gd – DTPA 后不均匀强化均与异位嗜铬细胞瘤符合。

153. B 肾上腺转移瘤中，以肺癌转移最为多见，根据肺癌病史，诊断为转移瘤可能性最大。

154. C 肾上腺皮质腺癌一般体积较大，呈类圆形或分叶状，回声不均，内部有坏死所致的不规则液性无回声区，典型临床表现为 Cushing 综合征。

155. C 子宫肌瘤是导致不孕的常见原因，CT 所示符合子宫肌瘤表现。葡萄胎及子宫内膜癌病变常位于宫腔内，少见钙化。子宫腺肌瘤可位于子宫肌层，肌层密度不均匀，少有钙化。患者因不孕就诊，妊娠暂不考虑。

156. C 肾平滑肌脂肪瘤是肾脏较为常见的良性肿瘤，由平滑肌、血管和脂肪组织构成，B 超表现为边界锐利的强回声光团，CT 上表现为不均质混杂密度的肿块。

157. C 卵巢肿瘤常见的并发症为蒂扭转，卵巢肿瘤蒂扭转通常会引起急性腹痛，伴有肿块的张力增大，并且可能会出现压痛。B 超提示卵巢内有不均质回声可能是因为血液循环受阻而导致的坏死和出血。患者出现剧烈腹痛，并伴恶心、呕吐，结合查体和 B 超可能的诊断为卵巢肿瘤蒂扭转。根据提供的信息，没有明确的证据表明肿瘤发生了恶变，选项 A 错误。卵巢肿瘤破裂通常会引起急性腹痛，根据题干信息患者的症状和体征不典型，而且 B 超提示有卵巢肿物，没有明确的破裂迹象，选项 B 错误。虽然继发感染可能会导致腹痛和压痛，根据题干信息直肠子宫陷凹积液和卵巢肿物的存在不支持继发感染的诊断，选项 D 错误。根据提供的信息，没有明确的证据表明阑尾炎穿孔和包裹的存在，选项 E 错误。

158. A　根据患者的临床信息和 CT 结果，最可能的诊断是卵巢囊肿（选项 A）。卵巢囊肿是一种常见的卵巢疾病，通常是由于卵巢排卵后的卵泡在成熟过程中未能破裂，导致囊性结构的形成。CT 结果显示左下腹有一个囊性团块，边缘光滑，包膜完整，密度均匀，无强化，这与卵巢囊肿的特征相符。卵巢囊肿通常是良性的，多数情况下无需特殊治疗，但在某些情况下可能需要手术切除。

159. D　卵巢癌是卵巢最常见的恶性肿瘤，CT 和 MRI 表现为盆腔内较大肿块，内有多发大小不等、形态不规则的低密度囊性部分，其间隔和囊壁厚薄不均，有明显呈软组织密度的实性部分。

160. B　未成年女性，腹腔占位，肿物内回声欠均匀，囊实性改变，并见细条状低回声伴声影，应考虑进一步采用 CT 检查。CT 扫描是一种常用的影像学检查方法，可以提供更详细的腹部肿块的形态和内部结构信息，帮助进一步明确诊断。宫腔镜是一种用于检查子宫内腔的内窥镜检查方法，对于腹部巨大肿块的评估并不适用。超声是最初使用的检查方法，患者已经通过 B 超检查提供了一些信息。MRA 主要用于评估血管病变，该患者未提到血管的问题，故不采用。腹部平片对于评估腹部巨大肿块的内部结构和性质的信息有限，无法提供足够的诊断依据。

三、A3/A4 型题

161. E　肾动脉造影能够很好地显示肾动脉、病灶的供血动脉及其较大的分支。

162. E　肾脏错构瘤是肾脏较为常见的良性肿瘤，好发于 40 ~ 60 岁，内含脂肪、血管、平滑肌，甚至牙齿或骨组织，由于内部有脂肪成分存在，所以 CT 值为负值。

163. D　患者有明显的膀胱刺激症状，经抗生素治疗不见好转，且伴有右侧腰部胀痛及午后潮热可考虑泌尿系结核。根据临床表现诊断为泌尿系结核，尿沉渣找结核分枝杆菌可确诊。尿沉渣找结核杆菌，可以做抗酸染色和结核菌培养。尿结核菌素培养是诊断泌尿系结核的金标准，尿液培养结核菌菌阳性就可以确定泌尿系统结核的诊断。

164. B　根据患者的症状，包括进行性膀胱刺激症状、抗生素治疗无效、右侧腰部胀痛及午后潮热，怀疑可能存在尿路感染并引起肾功能及形态的病理改变。静脉尿路造影可以显示肾盂的形态结构和尿路的情况，有助于发现肾脏结石、肾盂积水、尿路梗阻等病变。其他选项如 B 超、CT 和 MRI 也可以提供相关信息，但在这种情况下，静脉尿路造影是更直接且常用的检查方法。

165. B　肾脏的恶性肿瘤临床上常表现为无痛性肉眼血尿和腹部肿块，常常伴随体重减轻。

166. A　根据患者的临床表现和入院检查结果，首选影像学检查方法应选用 X 线尿路造影和 CT。患者出现无痛性肉眼血尿、体重减轻、绞痛发作伴恶心、呕吐以及面色苍白甚至虚脱症状，这些症状和体征提示可能存在泌尿系统的病变，例如肾或尿路肿瘤。腹部触诊可触及肿块进一步加强了这种怀疑。为了明确诊断，影像学检查是必要的。X 线尿路造影和 CT 是常用的泌尿系影像学检查方法，可以提供有关肾脏、尿路和肿瘤等结构的详细信息。X 线尿路造影可以显示尿路解剖结构和排尿功能，而 CT 则可以提供更为精确的断层图像。

167. B 肾脏的恶性肿瘤临床上常表现为无痛性肉眼血尿和腹部肿块，该患者实验室尿脱落细胞检查，可见恶性肿瘤细胞，进一步证实为泌尿系恶性肿瘤。

168. E CT 平扫及增强扫描能够清晰地显示肿瘤内部的密度、肿瘤造成的充盈缺损、坏死、对周围组织的侵犯，以及腹腔的淋巴结转移情况。

169. D 肾癌好发于 40 岁以上的男性，临床表现为无痛性肉眼血尿和腹部肿块，平片表现为肾盂破坏变形，主要由于肿瘤受压所致，也可表现为肾轮廓局限性外凸。

170. B 根据患者的症状和检查结果，最可能的疾病是肾癌。对于肾癌的进一步检查，首选是 CT（计算机断层扫描）。CT 可以提供更为详细的肾脏影像，包括肿块的大小、位置、形态以及与周围组织的关系等。它可以帮助医生评估肿瘤的分期和确定治疗方案。此外，CT 还可以检测是否有肿瘤转移至其他部位。其他选项中，B 型超声可以用于初步筛查和评估肾脏病变，但对于确定肾癌的诊断和评估肿瘤的特征并不够准确。逆行性输尿管造影可以观察尿路情况，但对于肾癌的诊断并不是首选。肾图是一种检查肾脏功能和排泄的方法，对于肾癌的诊断也不是首选。肾穿刺活检是一种获取肾组织样本进行病理检查的方法，可以确诊肾癌，但对于首次筛查和评估肾脏病变并不是首选。

171. D 肾结核平片检查时早期可无异常发现，随着病情的进展，可呈多发不规则的高密度影，甚至全肾钙化。

172. E 逆行性尿路造影是一种通过导管将造影剂逆行注入尿路系统，以评估肾盏、肾盂多发空洞的形态和功能的方法。对于评估肾盏、肾盂多发空洞是最佳的检查方法。

173. C 根据 2 年前有结石排出临床病史，B 超显示为左侧肾脏中度积水，左侧输尿管上段扩张，基本可以诊断为左侧输尿管结石。

174. B 腹平片 + 静脉肾盂造影能够清晰地显示梗阻的部位及上端输尿管扩张情况。

175. C 前列腺增生是男性普遍存在的一种生理现象，随着年龄的增长，前列腺会逐渐增大。患者的临床表现符合前列腺增生的症状，包括尿频、尿急、尿痛、尿流中断和排尿不尽。直肠指检示前列腺增大也支持了这个诊断。血清 PSA（前列腺特异性抗原）测试是一种常用的前列腺癌筛查方法，而在前列腺增生的情况下，血清 PSA 水平也可能升高。因此，血清 PSA 为 9.5ng/ml 并不能明确诊断为前列腺癌，而是提示前列腺异常。其他选项中，先天性前列腺囊肿通常在儿童时期就会出现，不符合患者的年龄特点。前列腺癌的诊断需要进一步的检查，如组织活检，不能仅凭血清 PSA 水平。尿道结石和膀胱癌的症状不太符合患者的临床表现。

176. B 根据患者的临床表现和直肠指检结果，最可能的诊断是前列腺增生。对于前列腺增生的影像学检查，首选的方法是 TRUS（经直肠超声波检查）。TRUS 是一种无创、低风险的检查方法，可以直接观察前列腺的大小、形态和结构。通过 TRUS 可以评估前列腺的增大程度、是否存在结节或占位病变，以及前列腺的形态特征，有助于确定前列腺增生的严重程度。此外，TRUS 还可以引导前列腺活检，帮助鉴别前列腺增生和前列腺癌。其他选项中，CT 平扫可以用于评估尿路结石、膀胱肿瘤等疾病，但对于前列腺增生的评估能力有限。MRI（磁共振成像）+ MRS（磁共振波谱）可以提供更为详细的前列腺图像和组织学信息，但一般情况下并不是首选的影像学检查方法。排泄性尿路造影主要用于评估尿路结构和功能，对于前列腺增生的评估无直接作用。经腹超声波检查对前列腺的评估有限，TRUS 更适合前列腺的检查。

177. C　根据典型的临床症状、诊刮结果及 CT 表现可以判断为子宫内膜癌，该患者病变已侵犯右侧附件，但未侵犯膀胱、直肠及骨盆，则肿瘤为Ⅲ期。该患者妇科检查宫颈光滑可以排除宫颈癌，需要与卵巢癌鉴别，但卵巢癌临床症状常表现为腹胀、腹部肿块及腹水。

178. C　淋巴转移是主要的转移途径，首先累及髂内外及闭孔淋巴结组。

179. E　子宫内膜癌Ⅱ、Ⅲ期患者根据病灶大小，可在术前加用腔内照射或外照射。放疗结束后 1～2 周内行手术，即广泛子宫切除 + 盆腔淋巴结清扫 + 腹主动脉淋巴结活检术。

180. D　肥胖及高血压均为子宫内膜癌的危险因素，且为绝经期妇女，阴道不规则流血。故最可能为 D。

181. A　子宫内膜癌确诊的最可靠的方法是分段诊刮，但应先行 B 超了解内膜厚度及有无赘生物。

182. B　子宫平滑肌瘤是一种常见的子宫肿瘤，多发生在育龄妇女。患者的临床表现包括月经过多、经期延长以及子宫增大。触诊可以发现子宫的增大和结节。其他选项中，子宫内膜癌通常表现为异常子宫出血，但一般不会导致子宫增大。输卵管结核是一种结核病在输卵管中的感染，主要表现为不孕症，与患者的临床表现不符。葡萄胎是一种妊娠期的疾病，患者通常有葡萄胎的典型症状，如阴道出血、腹部疼痛等。子宫腺肌症是一种子宫内膜异位症，患者主要表现为痛经和月经不规律，不太符合患者的临床表现。

183. D　USG 是一种常用的无创、低风险的检查方法，可以评估子宫的形态、大小和结构。通过 USG 可以观察子宫的内膜厚度、子宫肌层的增厚情况以及是否存在子宫内膜息肉或其他异常变化。此外，USG 还可以评估卵巢的功能和卵泡的发育情况，有助于评估患者的生育能力。其他选项中，子宫输卵管造影是一种影像学检查方法，主要用于评估输卵管是否通畅。但在此情况下，首选的检查方法应该是对子宫本身进行评估，因此子宫输卵管造影不是首选的检查方法。CT（计算机断层扫描）和 MRI（磁共振成像）在一些情况下可以提供更为详细的解剖学信息，但在此情况下通常不是首选的影像学检查方法。DSA（数字减影血管造影）主要用于血管病变的诊断，与患者的临床表现不符。

184. C　MRI 是一种高分辨率的影像学检查方法，可以提供详细的解剖结构信息。对于子宫和附属器官的评估，MRI 可以显示更多的细节，包括子宫的形态、大小、结构以及子宫肌瘤、子宫内膜息肉等病变的定位和特征。此外，MRI 还可以评估卵巢的形态、大小和结构，对于评估患者的生育能力有重要意义。

185. A　在子宫平滑肌瘤的 MRI 表现中，T_1WI 信号强度通常与子宫肌层相似，呈等信号或稍微低信号。而在 T_2WI 上，子宫平滑肌瘤通常呈明显低信号，与周围的子宫肌层形成对比。这是由于平滑肌瘤由致密的肌纤维组织构成，含有较少的液体，因此在 T_2WI 上呈现低信号。

186. D　根据患者的症状和体征，最可能的初步诊断是子宫肌瘤。患者有下腹部疼痛、月经量增多、不规则阴道出血、经期延长以及触诊可触及腹部肿块的体征。这些症状和体征与子宫肌瘤相符合。

187. C 根据患者的症状和体征，下腹部疼痛、月经量增多、不规则阴道出血以及腹部可触及肿块，首选的影像筛选方式应该是 B 超检查。B 超检查可以提供详细的子宫和卵巢图像，有助于评估和诊断妇科疾病，包括子宫肌瘤、卵巢囊肿等。其他选项不是首选的影像筛选方式。

188. A MRI 是发现并诊断子宫肌瘤最为敏感的方法，也易于分辨黏膜下、肌层内、浆膜下及宫颈部位的子宫肌瘤。

四、B1 型题

189. E 单纯性肾囊肿是一种常见的肾脏疾病，这种疾病在老年人中尤为常见。

190. A 红细胞增多症是一种病理状态，指血液中红细胞数量的增加。肾细胞癌是一种恶性肿瘤，它可以产生一种被称为促红细胞生成素的物质，促使骨髓产生更多的红细胞，导致红细胞增多症。其他选项中，肾盂癌、肾血管平滑肌脂肪瘤、多囊肾和单纯性肾囊肿通常不会直接导致红细胞增多症。

191. B 肾盂癌是一种恶性肿瘤，通常起源于肾盂内的上皮组织。它可以导致膀胱和输尿管的充盈缺损，即在膀胱和输尿管内出现异常的充盈缺损区域。

192. D 多囊肝是一种遗传性疾病，与多囊肾经常同时出现。多囊肾是指肾单位中多个囊肿的形成，而多囊肝是指肝脏中也存在多个囊肿。这两种病变通常同时存在，因此经常伴随多囊肝的是多囊肾。

193. B 泌尿系结核是由结核分枝杆菌感染泌尿系引起的疾病，常见于肾脏和膀胱。血尿是泌尿系结核的常见症状之一，但其特点是终末血尿，即血尿出现在排尿的最后一部分。这是因为结核病灶在膀胱或尿道口引起的炎症导致血液与尿液混合，从而出现终末血尿的表现。

194. A 泌尿系肿瘤包括肾癌、膀胱癌和尿路上皮细胞肿瘤等，这些肿瘤可导致泌尿系统出血，出现血尿作为主要症状。全程肉眼血尿是指整个排尿过程中都可见到血尿，即血尿在肉眼上可见到红色的血液。

195. C 泌尿系结石是指在泌尿系统中形成的固体结构，通常由尿中的溶质结晶和结合物积聚而成。当结石在泌尿系统中移动或造成刺激时，可能会导致尿路黏膜损伤和出血，出现血尿作为症状之一。然而，泌尿系结石的血尿通常是镜下血尿，即血尿在肉眼上看不到，需要通过显微镜观察尿液中的红细胞才能发现。

196~199. A、B、E、C 肾上腺囊肿 CT 表现为肾上腺类圆形或椭圆形肿块，呈均一水样密度，其内则无强化；肾上腺腺瘤表现为单侧肾上腺类圆形或椭圆形肿块，边界清，密度低于或类似肾实质，增强后呈轻至中度强化；肾上腺结核干酪期 CT 表现为肾上腺增大，内见点状钙化灶，增强后周边及内隔强化；肾上腺嗜铬细胞瘤体积一般较大，CT 表现为较大呈圆形或椭圆形肿块，较大肿瘤内部常发生坏死、出血、囊变而密度不均匀，呈不均匀强化；肾上腺转移瘤常为多发，双侧性，呈软组织密度肿块，并发生不同程度均匀强化。

200. A 肾盂癌是一种恶性肿瘤，常发生于肾盂部位，它具有侵袭性较强的特点。种植转移是指肿瘤细胞从原发部位向周围组织或器官扩散生长。对于肾盂癌，它具有向邻近组织和器官生长的趋势，如膀胱、输尿管和肾实质。因此，肾盂癌易发生种植转移。

201. C　前列腺癌是男性最常见的恶性肿瘤之一，具有高度侵袭性和转移能力。骨转移是前列腺癌最常见的转移方式，约80%的前列腺癌患者会出现骨转移。前列腺癌的细胞可以通过血液循环进入骨骼系统，并在骨骼中生长和扩散。

202. E　膀胱肿瘤易发生淋巴转移，膀胱肿瘤是指发生在膀胱内壁的恶性肿瘤，其中最常见的是膀胱尿路上皮细胞癌。膀胱肿瘤的转移途径主要是淋巴转移，即肿瘤细胞通过淋巴系统扩散到邻近的淋巴结。淋巴转移是膀胱肿瘤最常见和最早发生的转移方式。

203. B　肾癌是一种常见的恶性肿瘤，具有高度侵袭性和转移能力。血行转移是肾癌最常见的转移方式，肿瘤细胞可以通过血液循环进入其他部位并形成转移病灶。常见的血行转移部位包括肺、骨骼、肝脏、脑等。

204～206. A、D、E　腹部平片检查，肾结石表现为单个或多发，单侧或双侧的类圆形、圆形或鹿角状，侧位片与脊柱重叠；肾结核钙化常表现为肾皮质内的形态不规则、密度不均匀的高密度影；膀胱结核时，X线平片有时可见不规则线状钙化，尿路造影可见膀胱变形、体积变小。

207. A　肾囊肿是一种常见的肾脏疾病，通常是良性的。在排泄性尿路造影中，肾囊肿会显示为局部肾盏受压变形，但没有破坏。

208. E　多囊肾是一种遗传性疾病，通常会导致肾单位的多个囊肿形成。在排泄性尿路造影中，多囊肾会表现为双侧肾盂肾盏受压，呈蜘蛛足样的外观。

209. C　肾结核是一种由结核菌引起的肾脏感染。在排泄性尿路造影中，肾结核会表现

为局部肾盏的破坏，呈虫蚀状的外观。同时，由于肾脏组织的破坏，可见一小团对比剂与破坏区域相连。

210. B　肾盂癌是一种恶性肿瘤，通常起源于肾盂内的上皮组织。在排泄性尿路造影中，肾盂癌会表现为肾盂内的不规则充盈缺损，即肾盂内存在异常的充盈缺损区域。

211. B　肾囊性病变是指肾脏发生囊肿形成的一类疾病，其中最常见的是多囊肾以及单纯性肾囊肿。多囊肾是一种常见的遗传性疾病，特点是肾组织内多个大小不一的囊肿，囊肿会逐渐增大并压迫周围的正常肾组织，导致肾盂肾盏的变形和扩大。尿路造影检查可以显示这些囊肿的位置和对肾盂肾盏的影响，但不会引起肾盂肾盏的破坏。

212. E　肾良性肿瘤是指肾脏内生长的非恶性肿瘤，包括肾腺瘤、肾血管瘤、肾畸胎瘤等。当肾良性肿瘤较大时，可以向肾内生长并推移和压迫肾盂和肾盏，导致其变形、拉长或缩短，分开和并拢。尿路造影检查可以显示这些肾盂肾盏的变化。

213. C　肾恶性肿瘤是指肾脏内恶性生长的肿瘤，最常见的是肾细胞癌。当肾恶性肿瘤侵犯肾盂肾盏时，可以破坏其结构，造成肾盂肾盏充盈缺损，同时肾盂肾盏的轮廓会变得毛糙和不规则。较小且离肾盏较远的肾恶性肿瘤可能不会引起肾盂肾盏的改变。

214. B　逆行肾盂造影是一种通过导管经尿道和膀胱插入输尿管将对比剂直接注入肾盂，然后通过X射线观察对比剂在尿路中的排泄情况的检查方法。对于肾脏积水且排泄性尿路造影无法显示肾脏的情况，逆行肾盂造影可以提供更准确的信息，判断是否存在尿路梗阻或其他尿路病变。

215. E　腹部平片是一种简单的X射线检

查方法，可以用于初步筛查尿路结石。在该患者的情况下，右肾绞痛伴有镜下血尿，结合临床症状，尿路结石是一个可能的诊断。腹部平片可以显示是否存在肾结石或其他尿路结石。

216. C B 超是一种常用的检查方法，可以用于评估肾脏和尿路的病变。在腰部撞伤后出现血尿的情况下，B 超可以帮助评估是否存在肾脏损伤或其他尿路病变。B 超可以检测肾脏的大小、形状、结构以及是否存在积液、肿块或损伤。

217. D MRI（磁共振成像）是一种高级的影像学检查方法，可以提供详细的图像，用于评估前列腺的结构和病变。对于排除前列腺癌，MRI 可以提供更准确的信息，包括肿瘤的位置、大小、浸润范围和周围组织的受累情况。

218～222. D、C、E、A、B 肾上腺皮质腺癌是一种恶性肿瘤，源于肾上腺皮质细胞。它通常呈较大的肿块，内部可能有出血、坏死和钙化，导致病灶的密度不均。在增强扫描中，肾上腺皮质腺癌也显示不均匀强化的特点。肾上腺囊肿是一种常见的良性肿瘤，通常呈囊性结构，囊内容物均匀一致，CT 值为液性或高于液性密度，囊肿壁薄而光滑。肾上腺腺瘤是一种常见的肾上腺良性肿瘤，通常呈类圆形或椭圆形小肿块，直径多在 2cm 以下。它的边界清楚，密度均匀一致，通常呈低密度。嗜铬细胞瘤是一种来源于肾上腺嗜铬细胞的肿瘤。它通常呈圆形或椭圆形肿块，直径多在 3cm 以上。由于肿瘤常因坏死出血，因此在 CT 上表现为密度不均。钙化在嗜铬细胞瘤中比较少见。肾上腺转移瘤是指其他部位的恶性肿瘤转移到肾上腺。在 CT 上的表现多样化，但通常呈双侧或单侧肾上腺肿块，类圆形、椭圆形或分叶状。肿瘤的密度可以均匀或在较大肿瘤内有坏死的低密度区。

223. A 肾上腺腺瘤是一种常见的肾上腺肿瘤，通常是良性的。在 MRI 图像上，肾上腺腺瘤通常呈现为类圆形肿块，T_1WI 和 T_2WI 上的信号强度与肝实质相似。

224. D 肾上腺囊肿是一种肾上腺的充满液体的囊肿，通常是良性的。在 MRI 图像上，肾上腺囊肿通常呈现为单侧肾上腺类圆形肿块，T_1WI 和 T_2WI 上的信号强度与脑脊液类似，即 T_1WI 低信号，T_2WI 高信号。

225. E 嗜铬细胞瘤是一种肾上腺肿瘤，通常为恶性。在 MRI 图像上，嗜铬细胞瘤通常呈现为单侧肾上腺类圆形肿块，T_1WI 上呈低信号，T_2WI 上信号较高，并且可能呈现囊变。

226. B 肾上腺转移瘤是指来自其他部位的恶性肿瘤转移到肾上腺的病灶。在 MRI 图像上，肾上腺转移瘤通常呈现为双侧肾上腺不规则形肿块，T_1WI 上呈低信号，T_2WI 上混杂高信号。

227. C 肾上腺增生是指肾上腺组织在某些疾病或生理状态下发生增生现象。在 MRI 图像上，肾上腺增生通常表现为双侧肾上腺弥漫性增大，T_1WI 和 T_2WI 上的信号强度与肝实质相似。

228～230. E、B、C 发生于膀胱内的嗜铬细胞瘤较为少见，表现为突入膀胱内的圆形或不规则的肿块影，随体位改变后形态无变化；膀胱癌多为移行细胞癌，肿块边缘多不规则，表面凹凸不平，基底宽，局部膀胱壁变硬，膀胱变形；膀胱结石行逆行造影，表现为充盈缺损且随体位而动。

231～233. B、C、E 前列腺增生是一种常见的男性疾病，特征是前列腺组织增生导致尿道周围的压迫和狭窄。在尿道造影中，可以看到后尿道的变窄、延长，或者有弧形的压迹，并且向前移位。这是由于前列腺增生引起的尿道受压和变形所致。前列腺癌是前列腺组织的恶性肿瘤。在尿道造影中，前列腺癌可以引起后尿道受压、变窄、移位，导致正常曲度消失。当肿瘤侵犯尿道时，可出现尿道不规则，管壁也会变得僵硬。前列腺炎是指前列腺组织的炎症。在尿道造影中，前列腺炎可以导致后尿道的延长和平直，造影剂可以进入扩张的腺体分泌小管而显影。在精阜两侧可以呈放射状或树枝状影。这是由于炎症引起的前列腺组织的改变所致。

234～236. A、B、E　膀胱结石表现为膀胱充盈缺损，边缘光整，密度高。膀胱结核表现为膀胱缩小，轮廓毛糙即膀胱挛缩。膀胱结核是一种由结核杆菌引起的膀胱感染疾病。在影像学检查中，膀胱结核可以导致膀胱的收缩和形态改变，使其轮廓变得毛糙。膀胱肿瘤表现为膀胱内充盈缺损，有强化。膀胱肿瘤是一种膀胱内的肿瘤，可以在影像学检查中显示为膀胱内的充盈缺损，并且有强化的表现。

237～239. A、D、B　子宫肌瘤常表现为子宫体积增大，可呈分叶状，内部密度可等于或略低于周圈子宫肌层，内部可见发生钙化；CT表现为附件区或子宫直肠髂窝处的均一水样低密度肿块，增强后无强化提示为卵巢囊肿；宫颈边缘不规则或模糊，宫旁脂肪密度增高提示为Ⅱ期子宫颈癌。

240～242. E、A、D　卵巢囊腺瘤分为浆液性和黏液性，内部含有稀薄或黏稠的液体，故在MR上表现为长T_1、长T_2信号影，增强后分隔、囊壁及实体部分强化；子宫肌瘤T_1WI信号与子宫肌相似，T_2WI呈明显低信号，增强后不同程度强化，呈长T_1和长T_2信号的肿块，增强后无强化提示为囊肿；子宫内膜癌

时，T_2WI肿块呈中等信号，其累及联合带时可见联合带信号改变，即低信号中出现中等信号。

243～246. B、C、D、A　子宫肌瘤是子宫最常见的良性肿瘤，表现为子宫增大，呈分叶状，子宫输卵管造影可见黏膜下肌瘤产生圆形充盈缺损，大的肌瘤可致宫腔增大、变形；宫颈癌晚期侵犯输尿管和膀胱时，尿路造影可发现输尿管、肾盂肾盏积水和膀胱壁不规则、僵硬；子宫恶性肿瘤表现为子宫腔内可见软组织密度肿物，增强后密度低于正常强化的子宫肌，肿瘤呈菜花状或结节状，周围可为更低密度的子宫腔内积液所环绕，也可填充全部子宫腔；卵巢囊肿表现为附件区或子宫直肠陷窝处的均一水样密度肿块，呈圆形或椭圆形，边缘光滑，壁薄，无内隔，增强扫描后无强化。

247～248. C、D　嗜铬细胞瘤表现为一侧较大的肿块影，直径常大于2cm，甚至达20cm。较大肿瘤内部可发生坏死，少数伴有钙化，增强后强化显著；肾上腺皮质腺癌多为单侧，体积较大，密度不均并且可发生钙化，邻近结构侵犯。

249～251. C、A、B　肾单纯性囊肿是一种常见的肾脏疾病，通常是由于肾脏发育异常而形成的囊性扩张。在CT片上，肾单纯性囊肿表现为圆形或类圆形的低密度区，呈水样密度，病灶边界清楚锐利。部分病灶可能会有囊壁的弧状或环状高密度钙化影。较大的病灶可能会突出肾轮廓之外。肾上腺囊肿是指肾上腺区域内的囊性肿块，通常是由于肾上腺组织内的液体积聚形成的。在CT片上，肾上腺囊肿呈单房或多房的囊性肿块，囊内容物均匀一致，CT值为液性或高于液性密度。囊壁一般较薄而光滑。卵巢囊肿是指卵巢组织内的液体积聚形成的囊肿。在CT片上，卵巢囊肿呈均一水样密度，形状可以是圆形或椭圆形，边缘

光滑，壁薄，无内隔。增强扫描时，卵巢囊肿一般不会出现强化。

五、X 型题

252. AD 肾囊肿在平片上表现为无特征性的圆形或椭圆形透亮区。肾囊肿在尿路造影中可以看到肾盏受压拉长、分开或变形，但边缘光滑；CT 平扫为低密度灶，边界清，增强后无强化；MRI 平扫中，肾囊肿 MRI 表现为在 T_1 加权像上为低信号，T_2 加权像上为高信号；肾动脉造影中可以看到肾动脉受压、移位和拉直。

253. ABC 位置较深的肾囊肿可使相邻肾盂、肾盏明显变形，但不会造成肾盂肾盏破坏，选项 D 错误。囊肿有薄壁，边缘光整，一般不会引起肾静脉栓塞，选项 E 错误。尿路造影可显示肾盏受压伸长，分开和变形，压迹呈弧形，边缘光整，这是因为肾囊肿的存在使得肾盏受到压迫和变形。肾囊肿的存在会对肾动脉产生压力，导致其受压、移位和拉直。在实质期的肾动脉造影中，可见到低密度的囊肿区域。肾囊肿在 CT 扫描中呈现为圆形低密度区域，其边缘通常光滑。

254. DE 慢性肾盂肾炎是肾盂和肾实质的慢性感染性疾病，长期的感染和炎症可以导致肾实质的萎缩和变形，进而导致双侧肾长径差异增大。肾动脉狭窄是指肾动脉内腔的狭窄或闭塞，导致肾脏供血不足。当肾动脉狭窄发生在一侧时，会导致受累肾脏的长径缩小，而对侧肾脏则出现代偿性肥大，从而引起双侧肾长径差异增大。

255. AE 肾癌静脉尿路造影检查时由于肾盂肾盏压迫破坏，可以出现肾盏拉长、变细、呈蜘蛛腿样改变，并可出现肾盏消失，肾盏尖部可出现破坏故形态不完整。而肾盏拉长变细缩小、尖部完整则多见于肾实质良性占位病变，如肾囊肿等。

256. BCDE 肾细胞癌是肾脏最为常见的恶性肿瘤，肿瘤来源于肾小管上皮细胞，无包膜，与邻近实质部分分界部分清楚、部分不清，可有假包膜。瘤体内可以出现出血和坏死，5% ~ 10% 的肾癌含有钙化。MRI 与 CT 均可检出 1cm 小肾癌，但小于 1cm 的肿瘤，MR 显示较困难。肿瘤在 MRI 像上边界不清，在 T_1WI 像上呈略低信号，T_2WI 像上呈中高信号，增强检查肿瘤可呈不均匀强化。

257. ABDE 肾盂癌以移行细胞癌为主要类型，而不是鳞癌。肾盂癌在 CT 扫描的动脉期通常表现为肿瘤较低的强化程度，而非明显强化。肾盂癌合并结石的情况下，结石的类型并不特定与移行细胞癌相关，可能与其他类型的肾盂癌有关。移行细胞癌和鳞癌的转移时间没有明确的差异，转移时间取决于肿瘤的恶性程度和其他相关因素。

258. ACD 肾盂癌以移行细胞癌多见，其肿瘤可向下种植于输尿管及膀胱，CT 扫描见肾窦区不规则软组织密度肿块影，其密度高于尿液低于肾实质，增强检查仅轻度强化，延时扫描当肾盂肾盏明显强化时，能清楚显示肿瘤造成的充盈缺损。早期肾盂癌，X 线尿路造影即可显示其征象，优于 CT 检查。

259. AD 肾盂癌多为发生在肾盂、肾盏内的移行上皮癌，静脉肾盂造影对肾盂、肾盏的小病变较敏感，故为首选的影像检查方法，CT 检查多作为尿路造影后的进一步影像检查方法。CT 平扫、增强及 CTU 检查均可以很好地显示病灶，进行定性、分期诊断。肿瘤多与相邻的肾实质分界不清，肾实质易受浸润破坏，晚期可穿出肾实质侵犯肾周脂肪，增强扫描可见肿块轻度强化，分泌期扫描肾盂内见充盈缺损灶。

260. AE　肾结核晚期并发症输尿管完全闭塞，全肾广泛钙化，干酪样物质和结核分枝杆菌不能随尿液流入膀胱，膀胱的继发性结核症状好转和愈合，症状消失。这种情况称为"肾自截"。由于尿路梗阻导致肾脏功能丧失，肾自截尿路造影时肾盂和肾盏不显影。

261. ABCDE　X 线平片表现：X 线平片多呈圆形或卵圆形致密影，大多边缘较光滑，少数呈不规则形，其走行与输尿管长轴一致，结石常在输尿管狭窄处停留。如输尿管因结石而继发感染或梗阻后，上部尿路（输尿管及肾盂肾盏）因积水而发生不同程度的扩张。

262. ABC　肾结石的形态可为类圆状、分层状、类方状、三角状、鹿角状或珊瑚状及桑葚状，其中，分层状、桑葚状及鹿角状高密度影均为肾结石的典型表现。

263. ADE　输尿管结石在从肾盂进入输尿管的过程中容易停留在肾盂与输尿管交界处，这是因为该部位是输尿管最狭窄的部分之一。输尿管与髂总动脉交界处也是输尿管结石容易停留的部位之一，这是因为该部位存在生理性狭窄，结石往往会卡在这个位置。输尿管的膀胱开口处也是结石容易停留的部位之一，这是因为该位置是输尿管的最后一道狭窄处，结石往往会卡在这个位置。

264. ABCD　由于肾癌的压迫、包绕，可使肾盏伸长、变窄和变形，肾盏封闭或扩张，或聚集、分离，在尿路造影出现蜘蛛足样、肾盂肾盏受压变形等改变，输尿管可以受压变形移位，甚者肾盂不显影。

265. ABCD　肾母细胞瘤增强后病灶呈不均匀轻度强化，此时病灶边缘变清楚，选项 E 错误。其他选项均正确。

266. AE　对于临床有无痛性血尿、怀疑肾细胞癌的患者，应首选超声检查，超声检查在肾细胞癌的筛查和初步评估中起着重要的作用，可作为一种筛查手段，但它不足以明确诊断和肿瘤分期。发现病变后可再行 CT 检查，进一步明确诊断与肿瘤分期。诊断不明确时可做 MRI 检查。尿路造影只能显示一些间接征象（肾癌造成的肾盂、肾盏破坏），应用较少。肾动脉血管造影一般用于术前了解肿瘤血管的解剖、肿瘤动脉有无栓塞及判断肾静脉与下腔静脉有否瘤栓。

267. BCD　根据病史及查体结果，考虑有附件区占位性病变，进一步了解病变来源、大小、性质以及病变范围，应进行超声、CT 及 MRI 检查。

268. ACD　MRI 的软组织分辨率高于 CT，所以 MRI 判断肾上腺病变内的组织成分好于 CT，是 CT 检查的必要补充；CT 的空间分辨率高于 MRI，CT 扫描又能够发现较小的病灶，所以 CT 检查是诊断肾上腺增生的首选影像学检查方法。对于婴幼儿，超声是首选检查方法及筛查手段，以避免不必要的损害。

269. ACD　肾上腺增生是引起肾上腺皮质功能亢进的常见原因，MRI 显示双侧肾上腺增大，尤其是内外肢呈弥漫性增大，但腺体形态保持正常，增生腺体在所有 MRI 序列中均与正常腺体的信号相仿，在 T_1WI 为均匀中低信号，在 T_2WI 呈均匀低信号，个别患者仅有单侧肾上腺增大或者肾上腺大小在正常范围。

270. BCD　肾上腺是恶性肿瘤转移的好发部位，在全身各器官当中占第 4 位，以肺癌转移最为多见。肾上腺转移癌多为无功能性肿瘤，多不伴有肾上腺功能异常，MRI 是发现肾上腺转移癌最有价值的检查方法，诊断的准确性约90% 以上。因转移癌组织内不含脂质成分，所以在 MRI 反相位图像上信号不减低。

271. BCE　嗜铬细胞瘤多发生于肾上腺髓

质，也可发生在交感神经系统，出现异位嗜铬细胞瘤，肿瘤常较大但密度不均，易发生坏死、出血及囊性变等，偶有钙化，增强扫描肿瘤明显强化。故 A、D 错误，其他选项均正确。

272. ABCE 肾上腺转移瘤临床上较为常见，可为单侧或双侧。肿瘤较大时可见坏死、出血或钙化。肿瘤极少造成肾上腺功能改变，可无内分泌症状，临床症状和体征主要为原发瘤表现。

273. ABCD 膀胱癌多为移行细胞癌，呈乳头状生长，多位于膀胱三角区，其次为两侧壁，在 X 线膀胱造影表现为基底较宽的菜花状及乳头状充盈缺损影突入腔内，膀胱癌边缘多不规则，乳头状膀胱癌的表面凹凸不平，基底宽，局部膀胱壁变硬，膀胱变形；浸润性膀胱癌侵犯膀胱壁全层时，膀胱壁变硬、固定、增厚，并有不规则的充盈缺损，膀胱缩小；肿瘤侵犯输尿管口时，可出现输尿管和肾积水的表现。

274. AD 膀胱癌具有定性意义的表现是膀胱充盈缺损及膀胱内壁不规整、僵直，表明肿瘤对膀胱壁的浸润，同时若广泛的癌肿浸润可使膀胱腔缩小，肿瘤钙化少见，肾盂及输尿管积水无特异性。

275. ABCDE CT 平扫多表现为自膀胱壁突入腔内的软组织密度肿块，常位于膀胱侧壁和三角区。膀胱内肿块的大小不等，形态多样，可以表现为结节状、分叶状或菜花状。膀胱癌肿块的密度通常是均匀的，但少数情况下可见到点状钙化。有些膀胱癌可能没有明确的肿块，而是表现为膀胱壁增厚、不规则或异常充盈等。在增强扫描的延迟期，膀胱癌常表现为充盈缺损，即在膀胱内出现充盈不良的区域。

276. ABCDE 膀胱癌的诊断主要依靠膀胱镜检查。超声检查是对膀胱癌筛选和诊断的首选影像学检查方法，但在判断分期方面效果不佳。CT 检查和 MRI 检查常用于膀胱癌的术前分期，MRI 对于鉴别肿瘤的侵犯程度更为敏感。尿路造影用于了解双侧肾功能情况。膀胱造影和血管造影在膀胱癌的诊断中一般使用较少。

277. DE 宫颈癌的Ⅲ期意味着肿瘤已经向下侵犯阴道的下部，并且向外延伸至盆壁。这在 MRI 上可以观察到。宫颈癌的Ⅲ期可能会导致尿液排出受阻，引起肾积水。这也可以在 MRI 上观察到。膀胱或直肠周围脂肪界面消失通常是宫颈癌晚期的表现，而不是Ⅲ期。正常膀胱或直肠周围脂肪界面消失不是宫颈癌的典型 MRI 表现。正常膀胱壁或直肠壁的低信号有中断，膀胱壁或直肠壁增厚这些表现更常见于宫颈癌的Ⅳ期，而不是Ⅲ期。

278. ABDE 卵巢癌常表现为盆腔内的不规则肿块，与子宫的分界模糊不清。在 MRI 上，卵巢癌在 T_1 加权图像上呈现为中等信号，而在 T_2 加权图像上呈现为不均匀的高信号。卵巢癌的实性肿瘤区域可能会出现坏死灶，这在 T_2 加权图像上呈现为明亮的高信号。卵巢癌常常伴随着腹水的积聚，并且还可能出现淋巴结的转移。卵巢癌通常不会在 MRI 上表现为囊壁的高信号，选项 C 错误。

279. ABCDE 子宫肌瘤的主要影像学检查是 USG 和 MRI，MRI 能发现小于 3mm 的子宫肌瘤，故 MRI 是最敏感的方法，典型子宫肌瘤在 T_2WI 上呈明显均一低信号，边界清楚，较大的子宫肌瘤发生囊变在 T_2WI 上可见高信号影，Gd－DTPA 增强检查，肌瘤可呈不均匀强化。

第十四章　骨关节系统疾病的影像诊断

一、A1 型题

1. C　骨折不愈合是指骨折断端无法重新愈合形成连续的骨组织。在 X 线检查中，骨折不愈合的一个常见征象是两骨折端的骨质硬化。当骨折断端无法愈合时，周围的骨组织会出现过度的骨质硬化，这是由于骨的生长和修复过程中的异常反应所导致的。

2. E　肋骨骨折线为骨折的直接征象，皮下气肿、纵隔气肿、液气胸及气胸均为骨折的继发征象。

3. A　早期疲劳性骨折的骨折线通常呈现为边缘清晰的透明线。这是由于骨折线周围的骨组织受到应力的影响而形成。

4. C　骨折端假关节形成是骨折不愈合的主要标准之一，它指的是骨折断端之间形成的非正常关节。X 线片表现为骨端硬化，骨髓腔封闭，有时两骨折断端形成杵臼状假关节。

5. D　CT 三维重建可直观显示肋骨骨折线。

6. C　斜位像是一种特殊的 X 线摄影技术，通过将患者倾斜一定角度来显示特定的骨折情况。在腰椎椎弓峡部骨折的诊断中，斜位像能够提供更清晰的影像，有助于准确判断骨折的位置和程度。其他选项包括正位像、侧位像、过伸侧位像和过屈侧位像，虽然也可以用于腰椎骨折的诊断，但相对于斜位像，它们的影像清晰度可能不如斜位像。

7. D　CT 检查骨关节疾病时，可以通过调节窗宽窗位来分别观察骨和软组织结构。

窗宽决定了显示的灰度范围，窗位决定了显示的灰度层面。通过适当调整窗宽窗位，可以更好地显示骨和软组织结构，有助于准确诊断骨关节疾病。其他选项中，A、B、C、E 均不正确。

8. A　MRI 在显示骨折线方面不及 CT，但对于软骨骨折的显示有优越性。

9. E　骨折的 X 线征象通常包括嵌入性密度增高带、骨皮质凹陷与隆突、骨小梁中断与扭曲以及骨骺分离等。这些征象在 X 线片上可以清晰地显示骨折的位置和类型。边缘硬化线形成的低密度线状影不是骨折的典型征象，它通常与其他疾病或病变有关，例如骨质疏松或肿瘤。因此，E 选项不是骨折的 X 线征象。

10. A　胸部外伤以第 3～10 肋骨折多见。

11. D　骨折段向背侧成角见于史密斯骨折。故选项 D 错误。

12. D　假骨折线是指在 X 线片上出现类似骨折线的影像表现，但实际上并非由于骨折引起的。骨质软化症是一种骨代谢异常性疾病，特点是骨组织的钙质含量减少，骨密度降低，导致骨骼的脆性增加。在 X 线片上，骨质软化症患者常常出现假骨折线的表现，主要是由于骨骼的脆性增加导致的骨折线样影像。

13. C　Colles 骨折是一种常见的桡骨远端骨折，通常是由于跌倒时用手掌着地引起的。在 Colles 骨折中，骨折远端向背侧移位，导致手掌侧的桡骨端向掌侧成角。

14. A　舟骨是腕部的一块骨头，位于桡骨和月骨之间。在腕部外伤中，舟骨骨折是相对常见的一种骨折类型。舟骨骨折可能会导致腕部的鼻烟窝部肿胀和疼痛。鼻烟窝是舟骨的一部分，当舟骨骨折时，鼻烟窝部可能会受到损伤和炎症反应，导致肿胀和疼痛的出现。其他选项中，月骨、三角骨、大多角骨和桡骨远端也可能在腕外伤中发生骨折，但根据题干中描述的症状，腕部外伤伴有鼻烟窝部肿胀和疼痛，最可能是舟骨骨折。

15. E 青枝骨折可以对线不良，但对位良好。

16. D 儿童骨折与成人骨折有一些不同之处。儿童骨骼还在发育中，骨骼的结构和特性与成人不同，因此儿童骨折的特点也不同。骺离骨折是儿童最常见的骨折类型之一。骺是长骨的生长板，位于骨骼的发育和生长区域。由于儿童骨骼发育尚未完成，骺离骨折通常发生在骨骼的生长板处，即骺与骨骼主体分离。

17. B 骨盆骨折可能会导致骨盆区域的严重损伤，而尿道膜部和球部是尿道在骨盆区域的狭窄部位，容易受到外力的损伤。故答案选 B。

18. D 疲劳骨折是一种由于长期重复的劳动或运动引起的骨折，常见于跑步、跳跃、舞蹈等需要频繁用力的活动。疲劳骨折在运动员和跑步者中较为常见。第二跖骨是指足部的第二个跖骨，它位于脚掌的中部。由于运动和劳动时常常会给第二跖骨带来较大的压力和挤压，因此它容易受到应力累积而发生疲劳骨折。

19. A 胸腰段 T_{12} 和 L_1，是较固定的胸椎与活动性大的腰椎相连接的转换点，躯干的应力易集中于此；胸椎生理后突和腰椎生理前突两曲度的衔接点，肩背负重应力也集中于此。故外伤引起的椎体压缩性骨折 X 线片多见于 T_{12} 和 L_1 好发。

20. B 胫骨平台凹陷骨折的最佳 CT 显示图像为冠状位或矢状位 MPR 图像。这些图像可以提供更准确的骨折形态和受累范围的信息，有助于诊断和治疗决策的制定。其他选项（A、C、D、E）可能也有一定的临床应用，但在胫骨平台凹陷骨折的诊断中，冠状位或矢状位 MPR 图像是最常用和最具价值的。

21. C 颈椎横突孔内行走的是椎动脉。所以，CT 显示颈椎横突孔骨折，提示椎动脉损伤。

22. B 脊髓是人体神经系统的一部分，负责传递神经信号和控制身体的运动和感觉功能。外伤是造成脊髓损伤的主要原因之一，特别是在椎骨骨折的情况下。胸椎附件骨折是指胸椎的附件骨发生骨折。附件骨是胸椎的一部分，位于椎体的侧面。当胸椎附件骨折发生时，骨折碎片可能会进入椎管，即脊髓所在的通道。这可能会导致脊髓受到损伤，影响其功能。

23. C 颞骨是头部的一部分，包括颞顶骨、颞额骨和颞下颌骨。颞骨骨折可能会导致多种症状，包括眩晕、感音性耳聋、自发性眼震和面瘫。横行骨折是一种颞骨骨折的类型，是指颞骨在水平方向上发生断裂。这种骨折可能会损伤到内耳、面神经和眼神经，导致眩晕、感音性耳聋、自发性眼震和面瘫等症状。

24. D 股骨颈骨折是指股骨颈部位的骨折，通常发生在年长者或骨质疏松者。由于股骨颈骨折后，骨折部位的血液供应可能会受到影响，导致骨组织缺血，从而增加股骨头缺血坏死的风险。其他选项中，骨折不愈合、骨折畸形愈合、骨折延迟愈合和骨性关节炎也可能发生在股骨颈骨折后，但相比之下，股骨头缺血坏死是最严重和常见的并发症。

25. A 缺血性骨坏死，也称为骨头坏死或骨坏死，是指骨骼组织由于血液供应不足而引起的细胞死亡和骨组织损伤。骨折后发生缺血性骨坏死的风险因多种因素而异，其中股骨颈骨折是最容易发生缺血性骨坏死的骨折类型之一。股骨颈骨折是指股骨颈部位的骨折，通常发生在年长者或骨质疏松者。由于股骨颈骨折后，骨折部位的血液供应可能会受到影响，导致骨组织缺血，从而增加缺血性骨坏死的风险。其他选项中，股骨转子间骨折、股骨干骨折、股骨远端骨折和胫骨平台骨折也可能导致缺血性骨坏死，但与股骨颈骨折相比，其发生缺血性骨坏死的风险较低。

26. C 横突是脊椎骨的一个突起，位于椎体和椎弓之间。横突骨折是指横突骨裂或骨折断裂。腰椎是人体脊柱中的五个较大的椎骨，位于胸椎与骶椎之间。由于腰椎的特殊结构和受力情况，横突骨折最常见于腰椎。其他选项中，颈椎、胸椎、颈胸椎和骶椎也可能发生横突骨折，但相比之下，腰椎是最常见的发生横突骨折的部位。

27. C 寰枢椎脱位是指寰椎（C_1椎骨）与枢椎（C_2椎骨）之间的关节失去正常的对位关系。在正常情况下，寰椎和枢椎之间的关节间隙非常小，通常不超过 3mm（儿童为5mm）。如果寰枢椎关节间隙超过 3mm，且伴随有其他相关临床表现，如颈部疼痛、颈部僵硬、神经功能受损等，那么可以确诊为寰枢椎脱位。

28. A 肩关节脱位是指肩关节头与肩关节盂之间的脱位。根据脱位的方向不同，可以分为多种类型，包括前脱位、后脱位、上脱位和下脱位等。在这些类型中，前下方脱位最为常见。它发生在肩关节头向前下方移位，使得

肩关节头脱离肩关节盂。这种脱位通常由于肩关节的外力作用，如意外的跌倒、撞击或旋转运动等引起。

29. C 关节脱位是指关节内的骨头错位，通常由外力作用引起。进行 X 光检查时，关节脱位通常会在 X 光片上显示明显的骨头错位。但有时，特别是在某些类型的关节脱位中，骨头错位可能不明显，导致拍片阴性。桡骨头半脱位是一种关节脱位的类型，其中桡骨头部分脱离尺骨关节突。在某些情况下，桡骨头半脱位可能不会在 X 光片上显示明显的骨头错位，因此被称为拍片阴性的关节脱位。其他选项中，肩关节脱位、肘关节脱位、髋关节前脱位和髋关节后脱位通常会在 X 光片上显示明显的骨头错位，因此不是拍片阴性的关节脱位。

30. D 骨瘤主要发生于膜内化骨的骨骼，最多见于颅面骨，可引起压迫症状和外貌畸形，大体病理表现为骨表面的突起，坚硬，完全由成熟的骨组织组成，表面覆有骨膜，根据质地分为致密型和海绵型。

31. D 密质型骨瘤内不可见均匀致密的骨小梁，因为密质型骨瘤主要由致密骨组织构成。

32. C 外生骨疣就是指骨软骨瘤，是在骨骼的皮质外形成的一种良性骨肿瘤。

33. D 骨软骨瘤生长缓慢，多无症状，仅当骨软骨瘤压迫附近的神经、肌腱时，可引起疼痛和关节活动障碍。骨软骨瘤有骨骺板，患者成年后，瘤体一般自行停止生长；如继续生长，体积短期内增大，应考虑恶变。X 线摄片显示有正常骨组织的疣状肿物，界限清楚。

34. A 骨软骨瘤是由双亲传递的常染色体显性遗传病（D 对），早期常无明显临床症状（C 对），其好发于长骨干骺端，以股骨下

端和胫骨上端最常见（B 对），而发生于扁平骨和不规则骨的骨软骨瘤可恶变为软骨肉瘤，而非不发生恶变（A 错）。

35. A 骨软骨瘤生长缓慢，多无症状，仅当骨软骨瘤压迫附近的神经、肌腱时，可引起疼痛和关节活动障碍。骨软骨瘤有骨骺板，患者成年后，瘤体一般自行停止生长；如继续生长，体积短期内增大，应考虑恶变；X 线摄片显示有正常骨组织的疣状肿物，界限清楚。

36. E "皂泡影"见于骨巨细胞瘤，软骨瘤 X 线表现髓腔内有椭圆形透亮点，骨瘤病灶呈圆形或椭圆形瘤巢，软骨母细胞瘤 X 线呈圆形或卵圆形囊状透光区，骨样骨瘤 X 线可见透亮瘤巢。

37. E 骨巨细胞瘤属于潜在恶性或介于良恶性之间的溶骨性肿瘤，好发年龄为 20 ~ 40 岁，女性多于男性，X 线主要表现为骨端偏心性溶骨性破坏，而无骨膜反应，病灶骨皮质膨胀变薄，呈肥皂泡样改变。动脉瘤性骨囊肿 X 线主要表现膨胀性囊状透亮区，境界清晰，内有骨性间隔。骨巨细胞瘤以手术治疗为主，手术行彻底的囊内切除是首选的方法。手术的目标是完全去除肿瘤，以减少复发和进展的风险。

38. B 骨巨细胞瘤好发于四肢长骨干骺愈合的骨端，多呈膨胀性偏心性骨质破坏。周边可见薄层骨壳形成。有的肿瘤膨胀很明显甚至可将关节对侧的骨端包绕起来，这是该瘤的特征之一。肿瘤常直达骨性关节面下，以至骨性关节面是肿瘤的部分骨性包壳，此亦为其特征之一。典型者呈皂泡样多房性改变，骨破坏区与正常骨交界清楚但并不锐利，无硬化边。骨破坏区内无钙化和骨化影，一般无骨膜反应。

39. E 骨巨细胞瘤可发生病理性骨折，如发生病理性骨折可有骨膜反应，但一般情况下骨膜增生不明显。

40. D 骨巨细胞瘤是一种良性的骨肿瘤，它通常表现为长骨骨端关节面下出现溶骨性破坏区，并在破坏区内出现肥皂泡样骨性间隔。骨皮质菲薄向外膨胀，肿瘤常呈横向生长。病变处容易发生病理性骨折。而骨膜增生在骨巨细胞瘤中并不常见。

41. E 骨巨细胞瘤是一种常见的良性骨肿瘤，其典型的 X 线表现包括位于骨端的膨胀性偏心性囊性骨质破坏，内部可见皂泡样骨间隔。这些囊性骨质破坏在 X 线上呈现为透亮区，边缘可见硬化。

42. A 骨巨细胞瘤好发于长骨的骨端突出部位，在骨骺未闭合前也可发生于干骺端。

43. E 骨肉瘤主要通过血行转移，偶尔也见淋巴结转移。

44. E 骨肉瘤骨质破坏呈斑片状、筛孔状或融合成大片状，偶见膨胀，E 选项呈明显膨胀性破坏错误。骨肉瘤可引起骨膜反应，表现为骨膜增生或骨膜反应带。骨肉瘤常见于长骨的干骺端，如股骨、胫骨和肱骨。骨肉瘤可引起瘤骨的形成，表现为新生骨形成或骨增生。骨肉瘤可伴有局部软组织肿块影，表示肿瘤侵犯了周围的软组织。

45. D 骨肉瘤是一种高度恶性的骨肿瘤，常常会发生肺部转移。其他选项中，肝、淋巴结、脾和心包的转移在骨肉瘤中较少见。

46. C 骨肉瘤是一种恶性肿瘤，主要起源于骨组织。它通常由肿瘤性成骨细胞和肿瘤性骨样组织组成，这些成分在组织学上是骨肉瘤的典型特征。肿瘤性成骨细胞是骨肉瘤中最常见的细胞类型，它们具有过度增殖和异常分化的特点。肿瘤性骨样组织是由肿瘤性成骨细胞分泌的骨基质组成，它具有类似正常骨组织的结构和形态。与肿瘤性成骨细胞和肿瘤性骨样组织不同，肿瘤性基质细胞并不是骨肉瘤的典型成分。肿瘤性软骨组织和肿瘤骨也是骨肉瘤中常见的成分，它们与肿瘤性成骨细胞和肿瘤性骨样组织共同构成了骨肉瘤的组织结构。

47. D　成骨型骨肉瘤的特征是瘤骨形成为主。这种类型的骨肉瘤表现为瘤组织内有新生的骨组织形成，因此在影像学上可见到明显的瘤骨。其他选项中，软组织肿胀、引起病理骨折和早期骨皮质受侵也可能出现在骨肉瘤中，但成骨型骨肉瘤的特征是瘤骨形成为主。

48. A　骨肉瘤是一种恶性骨肿瘤，起源于骨间叶组织，它是最常见的原发性恶性骨肿瘤，占所有原发性骨肿瘤的约 20%。其他选项中，软骨肉瘤、骨髓瘤、骨纤维肉瘤和骨淋巴瘤也是恶性骨肿瘤的类型，但在发生率上不如骨肉瘤高。

49. E　骨肉瘤是高度恶性的骨肿瘤，多发生在年轻人，起源于原始分化不良的细胞，即原始间充质细胞，多见于生长最活跃的部位，如股骨远端、胫骨、腓骨和肱骨近端的干骺端。

50. C　椎旁脓肿是脊柱结核的 X 线征象，在骨肿瘤中为软组织肿块而不是脓肿，其余皆为骨肿瘤的基本 X 线征象。

51. E　骨转移瘤是指原发恶性肿瘤在身体其他部位发生转移，并侵入到骨组织中形成的恶性肿瘤。骨转移瘤比原发性恶性骨肿瘤更常见。

52. C　良性肿瘤是指不具有侵袭性和转移性的肿瘤。骨软骨瘤是一种较为常见的骨肿瘤，主要起源于骨软骨组织，通常在青少年

和年轻成人中发生。

53. C　转移性骨肿瘤发生在脊椎可见椎体的广泛性破坏，椎弓根多受侵蚀、破坏，因承重而被压变扁，但椎间隙保持完整。

54. E　成骨肉瘤有肿瘤骨形成，X 线上为不规则骨化影，无骨小梁结构。

55. B　骨性转移是指肿瘤从原发部位转移到骨骼的过程。成骨性骨转移瘤最多来源于前列腺癌，表现为斑片状、结节状骨密度增高，骨轮廓多无改变，发生于椎体时，椎体不被压缩，形态基本正常。

56. E　溶骨性转移性骨肿瘤在骨转移瘤中最为常见，骨质破坏多呈虫食或虫咬状，边缘不规则，无硬化边，很少出现骨膜反应。

57. D　腰椎骨转移瘤的椎弓常受累，出现骨质破坏，椎体可塌陷，但是椎间隙保持正常。

58. D　化脓性关节炎先有关节面模糊，负重区骨质破坏和早期关节间隙增宽，很快发展为关节间隙变窄。结核性关节炎出现关节间隙变窄较晚。

59. A　化脓性关节炎多为急性起病，常有高热，局部红、肿、热、痛。骨质破坏出现早，且以承重部位为著。

60. D　化脓性关节炎关节面骨质破坏明显、出现早，且以承重部位为著，选项 D 错误。骨质破坏和吸收，可能导致骨质疏松的表现，选项 C 正确。化脓性关节炎可以导致关节囊的肿胀，这在 X 线上可能表现为关节周围软组织的增厚，选项 A 正确。化脓性关节炎引起关节炎症和滑膜增生，可能导致关节间隙的狭窄，选项 B 正确。化脓性关节炎在严重病例中可以导致关节的骨性强直，这在 X 线上可能表现为关节的僵硬和畸形，选项 E

正确。

61. A 早期因关节囊内积脓而显示关节囊肿胀，边界不清，关节间隙增宽，当病变累及关节软骨及邻近骨骼时，就可出现关节间隙狭窄。

62. B 脊柱结核 MRI 信号，T_1WI 常为低信号，T_2WI 常为不均匀等高信号，压脂像呈高信号。

63. C 膝关节结核的关节软骨破坏较晚，早期无关节间隙变窄。

64. A 骨骺及干骺端结核是一种特殊类型的骨结核，其特点是横跨骨骺线的骨质破坏。结核病灶通常不会穿破关节面，而是在骨骺或干骺端发生破坏。结核病灶通常表现为体积较大的病灶，而不是小而密度淡的死骨。结核病灶周围的骨质疏松是一种非特异性的表现以及结核病灶常常向邻近的骨骼部位蔓延，都不是骨骺及干骺端结核的特征性表现。

65. E 骨结核的影像学特点是骨质疏松、骨质破坏，周围软组织肿胀或萎缩，没有明显骨质增生硬化。

66. D 结核病是由结核分枝杆菌引起的慢性感染，可以影响多个器官和组织，包括骨关节。骨关节结核感染通常是通过血液循环传播的。结核分枝杆菌可以通过感染灶的血管进入血液循环，并在全身范围内传播。血液循环是结核菌进入骨关节的主要途径之一。其他选项中，直接蔓延、淋巴系统、开放性伤口和呼吸道也可以是结核菌传播的途径，但在骨关节结核感染中，血液循环是主要的传播途径。

67. B 在长骨结核中，病灶通常会跨越骨骺板，即病变可以发展到骨骺和干骺端两侧。其他选项中，骨骺和干骺结核最多见，破坏区内可见泥沙状死骨，骨干结核可见明显增生硬化，骨骺和干骺结核的骨膜反应可能轻微，均是长骨结核的影像表现。

68. D 跳跃式骨破坏多见于转移瘤。

69. D 成人脊柱结核是一种罕见但严重的疾病，临床上的诊断通常是通过多种依据来确定的。然而，在这些依据中，X 线摄片结果是最可靠的依据之一。在成人脊柱结核的 X 线摄片中，常见的表现包括椎间隙狭窄、相邻椎体边缘模糊以及椎旁脓肿的形成。这些特征可以帮助医生判断是否存在脊柱结核的病变。

70. C 结核好发于负重大活动多、易于发生损伤的部位，在脊柱中腰椎负重和活动度最大，结核发病率最高，其次是胸椎，颈椎。

71. D 儿童短骨结核多发生在掌骨、跖骨、指（趾）骨。常为多发，初期改变为骨质疏松，继而在骨内形成囊性破坏，骨皮质变薄，骨干膨胀，故又有骨囊样结核和骨"气臌"之称。

72. E 约90%的脊椎结核病变侵犯椎体，脊椎附件较少侵犯。

73. E 对于脊柱结核的检查，CT 优于平片的一个重要优点是能够显示椎管内脓肿。脊柱结核是一种感染性疾病，可能导致椎体骨质破坏、椎间隙变窄和骨质增生等表现，但平片对于椎管内脓肿的检测有一定的局限性。而 CT 能够提供更为详细的横断面图像，有助于准确检测和定位椎管内脓肿。

74. B 骨结核多表现为细小砂粒状死骨，不是常见的表现，选项 B 错误。骨结核的病程较长，通常需要较长时间的治疗。骨结核常常导致纤维性关节强直的发生。骨结核和骨髓炎都可以引起软组织肿胀。与骨结核不同，骨髓炎的骨质破坏通常伴有硬化，而结核硬化较少见。

75. E　滑膜结核最多见于膝关节，腕关节少见。

76. C　短管状骨结核是一种骨结核的类型，主要影响手指和脚趾的近节指（趾）骨。这种结核病变通常发生在骨髓腔内，可导致骨髓腔的破坏和骨质的溶解。短管状骨结核的早期症状包括慢性局部疼痛、肿胀和关节活动受限。病变进一步发展时，可能出现骨髓腔的脓肿形成、骨质破坏和骨折等症状。

77. C　骨结核是由结核杆菌引起的骨骼感染，是结核病的一种形式。结核杆菌可以通过血液循环或淋巴系统传播到骨骼，并引发骨结核。脊柱是骨结核最常见的发生部位之一。由于脊柱骨骼的特殊结构，结核杆菌容易在脊柱骨骼中定居和生长。脊柱骨结核通常称为脊椎结核，可导致椎间盘破坏、椎体骨质破坏和脊柱变形。其他选项中，胫骨、尺桡骨、骨骺和骶髂关节也可能发生骨结核，但相比之下，骨结核最好发生在脊柱。

78. C　关节结核是一种常见的骨关节结核病，也被称为结核性关节炎。关节结核最常见的部位是髋关节，因为髋关节是大关节中最容易受到结核病菌感染的部位。髋关节的关节腔较大，关节软骨较厚，血液供应较丰富，这些特点使得结核病菌易于定居和繁殖。

79. D　类风湿关节炎的初期主要病变在滑膜组织。类风湿关节炎是一种慢性炎症性关节病，其特征是滑膜组织的慢性炎症和增生。滑膜是关节内膜的一部分，它覆盖在关节腔内，产生关节液，并提供营养和润滑。在类风湿关节炎的早期，滑膜组织受到炎症的侵袭，导致滑膜增厚、充血和炎性细胞浸润。这些病变会导致关节肿胀、疼痛和功能受限。

80. B　类风湿关节炎是一种慢性、进行性的自身免疫性疾病，主要累及关节。它通常以对称性关节炎为特征，即同时或依次累及对称部位的关节。对称的近侧指间关节是类风湿关节炎最常见的起始部位。这些关节包括手指的近侧指间关节和掌指关节。类风湿关节炎开始时通常影响这些关节，逐渐蔓延至其他关节。

81. B　类风湿性关节炎早期的病理改变是关节滑膜增生。类风湿性关节炎是一种慢性炎症性关节疾病，其病理变化通常从关节滑膜开始。早期病理改变主要表现为关节滑膜的充血、水肿和细胞增生，即所谓的滑膜增生。随着疾病的进展，炎症反应会引发关节滑膜的炎性细胞浸润和炎性介质的释放，导致关节滑膜的病理改变进一步加重。

82. C　类风湿性关节炎（RA）在中年女性中的患病率较高，尤其是 40～60 岁之间的女性。RA 患者常出现对称性的梭形软组织肿胀，尤其常见于近侧指间关节。对称性梭形肿胀通常见于近侧指间关节而不是远侧指间关节。RA 早期患者的关节间隙常常出现增宽的情况。类风湿性关节炎影像学首先 X 线。

83. E　类风湿性关节炎（RA）是一种慢性炎症性关节炎，活动性的评估对于治疗和预后的判断非常重要。在评估 RA 活动性时，MRI 是一种常用的检查方法。动态增强 MRI 是一种特殊的 MRI 技术，通过注射对比剂并观察关节的血液供应情况，可以更准确地评估关节的炎症程度和活动性。因此，动态增强 MRI 被认为是判断 RA 活动性的检查方法之一。其他选项如 CR（射线检查）、CT（计算机断层扫描）和 MRI 增强检查也可以提供相关信息，但动态增强 MRI 在 RA 活动性的评估中更常用。

84. C　类风湿关节炎是一种慢性的自身

免疫性炎症性关节病，可以影响多个关节。手和足是类风湿关节炎最常受累的部位之一。在类风湿关节炎中，手和足的小关节（如手指关节和脚趾关节）通常首先受到影响。类风湿关节炎可导致关节肿胀、疼痛、僵硬和功能障碍，严重时可能导致关节变形。其他选项中，脊柱、膝关节、骶髂关节和肘关节也可以受到类风湿关节炎的侵犯，但在常见的情况下，手和足是最常受累的部位。

85. D 类风湿关节炎是一种常见的慢性炎症性关节疾病，主要发生在 20～40 岁的年龄段。它是一种自身免疫性疾病，早期表现为关节滑膜炎性反应，X 线摄片可能没有骨质改变。最常见的受累关节是近侧指间关节，关节周围呈对称性梭形软组织肿胀。晚期，关节可出现纤维性强直或骨性强直。相比之下，男性患类风湿关节炎的发病率较女性低。

86. D 与类风湿性关节炎无关的选项是关节旁软组织内钙化影。类风湿性关节炎早期可出现关节梭形肿胀及关节端骨质疏松，中期可出现关节间隙变窄，晚期可出现关节纤维性强直或骨性强直，一般不出现关节旁软组织内钙化影。

87. A 幼年性强直性脊柱炎（也称为少年强直性脊柱炎）是一种慢性的炎症性关节病，主要影响脊柱和骨盆区域的关节。该疾病的症状和 X 线异常最早出现在髋关节，因此选项 A 是正确的。幼年性强直性脊柱炎的早期症状包括髋关节疼痛、僵硬和活动受限。这些症状往往在夜间或休息后加重，而在运动后会有所缓解。随着疾病的进展，脊柱和其他关节也可能受到影响。X 线检查是诊断幼年性强直性脊柱炎的重要工具之一。在早期阶段，X 线检查通常会显示髋关节的炎症和病变，如关节间隙的狭窄、骨质增生和关节面的不规则。随着疾病的进展，其他关节和脊柱也可能

出现类似的 X 线异常。

88. E 强直性脊柱炎可以累及四肢大关节，以髋关节最易受累，双侧发病。

89. E 强直性脊柱炎多从骶髂关节开始向上发展，依次累及腰、胸、颈椎。

90. C 骶髂关节髂骨面明显硬化，骶骨面正常是致密性骨炎的特点。

91. A 椎间隙外缘局限性软组织影为椎间盘突出的表现。

92. D 脊椎退行性改变无椎旁软组织肿胀。

93. C 退行性骨关节病也称骨关节炎（OA），是退行性骨关节病关节软骨发生变性后，继之以邻近软骨增生，骨化及骨质增生、硬化而形成的关节病变。常见于承重的大关节如髋关节和脊柱，其次为肩、膝和指间关节。可分为原发性和继发性两种类型，原发性者最多见，无明显原因，继发性退行性骨关节病是由于外伤、感染、先天畸形等原因所致。

94. B 关节退行性变的中晚期 X 线表现最典型的是关节间隙变窄，即关节腔内的间隙变窄，这是由于软骨的磨损和退化所导致的。同时，软骨下骨质囊变也是典型的表现，即软骨下面的骨质发生囊变。此外，骨性关节面骨赘的形成也是关节退行性变的特征之一，骨赘是由于骨质增生所形成的骨性结构。

95. D 腰椎小关节退行性病变常见的 CT 表现包括关节突骨质增生、关节间隙内积气、关节面下囊变和关节囊钙化。椎弓峡是指两侧椎弓根之间的连续的骨壁，与腰椎小关节的退行性病变无直接关系，因此不属于其 CT 表现范围。

96. D 维生素 D 缺乏性佝偻病是儿童期由于维生素 D 缺乏引起的骨骼发育障碍性疾

病。在 X 线表现中，常见的特点是干骺端宽大，中心部凹陷，呈杯口状或毛刷状改变。

二、A2 型题

97. A　根据所描述的临床表现和胸椎 CT 结果，最可能的诊断是骨肉瘤。骨肉瘤是一种恶性骨肿瘤，常见于青少年和年轻成人。它通常表现为逐渐进展的局部疼痛，并可导致骨质破坏和软组织肿块形成。在 CT 图像中，骨肉瘤通常呈现为骨质破坏区域，边界模糊的象牙状高密度影，周围可见骨膜反应。

98. C　单纯的椎体骨折椎间隙无狭窄，不会出现软组织肿块，当发现椎体压缩，周围出现软组织密度影时要注意发生肿瘤的可能性，老年人特别要注意转移瘤的可能。

99. B　脊柱结核是一种常见的感染性骨病，特点是椎体的骨质破坏和椎间隙的保留。在该患者的病例中，L_3 椎体下部及 L_4 椎体上部呈现溶骨性骨质破坏，并可见散在细小钙化，邻近椎体骨质疏松。此外，腰部钝痛、腰部棘突压痛和叩击痛，以及腰椎平片和 CT 显示的腰大肌增厚和腰椎旁软组织肿胀，也与脊柱结核相符。

100. C　关节肿胀、疼痛，关节间隙变窄，骨质破坏和关节囊肿胀是关节结核的典型表现。化脓性关节炎和化脓性骨髓炎通常会伴有明显的感染症状，而干骺端结核通常发生在儿童和青少年，与患者的年龄不符。滑膜型关节结核可见关节边缘部骨质破坏，符合该患者"胫骨平台及股骨髁边缘虫蚀样骨质破坏"表现。

101. A　患者出现胫骨上段疼痛、体温轻度升高，X 线照片显示胫骨上段骨干骺部局限性骨破坏，内见碎屑状死骨，邻近无明显骨质增生和骨膜反应。这些表现与骨结核相符。骨脓肿其周边骨质常有较明显的硬化增生，选项 B 错误；骨囊肿内无碎屑状死骨，选项 C 错误；骨肉瘤常可见瘤骨形成，骨巨细胞瘤呈皂泡状改变，选项 D 和 E 也不符合该患者表现。

102. A　骨巨细胞瘤好发于 20 ~ 40 岁，干骺愈合的骨端，多呈膨胀性多层性偏心性骨破坏。骨壳较薄，其轮廓一般完整，其内可见纤维骨嵴，构成分层状。有的肿瘤膨胀可很明显甚至将关节对侧的另一骨端包绕起来，这是该瘤的特征之一。肿瘤常直达骨性关节面下，以至骨性关节面是肿瘤的部分骨性包壳，此亦为其特征之一。肿瘤有膨胀的倾向，其最大径线常与骨干垂直。骨破坏区与正常骨交界清楚但并不锐利，无硬化边。骨破坏区内无钙化和骨化影，一般无骨膜反应。结合年龄、病史与 X 线表现综合考虑为骨巨细胞瘤。

103. C　成骨型骨肉瘤是一种恶性骨肿瘤，通常发生在 15 ~ 25 岁的年轻人身上。患者的症状包括近端小腿疼痛、局部软组织隆起，质硬、皮温较高。在 X 线片上，骨干骺端呈现出均匀致密的象牙样和棉絮状，而骨膜反应不明显。这些特征与成骨型骨肉瘤的典型表现相符合。其他选项中，骨纤维异常增殖症通常伴有骨质破坏和骨膜反应；硬化性骨髓炎表现为局部骨质硬化和骨髓腔扩大；软骨母细胞瘤表现为骨内软骨样肿块和骨膜反应；内生软骨瘤表现为骨内良性软骨肿块。因此，C 选项是正确的。

104. A　骨软骨瘤临床特点：青少年多见，无特殊症状，需进一步做 X 线检查，显示有正常骨组织的疣状肿物，界限清楚。

105. B　患者为青少年，左胫骨干骺端有边缘不清大片骨质破坏，局部骨皮质破坏，表现为溶骨性骨质破坏。斑片状密度增高影，三角形骨膜增生，软组织肿块内可见针状、斑片状密度增高影，边界不清，此为肿瘤骨形成的影像学表现。综合以上表现，考虑为混合型骨肉瘤。

106. C 结合发病年龄，肺癌病史，椎体及椎弓根受累，骨质破坏，椎体压缩性骨折，首先应考虑为骨转移瘤。

107. B 骨转移瘤的 X 线表现可分为溶骨性、成骨性和混合性。患者为老年男性，腰椎及骨盆平片示骨内多发斑片状密度增高影，为成骨性表现，常多发，呈斑片状、结节状高密度影，结合小便不畅半年病史，应考虑前列腺癌骨转移可能。

108. B 根据题干提供的临床表现，52 岁女性患者出现双手晨僵感一年余，关节肿胀 3 个月余。根据这些症状，最有可能的疾病是类风湿关节炎。类风湿关节炎是一种慢性、进行性的自身免疫性疾病，主要累及小关节，尤其是手指和手腕。晨僵感是类风湿关节炎的典型症状之一，而关节肿胀也是常见的症状。

109. E 患者出现了进行性腰痛和僵硬已经持续了 5 年。在 X 线片上，腰椎生理曲度变直，椎体呈方形，腰椎小关节间隙模糊变窄，双侧骶髂关节间隙也变窄，关节面模糊。这些特征与强直性脊椎炎的典型表现相符合。其他选项中，脊椎转移通常伴有骨质破坏和软组织肿块；脊椎结核通常伴有椎体的骨质破坏和脓肿形成；化脓性脊椎炎通常表现为椎间盘间隙消失和椎体的骨质破坏；脊椎骨软骨炎通常伴有椎间盘的炎症和软骨损坏。因此，E 选项是最可能的诊断。

110. B 患者症状和体征提示了关节炎的存在，并且由于症状的急性发作，伴随全身症状，最可能的诊断是急性化脓性关节炎。其他选项中，急性风湿性关节炎通常伴有多关节受累和心脏病征象；关节结核通常伴有慢性

发作的症状和体征；大腿软组织炎症通常不会引起关节剧痛和活动受限；恶性肿瘤通常出现慢性进行性的症状和体征。因此，B 选项是最可能的诊断。

111. B 根据患者的临床表现和颈部 CT、MRI 结果，最可能的诊断是脊柱类风湿性关节炎。脊柱类风湿性关节炎是一种慢性、进行性的自身免疫性疾病，通常表现为关节炎、脊柱炎和其他系统的炎症性病变。在颈部 CT 中，寰椎前后弓、侧块、枢椎齿状突、枕骨髁边缘出现虫蚀样骨质破坏，寰枢关节面毛糙模糊，C_1 前弓后缘与齿状突前关节的距离增大，钩椎关节面模糊。颈部 MRI 显示寰枢关节及钩椎关节滑膜增厚。这些影像学特征与脊柱类风湿性关节炎的典型表现相符。

112. B 根据患者的临床症状和 CT 检查的结果与腰椎结核的典型表现相符合。腰椎结核是由结核杆菌感染引起的慢性感染性疾病，常常表现为腰痛、脊柱压痛和活动受限，以及椎体的骨质破坏和椎间隙的狭窄。此外，腰椎结核还可以形成脓肿和腰大肌肿块。其他选项中，腰椎转移瘤通常会引起腰痛和骨质破坏，但在 CT 检查中通常不会显示脓肿和肿块；化脓性脊柱炎通常表现为椎体的骨质破坏和脓肿形成，但一般不会形成肿块；神经源肿瘤通常不会引起骨质破坏；骨髓瘤通常表现为椎体的溶骨性破坏和骨髓浸润，不会显示脓肿和肿块。因此，B 选项是最可能的诊断。

三、A3/A4 型题

113. B 根据患者的症状描述，左下肢缩短和外旋畸形，最可能的诊断是左股骨颈骨折。股骨颈骨折是老年人常见的骨折类型，常由于骨质疏松、跌倒等原因引起。这种骨折会导致下肢缩短和异常的外旋畸形。其他选项中，左粗隆间骨折通常不会导致下肢缩短和外

旋畸形；左髋关节脱位通常伴有明显的髋关节疼痛和不稳定感；左髋软组织挫伤不会导致下肢缩短和外旋畸形；左髋臼骨折在该病例中的概率较低。因此，最可能的诊断是左股骨颈骨折。

114. C　根据患者的症状描述，左下肢缩短和外旋畸形，首先应进行的检查是 X 线检查（选项 C）。X 线检查是最常用的影像学检查方法，可以直观地显示骨骼结构和畸形。在这种情况下，通过 X 线检查可以评估骨盆和股骨颈的情况，确定是否存在骨折或其他骨骼异常。其他选项中，CT 检查（选项 A）可以提供更详细的骨骼结构信息，核素骨扫描（选项 B）可以评估骨骼的代谢情况，MRI 检查（选项 D）可以显示软组织的情况，关节造影（选项 E）可以评估关节的功能和结构。但在明确诊断的初步阶段，X 线检查是最常用和有效的选择。

115. B　根据患者的症状描述和 X 线检查结果，最可能的诊断是伸直型肱骨髁上骨折（选项 B）。患者在跌倒时手掌撑地，肘关节半屈状，肘肿胀压痛，外突畸形，肘后三角存在，这些症状和体征都与肱骨髁上骨折相符合。通过 X 线检查，可以进一步确认诊断。其他选项中，肘关节脱位（选项 A）通常伴有明显的关节不稳定和功能受限，桡骨小头半脱位（选项 D）通常会导致肘部疼痛和功能障碍，尺骨鹰嘴骨折（选项 E）通常会导致尺骨鹰嘴区域的疼痛和肿胀。根据患者的症状和 X 线检查结果，伸直型肱骨髁上骨折是最可能的诊断。

116. C　根据患者的症状描述，肘关节半屈状，肘肿胀压痛，外突畸形，肘后三角存在，桡动脉搏动正常，最适当的治疗方法是手法复位，然后进行石膏固定（选项 C）。在这种情况下，肘关节骨折是最可能的诊断。手法

复位是常用的治疗方法，通过手动操作将骨折部位复位到正常位置。然后，使用石膏进行固定，以保持骨折部位的稳定。其他选项中，立即切开筋膜减压（选项 A）适用于严重的肘关节损伤或并发症，切开复位和内固定（选项 B）适用于复杂的肘关节骨折，手术探查肱动脉并进行骨折复位和内固定（选项 E）适用于伴有血管损伤的肘关节骨折。但在一般情况下，简单的肘关节骨折可以通过手法复位后进行石膏固定来治疗（选项 C）。

117. B　强直性脊柱炎（AS）多发生于 30 岁以下男性，发病隐匿，以下腰部疼痛不适为主要症状；病变往往自骶髂关节开始，为双侧对称性受累，早期关节边缘模糊，主要发生在关节的髂骨侧，骶骨侧改变较轻，继而关节面呈锯齿状或串珠状骨质破坏，周围骨质硬化，进一步发展，关节间隙逐渐变窄消失。脊柱因椎体前部角隅处发生骨炎、骨质破坏和硬化，致椎体"变方"。

118. C　90% ~ 95% 以上 AS 患者 HLA - B27 阳性。

119. A　髋关节是 AS 最常侵犯的外周关节，发生率高达 50%，多为双侧受累。

120. D　强直性脊柱炎（AS）常见于 16 ~ 30 岁青年人，男性多见。本病起病隐袭，进展缓慢，早期常有下背痛和晨起僵硬，活动后减轻，并可伴有低热、乏力、食欲减退、消瘦等症状。开始时疼痛为间歇性，数月至数年后发展为持续性，以后炎性疼痛消失，脊柱由下而上部分或全部强直，出现驼背畸形。首选的影像学检查应为骶髂关节 X 线平片（D）。这是因为骶髂关节炎是一种常见的引起下背痛和晨起僵硬的疾病，特别是在年轻患者中。通过骶髂关节 X 线平片，可以评估关节的炎症和结构异常，帮助医生做出正确的诊断和治疗

计划。

121. B 绝大多数首先侵犯骶髂关节，以后上行发展至颈椎。几乎所有的强直性脊柱炎均存在骶髂关节炎，X 线表现为双侧骶髂关节间隙变窄，关节面模糊或呈锯齿状破坏，关节边缘硬化，关节面下囊性变，以关节下部髂骨侧为多，晚期关节发生骨性强直。

122. B HLA – B27 与强直性脊柱炎的发病有显著相关性，90% ~ 95% 的患者具有 HLA – B27，正常人群阳性率仅为 5%。因而对于诊断不明确的患者，HLA – B27 阳性可作为参考。

四、B1 型题

123 ~ 124. D、E 关节纤维性强直是指由于关节周围的纤维组织增生和瘢痕形成，导致关节的活动范围受限。在关节纤维性强直的情况下，尽管关节功能丧失，但关节间隙仍然保持正常，并且没有骨小梁贯穿其间。这是因为关节纤维性强直主要是由于软组织的纤维化和肌肉短缩引起，而骨结构本身并没有受到直接的破坏。关节半脱位也称为亚脱位，是指关节的相对骨端部分脱离正常位置，但并未完全脱位。在关节半脱位的情况下，关节的对应骨端仍然保持一定的接触，但其位置相对正常位置发生了错位。

125 ~ 126. A、E 软骨瘤是一种常见的良性骨肿瘤，它起源于骨骼中的软骨组织。软骨瘤通常在骨骼发育期出现，青少年和年轻成人是常见的发病人群。它的特点是慢性生长，通常具有良性的生物学行为，不会转移至其他部位。骨巨细胞瘤是一种较为常见的骨肿瘤，通常被认为是良性的。然而，有些骨巨细胞瘤具有潜在的恶性行为，被称为潜在恶性骨巨细胞瘤。潜在恶性骨巨细胞瘤的特点是其生长速度更快，破坏性更强，容易复发，并

且有一定的恶变和转移的潜力。

127 ~ 129. C、A、D 类风湿关节炎是一种慢性的自身免疫性疾病，主要影响小关节，尤其是手指和脚趾的关节。它的发病特点是双侧关节对称性受累，即左右相同的关节同时受到炎症的影响。化脓性关节炎是一种由细菌感染引起的关节炎，其特点是关节发炎和关节腔内有化脓性渗出物。由于炎症的存在，关节间隙会逐渐变窄。关节滑膜骨软骨瘤病，又称为滑膜骨软骨瘤病（PVNS），是一种罕见的滑膜肿瘤性疾病。该病的特点是在关节滑膜内形成大量的桑葚样游离体，这些游离体由肿瘤细胞和纤维组织构成。

130 ~ 133. E、D、B、B 骨软骨瘤是一种常见的良性骨肿瘤，它通常在骨骼生长发育期间发病。该病变常常在外伤后被发现，患者可能会出现局部肿块，但往往没有明显的触痛。骨软骨瘤临床特点：青少年多见；无特殊症状；需进一步做 X 线检查；显示有正常骨组织的疣状肿物，界限清楚。骨巨细胞瘤是一种良性的骨肿瘤，它通常发生在骨骼的骨端部位。该肿瘤的特征之一就是骨端偏心的膨胀性破坏，X 线表现为肥皂泡样的改变，即骨骼表面有多个大小不一的囊状破坏区域。Codman 三角是一种 X 线表现，通常见于恶性骨肿瘤，特别是骨肉瘤。它表现为肿瘤与骨皮质之间形成的三角形影，提示肿瘤在骨皮质下方生长，并引起骨皮质的破坏。"日光放射"是指在骨肿瘤中，肿瘤细胞向外侵蚀骨质时，形成的放射状骨质破坏。这种放射状的破坏形象类似于太阳的光线辐射，因此被称为"日光放射"征象。"日光放射"征象见于骨肉瘤。

134 ~ 135. C、A 关节滑膜结核是骨结核的一种表现形式，它可以导致关节软骨的破坏。在关节滑膜结核中，病变通常从关节边缘开始，逐渐累及骨质，导致软骨的破坏。急性

化脓性关节炎是一种感染性关节炎，通常由细菌感染引起。在急性化脓性关节炎中，细菌感染会引起关节腔内的炎症反应和破坏，而骨质破坏通常开始于关节的持重面，即关节承受重量的区域。

五、X 型题

136. ABCDE　骨折会导致患肢的运动功能受限或完全丧失。骨折后，由于骨折部位的错位，患肢可能会出现缩短的情况。患者常常会采取保护性姿势，如将受伤的肢体固定在舒适的位置，以减少疼痛和进一步损伤。骨折部位常常伴有局部的肿胀、疼痛和明显的变形。在某些情况下，当活动患肢时，可能会听到骨折部位的摩擦音。

137. ABDE　颅骨骨折可能导致颅内气体进入骨折处，形成颅内积气。颅骨骨折可能导致骨折处附近的乳突气房消失或受损。颅骨骨折可能引起周围软组织的肿胀，如头皮、脑膜等。蝶窦内气液平面是一种特殊的影像学表现，可能出现在颅骨骨折的蝶窦区域。骨折线是直接征象，而不是间接征象。骨折线可以通过 X 射线或其他成像技术来观察到。

138. ABCD　ABCD 选项符合椎体爆裂骨折的特点。若仅脊柱前柱压缩骨折，而中、后柱结构完整则称为单纯性椎体压缩骨折。

139. ABDE　骨瘤是鼻窦最常见的良性肿瘤（选项 D 正确，选项 C 错误），发病率额窦最多，筛窦次之。组织学分致密型、松质型、混合型三种类型（选项 A 正确）。颅骨穹窿部外板发病率高于内板（选项 B 正确）。一般在全身骨骼发育成熟后停止生长（选项 E 正确），但颞骨乳突部骨瘤 25 岁以后仍可继续增大。

140. ABCDE　骨肉瘤的 X 线征象包括：溶骨性骨质破坏与瘤骨形成是骨肉瘤影像的基本特征；骨膜反应和骨膜三角；软组织肿块；软骨破坏；肿瘤组织内可见残留骨和肿瘤骨；髓腔扩张；肿瘤较少经骺板或关节软骨而直接侵犯骨骺和关节；病理骨折。

141. ACDE　骨旁型骨肉瘤通常被认为是低度恶性的病变，因为其恶性程度较其他类型的骨肉瘤较低。这种病变可以侵犯骨髓腔，即骨骼内部的空洞。在 X 光影像中，瘤体与骨皮质之间可见裂隙样透亮影，并有"蒂"（连接）连于其间，逐渐包绕骨干生长，这对诊断有一定的提示意义。另外，骨旁型骨肉瘤在生长过程中一般没有明显的骨膜反应。因此，正确答案为 ACDE。

142. ABCDE　恶变后的软骨瘤软骨帽厚度通常增加，超过了正常范围，选项 A 正确。原本停止生长的骨软骨瘤在恶变后可能会突然增大，选项 B 正确。恶变后的骨软骨瘤钙化灶的形态可能发生改变，边缘模糊甚至消失，选项 C 正确。恶变后的骨软骨瘤会导致肿瘤基底的骨质出现不规则的破坏，选项 D 正确。恶变后的骨软骨瘤可能会出现软组织肿块，这是由于恶性细胞的浸润和扩散所致，选项 E 正确。

143. ABCDE　多发性骨软骨瘤是一种良性的骨肿瘤，但在少数情况下可能发生恶变。瘤体内出现透亮区提示破坏。软骨帽的增厚超过 1cm 可能是恶性转变的征象。钙化软骨帽密度变淡且边界不清可能是恶性转变的征象。远处出现转移性病灶是恶性转变的征兆。30 岁以上的患者如果出现生长迅速和疼痛加剧的情况，应该高度怀疑恶变。

144. ABCD　周围型软骨肉瘤多为骨软骨瘤恶变所致，选项 E 错误，其他选项均正确。

145. ABCDE　恶性骨巨细胞瘤和部分良性骨巨细胞瘤可以伴有软组织肿块的形成。良性骨巨细胞瘤通常在病灶周围出现骨膜反应，呈现为骨增生或骨硬化带。恶性骨巨细胞瘤和部分良性骨巨细胞瘤的病变边界可能模糊不清，不规则或有浸润性生长。其病灶在增强扫描中可能呈现明显强化，也可以向骨外扩展，侵犯周围组织。需要注意的是，这些特征并非恶性骨巨细胞瘤和良性骨巨细胞瘤的绝对诊断标准，确诊还需要结合患者的临床病史、病理检查和其他影像学表现。

146. BCDE 骨巨细胞瘤在 CT：骨壳内面凹凸不平，肿瘤内并无真正的骨性间隔（B），肿瘤内密度不均，可见低密度的坏死区，有时可见液液平面（C）。肿瘤与骨松质的交界多清楚，无骨质增生硬化（D）。瘤体内无钙化或骨化。增强扫描可反映病灶内血供，显示液化、坏死区。CT 可清楚显示骨性包壳，在 CT 上大多数肿瘤的骨壳并不完整连续，无包壳外的软组织肿块影（E）。

147. BDE 胸腔积液是类风湿性肺病最常见的表现；类风湿性肺结节可形成空洞，可单发或多发；肺病变多发生于关节症状之后，也可出现于关节症状之前。类风湿性关节炎肺部受累者男性多于女性，肺门周围蝴蝶状实变阴影并非此病特征表现。

148. BCDE 脊椎结核的较常见 X 线表现包括椎间隙变窄或消失、后突畸形、骨质破坏和寒性脓肿。这些表现可以帮助医生进行脊椎结核的诊断和评估病情。大块死骨不是脊椎结核的常见 X 线表现，因此不包括在内。

149. ACE 脊柱结核的感染途径有血行播散、蛛网膜下腔播散及直接扩散。

150. ACDE CT 显示椎体及附件的骨质破坏、死骨和椎旁脓肿等优于 X 线平片。CT 可以更清楚地显示脊椎结核引起的骨质破坏，包括轻微的破坏。CT 可以更准确地显示椎旁

脓肿的存在和范围。CT 可以更清楚地显示椎管是否受到结核感染的影响，包括椎管狭窄、脊髓受压等情况。增强扫描可以显示椎旁脓肿周缘有环形强化。

151. ABCE 关节积液、滑膜增厚和 T_2WI 上滑膜信号增高是早期类风湿关节炎的常见 MRI 表现，而滑膜强化可能是由于炎症反应引起的，由于滑膜的炎症反应，滑膜在类风湿关节炎早期 MRI 增强扫描中可呈现出增强信号。关节面软骨消失则是在疾病进展后的表现。

152. ABCE 强直性脊柱炎是一种慢性炎症性关节病，通常通过 MRI 来进行诊断。病变应累及骶髂关节，骶髂关节间隙在 MRI 上应呈现长 T_1 信号和长 T_2 信号，这是强直性脊柱炎的典型 MRI 特征。在增强扫描中，血管翳（血管炎症）与骨侵蚀灶应呈明显强化，并且二者之间应有延续性。平扫加增强的 MRI 可以提高骶髂关节炎症的诊断准确性，但并不能 100% 诊断骶髂关节炎症，仍需结合临床表现和其他影像学检查来综合判断。MRI 对强直后脊椎骨折的敏感性比平片更高，可以更早地发现脊椎骨折的存在。

153. ABCDE 关节的承重区域出现凹陷或变扁的表现。在关节面下出现液体或囊肿的积聚。关节的非承重区域出现骨质增生。关节腔内出现游离体，即关节内部的碎片。关节间隙变窄，关节面之间的距离减小。

154. ABCD 脊椎退行性变的病理改变：椎间盘退行性变、椎间关节退行性变、韧带退行性变、脊椎骨骼改变、继发性改变（狭窄）。

155. ABCDE 脊柱退行性变是指随着年龄的增长，脊柱结构发生的一系列变化。其中，椎间盘的改变是脊柱退行性变的重要表现之一。随着年龄的增长，椎间盘的纤维环可能会发生退行性变，导致纤维环的变性和出现裂

隙。软骨板是椎间盘上下表面的软骨组织，随着年龄的增长，软骨板可能会变薄和发生玻璃样变。椎间盘的退行性变可能导致内部压力的改变，形成所谓的"真空"征象，即椎间盘内部产生负压。Schmorl 氏结节是指椎间盘的核物质通过终板进入椎体的一种退行性改变，这种改变通常与椎间盘退行性变相关。脊柱退行性变时，椎间盘的髓核可能会脱出，进入椎间孔或脊柱管，形成髓核脱出。

156. ABCD　本病多无外伤史，且椎弓峡部骨质无断裂，为其重要特点。E 选项不正确，其他选项均正确。

157. ABDE　脊椎退行性变不会引起椎旁软组织肿胀。C 选项不正确，其他选项均正确。

第十五章 基本急救技能

1. B 肾上腺素是 CPR 的首选药物。

2. E 按压频率为 100 次/min，与人工呼吸配合，无论单人还是双人操作，每吹气 2 次，心脏按压 30 次。小儿复苏用单手按压 100 次/min，新生儿只用 2 指按压。胸外心挤压最常见的并发症是肋骨骨折，应注意预防。

3. A 一般在循环停止 4～6min，大脑将发生不可逆损害。一旦确定心脏骤停，立即就地进行抢救，首选的治疗措施是心肺复苏。心脏骤停患者的处理可分为五个基本方面：①开始的估计；②基础生命（BLS）支持即 CAB 操作；③高级生命支持（ACLS）；④心脏骤停后处理；⑤长期治疗。心肺复苏成功的关键是速度。

4. E 开始心肺复苏时间、除颤时间、并发症、发病状况及发病时心律是影响复苏预后的重要因素，而其中影响预后最主要的因素为开始心肺复苏时间。

5. B 心肺初级复苏步骤为 CAB。其中 C 为人工循环。因此人工循环是心肺复苏的首要工作。按压部位在胸骨中下 1/3 交界处，按压频率为 100 次/min，深度 5～6cm。

6. A 心肺复苏指南建议普通施救者仅做胸外按压的 CPR，弱化人工呼吸的作用。

7. A 开放气道具体方法有：仰头抬颏法、仰头举颏法、托下颌法，其中徒手开放气道最常用手法为仰头举颏法。

8. A 正确的按压部位是胸骨下半段（胸骨中下 1/3 处）。定位：标准体型者为胸部正中两乳头之间，即把手掌放在胸部正中、双乳头之间的胸骨上，另一只手重叠在其手背上。

9. E 对普通目击者要求对 ABC 的流程改变为"CAB"即胸外按压、开放气道和人工呼吸。

10. C 心肺复苏指南建议成人胸外按压每分钟按压速率 100～120 次/min，按压深度 5～6cm。

11. A 碘对比剂的毒性不良反应包括：①分子的化学毒性；②渗透压毒性；③离子失衡触发免疫反应，产生类似抗原－抗体反应的"假变态"反应，或称"假过敏"反应；④肝肾功能损害；⑤对凝血机制的影响。

12. B 碘过敏反应的常见症状包括恶心、呕吐、喉及支气管痉挛、血压下降和皮肤荨麻疹。因此，正确答案应为 B。高烧不是碘过敏反应的典型症状。

13. B 严重碘对比剂过敏反应的处理措施应包括：立即停止注射对比剂、建立静脉通道、迅速给氧，必要时气管插管，并立即给予抗过敏药物。等待送急诊室抢救是不正确的处理措施，因为严重过敏反应需要立即处理以避免进一步加重症状。因此，正确答案应为 B。

14. A 碘造影剂可引起过敏反应，其中除了面部水肿外，其他选项均属于中度过敏反应。面部水肿是一种严重的过敏反应，可能需要立即采取措施来处理。眩晕、恶心、反复呕吐、轻度喉头水肿和轻度支气管痉挛是一般较轻的过敏反应，通常可以通过给予适当的抗过敏药物来缓解。因此，正确答案是 A。

15. E　水化治疗是一种常用的预防措施，可以通过增加尿液产量来减少对比剂对肾脏的损害。因此，正确答案是 E。其它选项 A、B、C 和 D 都是正确的处理措施，包括给予对症治疗、保证呼吸道通畅、进行心脏按压和急救药物，以及及时通知临床医师参与抢救。

16. C　静脉半致死量为 2～3mmol/kg，选项 C 错误。钆类对比剂是通过肾脏排除的，不经过肝脏代谢，并且很快以原状态由肾脏排除。钆类对比剂在形成螯合物后很少与血浆蛋白结合，自由钆离子形成螯合物后毒性大为降低。

17. E　晚迟发性不良反应通常在注射对比剂后 7 天以上发生。这些不良反应可能包括肾功能损害、过敏反应、甲状腺功能异常等。尽管晚迟发性不良反应较为罕见，但是在注射对比剂后的一段时间内持续监测患者的症状和体征是非常重要的。因此，正确答案是 E。

18. D　重度不良反应通常表现为严重的生命威胁状况，如低血压性休克、呼吸停止、心脏骤停和心律失常等。轻度支气管痉挛虽然可能会导致不适和轻度呼吸困难，但通常不会危及生命。因此，正确答案是 D。

19. C　eGFR 低于 60ml/min/1.73m^2 的肾损伤患者，不得使用钆对比剂进行检查。钆对比剂在体内的清除依赖于肾脏功能，而低于 60ml/min/1.73m^2 的 eGFR 值通常被视为肾功能受损的临界点。因此，在这种情况下，为了避免对肾脏造成进一步的损害，应禁止使用钆对比剂进行检查。因此，正确答案是 C。

20. D　在对比剂过敏反应处理中，应该是如果发生严重的过敏反应，如循环衰竭、血压下降，应立即停止对比剂注射，并采取相应

的紧急处理措施。正确的做法是立即给予升压药物（如间羟胺、多巴胺）以维持血压稳定。

21. A　成年患者注射对比剂后产生支气管痉挛时，需要肌注 1∶1000 肾上腺素。正确剂量应为 0.1～0.3ml。因此，正确答案是 A。

22. E　成年患者注射对比剂后出现喉头水肿时，应肌注 1∶1000 肾上腺素。正确剂量为 0.5ml。因此，正确答案是 E。

23. E　不是碘过敏禁忌证的是眼底病。碘过敏禁忌证包括严重甲状腺功能亢进、肺动脉高压、肾功能不全和严重心血管疾病。眼底病与碘过敏无直接关联，因此不属于碘过敏禁忌证。因此，正确答案是 E。

24. D　对急性病患者、慢性病急性恶化患者或住院患者为对比剂给药前应在 7 天内测定 eGFR。这是为了评估肾功能，以确保患者在接受对比剂注射时能够安全排出对比剂。因此，正确答案是 D。

25. E　对于喉头水肿严重，出现窒息、发绀者应考虑气管切开或气管插管等救治。

26. B　实际上，碘对比剂过敏试验不是必须的，因为大多数患者对碘对比剂是耐受的。只有在有碘过敏史或高风险患者时才需要考虑进行过敏试验。因此，正确答案是 B。

27. C　对症治疗是对比剂不良反应的常规处理方法，包括给予抗过敏药物、止痒药物、镇静剂等，选项 A 正确。轻度反应多属于自限性反应，一般不需特殊处理，但应密切注意病情观察，选项 B 正确。在发生副反应时，保留一静脉内的针头有助于迅速给予抗过敏药物或其他急救治疗，选项 D 正确。对于发生重度副反应的患者，除了在 CT 检查室进行紧急处理外，还应尽快转科到相关科室进行进一步的治疗和监测，选项 E 正确。中度反

应多不危及生命，但需对症处理。应积极对症药物治疗，严密监测患者生命体征，直至反应完全消退，选项 C 错误。

28. A 轻度反应患者一般不需特殊处理，或仅服用抗过敏药物，但需密切观察病情。

29. B 泛影葡胺属有机碘化物；离子型对比剂是阳性对比剂；非离子对比剂可以用于心血管造影；复方泛影葡胺是有机碘对比剂。因此 ACDE 错误。

30. E 对比剂过敏反应与给药的剂量无关。

31. C 剧烈咳嗽不是对比剂的副反应。

32. E 有青霉素过敏史的患者可行 CT 增强扫描，并非禁忌证。

二、A2 型题

33. D 该例患者有典型的中间清醒期，强烈提示硬膜外血肿可能，故首先选择 CT 检查，发现血肿敏感，且检查时间短；CT 表现为左侧颞顶梭形高密度影，是硬膜外血肿的特点，因血肿位于硬膜外，受骨缝限制，所以不会跨越颅缝。

34. A 心脏骤停后的处理步骤包括：①评估意识，触摸大动脉搏动。②呼救帮助。③摆好体位：应将患者仰卧在坚硬、平坦的地面上；若在床上，必须抽去枕头，垫木板。④胸外按压：按压部位为两乳头连线的中点或胸骨下半部，按压频率 100～120 次/min，成人按压深度 5～6cm。⑤通畅气道。⑥人工呼吸：心脏按压与人工呼吸的比为 30：2。

35. C 患者突然意识丧失，呼吸、心跳骤停，应立即施行心肺复苏。

36. E 新生儿心肺复苏的步骤：清理呼吸道；建立呼吸；维持正常循环；药物治疗；评估。以前 3 项最重要，其中第 1 项是根本，第 2 项是关键。

三、A3/A4 型题

37. E X 线对比剂根据对 X 线吸收程度的分类及特点：①阴性对比剂是一种密度低、吸收 X 线少、原子序数低、比重小的物质。X 线照片上显示为密度低或黑色的影像。常用的有空气、氧气、二氧化碳等。②阳性对比剂是一种密度高、吸收 X 线多，原子序数高、比重大的物质。X 线照片上显示为密度高或白色的影像。常用的对比剂有硫酸钡、碘化合物。

38. C 对比剂应具备在人体内短时间留存的条件。

四、B1 型题

39. B 放射科各机房、候诊区和观察区应有及时应援的急救设备、抢救车和相应急救设备应能在 3min 内推到事发机房。因此，正确答案是 B。

40. A 发生对比剂不良反应时，放射科医师接到救治电话通知后应在 2min 内赶到事发机房。因此，正确答案是 A。

五、X 型题

41. ACDE 新的生存链是以早期识别和启动 EMS、早期心肺复苏、早期电除颤、早期高级生命支持和心脏骤停后的综合治疗 5 个相互联系的环节组成。

42. ABCD Gd – DTPA 不良反应有头痛、头晕、恶心、心前区不适等。

第十六章　本专业基本技能

一、A1 型题

1. C　经皮血管穿刺技术又叫 Seldinger 技术，通过导丝和导管交换的方式送入导管技术，主要用于需经皮穿刺插入导管进行各种心血管造影和经血管介入治疗。

2. D　动脉穿刺时穿刺针进入血管后，针尾血流不畅，其色鲜红，表示穿刺针进入动脉，其色暗红，表示穿刺针进入静脉。

3. A　实际上，胃肠双对比造影不能显示微皱襞，而是通过钡剂和空气的组合来显示胃肠道的轮廓和黏膜细节。因此，正确答案是 A。

4. A　胃肠双重对比造影用硫酸钡制剂的配制要求：①高浓度；②低黏度；③细颗粒；④与胃液混合后不易沉淀和凝集；⑤黏附性强。

5. B　胃双重对比造影的目的是显示胃的微细结构。双重对比造影是一种医学检查方法，通常使用钡剂和气体来填充胃部，以便更清晰地观察胃的内部结构。钡剂可以显示胃的轮廓和黏膜纹理，而气体可以扩大胃的腔体，使得更细微的结构更加清晰可见。因此，答案 B 是正确的。其他选项中，观察幽门开放情况、观察胃蠕动、观察胃轮廓和观察胃底充盈情况也是胃双重对比造影时可以观察到的内容，但主要目的是显示胃的微细结构。

6. E　在 Seldinger 穿刺法中，角度的选择是非常重要的，因为正确的角度可以确保导丝和导管顺利进入血管，避免损伤周围组织和血管。一般来说，Seldinger 穿刺法的穿刺角度应该在 30°～40°之间，这样可以更好地穿过皮肤和血管壁进入血管腔内，同时减少损伤。

7. D　单层螺旋 CT 图像重建预处理采用的方法主要是 180°线性内插。

二、A2 型题

8. E　腹部平片是一种简单的 X 射线检查方法，可以用于初步评估 D–J 管的位置。在该患者的情况下，经过肾盂切开取石术及 D–J 管安置术后，腹部平片可以显示 D–J 管的位置，并帮助评估其是否正确放置。

三、X 型题

9. BCD　对比剂和造影剂是指同一种物质，常用于医学影像学中。它们的作用是增强 X 线、CT、MRI 等影像的对比度，以更清晰地显示疾病部位。对比剂分阴性对比剂和阳性对比剂两类。阴性对比剂通常是一些具有低密度的物质，多采用气体，如：空气、氧气、二氧化碳或纯净水，它们相对于周围组织的密度较低，因此容易被 X 线透过。阳性对比剂通常含有较高的原子序数，一般采用钡剂和碘剂，它们可以吸收 X 线，增强影像对比度。碘剂包括有机碘及无机碘，所以有机碘只是碘剂中的一大类。

10. ABCD　多层螺旋 CT 重建预处理方法有：扫描交叠采样的修正、Z 轴滤过长轴内插法、扇形束重建、多层锥形束体层重建，故选 ABCD。

11. ABCD　CT 图像重建的运算方法：①反投影法，亦称综合法。②迭代法，包括代数重建法、逐线校正法、逐点校正法。③解析法，包括二维傅立叶转换法、滤波反投影法和褶积反投影法。

模拟试卷

一、A1/A2 型题

1. 鼻窦 CT 扫描常用

   A. 听鼻线　　　　B. 听眶线

   C. 听眦线　　　　D. 听眉线

   E. 听翼线

2. 常规耳颞骨 CT 扫描用

   A. 轴位，基底线为上眶耳线，层厚 1～1.5mm

   B. 轴位，基底线为下眶耳线，层厚 1～1.5mm

   C. 轴位，基底线为上眶耳线，层厚 10～15mm

   D. 矢状位，层厚 2～4.5mm

   E. 冠状位，层厚 10～15mm

3. 横轴位鼻咽腔的 CT 图像形态为

   A. 硬腭水平呈长方形

   B. 软腭之上水平呈方形

   C. 咽隐窝水平呈梯形

   D. 咽鼓管隆凸水平呈梯形

   E. 咽隐窝水平呈双梯形

4. 眼眶柯氏位投照角度为

   A. 后前 23°位　　　B. 后前 37°位

   C. 后前 25°位　　　D. 后前 60°位

   E. 前后 37°位

5. 下列不进入眼眶的神经是

   A. 嗅神经　　　　B. 视神经

   C. 滑车神经　　　D. 三叉神经

   E. 展神经

6. 灰质异位最佳的检查方法是

   A. X 线平片　　　B. CT

   C. MRI　　　　　D. 脑电图

   E. DSA

7. 下列属于有创的心血管检查方法的是

   A. CT 心血管检查

   B. X 线摄片

   C. 心脏彩超

   D. 心血管造影检查

   E. MRI 心血管检查

8. 正常肺部 X 线表现的解剖结构，错误的是

   A. 肺野是由含气肺泡组成的

   B. 肺纹理是由支气管组成的

   C. 肺门主要由肺动、静脉组成

   D. 肺野的横分区是以肋骨为标志的

   E. 右肺门上部由静脉参与构成，下部只由肺动脉构成

9. 下列关于粟粒性肺结核胸片的特征是

   A. 胸膜增厚

   B. 胸腔积液

   C. 从肺尖到肺底大小均匀的结节影

   D. 两肺尖部一般不受累

   E. 肺门淋巴结增大

10. 关于脑梗死的叙述，不正确的是

   A. 发病 2～15 天为脑水肿高峰期

   B. 可有占位效应、脑萎缩等表现

   C. "模糊效应"期常出现在第 1 周以内

   D. 脑梗死的基本病理改变是水分比例增加

   E. 半暗带存在是提示可以溶栓治疗的重要指征

11. 脑肿瘤的间接征象是

   A. 密度　　　　　B. 大小

   C. 水肿　　　　　D. 形态

E. 数目

12. 颅内最常见的原发性肿瘤是

A. 转移瘤   B. 生殖细胞瘤

C. 脑膜瘤   D. 室管膜瘤

E. 胶质瘤

13. 下列有关大叶性肺炎的叙述，错误的是

A. 肺泡腔内可见大量红细胞和白细胞

B. 肺泡腔内有细菌

C. 肺泡壁有明显变化

D. 肺泡内纤维素可被机化

E. 分为充血水肿期、红色肝样变期、灰色肝样变期和溶解消散期

14. 下列不是心包积液典型 X 线表现的是

A. 心影普遍性向两侧扩大，呈烧瓶样或球状

B. 上腔静脉影增宽

C. 心影在短期内迅速增大合并肺淤血

D. 心脏搏动明显减弱而主动脉搏动正常

E. 主动脉影变短

15. 关于小儿胸腺正常影像不正确的是

A. 位于前上纵隔

B. 上缘界限不清

C. 随呼吸改变形态

D. 随体位改变形态

E. 船帆征

16. 良性溃疡 X 线征象，以下选项不正确的是

A. 龛影突出胃壁轮廓之外

B. 治疗后好转

C. 龛影正面观呈圆形

D. 黏膜皱襞通到龛影口

E. 胃大弯浅盘状溃疡

17. 肠结核 X 线表现不包括

A. 肠管痉挛、收缩和张力增高

B. 激惹征

C. 病变常见于空肠下段

D. 肠管收缩呈细线状

E. 增殖型肠结核表现为肠管管腔变形、缩小

18. 慢性胰腺炎具有诊断特征性的 CT 表现是

A. 胰腺增大   B. 胰腺萎缩缩小

C. 胰管扩张   D. 局部软组织肿

E. 胰腺和胰管钙化

19. 下列关于脾血管瘤，叙述错误的是

A. 均匀的低或高密度肿块

B. 可以有大小不等的囊变区

C. 边缘钙化常为薄蛋壳样

D. 增强扫描肿块明显增强

E. 常合并淋巴管瘤及囊肿

20. 尿路造影检查时，不造成充盈缺损的是

A. 肿瘤   B. 低密度结石

C. 白细胞管型   D. 气泡

E. 血块

21. 大多数前列腺癌发生在

A. 中央带   B. 周边带

C. 移行带   D. 尿道周围腺体

E. 无一定规律

22. 椎间盘感染首选的影像学检查方法是

A. X 线平片   B. DSA

C. MRI   D. 核素

E. 超声

23. 骨质破坏的基本 X 线表现是

A. 骨密度减低   B. 骨小梁模糊

C. 骨小梁变细   D. 骨结构紊乱

E. 骨结构消失

24. 良性骨肿瘤在 X 线片上可表现出

A. 日光射线形态

B. 骨皮质虫蚀样破坏与缺损

C. 椎弓根破坏

D. 病理性骨折

E. Codman 三角

25. 以下选项属于原发恶性骨肿瘤 X 线表现的是

A. 边缘清楚，骨质有破坏，骨膜反应明显

B. 边缘模糊，骨质有破坏，骨膜反应不明显

C. 边缘模糊，骨质破坏，无骨膜反应

D. 边缘模糊，骨质有破坏，骨膜反应明显

E. 边缘清楚，骨质有破坏，无骨膜反应

26. 室管膜瘤最好发于

A. 左侧侧脑室　　　B. 右侧侧脑室

C. 第四脑室　　　　D. 第三脑室

E. 导水管

27. 关于急性肺脓肿 CT 表现的叙述，不正确的是

A. 病变常为单发

B. 右肺多于左肺

C. 上叶后段多见

D. 对肺部肿瘤的鉴别，增强扫描帮助不大

E. 可引起局部胸膜病变

28. 一般不在肺癌组织学类型之中的肿瘤类型是

A. 鳞癌

B. 小细胞癌

C. 腺癌

D. 透明细胞癌

E. 大细胞癌、腺鳞癌、类癌等

29. 中央型肺癌的早期间接征象是

A. 肺门阴影增浓　　B. 局限性肺气肿

C. 段或叶肺不张　　D. 阻塞性肺炎

E. 黏液潴留征

30. 不符合转移性胸膜肿瘤的临床 X 线表现

的是

A. 胸腔积液型，表现为中等量或大量胸腔积液，生长迅速

B. 胸痛、胸闷、胸腔穿刺液多为血性，抽液后，胸腔积液又很快出现

C. 肿块型为多发的圆形或椭圆形致密肿块影，贴于胸壁，可见胸腔积液

D. 很多原发性恶性肿瘤（常见的有肺癌、乳腺癌和胃癌等）常经血行或淋巴道转移或直接蔓延于胸膜而引起

E. 广泛不规则或波浪状胸膜增厚，呈浸润生长，常伴有局部肋骨破坏

31. 以下哪项不是来自支气管表面上皮的癌

A. 鳞状上皮癌　　　B. 大细胞癌

C. 小细胞癌　　　　D. 腺癌

E. 肺泡上皮癌

32. 肺间质性病变的 X 线表现是

A. 肺实变

B. 片状或腺泡结节阴影

C. 蜂窝状改变

D. 肺不张

E. 线状、网状、条索状及粟粒样阴影

33. 关于 HRCT 肺间质性病变，以下叙述错误的是

A. 正常人 HRCT 常见清晰的小叶间隔影

B. 结节病患者的 HRCT 可见串珠样小叶间隔增厚

C. 肺长线状影通常提示明显的间质纤维化

D. 胸膜下线叶可见于非石棉肺的其他间质性病变

E. 与蜂窝状影相连的胸膜常呈轻度增厚

34. 干酪性肺炎的典型 CT 表现为

A. 大叶性实变，可见空气支气管征

B. 大叶性实变，无空洞

C. 大叶性实变，无播散

D. 大叶性实变，可见无壁空洞

E. 大叶性实变，可见厚壁空洞

35. CR 摄影和常规 X 线摄影相比，下列哪项叙述是不正确的

    A. 提高图像的密度分辨力

    B. 辐射剂量减少

    C. 空间分辨力不足

    D. 提高图像的时间分辨力

    E. 可显示不同层次的影像信息

36. 关于 DR，说法错误的是

    A. 探测器寿命更长

    B. 成像速度快

    C. 空间分辨力进一步提高

    D. 曝光剂量缩短

    E. 信噪比低

37. 下列是透光性结石的是

    A. 草酸钙结石   B. 磷酸镁胺结石

    C. 尿酸结石   D. 胱氨酸结石

    E. 磷酸钙结石

38. 以下哪项不属于主动防护

    A. 选择恰当的 X 线摄影参数

    B. 限制每次检查的照射次数

    C. 应用影像增强技术

    D. 应用高速增感屏和快速 X 线感光胶片

    E. 采取屏蔽防护和距离防护

39. 螺旋 CT 扫描与传统 CT 扫描相比，最重要的优势是

    A. 扫描速度快   B. 取样速度快

    C. 重建速度快   D. 容积扫描

    E. 后处理功能强

40. 不属于 CT 增强扫描的是

    A. 常规增强扫描

    B. 时相扫描

    C. 高分辨力常规扫描

    D. CT 值检测激发扫描

    E. 小剂量试验

41. 不属于骨关节 CT 检查目的的是

    A. 明确疾病诊断

    B. 了解有无软组织血肿

    C. 了解骨龄

    D. 了解有无韧带损伤

    E. X 线片无法检查和观察不清楚时，了解创伤情况

42. 下面选项中与泌尿生殖系统扫描技术无关的是

    A. 前列腺扫描需充盈膀胱

    B. 螺旋扫描，层厚不宜超过 5mm

    C. 采用膀胱截石位

    D. 平扫时不要做对比剂试验，以免把肾盂内的对比剂当成结石

    E. 血尿患者必须延长时间到肾盂内及膀胱内充满对比剂

43. 属于常规检查的是

    A. CT   B. X 线片

    C. MR   D. 彩超

    E. EBCT

44. 需 CT 平扫 + 增强的是

    A. 听小骨和内耳迷路检查

    B. 鼻咽癌

    C. 胆脂瘤

    D. 二尖瓣病变

    E. 支气管扩张

45. 关于磁共振伪影，叙述错误的是

    A. 拉链伪影最常见的原因是其他射频脉冲的干扰

    B. 使用较短的 TE 或 SE 脉冲序列可减轻磁敏感伪影

    C. 截断伪影多系数据采样不足，常见于频率编码方向上

D. 化学位移伪影可通过增加接收带宽或采用预饱和技术进行补偿

E. 卷褶伪影可以通过扩大 FOV 完全消除

46. 下骨膜增生的 X 线表现中没有的形状是

A. 条状   B. 放射状

C. 花边状   D. 斑点状

E. 洋葱皮状

47. 直肠癌术后，吻合口肠壁增厚，T_2WI 呈稍高信号，DWI 为高信号，增强扫描显著强化，应考虑

A. 吻合口炎

B. 吻合口纤维组织增生

C. 肿瘤复发

D. 吻合口术后水肿

E. 吻合口瘘

48. 肠梗阻患者 X 线检查显示气液平面的最早时间是

A. 发现明显腹胀后

B. 发病后 12 小时

C. 梗阻后 3~6 小时

D. 腹痛时

E. 发生第一次呕吐后

49. 下列哪种疾病不引起食管的形态及位置改变

A. 左心房增大   B. 胸腺肥大

C. 膈疝   D. 主动脉迂曲扩张

E. 降主动脉瘤

50. 以下"结肠癌"的 X 线造影表现，哪项也可见于良性病变

A. 苹果核征

B. 充盈缺损

C. 环堤

D. 结肠壁局限性僵硬

E. 半月征

51. CT 对胃癌检查的主要作用不包括

A. 用于早期诊断

B. 显示胃壁增厚程度及范围

C. 了解癌肿是否向胃外浸润

D. 显示周围淋巴结肿大

E. 发现肝或其他脏器转移

52. 结肠腔内见多个光滑充盈缺损，双重对比像上见多发致密环形充盈缺损影，应诊断为

A. 结肠癌   B. 粪便

C. 多发息肉   D. 溃疡性结肠炎

E. 增殖型肠结核

53. 以下选项属于肠梗阻基本 CT 征象的是

A. 肠管显著扩张，其内可见气液平面

B. 可见"U"形肠袢

C. 可见"鸟嘴征"

D. 假肿瘤征

E. 肠管呈分层状改变

54. 肠梗阻 X 线检查的目的，最困难的是

A. 确定梗阻的原因

B. 明确梗阻类型是机械性或动力性

C. 机械性者确定梗阻部位

D. 确定梗阻是完全性或不完全性

E. 确定梗阻是单纯性或绞窄性

55. "靶征"多见于

A. 肝转移癌   B. 肝癌

C. 肝脓肿   D. 肝细胞腺瘤

E. 肝局灶结节增生

56. 逆行性尿路造影不能显示的结构是

A. 输尿管   B. 肾盏

C. 肾实质   D. 肾盂

E. 膀胱

57. 肺转移瘤的 X 线表现是

A. 肺门区肿块影，可有分叶征，中央可发生坏死形成空洞

B. 双肺多发结节及肿块影，以中下肺常

见，边界清晰

C. 横"S"征

D. 肺内孤立性结节影，边缘清楚，无明显分叶，典型者可见爆米花样钙化

E. 可引起霍纳综合征

58. 胸部立位平片发现膈肌升高，下述有关病因的叙述错误的是

A. 肺不张

B. 膈肌肿瘤

C. 肝脏肿瘤

D. 中央型肺癌累及膈神经

E. 当肋膈角锐利时，不可能是胸腔积液

59. 纵隔淋巴瘤好发部位是

A. 中纵隔　　　　B. 前纵隔

C. 前纵隔和中纵隔　D. 后纵隔

E. 后纵隔和中纵隔

60. 纵隔肿瘤中，见不到钙化的是

A. 畸胎类肿瘤　　　B. 胸腺瘤

C. 胸骨后甲状腺肿　D. 神经源性肿瘤

E. 支气管囊肿

61. 肺部蜂窝状改变见于

A. 肺水肿　　　　B. 支原体肺炎

C. 淋巴瘤　　　　D. 类风湿肺部改变

E. 癌性淋巴管扩散

62. 过敏性结肠炎的X线表现为

A. 乙状结肠不规则狭窄

B. 局部结肠不规则挛缩及多发性小龛影

C. 肠袋加深，排钡后见线样征

D. 乙状结肠黏膜皱襞破坏

E. 乙状结肠内不规则充盈缺损

63. 下列不是肝棘球蚴病的CT表现的是

A. 囊肿边缘光整清晰

B. 增强后有强化

C. 囊内囊

D. "水上浮莲"征

E. 可有囊壁钙化

64. 胃肠钡餐造影时，腔外龛影与憩室的共同之处不包括

A. 均为良性病变

B. 均突出于胃肠轮廓之外

C. 均有黏膜进入

D. 均可呈乳头状

E. 均为管壁受累

65. 关于肝硬化的CT表现，以下叙述错误的是

A. 肝脏体积和肝叶比例失调

B. 肝裂增宽和肝门区扩大，胆囊常向外侧移位

C. 肝脏密度高低不均，纤维化、结节再生、变性坏死和脂肪浸润

D. 可出现继发性脾大、腹水、门静脉高压

E. 肝硬化增生结节增强后明显强化

66. 局灶性脂肪浸润影像表现错误的是

A. 病灶呈片状，仅于1~2个层面上显示，与正常肝组织分界不清，呈移行性

B. 可有占位效应，周围血管可见推移受压现象，肝脏边缘可见膨出

C. 多数呈水样或脂肪密度，也可略高密度

D. 增强后强化不如正常肝组织及脾脏，可见到血管影进入病灶区

E. 动态增强扫描，时间、密度曲线与正常肝组织类似

67. 下列关于脾包膜下血肿的叙述，错误的是

A. 沿脾边缘呈半月形或圆形突出阴影

B. 急性期呈等或稍高密度影

C. 随时间推移血肿密度降低

D. 增强扫描不易识别

E. 慢性期平扫即可发现

68. 肾血管平滑肌脂肪瘤的 CT 诊断有确诊意义的是
    A. 肾实质占位，境界清楚而密度不均
    B. 增强后部分瘤组织增强
    C. 瘤内有脂肪成分
    D. 三种成分缺一不可
    E. 合并结节硬化

69. 膀胱癌的 CT 检查，不能显示
    A. 突入膀胱内的肿瘤
    B. 输尿管开口肿瘤阻塞
    C. 膀胱壁局部浸润增厚
    D. 肿瘤侵入黏膜或黏膜下层的深度
    E. 精囊、前列腺和盆腔内邻近组织受侵

70. 影像学检查中的"海蛇头"所指的是下列疾病中的
    A. 输尿管下段结石
    B. 输尿管血肿
    C. 输尿管内的气泡
    D. 输尿管囊肿
    E. 输尿管下段癌

71. 输卵管结核的 X 线表现中，以下描述不妥的是
    A. 输卵管僵直呈锈铁丝状
    B. 管腔内干酪坏死显示不规则充盈缺损
    C. 壶腹部积水扩张呈桑葚状或腊肠状
    D. 多段性狭窄呈串珠状
    E. 输卵管边缘毛糙，见细小壁龛或闭塞

72. 关于肾上腺转移癌的 CT 表现，下列错误的是
    A. 双侧或单侧肾上腺肿块
    B. 肿瘤较大时可发生坏死呈低密度
    C. 肿瘤边缘不规则呈分叶状
    D. 肿瘤内有脂肪密度影
    E. 增强检查，肿瘤呈均匀或不均匀强化

73. 肾结石与胆石平片鉴别应摄

A. 腹部仰卧前后位
B. 腹部侧卧前后位
C. 腹部站立前后位
D. 腹部站立后前位
E. 腹部侧位

74. 膀胱结核肾盂造影表现为
    A. 膀胱挛缩、变小、变形、轮廓不清
    B. 膀胱内壁凹凸不平，见充盈缺损
    C. 膀胱扩大
    D. 膀胱密度不均
    E. 无改变

75. 肾盂乳头状瘤肾盂造影表现为
    A. 肾呈分叶状扩大
    B. 肾盂肾盏破坏变形
    C. 肾盂肾盏充盈缺损
    D. 肾影缩小
    E. 静脉尿路造影不显影

76. 患者，男，23 岁。无外伤史，突发头痛就诊，经头部 CT 平扫已经诊断为蛛网膜下腔出血。以下选项正确的是
    A. 考虑动脉瘤破裂引起
    B. 考虑高血压脑出血
    C. 头部直接脑血管造影
    D. 为排查是否存在动脉瘤，应直接行 DSA 检查
    E. 颅内动脉瘤多起自大脑前动脉

77. 患者，男，68 岁。颅内血肿复查 MRI，可见右侧基底节区类圆形异常信号，T_1WI 为低信号、T_2WI 为高信号，周围包绕低信号。以下最适合的诊断是
    A. MRI 表现符合超急性期血肿表现
    B. MRI 表现符合急性期血肿表现
    C. MRI 表现符合亚急性早期血肿表现
    D. MRI 表现符合亚急性晚期血肿表现
    E. MRI 表现符合慢性期血肿表现

78. 患者，男，16 岁。间断耳鸣，听力下降，躯干及四肢皮肤咖啡牛奶斑，MRI 可见双侧听神经、左侧三叉神经起始部增粗，明显强化，脑内见多发明显均匀强化的脑膜瘤。以下首先考虑的诊断是

A. 神经纤维瘤病 Ⅰ 型

B. 神经纤维瘤病 Ⅱ 型

C. 结节性硬化

D. 脑颜面血管瘤综合征

E. VHL 病

79. X 线平片示两肺野出现大小、密度、分布三均匀的弥漫性粟粒结节，直径约 1 ~ 2mm，边界清楚，应考虑为

A. 小叶性肺炎

B. 亚急性血行播散型肺结核

C. 病毒性肺炎

D. 急性血行播散型肺结核

E. 支气管肺泡癌

80. 患者，头痛 3 年。CT 示小脑蚓部有一 3.0cm×3.5cm 高密度影，明显增强。第四脑室受压变窄、前移，第三脑室及双侧侧脑室扩大，最可能的诊断为

A. 脑膜瘤 　　　　B. 髓母细胞瘤

C. 脉络丛乳头状瘤　D. 血管网状细胞瘤

E. 结核

81. 患者，女，45 岁。右侧听力下降半年，CT 示左侧桥脑小脑角区略低密度病灶，脑干轻度受压。以下说法不正确的是

A. 病灶邻近脑池的改变对鉴别诊断具有重要价值

B. 病灶邻近脑池的改变对听神经瘤与脑膜瘤的鉴别有意义

C. 内听道有无扩大对听神经瘤与脑膜瘤的鉴别有意义

D. 表皮样囊肿也经常好发于此区域

E. 有无囊变对听神经瘤与脑膜瘤的鉴别有重要意义

82. 患者，男，53 岁。CT 示左侧小脑半球囊实性肿瘤，呈大囊小结节状，增强扫描囊性成分无强化，小结节明显强化，病灶外见一粗大血管深入病灶内。诊断为

A. 脑内结核 　　　　B. 脑脓肿

C. 胶质瘤 　　　　　D. 血管母细胞瘤

E. 室管膜瘤

83. 患儿，女，11 岁。车祸致头颅外伤 3 天。CT 显示左侧额顶部新月形高密度病灶，密度不均匀，脑组织受压内移，占位效应显著。可能的诊断是

A. 硬膜下血肿 　　B. 硬膜外血肿

C. 蛛网膜下腔血肿　D. 弥漫性轴索损伤

E. 脑挫裂伤

84. 患儿，男，11 岁。癫痫，半年前蛛网膜下腔出血。CT 示右颞叶前部有斑点状高密度，中度强化并见曲张血管影，最可能的诊断是

A. 海绵状血管瘤 　　B. 动静脉畸形

C. 星形细胞瘤 　　　D. 动脉瘤

E. 脑挫裂伤

85. 患者，女，36 岁。右眼外突 1 个月。CT 示球后肿块，内有斑点状钙化，增强明显。诊断为

A. 炎性假瘤 　　　　B. 海绵状血管瘤

C. 视网膜母细胞瘤　D. 甲状腺性突眼

E. 视神经胶质瘤

86. 患者，男，31 岁。搏动性耳鸣，蓝色鼓膜，传导性耳聋 2 年余。CT 示鼓室内软组织肿物，拟诊为

A. 胆脂瘤，中耳炎

B. 胆脂瘤，听骨链破坏

C. 面神经瘤，听骨链破坏

D. 血管球瘤，颈内静脉裸露

E. 中耳乳突炎，听骨链破坏

87. 患儿，女，4 岁。家长发现患儿右侧瞳孔变白就诊，CT 扫描发现右侧眼球后部局部边界清楚的略不规则形肿块，内可见散在多个钙化灶。该患儿最有可能的诊断是

A. 海绵状血管瘤

B. 淋巴瘤

C. 特发性视网膜毛细血管扩张症

D. 视网膜母细胞瘤

E. 视神经胶质瘤

88. 患儿，男，7 岁。诉头痛，CT 示后颅窝囊性低密度肿块，边缘较锐利，无瘤周水肿，囊壁较厚，增强后瘤体及囊壁均无强化，最可能的诊断为

A. 皮样囊肿　　　　B. 蛛网膜囊肿

C. 表皮样囊肿　　　D. 脑萎缩

E. 脑囊虫病

89. 患者，女，27 岁。双侧突眼 7 个月。CT 示双侧下直肌和内直肌呈梭形增大，增强扫描明显增强，眼环正常，眼球突出 1.0cm。最可能的诊断为

A. 炎性假瘤

B. 海绵状血管瘤

C. 横纹肌瘤

D. 甲状腺性突眼（眼型 Graves 病）

E. 血管性病变

90. 患者，男，41 岁。右眼突出 5 个月，甲状腺功能检查正常。CT 示右眼眶下直肌肌腹梭形增粗，密度较低，注射造影剂后增强明显。最可能的诊断为

A. 炎性假瘤

B. 横纹肌肉瘤

C. 海绵窦瘘，眼外肌充血

D. 甲状腺性突眼（眼型 Graves 病）

E. 细菌性眼肌炎

91. 患者，男，18 岁。反复鼻出血 1 年余。CT 示翼腭窝软组织肿块，压迫上颌窦后壁弯曲前移，明显强化。诊断为

A. 淋巴瘤　　　　　B. 肉瘤

C. 上颌窦癌　　　　D. 鼻咽纤维血管瘤

E. 转移瘤

92. 患者，男，23 岁。反复鼻血并渐进性鼻塞 2 年余。应首先考虑的原因是

A. 鼻咽癌

B. 鼻咽纤维血管瘤

C. 鼻息肉

D. 扁桃体炎症

E. 鼻中隔歪曲并鼻甲肥大

93. 患者，男，16 岁。鼻塞、反复严重鼻出血 4 个月。首选的影像学检查为

A. X 线平行

B. B 超检查

C. CT 平扫

D. CT 平扫及增强扫描

E. 核素扫描

94. 患者，男，48 岁。喉异物感半年余，近 1 个月发现颈部多发硬性包块，CT 示喉腔内肿块，向前通过前联合侵犯对侧，向外侵及喉旁间隙，颈鞘周围可见多发结节影。首选考虑诊断为

A. 喉癌　　　　　　B. 转移瘤

C. 乳头状瘤　　　　D. 炎症

E. 鼻咽癌

95. 患者，女，25 岁。右侧耳鸣，听力下降。CT 平扫无异常，临床拟诊内听道内小听神经瘤，选择进一步检查的方法是

A. CT 增强扫描　　　B. 动态 CT 扫描

C. 颈内动脉造影　　　D. 椎动脉造影

E. MRI

96. 患者，男，37 岁。CT 示气管与右主支气

管交界处直径 4cm 圆形肿物，CT 值 20Hu，密度均匀，不增强，最可能的诊断是

A. 支气管囊肿　　　B. 肺门淋巴结肿大

C. 肺癌　　　　　　D. 结节病

E. 肺门淋巴结结核

97. 大叶性肺炎病后 2～3 天为红色肝样变期，肺泡内充满黏稠渗出物，其中有纤维素及多量红细胞，病后 4～6 天为灰色肝样变期，肺泡内红细胞减少，白细胞明显增加，其 X 线表现是

A. 实变阴影密度不均，病变呈散在、大小不一和分布不规则的斑片状阴影，以后有条索状阴影，最后恢复正常

B. 病区呈一片密度均匀增深的阴影，形态与肺叶轮廓相符，其中可见空气支气管征

C. 病区局限性肺纹理增强、增深，肺透亮度稍降低，病变位于下叶时，则同侧膈肌轻度升高，运动受限

D. 病变区呈大片实影，其中有透亮区及液平区

E. 病变区呈团块状致密阴影，边缘清楚，不规则

98. 患者，男，72 岁。咳嗽月余，CT 检查发现右肺上叶 2.0cm × 2.5cm 大小结节灶，无分叶，病灶中心可见钙化，病灶远端可见沿支气管血管束分布的小结节影，增强扫描病灶无明显强化。腔静脉后可见 1.0cm × 1.1cm 大小环样强化淋巴结。最可能的 CT 诊断为

A. 肺结核　　　　　B. 周围型肺癌

C. 错构瘤　　　　　D. 炎性假瘤

E. 肺脓肿

99. 患者，男，53 岁。右侧胸部不适 4 天，无发热，无咳嗽、咳痰。CT 示右下肺外基底段楔形软组织密度病变，基底与胸膜相连，内可见小透亮区，内侧可见小血管影。考虑为

A. 周围型肺癌　　　B. 肺不张

C. 过敏性肺炎　　　D. 肺梗死

E. 肺结核

100. 患者，男，75 岁。长期卧床，节段性肺炎反复发作，突然咳嗽、胸痛，胸片示右上肺纹理稀疏、透过度高，肺门形态欠自然。首先考虑的诊断是

A. 心肌梗死　　　　B. 肺癌

C. 干性胸膜炎　　　D. 气胸

E. 肺栓塞

101. 患儿生后 4 个月出现发绀，杵状指，气急，X 线平片示心影呈"靴形"，右心室增大，肺少血。最可能为

A. 房间隔缺损　　　B. 室间隔缺损

C. 动脉导管未闭　　D. 法洛四联症

E. 先天性肺动脉狭窄

102. 患者，男，62 岁。反复咳嗽、咳痰 20 年，1 周前受凉后畏寒、发热、咳脓痰、气急、食欲缺乏，体检：体温 37.5℃，呼吸急促，双肺呼吸音减弱，有较多湿啰音，双下肢水肿无力，最可能的诊断是

A. 冠心病　　　　　B. 风湿性心脏病

C. 原发性心脏病　　D. 肺源性心脏病

E. 大叶性肺炎

103. 患者，男，47 岁。发热、乏力 5 年，心尖区听诊可闻及舒张期杂音，有姿势效果，X 线片示：肺纹理多，透光可，左心房增大明显，右室稍增大，左室小，右下肺动脉宽 1.5cm。最可能的诊断是

A. 风湿性心脏病二尖瓣狭窄

B. 风湿性心脏病三尖瓣狭窄

C. 左房黏液瘤

D. 心包积液

E. 缩窄性心包炎

104. 患者，女，66 岁。心悸、胸痛 8 年，近期运动时出现眩晕。查体：主动脉瓣区可听到喷射性收缩期杂音；X 线片示：左心室增大。患者应选做下列哪种核素检查

A. 心肌灌注平面显像

B. 心肌灌注断层显像

C. 心肌受体显像

D. 心肌梗死灶显像

E. PET 心肌显像

105. 患者，女，43 岁。呼吸困难、疲乏、食欲缺乏 2 个月余。查体：颈静脉怒张，肝大，腹水，下肢水肿，心率增快，可见 Kussmaul 征。心脏体检：心尖搏动不明显，心浊音界不大，心音减低，可闻及心包叩击音。脉搏细弱无力，动脉收缩压降低，脉压变小。ESR30mm/h。该患者最可能诊断为

A. 心肌病　　　　B. 缩窄性心包炎

C. 胸腔积液　　　D. 冠心病

E. 肺梗死

106. 患者，男，52 岁，吞咽有梗阻感 2 个月，渐加重。食管钡剂透视显示食管中段局限性管腔变窄，局部黏膜皱襞中断，形态不规整。应诊断哪种疾病

A. 食管静脉曲张　　B. 食管平滑肌瘤

C. 食管癌　　　　　D. 食管炎

E. 食管异物

107. 患者，男，56 岁。有慢性肝炎史，食管钡餐示：食管下段见多个结节样充盈缺损，边缘不整，管壁蠕动消失。该患者最可能的诊断是

A. 反流性食管炎

B. 食管静脉曲张

C. 食管癌

D. 多发食管平滑肌瘤

E. 食管异物

108. 患者，男，46 岁。进食哽噎 1 个月余，营养状况尚好，双锁骨上未触及肿大淋巴结，双肺听诊（－），胸骨后隐痛。该患者首选检查是

A. 胸透　　　　　B. 食管钡餐

C. B 超　　　　　D. 钡灌肠

E. CT

109. 患者，男，61 岁。进行性吞咽困难 3 个月来诊。若患者影像检查显示食管中段长约 5cm 狭窄段，壁僵硬，分界清晰，则首先考虑为

A. 贲门失弛缓症　　B. 食管癌

C. 间质瘤　　　　　D. 平滑肌瘤

E. 食管静脉曲张

110. 患者，男，33 岁。出现腹痛、低热、腹泻、贫血 1 年余，查体腹部未及明显肿块。应首先考虑的一组疾病是

A. 肠结核、溃疡性结肠炎、结肠癌

B. 肠结核、克罗恩病、溃疡性结肠炎

C. 结肠癌、肠结核、克罗恩病

D. 溃疡性结肠炎、肠结核、结肠息肉

E. 结肠癌、克罗恩病、结肠息肉

111. 患者，男，61 岁。右下腹痛 3 个月，有时腹泻，大便隐血试验阳性。钡剂灌肠检查显示升结肠中段一不规则形充盈缺损，局部管壁僵硬，结肠袋消失。最有可能的诊断为

A. 增生型结肠癌　　B. 浸润型结肠癌

C. 溃疡型结肠癌　　D. 结肠淋巴瘤

E. 结肠腺瘤

112. 患者，女，42 岁。右上腹隐痛半年余，伴黄疸 1 个月，CT 示肝内胆管轻度扩张，胆囊区见软组织肿块，增强扫描肿块轻度强化。最可能的诊断是

A. 急性胆囊炎　　　B. 慢性胆囊炎

C. 胆囊结石　　　　D. 肝癌

E. 胆囊癌

113. 患者，男，30 岁。间断性右上腹痛，近期加重，厌食油腻，无发热，一般状况良好。查体：墨菲（Murphy）征阳性，血尿淀粉酶（−）。首选的检查方法为

A. CT　　　　　　　B. MRI

C. B 超　　　　　　D. 血常规

E. 尿常规

114. 患者，男，61 岁。主因右上腹不适伴黄疸入院。超声示胆囊内强同声团，后方伴声影。超声的表现提示患者存在

A. 急性胆囊炎　　　B. 慢性胆囊炎

C. 胆囊结石　　　　D. 胆囊息肉

E. 肝炎

115. 患者，男，39 岁。反复上腹部疼痛 5 年余，平卧时加重，弯腰可减轻。查体：上腹部轻压痛，X 线腹部摄片左上腹部钙化，可能的诊断为

A. 慢性胃炎

B. 慢性胆囊炎

C. 慢性胰腺炎

D. 慢性十二指肠球炎

E. 慢性肝炎

116. 患儿，女，3 岁。正常情况下不出现发绀，当剧烈哭闹时出现暂时发绀，X 线表现为肺门影增粗，肺充血的心脏病是

A. 动脉导管未闭　　B. 法洛四联症

C. 房间隔缺损　　　D. 室间隔缺损

E. 肺动脉狭窄

117. 患儿，男，5 岁。X 线表现是右心室和左心室增大及肺动脉扩张，则该患者 CT 征象是

A. 房间隔连续性中断

B. 室间隔连续性中断

C. 肺动脉异常交通

D. 肺静脉异位引流

E. 肺动脉狭窄

118. 患者，男，66 岁。渐近性黄疸 6 个月，CT 动态增强示肝内一类圆形肿块，动脉期边缘环形强化，延迟期中心强化，周围胆管扩张。最可能的诊断是

A. 肝血管瘤　　　　B. 胆管细胞癌

C. 肝脓肿　　　　　D. 肝细胞癌

E. 肝转移瘤

119. 患儿，女，6 岁。确诊为动脉导管未闭，X 线首先出现的表现是

A. 左心房增大　　　B. 左心室增大

C. 右心房增大　　　D. 右心室增大

E. 全心增大

120. 患者，男，48 岁。上腹隐痛 1 个月余，向腰背部放射，并出现进行性黄疸，CT 平扫发现胰头体积增大，形态失常，并可见低密度肿块影，肝内外胆管扩张，胆囊体积增大。根据以上病史，最可能的诊断是

A. 慢性胰腺炎　　　B. 胰腺癌

C. 胰岛细胞瘤　　　D. 胰腺囊腺瘤

E. 急性胰腺炎

121. 患者，男，15 岁。反复发作肺炎，X 线表现为弯刀综合征。该患者的诊断及常合并的疾病是

A. 心上型肺静脉异位引流、室间隔缺损

B. 心下型肺静脉异位引流、室间隔缺损

C. 心下型肺静脉异位引流、房间隔缺损

D. 心上型肺静脉异位引流、房间隔缺损

E. 部分型肺静脉异位引流、法洛四联症

122. 患者，男，31 岁。1 个月前左季肋部刀刺伤，日前左上腹部疼痛加剧，并出现发热，体温最高达 39.5℃。查体：左上腹部皮肤淤血，有触痛，并可触及肿块。WBC 14×10^9/L。中性粒细胞 0.85。最可能诊断是

A. 脾血管瘤　　　　B. 脾结核

C. 脾内血肿　　　　D. 脾梗死

E. 脾脓肿

123. 患儿，男，10 岁。X 线胸片表现为两肺血减少，肺动脉段凹陷，右心室圆隆、增大，该患儿的病理生理变化主要取决于

A. 主动脉骑跨、右心室肥厚

B. 房间隔缺损、肺动脉狭窄

C. 室间隔缺损、主动脉骑跨

D. 右心室肥厚、肺动脉狭窄

E. 室间隔缺损、肺动脉狭窄

124. 患者，女，45 岁。因咳嗽、咳痰 1 个月入院，有高血压病史 10 余年，行胸部 X 线正侧位，可见双房影，左主支气管受压抬高，心尖向左、向下移位。影像征象可提示

A. 左心房、左心室增大

B. 右心房、左心室增大

C. 左心房、右心室增大

D. 右心房、右心室增大

E. 全新增大

125. 患者，女，52 岁，体检 B 超发现脾占位。临床表现无特殊。如果腹部 CT 提示早期仅见病灶周边结节样强化，延迟期呈均匀等密度强化。则最可能的诊断是

A. 脾淋巴瘤　　　　B. 脾错构瘤

C. 脾血管瘤　　　　D. 脾淋巴管瘤

E. 脾转移瘤

126. 患者，男，58 岁。胸闷伴心悸 1 个月，加重 3 天就诊，行冠状动脉 CTA 检查，结果显示左前降支近段局限性狭窄约 40%，则冠状动脉局限性狭窄指狭窄长度

A. ＜5mm　　　　B. ＜10mm

C. ＜15mm　　　　D. ＜20mm

E. ＜25mm

127. 患者，男，46 岁。腰部不适 9 个月。CT 检查：双肾分别见直径约 8cm 大小肿块，病灶边界清楚，内部密度不均，CT 值 42.4～47.6Hu 不等。首先考虑哪种疾病

A. 肾癌　　　　B. 肾腺瘤

C. 错构瘤　　　　D. 肾结核

E. 多发肾囊肿

128. 患者，女，59 岁。胸闷 1 周就诊，高血压病史 8 年，高血脂 6 年，未规律服药治疗。心电图提示 ST 段抬高。行冠状动脉 CTA 检查，诊断为冠心病。关于冠状动脉粥样硬化性心脏病，错误的是

A. 由于血流受阻，心肌出现缺血、梗死

B. 冠状动脉粥样硬化性心脏病或缺血性心脏病是由冠状动脉狭窄与心肌缺血两部分组成

C. 冠状动脉粥样硬化主要侵犯主干及大分支

D. 冠心病不出现心室壁瘤

E. 病变主要发生在冠状动脉的内膜，导致冠状动脉狭窄

129. 患者，男，43 岁。右膝关节疼痛 1 年，有外伤史，活动时有弹响，并伴关节绞锁现象。本病例最可能诊断为

A. 创伤性关节炎　　B. 类风湿关节炎

C. 半月板损伤　　　D. 增生性关节炎

E. 化脓性关节炎

130. 患者，男，22岁。足球赛后右膝关节疼痛，行走时绞锁。体检：右膝关节肿胀，外侧压痛明显。根据描述，最可能的诊断是

A. 骨折　　　　　　B. 肌肉挫伤

C. 半月板损伤　　　D. 骨肿瘤

E. 皮下血肿

131. 患者，女，65岁。因胸闷气短1个月，胸痛3天来就诊，既往高血压10年，有冠心病史。CT冠状动脉造影诊断为冠状动脉夹层，则下列关于冠状动脉夹层的CT表现正确的是

A. CT横断面图像不能显示内膜片，但可见真腔

B. CT横断面图像不能显示内膜片，但可见真、假腔

C. CT横断面图像能显示内膜片，但不能显示真、假腔

D. CT横断面图像不能显示内膜片，但可见假腔

E. CT横断面图像能显示内膜片，亦可以显示真、假腔

132. 患者，男，56岁。因"胸闷，劳累后胸痛10年，剧烈胸痛3小时"入院，心电图提示ST段弓背样抬高，2日后行CMR检查，提示左心室基底部、中部前壁、前间隔壁 T_2WI 信号不均匀，灌注减低，并可见延迟强化。病变最可能是下列哪条冠状动脉出现狭窄或阻塞所致

A. 左冠状动脉主干　B. 左前降支

C. 回旋支　　　　　D. 右冠状动脉

E. 中间支

133. 患者，男，40岁。突感胸骨后疼痛来院

就诊。行胸部CT平扫发现胸主动脉增宽，管径约为4.5cm，内膜钙化向内移位，下一步需进行的影像学检查是

A. 胸部X线片

B. 心脏彩超

C. 胸腹主动脉CTA

D. 肺动脉CTA

E. 冠状动脉CTA

134. 患者，男，62岁。气短乏力1周，活动后疲倦、虚弱并头晕3天，情绪激动后出现胸痛症状就诊。入院行胸部CT检查，提示肺动脉高压的指标是

A. 主肺动脉内径与升主动脉内径之比 >1.0

B. 主肺动脉内径与升主动脉内径之比 >1.4

C. 主肺动脉内径与升主动脉内径之比 >1.2

D. 主肺动脉内径与升主动脉内径之比 >0.5

E. 主肺动脉内径与升主动脉内径之比 >1.6

135. 患者，女，60岁。突发呼吸困难、气促，伴冷汗淋漓、手足冰冷，双下肢血管超声提示下肢深静脉血栓，D-二聚体升高，为1.5mg/L。患者下一步最需进行哪项检查

A. 心脏超声　　　　B. 胸部X线片

C. 胸主动脉CTA　　D. 肺动脉CTA

E. 心电图

136. 患者，男，74岁。活动后出现气短、乏力、疲倦、虚弱并头晕2天，伴胸痛3小时入院就诊。入院行胸部CT检查提示肺动脉主干管径增粗，约3.8cm，升主动脉内径约3.6cm，诊断为肺动脉高压。以下说法错误的是

A. X 线胸片提示肺动脉段膨隆

B. 双侧肺门影增大

C. 透视下可见肺门舞蹈征

D. 右心导管肺动脉测压平均≥15mmHg

E. 中央肺动脉扩张、外周肺血管丢失形成"残根征"

137. 患者，女，28 岁。"因出现颈部疼痛 2 月余，头晕 4 天"入院，否认高血压、糖尿病、冠心病病史，行颈部血管 B 超检查提示头臂干、双侧颈总动脉、颈内动脉起始段管壁明显增厚，头颈部 CTA 提示头臂干、双侧颈总动脉、颈内动脉起始段管壁显著环形增厚，右侧为著，管腔中-重度狭窄，最可能的诊断为

A. 动脉粥样硬化

B. 多发性大动脉炎

C. 先天性肌纤维发育不良

D. 烟雾病

E. 马方综合征

138. 患者，男，51 岁。因剧烈胸痛 3 小时入院，行 CTA 提示主动脉弓至双侧髂总动脉，考虑为 StanfordB 型夹层。以下影像征象提示预后最差的是

A. 双侧胸腔少量弧形低密度影

B. 动脉期提示左肾强化较右侧减低

C. 腹腔脂肪间隙模糊

D. 胸主动脉管径 >5cm

E. 主动脉弓周围不规则形高密度影

139. 患者，男，47 岁。上腹部不适 2 月余，患者有华支睾吸虫病病史，经 CT 检查发现肝左外叶增大，其内呈不均匀性低密度，病灶边界不清，周围可见扩张的胆管，最不可能的诊断是

A. 肝肉瘤　　　　B. 胆管细胞癌

C. 胆囊癌　　　　D. 肝细胞癌

E. 肝脓肿

140. 患者，女，50 岁。临床以黄疸就诊，CT 示胆囊增大，内有结石，胆总管扩张，在胰头段略细而突然中断，增强扫描见胆总管下段壁明显增厚且有强化，应考虑

A. 胆总管下段癌　　B. 胆总管结石

C. 急性胆囊炎　　　D. 硬化性胆管炎

E. 慢性胆管炎

141. 患者，男，44 岁。有 10 年饮酒史，8 年前曾患肝炎，CT 示肝脏左叶和尾叶增大，方叶小，肝裂宽，肝表面不光整，肝内密度不均，呈小灶性略低密度区，增强后早期无明显强化，但延迟 8 分钟扫描，肝内密度基本均匀，同时脾门及贲门周围可见团状软组织影，应考虑

A. 肿瘤组织蔓延

B. 副脾

C. 曲张的侧支循环血管

D. 增大的胰尾

E. 增大的淋巴结

142. 患者，男，18 岁。疲乏，贫血貌。CT 示脾大，脾实质包膜下区域多发小片状稍低密度区，部分略呈小锥形，增强扫描未见明显强化。最可能的诊断是

A. 脾钝挫伤　　　　B. 脾血管瘤

C. 脾淋巴瘤　　　　D. 脾梗死

E. 脾囊肿

143. 患者，男，45 岁。近 1 个月出现低热、乏力、体重减轻，贫血貌，腹部 CT 示脾脏增大，可见多发稍低密度结节，增强扫描强化程度低于正常脾实质，腹膜后及双侧腹股沟多发增大淋巴结，最可能的诊断是

A. 脾转移瘤　　　　B. 脾淋巴瘤

C. 脾脏血管肉瘤　　D. 脾大伴梗死

E. 脾脏多发血管瘤

144. 患者，男，36岁。既往有肝炎病史，超声发现脾脏显著肿大，肝表面不光滑，肝实质回声不均匀。右肝可见3cm的圆形病变，边缘整齐光滑，有弱回声晕，内部均匀低回声。最可能的诊断是

　　A. 慢性肝炎

　　B. 慢性肝炎合并肝硬化

　　C. 肝硬化合并肝囊肿

　　D. 肝硬化合并肝肿瘤

　　E. 肝硬化合并门静脉高压

145. 患者，女，41岁。腹部不适。CT示胰腺略小，胰管轻度扩张，可见较多细微钙化灶，最可能的诊断是

　　A. 胰腺结核　　　　B. 慢性胰腺炎

　　C. 急性胰腺炎　　　D. 胰腺癌

　　E. 动脉硬化钙化

146. 患者，男，44岁。上腹隐痛2个月。CT示胰头肿大，密度尚均匀，肝内外胆管无明显扩张，半年后随访，病变无明显变化。最可能的诊断是

　　A. 胰头炎　　　　　B. 胰腺癌

　　C. 胆总管结石　　　D. 十二指肠憩室炎

　　E. 胆管炎

147. 患者，男，45岁。T_1加权像示全肝均匀分布直径0.5～1.0cm略高信号小结节影，T_2加权像结节为略低信号，结节间隔信号与结节信号相反，增强扫描，结节强化不明显。最可能的诊断是

　　A. 结节性肝硬化　　B. 血吸虫性肝硬化

　　C. 转移性肝癌　　　D. 弥漫型淋巴瘤

　　E. 多囊肝

148. 患者，男，61岁。左下腹痛，消瘦3个月，左髂窝处可触及约3cm×5cm大小的包块，位置固定，表面不光滑首先考虑的诊断是

　　A. 结肠息肉　　　　B. 结肠憩室

　　C. 结肠癌　　　　　D. 乙状结肠冗长

　　E. 结肠炎

149. 患者，女，62岁。胆石症史多年。1个月来发热，上腹疼痛，CT扫描显示肝脏内多个直径10～30mm低密度灶，CT值20Hu，边缘呈环状强化。最可能的诊断是

　　A. 多发性囊状肝转移瘤

　　B. 胆源性肝脓肿

　　C. 多发性肝囊肿

　　D. 肝包虫病

　　E. 肝脏囊腺瘤

150. 患者，女，41岁。CT平扫示右肾近髓质部类圆形较高密度影，直径20mm，边缘锐利清楚，CT值50Hu，增强扫描该病变无强化，最可能的诊断是

　　A. 肾细胞癌　　　　B. 高密度囊肿

　　C. 肾结石　　　　　D. 肾错构瘤

　　E. 肾盏积水

151. 患者，男，43岁。突发腹痛，腹胀逐渐加重，呈阵发性，查肠鸣音亢进，既往有手术史，可能诊断为

　　A. 急性腹膜炎　　　B. 胃肠道穿孔

　　C. 急性胰腺炎　　　D. 小肠急性肠梗阻

　　E. 急性阑尾炎

152. 患者，女，50岁。临床以黄疸就诊，CT示胆囊增大，内有结石，胆总管扩张，在胰头段略细而突然中断，增强扫描见胆总管下段壁明显增厚且有强化，应考虑

　　A. 急性胆囊炎　　　B. 胆总管结石

　　C. 硬化性胆管炎　　D. 胆总管下段癌

　　E. 胰头癌

153. 患者，男，28岁。腹痛呕吐。CT示胰腺

弥漫增大，结构不清，胰周有较多渗液，部分包裹，结构不清，局部可见气泡影，诊断为

A. 急性水肿性胰腺炎

B. 急性坏死性胰腺炎

C. 急性胰腺炎，假囊肿形成

D. 急性胰腺炎，脓肿形成

E. 急性胰腺炎，伴有出血

154. 患者，男，50岁。US 示肝右叶内 1.5cm 低回声占位，有包膜，MRI 扫描，T_1 加权像病灶呈略低信号，T_2 加权像等信号，除应考虑小肝癌可能外，还应考虑

A. 血管瘤　　　　B. 转移性肝癌

C. 黑色素瘤　　　D. 肝脓肿早期

E. 肝脏炎性假瘤

155. 患者，女，58岁。右上腹隐痛 2 个月就诊，腹部 X 线片示右上腹见一圆形致密影，侧位片示致密影位于脊柱前方。最可能的诊断是

A. 右肾结石　　　B. 胆囊结石

C. 淋巴结钙化　　D. 右输尿管结石

E. 肠道内容物

156. 患者，男，62岁。右上腹痛向右肩放射。立位腹部 X 线片显示右膈、肝间隙宽窄不等的横带状透亮影，内可见半月皱襞影，第一诊断是

A. 消化道穿孔　　B. 胆囊周围炎

C. 慢性肠梗阻　　D. 膈下脓肿

E. 间位结肠

157. 患者，男，67岁。剧烈腹痛 1 小时，伴恶心、呕吐。查体可见肌紧张、反跳痛。腹部增强 CT 提示肠壁增厚、肠腔扩张、积液、积气伴液气平，肠系膜水肿伴腹水。基本可排除

A. 肠系膜上动脉血栓形成

B. 肠扭转

C. 单纯性腹膜炎

D. 肠粘连

E. 疝

158. 患者，男，43岁。车祸后右上腹疼痛。行腹部 CT 平扫及增强扫描示肝脏损伤，提示预后不良、易出现肝坏死的征象是

A. 平扫示肝内多发线样低密度影

B. 平扫示肝内椭圆形略高或等密度

C. 增强扫描示局部肝组织无强化

D. 增强扫描示局部肝组织强化低于正常肝实质

E. 增强扫描示肝内无强化小圆形水样液体密度

159. 患者，男，65岁。进行性进食困难胸部 CT 示食管壁增厚，管腔向心性狭窄，最可能的诊断是

A. 食管静脉曲张　　B. 贲门失弛缓症

C. 食管憩室　　　　D. 食管平滑肌瘤

E. 食管癌

160. 患者，男，64岁。腹胀消瘦半年，CT 增强扫描见胃窦壁环形增厚并强化。最可能的诊断是

A. 胃淋巴瘤　　　　B. 胃癌

C. 胃溃疡　　　　　D. 胃窦炎

E. 胃间质瘤

二、A3/A4 型题

(161~162 题共用题干)

所谓加权即重点突出某方面的特性。之所以要加权是因为在一般的成像过程中，组织的各方面特性均对 MR 信号有贡献，几乎不可能得到仅纯粹反映组织一种特性的 MR 图像，通过利用成像参数的调整，使图像主要反映组织某方面特性，而尽量抑制组织其他特性对 MR 信号的影响，这就是"加权"。T_1 加权成像是

指这种成像方法重点突出组织纵向弛豫差别，而尽量减少组织其他特性如横向弛豫等对图像的影响；T_2加权成像重点突出组织的横向弛豫差别；质子密度加权像则主要反映组织的质子含量差别。

161. 关于T_1WI，下列叙述错误的是

A. 主要反映组织 T_1 的差别

B. 采用短TR、短TE

C. 长 T_1 的组织呈低信号

D. 组织信号与 T_1 成正比

E. 脂肪呈高信号

162. 关于T_2WI，下列叙述正确的是

A. 长 T_2 组织呈低信号

B. 脂肪呈高信号

C. 短 T_2 的组织呈低信号

D. 脑脊液呈低信号

E. 骨骼呈高信号

（163～164题共用题干）

垂体微腺瘤放大动态扫描能清楚地观察微腺瘤及其与周围组织结构的关系。在增强扫描的早期阶段，在增强的垂体组织内微腺瘤呈局限性低密度影，边界多数清楚；在晚期阶段，微腺瘤可呈等密度或高密度病灶。总之，动态扫描可观察微腺瘤血供的全过程，有利于对微腺瘤的诊断。

163. 关于垂体微腺瘤的 CT 放大动态扫描的特点，以下叙述错误的是

A. 垂体微腺瘤放大动态扫描能清楚地观察微腺瘤及其与周围组织结构的关系

B. 在增强扫描的早期阶段，在增强的垂体组织内微腺瘤呈局限性低密度影，边界多数清楚

C. 在晚期阶段，微腺瘤皆为高密度病灶

D. 在晚期阶段，微腺瘤可呈等密度或高密度病灶

E. 动态扫描可观察微腺瘤血供的全过程

164. 关于颅脑增强扫描的叙述错误的是

A. 颅脑增强扫描分为平扫后增强扫描和直接增强扫描两种方法

B. 平扫后增强扫描是在平扫基础上加做的增强扫描

C. 直接增强扫描是注入对比剂后的逐层连续扫描

D. 增强后的扫描时间依据病变的部位而定

E. 脑血管畸形、动脉瘤等，可在注射对比剂 50ml 时开始扫描

（165～168题共用题干）

患者，男，63岁。突发头痛，左侧偏瘫，CT 平扫：右侧基底节区肾形高密度影，边缘清晰，周围可见带状低密度影，CT 值 50～80Hu，右侧侧脑室受压。

165. 本病例最可能诊断为

A. 脑出血　　　　B. 脑膜瘤

C. 星形细胞瘤　　D. 脑梗死

E. 转移瘤

166. 患者行 CT 检查后立即行 MR 检查最可能表现为

A. T_1WI 等信号，T_2WI 高信号

B. T_1WI 和 T_2WI 呈等信号或低信号

C. T_1WI 和 T_2WI 呈高信号，周围可见低信号环

D. T_1WI 和 T_2WI 呈高信号，周围无低信号环

E. T_1WI 低信号，T_2WI 高信号

167. 本病例治疗 8 天复查 MR，最可能表现为

A. T_1WI 等信号，T_2WI 高信号

B. T_1WI 和 T_2WI 均呈高信号

C. T_1WI 和 T_2WI 中心呈高信号，周围可见低信号环

D. T_1WI 和 T_2WI 中心呈高信号，周围无低信号环

E. T_1WI 和 T_2WI 中心信号略低，周围呈高信号

168. 本病例 15 天复查 MR，最可能表现为

A. T_1WI 等信号，T_2WI 高信号

B. T_1WI 和 T_2WI 中心呈低信号，周围可见高信号环

C. T_1WI 和 T_2WI 中心呈高信号，周围可见低信号环

D. T_1WI 和 T_2WI 中心呈高信号，周围无低信号环

E. T_1WI 低信号，T_2WI 高信号

（169～170 题共用题干）

患者，男，50 岁。突发昏迷 2 小时。既往有高血压病史。

169. 该患者最可能诊断为

A. 脑星形细胞瘤　　　B. 脑出血

C. 脑转移瘤　　　　　D. 动脉瘤

E. 脑脓肿

170. 对于该患者首选影像学检查方法为

A. X 线平片　　　　　B. CT 平扫

C. CT 增强扫描　　　 D. MRI 常规检查

E. 超声检查

（171～172 题共用题干）

患者，女，67 岁。右侧肢体活动不利 1 周，有风湿性心脏病史 11 年。CT 平扫示：脑桥左侧卵圆形低密度灶，边界清。

171. 本病例最有可能诊断为

A. 脑出血　　　　　　B. 脑囊肿

C. 脑梗死　　　　　　D. 脑脓肿

E. 胶质瘤

172. 进一步确诊应做的检查是

A. 脑血流图　　　　　B. 脑地形图

C. MRI 检查　　　　　D. 脑电图

E. 开颅检查

（173～175 题共用题干）

患者，男，67 岁。突发偏瘫 21 天，临床诊断为脑梗死，扩血管药物治疗后好转。

173. 复查 CT 平扫未见明显异常，最可能是因为

A. 脑出血完全吸收

B. 脑梗死模糊效应

C. TIA 完全恢复

D. 静脉病变无法显示

E. 颅后窝伪影影像观察

174. 为明确诊断首选的检查方法为

A. 强化扫描或数日后复查

B. 脑灌注成像

C. CTA

D. CTV

E. DSA

175. 若病情稳定，1 周后复查，预计会出现的征象是

A. 高密度病灶　　　　B. 混杂密度灶

C. 低密度灶　　　　　D. 仍然为等密度

E. 占位效应

（176～178 题共用题干）

患者，男，61 岁。左下肢活动不灵 3 天。CT 普通扫描示：右基底节区见一片状低密度灶，边缘模糊，直径约为 0.5cm，中线居中。

176. 该患者最可能诊断为

A. 脑出血　　　　　　B. 脑囊虫

C. 腔隙性脑梗死　　　D. 星形细胞瘤

E. 脑软化灶

177. 下列最为敏感的检查方法是

A. CT 平扫　　　　　 B. 增强扫描

C. 脑血管造影　　　　D. MRI 检查

E. 脑电图

178. 最需与本病例进行鉴别诊断的是

A. 脑出血　　　　　　B. 囊虫

C. 腔隙性脑梗死　　　D. 星形细胞瘤

E. 脑软化灶

（179～182 题共用题干）

患者，男，43 岁。怀疑视网膜母细胞瘤，需行 X 线检查。

179. 下列关于摄影体位叙述正确的是

    A. 头颅前后位   B. 斯氏位

    C. 许氏位   D. 柯氏位

    E. 瓦氏位

180. 该患者检查时的摄影要点不包括

    A. 正中矢状面垂直于床面

    B. 被检者俯卧于摄影床上

    C. 额部及鼻尖置于床面上

    D. 下颌内收，听眦线垂直于床面

    E. 鼻尖对准胶片中心

181. 该摄影体位的标准影像显示错误的是

    A. 额窦投影于眼眶的内上方

    B. 眼眶投影于照片的中部

    C. 眼眶内可见眶上裂

    D. 眼眶投影于照片的下部，两侧对称

    E. 前组筛窦显示于两眼眶影之间

182. 该患者还可选用的体位有

    A. 头颅侧位   B. 许氏位

    C. 瑞氏位   D. 瓦氏位

    E. 斯氏位

（183～185 题共用题干）

患者，女，33 岁。搏动性突眼伴头痛半年。CT 平扫表现为眼球突出，眼上、下静脉迂曲扩张，呈弯曲条状软组织密度影，位于视神经和上直肌之间；增强后眼上静脉明显强化。

183. 最可能的诊断是

    A. 眶内炎性假瘤

    B. 视神经肿瘤

    C. 海绵状血管瘤

    D. 甲状腺性突眼（眼型 Graves 病）

    E. 颈内动脉海绵窦瘘

184. 颈内动脉海绵窦瘘的 CT 表现不包括

    A. 突眼

    B. 眼上、下静脉迂曲扩张

    C. 患侧海绵窦扩大

    D. 眼外肌可增粗，密度增高

    E. 视神经无改变

185. 诊断颈内动脉海绵窦瘘的金标准是

    A. CT   B. MRI

    C. DSA   D. CTA

    E. MRA

三、案例分析题

（186～189 题共用题干）

患者，男，31 岁。1 周前无明显诱因出现午后低热，体温 37.5℃，夜间盗汗，伴右侧胸痛，深呼吸时明显，不放射，与活动无关，未到医院检查。自服止痛药，于 3 天前胸痛减轻，但右侧胸部闷胀加重，故来医院检查。查体：颈软，气管稍偏左，颈静脉无怒张，右侧胸廓稍膨隆，右下肺语颤减弱、叩诊浊音、呼吸音减弱至消失，心界向左扩大，右界叩不清，肝脾肋下未及，移动性浊音（－），双下肢不肿。ESR 39mm/h。

186. 患者最可能的诊断是

    A. 右侧胸腔积液   B. 右肺结核

    C. 右肺气胸   D. 大叶性肺炎

    E. 支气管肺炎   F. 肺癌

187. 胸部 X 线片的影像学表现可能为

    A. 见片状或三角形致密影，致密影内可见支气管充气征

    B. 见斑片状模糊致密影，密度不均

    C. 见网状及小斑片状影

    D. 见浓密的团块状影

    E. 右肋膈角消失，右下肺野致密影，上缘呈外高内低的弧形凹面

    F. 见广泛条索状致密影，密度不均匀

188. 下列检查项目中，属于无放射性损害的检查为

    A. 胸部透视   B. 放射性核素检查

    C. B 超   D. CT

    E. 胸部平片   F. DSA

189. 该患者的治疗措施中，最重要的是

    A. 反复穿刺抽胸腔积液

    B. 胸腔内注入氢化可的松

    C. 胸腔闭式引流

    D. 胸腔内注入抗结核药物

    E. 全身使用 2 种以上抗结核药物

    F. 手术治疗

（190～192 题共用题干）

    患者，男，25 岁。受凉后出现寒战、高热，咳嗽 1 天来医院就诊。查体：体温 39℃，脉搏 78 次/min，左下肺呼吸音减弱，语颤增强，叩诊浊音，并闻及湿啰音。血象：WBC 15×10^9/L，中性粒细胞达 80%，并有核左移，RBC 4.5×10^{12}/L，PLT 240×10^9/L。胸部 X 线平片：左下肺呈大片状高密度影，叶间裂处可见清晰边界，其余部位边界模糊不清。

190. 该患者最可能的诊断是

    A. 左下肺小叶性肺炎

    B. 左下肺脓肿

    C. 左下肺干酪性肺炎

    D. 左下肺过敏性肺炎

    E. 左下肺大叶性肺炎

    F. 左下肺肺癌

191. 该患者最可能处于该病的哪个病理时期

    A. 充血期   B. 急性期

    C. 红色肝样变期   D. 消散期

    E. 亚急性期   F. 灰色肝样变期

192. 在下列影像征象中，该病变最可能出现的征象是

    A. 周围可见卫星病灶

    B. 空气支气管征

    C. 边缘毛刺征

    D. 轨道征

    E. 出芽征

    F. 空泡征

（193～195 题共用题干）

    患者，男，43 岁。因发热、右上腹疼痛 2 周入院；患者 2 周前无明显诱因出现发热，食欲缺乏，右上腹疼痛，查体：肝右叶体积增大，右上腹压痛明显，实验室检查：Hb：110g/L，WBC：13.8×10^{12}/L，N：78%；X 线检查见右膈抬高，右侧胸腔少量积液，上腹部 CT 平扫见肝右叶大小约 5.2cm×4.5cm×3.7cm 低密度病灶，边界欠清晰，密度不均匀，CT 值为 15～52Hu，病灶中心可见低密度区。

193. 根据以上临床资料及影像学检查，可基本排除以下哪些疾病

    A. 肝囊肿

    B. 细菌性肝脓肿

    C. 肝细胞性肝癌

    D. 胆管细胞癌

    E. 阿米巴性肝脓肿

    F. 先天性胆管囊性扩张

    G. 局灶性脂肪肝

194. CT 平扫病灶出现低密度区最大可能性是因为

    A. 病灶中心液化坏死

    B. 病灶中心脂肪变性

    C. 病灶中心出血

    D. 病灶内部组织成分不同

    E. 病灶内部含有正常肝组织

195. 出现以下哪些影像学征象支持细菌性肝脓肿的诊断

    A. 病灶边缘不清楚

    B. 环征或靶征

C. 增强扫描病灶周围结构均有不同程度的强化，强化程度常高于肝组织

D. 增强扫描病灶内部可见分隔状强化，病灶低密度区未见强化

E. 增强扫描动脉期病灶周边呈结节状明显强化，静脉期强化范围增大，向中央呈填充式强化，延迟期呈等密度灶

F. 病灶内出现空气影

（196～198题共用题干）

患者，男，63岁。上腹不适，常出现餐后疼痛，偶出现黑便。

196. 该患者应首先考虑

A. 胃炎   B. 胃溃疡

C. 十二指肠溃疡   D. 胃癌

E. 十二指肠憩室   F. 胃淋巴瘤

197. 上消化道钡餐检查时出现下列哪个征象应考虑恶变

A. 黏膜线   B. 项圈征

C. 狭颈征   D. 指压迹征

E. 蠕动增强   F. 黏膜纠集

198. 以下属于特殊类型胃溃疡中的胼胝性溃疡描述的是

A. 溃疡大而深，深度超过1cm，口部有宽大透亮带

B. 龛影大，如囊袋状，站立位可见气、液、钡分层现象

C. 龛影大，深度不超过1cm，口部有宽大透亮带伴黏膜纠集

D. 胃内同时出现两个及两个以上的溃疡

E. 胃和十二指肠球部同时出现的溃疡

（199～202题共用题干）

患者，男，37岁。因腹胀、腹痛、呕吐2天由朋友扶送入院，患者发病前曾与该朋友在某酒店就餐饮酒，呕吐物为宿食。查体：上腹局部稍硬，上腹明显压痛，有轻微反跳痛，

既往有十二指肠溃疡病史。门诊血常规：Hb 109g/L，WBC 11.2×10^{12}/L；N 70%；淋巴细胞30%。

199. 该患者可能诊断为

A. 急性胰腺炎

B. 急性食物中毒

C. 急性胃炎

D. 急性肠梗阻

E. 胃十二指肠穿孔

F. 急性胆囊炎

200. 入院后影像学检查包括

A. 血、尿淀粉酶   B. 胰腺B超

C. 腹部立位片   D. 上腹部CT

E. 上腹部MR   F. 上消化道钡餐

201. 该患者检查后被诊断为急性胰腺炎，该病的CT表现可为

A. 胰腺弥漫性肿大、轮廓模糊

B. 胰腺密度不均，可见片状低密度区

C. 肾前筋膜增厚

D. 胰周积液

E. 假性囊肿

F. 胰腺囊腺瘤

202. 10年后，该患者以腹痛、腹胀第二次入院，如要考虑慢性胰腺急性发作，CT表现可为

A. 胰腺增大

B. 胰腺表面不光滑

C. 胰管呈串珠状扩张

D. 胰腺内高密度钙化影

E. 假性囊肿

F. 胰头局限增大、内见不强化低密度影

（203～205题共用题干）

患者，男，41岁。反复上腹胀痛3年余，秋冬季及劳累后症状明显，进餐后症状加重，经约一小时后可缓解，伴有反酸、嗳气。无发

热，腹泻等症状。体检上腹部轻压痛，未触及肿块。

203. 根据上述病史，首先应考虑的疾病是

A. 消化性胃溃疡　　B. 慢性胃炎

C. 胆囊炎　　　　　D. 慢性胰腺炎

E. 胃癌　　　　　　F. 胆石症

204. 为了明确诊断，应做哪些影像学检查

A. 上腹部 CT 检查　B. 上消化道钡餐

C. B 超　　　　　　D. MR 检查

E. PET　　　　　　F. DSA

205. 患者的钡餐检查表现如下：胃小弯有一小的三角形龛影，龛影位于胃轮廓之外，其边缘光滑整齐，溃疡口部可见黏膜线，溃疡周围可见辐辏状的黏膜皱襞直达溃疡口部。胃内未见充盈缺损，胃壁扩张度良好。根据其影像表现，诊断为何病。

A. 消化性胃溃疡　　B. 慢性胃炎

C. 胃憩室　　　　　D. 胃淋巴瘤

E. 胃癌　　　　　　F. 胃息肉

（206～208 题共用题干）

患者，女，31 岁。闭经泌乳 6 个月，CT 头颅平扫未见明显异常。

206. 为进一步确诊，可选择的检查包括

A. CT 冠状位垂体增强扫描

B. 肾上腺 CT 增强扫描

C. 垂体 MRI 动态增强扫描

D. 垂体核素扫描

E. 头颅增强 MRI 扫描

F. 头颅增强 CT 扫描

207. 垂体动态增强 MRI 示，垂体右侧份可见类圆形稍低强化信号影，直径约 3mm，关于其 MRI 表现，错误的是

A. 垂体高度增加、膨隆，应考虑垂体微腺瘤

B. 患者无视物模糊，可排除垂体微腺瘤

C. 垂体微腺瘤在延迟扫描时显示最清楚

D. 垂体微腺瘤动态增强扫描早期常清楚显示

E. 鞍底骨质改变是垂体微腺瘤的特征表现

F. 发生微腺瘤时垂体柄有一定偏移

208. 垂体微腺瘤的影像学改变可表现为

A. 垂体上缘膨隆，垂体柄移位

B. 鞍底骨质下陷

C. 平扫时 T_1WI 垂体微腺瘤呈等、低信号

D. 垂体高度常大于 10mm

E. 动态增强 MRI 扫描强化程度早期低于正常垂体，延迟期等、稍高于垂体

F. 视交叉受压移位

（209～210 题共用题干）

患者，女，25 岁。闭经 1 年，双眼视力下降 3 个月。

209. 最适于垂体微腺瘤诊断的影像学检查方法是

A. 增强 MRI　　　　B. 平扫 MRI

C. 增强 CT　　　　　D. 动态增强 MRI

E. 动态增强 CT　　　F. 侧位蝶鞍点片

210. 对于侵袭性垂体腺瘤，描述错误的是

A. 手术时肉眼发现肿瘤侵犯了硬脑膜

B. 发生率为 30%～35%

C. 细胞多形性和细胞核的多形性与肿瘤的侵袭性无关

D. 压迫或包绕颈内动脉可视为对海绵窦的侵犯

E. 很少出现瘤卒中

F. 病变可侵犯颅底骨质结构，常需与脊索瘤、鼻咽癌鉴别

模拟试卷答案与解析

一、A1/A2 型题

1. C 鼻窦 CT 扫描常用听眦线，听眦线是一条水平线，通过眦部（内眼角）连接两侧的鼻窦。这条线可以提供关于鼻窦解剖结构的详细信息，如上颌窦、额窦和筛窦等。听眦线也被用于测量鼻窦的大小和形态，以帮助医生进行诊断和治疗决策。

2. A 耳颞骨 CT 扫描是一种常用于评估耳颞骨解剖结构的影像学检查方法。轴位扫描是最常见的扫描方式，基底线为上眶耳线，即通过上眶下缘和耳廓上缘的水平线。层厚一般为 1~1.5mm，可以提供详细的解剖信息，包括内耳、鼓室、鼓窦和耳道等结构。

3. C 横轴位鼻咽腔 CT 图像是一种常用于评估鼻咽腔解剖结构的影像学检查方法。在这种图像中，咽隐窝是一个重要的结构，位于鼻咽腔的后部。咽隐窝的形态呈梯形，即底部较宽，顶部较窄。

4. A 眼眶柯氏位投照角度为后前 23°位（A）。柯氏位是一种用于眼眶 X 线摄影的特殊投照角度，用于显示眼眶的骨骼结构和眼眶中的病变。在柯氏位投照中，X 线束以后前 23°的角度从侧面照射眼眶，使眼眶的前后方向与 X 线束的方向呈 23°夹角。这样可以更好地显示眼眶的前后方向的结构。因此，答案为 A。

5. A 不进入眼眶的神经是嗅神经（A）。眼眶是位于眼眶骨壁内的空腔，主要包含眼球及其附属结构。与眼眶相关的神经有视神经（B），滑车神经（C），三叉神经（D）和展神经（E）。视神经是从眼球后方进入眼眶，负责传递视觉信息。滑车神经是从脑干发出，经过眼眶后部，负责控制眼球的运动。三叉神经是面部和头部的主要感觉神经，其中第一支分支进入眼眶，提供眼部的感觉。展神经是从脑干发出，经过眼眶，负责眼球外展的肌肉的运动。而嗅神经并不进入眼眶，它是连接嗅觉器官和大脑的神经，负责嗅觉的传递。因此，答案为 A。

6. C 灰质异位是指灰质组织在正常解剖位置以外的异常分布。对于灰质异位的检查，最佳的方法是 MRI（磁共振成像）。MRI 可以提供高分辨率的图像，能够准确显示脑组织的结构和位置，从而帮助诊断和评估灰质异位的情况。其他选项如 X 线平片（A）、CT（B）、脑电图（D）和 DSA（E）在灰质异位的检查中并不常用，其分辨率和详细程度不如 MRI 高。

7. D 心血管造影检查是一种有创的心血管检查方法。在该检查中，通过向血管中注入一种特殊的造影剂，以使血管可见并提供详细的血管结构和功能信息。

8. B 肺纹理是由血管（肺动脉和肺静脉）组成的，而不是支气管，其余选项均正确。

9. C 粟粒性肺结核胸片出现细小散在粟粒状阴影，其大小、密度、分布均匀一致，这种"三均匀"征象，两肺广泛分布，是本病特征性 X 线表现。

10. C 脑梗死在 24 小时内 CT 检查可无

阳性表现或仅有模糊低密度区；24 小时后 CT 检查可显示清楚的低密度区；脑梗死 2～15 天为脑水肿的高峰期，此时可出现占位效应；脑梗死 2～3 周后，CT 扫描可出现模糊效应，即 CT 平扫病灶为等密度，分辨困难，这是因为脑水肿消失而吞噬细胞浸润，使组织密度增加，故 CT 平扫显示为等密度；脑萎缩一般在脑梗死后 1 个月后才出现。"半暗带"自缺血后 1 小时就会出现，通常可持续 6～24 小时，是提示可以溶栓治疗的重要指征。脑梗死任何一期（水肿、变性、坏死及液化）的基本病理改变都是水分比例的增加。

11. C 水肿是肿瘤的间接征象，其余的是直接征象。

12. E 转移瘤是颅内最常见的肿瘤，脑膜瘤是颅内常见的良性肿瘤，胶质瘤是颅内最常见的原发性肿瘤。

13. C 大叶性肺炎是一种炎症性疾病，肺泡腔内会有大量的炎症细胞，包括红细胞和白细胞。大叶性肺炎是由细菌感染引起的，因此肺泡腔内会存在细菌。发生大叶性肺炎时细菌直接进入肺泡引起肺泡炎，气道、肺泡壁无明显病变。在大叶性肺炎中，肺泡内可能会有纤维素形成，但这些纤维素可以被机化，即被肺泡上皮细胞吞噬和清除。大叶性肺炎可以经历不同的阶段，包括充血水肿期、红色肝样变期、灰色肝样变期和溶解消散期。这些阶段反映了炎症和病理变化的不同阶段。

14. C 心包积液的典型 X 线表现包括心影普遍性向两侧扩大，呈烧瓶样或球状（A），上腔静脉影增宽（B），主动脉影变短（E）。这些表现是由于心包积液的存在导致心脏受压和限制性心包效应所引起的。而心影在短期内迅速增大合并肺淤血（C）并不是心包积液的典型 X 线表现，因为心包积液引起的心

脏压迫通常不会导致短期内的迅速增大和肺淤血，左心衰时合并肺淤血。心脏搏动明显减弱而主动脉搏动正常（D）可能是心包积液严重压迫心脏导致心脏功能受损的表现。

15. E 小儿胸腺是位于前上纵隔的一种器官，通常在儿童时期较为显著。小儿胸腺通常位于前上纵隔，位置相对固定。小儿胸腺上缘的界限通常不清晰，模糊不明。小儿胸腺在呼吸过程中会随着呼吸的变化而改变形态。小儿胸腺的形态也会随着体位的改变而发生变化。船帆征是指胸腺增大并向下突出，形成船帆状的影像，通常是由于胸腺肿瘤等病理改变引起的。因此，船帆征是病理改变，不是小儿胸腺的正常特征。

16. E 胃大弯浅盘状溃疡为局限溃疡型胃癌的 X 线表现。

17. C 肠结核病变常见于回肠下段，选项 C 错误。

18. E 慢性胰腺炎是一种胰腺的慢性炎症，其 CT 表现可以包括胰腺和胰管的钙化（选项 E）。胰腺和胰管的钙化是慢性胰腺炎的典型表现之一，可以在 CT 扫描中清楚地观察到。

19. A 脾血管瘤平扫病灶呈边缘清楚的低密度灶。

20. C 肿瘤在尿路造影中通常会出现充盈缺损，即造影剂无法充分进入肿瘤区域，从而在影像上形成充盈缺损。低密度结石在尿路造影中往往会呈现为充盈缺损，即造影剂无法通过结石区域，从而在影像上形成充盈缺损。血块在尿路造影中通常会形成充盈缺损，即造影剂无法充分进入血块区域，从而在影像上呈现为充盈缺损。气泡进入尿路也可在尿路造影时造成充盈缺损。白细胞管型是尿液中的一种尿路病理性成分，不会在尿路造影中产生充盈

缺损。它通常是由白细胞和蛋白质凝聚形成的管状结构。

21. B 前列腺癌主要发生在前列腺的周围带，约占70%。

22. C 椎间盘感染是一种严重的感染性疾病，常常需要进行影像学检查来确诊。在这种情况下，MRI是首选的影像学检查方法。MRI可以提供高分辨率的横断面图像，能够清晰显示椎间盘的结构和可能存在的感染病变。MRI能够帮助医生准确诊断椎间盘感染，并指导相应的治疗。

23. E 骨质破坏时，正常的骨组织被病理组织所代替，骨质破坏的基本X线表现是骨结构消失。

24. D 良性骨肿瘤在X线片上可表现出病理性骨折，其他选项在良性骨肿瘤X线表现中均不可见到。

25. D 原发恶性骨肿瘤在X线片上的表现通常呈现出边缘模糊的特征，骨质也会出现不同程度的破坏。同时，骨膜反应也会明显。这些X线表现是原发恶性骨肿瘤与其他骨病变的鉴别要点之一。

26. C 室管膜瘤是一种来源于室管膜的肿瘤，它通常发生在中枢神经系统的脑室系统中，第四脑室是脑室系统的一部分，室管膜瘤最好发生于第四脑室。

27. D 急性肺脓肿增强后呈环形强化，中心坏死组织不强化，脓肿内壁光整；肿瘤组织多为厚壁空洞，且内壁不光整，可见壁结节，增强后实性部分均匀轻中度强化。

28. D 透明细胞癌常见于肾脏肿瘤的组织学类型。

29. B 中央型肺癌早期癌灶在气管内导致管腔略窄，产生活瓣效应，形成局限性肺气肿。

30. E 广泛不规则或波浪状胸膜增厚，浸润性生长并伴有局部肋骨破坏常见于恶性胸膜间皮瘤。

31. C 鳞状上皮癌、大细胞癌、腺癌及肺泡上皮癌均来自支气管表面上皮，小细胞癌不是来自支气管表面上皮的癌。现普遍认为它起源于沿支气管分布的神经内分泌细胞，部分肿瘤分泌多肽及表现其他神经内分泌特性。

32. E 肺间质性病变的X线表现为线状、网格状、条索状及粟粒样小结节影。

33. B 在正常人的HRCT中，常常可以看到清晰的小叶间隔影。结节病患者的HRCT表现为小叶间隔增厚，但不是串珠样的。肺长线状影常常与明显的间质纤维化相关。胸膜下线叶是一种常见的间质性病变，可以出现在非石棉肺的其他疾病中。与蜂窝状影相连的胸膜常常会呈现轻度的增厚。

34. D 干酪性肺炎多表现为一个肺段或肺叶大片状实变，其内见多发虫蚀状/无壁空洞，在病灶邻近肺组织、同侧肺组织或对侧肺组织内可见小播散灶。

35. D CR摄影和常规X线摄影相比辐射剂量降低；密度分辨力提高；通过后处理技术，可显示不同层次的影像信息；但时间分辨力和空间分辨力低于常规X线摄影。

36. E DR与CR摄影相比，空间分辨力进一步提高，信噪比高，成像速度快，曝光量（辐射剂量）进一步降低，探测器寿命更长。

37. C 透光性的阴性结石是尿酸结石，其余结石均为不透光的阳性结石。

38. E 放射防护包括主动防护与被动防护，主动防护的目的是减少X线的发射剂量，被动防护的目的是使受检者尽可能少地接受射线剂量。选择适当的 X 线摄影参数可以减少辐射剂量；限制每次检查的照射次数可以减少暴露于辐射的时间和剂量；应用影像增强技术可以提高影像质量，减少需要重复检查的情况；应用高速增感屏和快速 X 线感光胶片可以减少曝光时间和辐射剂量；ABCD 均属于主动防护。屏蔽防护指采用屏蔽物（如铅衣）来减少辐射的散射和透射，距离防护指尽量保持距离以减少辐射剂量。两者都不属于主动防护，而是被动防护的措施。

39. D 螺旋扫描是体积或容积扫描，常规 CT 采样时是二维采样。

40. C 高分辨力常规扫描属于常规平扫。

41. C 骨龄通过双腕关节 X 线片即可评估，不需要行 CT 检查。

42. C 膀胱截石位为临床查体或是腔内手术治疗时常用的一种体位，与扫描技术无关。

43. B X 线片显示的是重叠影像，密度分辨力不如 CT，但因为价格便宜仍然是临床常规检查。

44. B 听小骨和内耳迷路检查及支气管扩张宜采用 CT 平扫，无需增强；X 线片意义不大。胆脂瘤一般用 X 线片可诊断。鼻咽癌需 CT 平扫 + 增强。二尖瓣病变宜采用心脏彩超检查。

45. C 拉链伪影是由于其他射频脉冲的干扰导致的，是常见的伪影类型之一。磁敏感伪影可以通过使用较短的时间回声（TE）或自旋回波（SE）脉冲序列来减轻。截断伪影是由于数据采样不足导致的，常见于相位编码方向上，而不是频率编码方向上。化学位移伪影可以通过增加接收带宽或使用预饱和技术来进行补偿。卷褶伪影主要发生在相位编码方向上，增大 FOV 可消除卷褶伪影。

46. D 下骨膜增生的 X 线表现通常有条状、放射状、花边状和洋葱皮状。而斑点状并不是下骨膜增生的常见形状。

47. C MRI 可鉴别直肠癌治疗后的纤维组织增生与肿瘤复发，相对纤维组织，肿瘤复发的 T_2WI 信号较高，DWI 信号亦较高且强化程度更明显。

48. C 肠梗阻后 3 ~ 6 小时即可显示气液平面。

49. B 食管位于胸椎及胸主动脉前方，气管及左心房后方，属于后纵隔器官。胸腺位于前纵隔，胸腺病变不会累及食管。食管三个压迹从上到下为主动脉弓压迹、左主支气管压迹、左心房压迹；当主动脉扩张、左心房增大，会使食管受压加大，因而形态位置发生改变。膈疝是指膈肌的一部分向胸腔内突出，可能会导致食管的位置改变，例如食管的上移或胃的上翻。降主动脉瘤可能会对食管施加压力或推移食管的位置，导致食管的形态及位置改变。

50. B 结肠良性肿瘤及息肉都可形成充盈缺损。

51. A 胃癌 CT 检查能显示肿瘤侵犯胃壁各层结构，较准确评估肿瘤 T 分期，同时还能评估淋巴结转移、肝转移等情况。如果肿瘤处胃周脂肪模糊，多提示肿瘤突破胃壁浆膜层。早期胃癌是指局限于黏膜或黏膜下的肿瘤，有时仅仅只有黏膜层的轻度增厚，CT 难以显示。CT 对于早期胃癌的诊断准确率不及超声内镜。

52. C 多发息肉双重对比像上表现为表面涂有钡剂的多发致密环形软组织影，可有长短不一的蒂，可有一定的活动性；结肠癌表现为不规则的充盈缺损；溃疡型结肠炎表现为

"线样征"；增殖型肠结核表现为管腔变形、缩短，黏膜紊乱增粗，可呈多个大小不一的充盈缺损。结合题干分析应选 C。

53. A 肠梗阻的基本 CT 征象是肠管扩张、其内可见气液平面，U 形肠袢、鸟嘴征、假肿瘤及肠管分层改变是某些特殊梗阻的表现。

54. A X 线检查可以帮助确定梗阻的位置和类型，但是对于病因的确定，CT 检查要较 X 线片敏感而准确。

55. A 转移瘤坏死较常见，表现为肿瘤中央更低密度区，增强扫描多呈肿瘤边缘环形强化，而中央坏死区无强化，呈"靶征"或"牛眼征"。

56. C 逆行尿路造影是通过导尿管注入对比剂，因而不能显示肾实质。

57. B 肺转移瘤是指癌细胞从原发癌灶通过血液或淋巴系统转移到肺部形成的瘤块。在 X 线检查中，肺转移瘤通常表现为双肺多发结节和肿块影，多见于肺的中下部，边界清晰。

58. E 当肋膈角锐利时，可能是由于胸腔积液引起的。

59. A 纵隔淋巴瘤是指淋巴系统恶性肿瘤发生在纵隔（胸腔中位）的淋巴组织中。纵隔是位于胸腔中央的区域，包含心脏、大血管、食管、气管、淋巴结等结构。纵隔淋巴瘤的好发部位主要是中纵隔，因为中纵隔是纵隔内淋巴结最集中的区域。

60. E 在纵隔肿瘤中，畸胎类肿瘤、胸腺瘤、胸骨后甲状腺肿和神经源性肿瘤都可以出现钙化现象，但支气管囊肿通常不会出现钙化。

61. D 肺部蜂窝状改变通常是指出现多

发小的囊性病变，形状类似于蜂窝。类风湿肺部改变是最常见导致肺部蜂窝状改变的疾病。类风湿性关节炎是一种慢性炎症性自身免疫性疾病，除了关节炎，还可以累及多个器官系统，包括肺部。类风湿性肺部病变可以导致肺纤维化和蜂窝状改变。其他选项中，肺水肿通常表现为肺泡充满液体，不会出现蜂窝状改变。支原体肺炎是由支原体引起的肺部感染，一般不会导致蜂窝状改变。淋巴瘤是一种恶性肿瘤，主要累及淋巴组织，而不是肺部。癌性淋巴管扩散指的是恶性肿瘤通过淋巴管扩散到肺部，但不会导致蜂窝状改变。

62. C 过敏性结肠炎钡剂造影时可见钡剂通过迅速，小肠张力增高、痉挛，结肠袋明显增多、加深、张力增高；若结肠内积液较多时，钡剂呈"线样征"。

63. B 肝棘球蚴病对比增强后囊肿无强化，囊壁一般不显示，除非发生钙化。

64. C 憩室均有黏膜进入，而龛影无黏膜进入。

65. E 肝硬化是由于长期的肝脏病变导致的肝脏纤维化和结构改变，CT 表现多样。正确的 CT 表现应包括肝脏体积和肝叶比例失调、肝裂增宽和肝门区扩大，胆囊常向外侧移位、肝脏密度高低不均，纤维化、结节再生、变性坏死和脂肪浸润等。可出现继发性脾大、腹水、门静脉高压。而肝硬化增生结节增强后明显强化是错误的，因为肝硬化增生结节在 CT 增强后通常呈现较低的密度。

66. B 局灶性脂肪浸润无占位效应，周围血管无推移受压现象，肝脏边缘无膨出。

67. D 增强扫描可以显示脾包膜下血肿的边缘和内部结构，有助于进一步诊断和评估。

68. C 肾血管平滑肌脂肪瘤 CT 表现：病灶内可见脂肪密度区域，增强扫描后，部分肿瘤组织强化，脂肪组织不强化。

69. D CT 不能清楚显示膀胱黏膜，所以不能显示肿瘤侵入黏膜或黏膜下层的深度，针对这一点来说，MRI 检查明显优于 CT 检查。

70. D "海蛇头"在影像学检查中指的是输尿管囊肿。输尿管囊肿是一种较为罕见的输尿管疾病，它通常呈圆形或椭圆形，在影像学检查中呈现类似于海蛇头的形状，因此得名。输尿管囊肿可以是先天性的，也可以是后天性的，可能与输尿管壁的先天性畸形或损伤有关。在影像学检查中，输尿管囊肿通常呈现为输尿管腔内的液体密度区域，其形状可以是球形或椭圆形，边界清晰。

71. C 输卵管结核可以导致输卵管的僵直，这种表现类似于锈铁丝状。输卵管结核的干酪坏死可以在 X 线上显示为管腔内的不规则充盈缺损。在输卵管结核中，壶腹部积水扩张通常呈现为籽粒状或葡萄状，而不是桑葚状或腊肠状。输卵管结核可以导致输卵管多段性狭窄，这种狭窄呈串珠状，即多个狭窄段相互交替。输卵管结核可以导致输卵管边缘毛糙，同时在 X 线上可见细小壁龛或闭塞。

72. D 肾上腺转移癌的 CT 表现通常为双侧或单侧肾上腺肿块，肿瘤较大时可发生坏死呈低密度，肿瘤边缘不规则呈分叶状。增强检查时，肿瘤呈均匀或不均匀强化。然而，肾上腺转移癌很少出现脂肪密度影，因为肾上腺转移癌是由其他原发癌转移到肾上腺，而肾上腺本身几乎不含脂肪组织。

73. E 肾结石在腹部侧位片上位置偏后，胆囊结石位置偏前。

74. A 膀胱结核是一种常见的结核病变，它可以导致膀胱的病理改变。膀胱结核肾盂造影的表现通常为膀胱挛缩、变小、变形、轮廓不清。在膀胱结核的早期，由于膀胱壁的病变，膀胱会出现挛缩、变小和变形的现象。这是由于结核菌感染引起的炎症反应导致膀胱壁的纤维化和收缩所致。同时，膀胱的轮廓也可能变得不清晰。

75. C 肾盂肿瘤在静脉肾盂造影的主要表现是肾盂肾盏充盈缺损。

76. A 蛛网膜下腔出血是由于颅内血管破裂，血液进入蛛网膜下腔所致，有外伤性和自发性。自发性以颅内动脉瘤（51%）、高血压动脉硬化（15%）和动静脉畸形（6%）最多见。

77. E 在慢性期血肿中，T_1WI 呈低信号，T_2WI 呈高信号，并且周围包绕低信号，这与描述相符。

78. B 神经纤维瘤病 Ⅱ 型又称为中央型神经纤维瘤病，病变以双侧听神经瘤最常见，其他有三叉神经瘤、多发脑膜瘤。

79. D 急性血行播散型肺结核早期平片上只是表现为肺纹理增多、增粗或呈细网状，3~4 周后出现大小、密度、分布三均匀的弥漫性粟粒结节，直径为 1~2mm，边界清楚。

80. B 髓母细胞瘤的 CT 表现：①平扫：髓母细胞瘤表现为后颅凹中部均匀一致的类圆形略高密度影，少数为等密度，边缘较清楚，突入第四脑室，很少有出血、囊变及钙化；常合并脑积水，表现为第三脑室及双侧侧脑室扩大。②增强扫描：肿瘤多呈均匀性强化，有脑脊液播散转移者可见脑（脊）膜、室管膜结节。

81. B 病灶邻近脑池的改变对鉴别脑内、外肿瘤具有重要价值。听神经鞘瘤与脑膜病均为脑外肿瘤，病灶邻近脑池的改变对听神经瘤与脑膜瘤的鉴别并没有特别的意义。听神经瘤和脑膜瘤在影像学上可能表现为相似的改变，需要进一步的检查来确定诊断。

82. D 根据 CT 表现，左侧小脑半球囊实性肿瘤呈大囊小结节状，增强扫描囊性成分无强化，小结节明显强化，并且病灶外可见一粗大血管深入病灶内，这是血管母细胞瘤的典型表现。因此，诊断为血管母细胞瘤。血管母细胞瘤的 CT 表现：①低密度囊肿＋壁结节；②壁结节明显强化；③CTA：可显示供血动脉。

83. A 硬膜下血肿多为外伤后导致的皮质动脉或静脉破裂，矢状窦旁桥静脉或静脉窦破裂所致，CT 表现为颅骨内板下与脑膜表面之间的新月形高密度病灶，可见邻近脑室的变窄和（或）向健侧移位，占位效应随血肿的大小而轻重不等。

84. B 根据描述，患儿有癫痫病史，半年前有蛛网膜下腔出血，CT 显示右颞叶前部有斑点状高密度，中度强化并见曲张血管影。这些特征与动静脉畸形相符合。动静脉畸形示胚胎时期血管发育的异常，由供血动脉、畸形血管团和引流静脉组成。CT 上畸形血管团的引流静脉较粗大，表现为点状或蛇状等或略高高密度病灶，多位于脑表面。可夹杂不规则钙化斑；增强后为明显强化高密度灶。

85. B 眼眶内海绵状血管瘤的 CT 表现呈圆形、椭圆形或梨形，边界光整，密度均匀，CT 值平均 55Hu；可有眼外肌、视神经、眼球受压移位及眶腔扩大等表现，增强后呈"渐进性"强化。

86. D 胆脂瘤是一种良性肿瘤，通常不会导致传导性耳聋。中耳炎可能会导致鼓膜的异常，但一般不会出现搏动性耳鸣。胆脂瘤

通常不会导致听骨链的破坏。听骨链的破坏通常与其他疾病相关。面神经瘤通常不会导致听骨链的破坏。面神经瘤与面神经功能障碍有关，一般不会引起传导性耳聋。中耳乳突炎可能导致听骨链的破坏，但不会出现搏动性耳鸣。血管球瘤是一种罕见的良性肿瘤，可以位于颈内动脉旁。颈内静脉裸露是一种常见的血管球瘤的征象，该肿瘤可能会导致搏动性耳鸣和传导性耳聋。结合病史（搏动性耳鸣，蓝色鼓膜）及病灶部位应选血管球瘤，颈内静脉裸露。

87. D 根据这些表现，患儿最有可能的诊断是视网膜母细胞瘤。视网膜母细胞瘤是儿童最常见的眼球恶性肿瘤之一。它通常发生在 5 岁以下儿童，常表现为瞳孔白瞳、斜视、视力下降等症状。CT 扫描可显示眼球后部的肿块，其中可见钙化灶。因此，根据患儿的年龄、临床表现和 CT 表现，最有可能的诊断是视网膜母细胞瘤。

88. A 皮样囊肿也是起源于神经外胚层，好发于后颅窝。无特征性临床症状与体征，主要决定于肿瘤的部位与大小。平扫 CT 表现为低密度肿块，CT 值多为 40～100Hu，圆形或椭圆形，边缘锐利，无瘤周水肿，有较厚的囊壁，有时可见囊壁的钙化；增强扫描瘤体及囊壁均无强化，偶尔可见囊壁强化。

89. D 甲状腺性突眼是由于 Graves 病引起的一种眼球突出症状。该疾病通常伴随甲状腺功能亢进，患者常出现双侧突眼、眼球突出、眼睑肿胀等症状。CT 扫描可以显示双侧下直肌和内直肌增大，并在增强扫描中显示明显增强。因此，根据患者的临床表现和 CT 结果，最可能的诊断是甲状腺性突眼（眼型 Graves 病）。

90. D 甲状腺性突眼是一种与甲状腺功能亢进相关的眼部疾病，其特征包括眼球突

出、眼睑水肿、眼球运动异常等。CT 表现的眶下直肌肌腹梭形增粗和注射造影剂后的明显增强，进一步支持了这一诊断。

91. D 鼻咽纤维血管瘤是一种常见的鼻腔和咽喉的血管性肿瘤，它可以引起反复的鼻出血。CT 显示的软组织肿块压迫上颌窦后壁并弯曲前移，并且明显增强进一步支持这一诊断。鼻咽纤维血管瘤的 CT 表现：①平扫：表现为鼻咽腔软组织肿块，呈分叶状或不规则形，境界清楚，密度均匀；鼻咽腔狭窄变形；肿瘤可经后鼻孔长入鼻腔、鼻窦、眼眶、翼腭窝及颞下窝等；周围骨质可受压、吸收，蝶腭孔及翼腭窝开大；②增强检查：肿块多发生明显强化。

92. B 根据患者的临床表现，反复鼻血和渐进性鼻塞，最可能的原因是鼻咽纤维血管瘤。鼻咽纤维血管瘤是一种常见的鼻腔和咽喉的血管性肿瘤，它可以引起反复的鼻出血和鼻塞。因此，在这种情况下，应首先考虑鼻咽纤维血管瘤作为原因。

93. D CT 平扫及增强扫描可清晰显示病变部位、大小及程度等，诊断准确性较高。

94. A 根据患者的临床表现和 CT 结果，喉腔内有肿块并向颈部侵犯，颈部还出现多发硬性包块，这些特征提示可能是喉癌。喉癌是一种恶性肿瘤，常表现为喉部异物感、声音嘶哑、颈部肿块等症状。CT 结果也支持喉癌的诊断。因此，喉癌应是首先考虑的诊断。

95. E MRI 在听神经瘤诊断上较 CT 准确，特别是小型听神经瘤的诊断，MRI 为首选的检查方法。

96. A 支气管囊肿好发于中纵隔，此病例显示病变位于气管与右主支气管交界处。另外，囊性病变 CT 值常为 0~20Hu，此病例 CT 值 20Hu，且密度均匀，不增强，符合支气管囊肿的影像学表现。

97. B 大叶性肺炎的 X 线：①充血期，可无阳性发现，或仅显示肺纹理增多，肺透明度减低。②红色和灰色肝变期，表现为密度均匀的致密影；不同肺叶或肺段受累时病变形态不一，累及肺段表现为片状或三角形致密影，累及整个肺叶则呈以叶间裂为界的大片状致密影；实变影中常可见透亮支气管影，即"空气支气管征"。③消散期，实变区密度逐渐减低，表现为大小不等、分布不规则的斑片状影；炎症最终可完全吸收，或仅残留少量索条状影，偶可演变为机化性肺炎。

98. A 肺结核可以表现为肺内结节灶，常伴有钙化和淋巴结增大。增强扫描病灶通常无明显强化，符合该患者 CT 表现。周围型肺癌通常呈现为单个或多个结节灶，但增强扫描时常有明显强化。错构瘤是一种罕见的良性肿瘤，通常表现为多个含钙的结节，但一般不伴有肺内钙化和淋巴结增大。炎性假瘤是一种炎症性良性肿瘤样病变，常表现为单个或多个结节灶，但增强扫描时通常有明显强化。肺脓肿通常表现为空洞或液体密度病灶，与患者的 CT 结果不符。

99. D 根据患者的症状和 CT 表现，可考虑为肺梗死。肺梗死是指肺部血液供应中断导致的肺组织坏死。CT 显示的楔形软组织密度病变、基底与胸膜相连以及内侧可见小血管影均与肺梗死的特征相符。其他选项中，周围型肺癌通常表现为肺组织内的肿块，肺不张通常没有软组织密度病变，过敏性肺炎多伴有咳嗽和咳痰，肺结核一般表现为肺内结节或空洞。因此，最符合患者情况的答案是肺梗死。

100. E 患者长期卧床、节段性肺炎反复发作，突然出现咳嗽和胸痛等症状，与肺栓塞的临床表现相符。胸片示右上肺纹理稀疏、透过度高，肺门形态欠自然也支持肺栓塞的诊断。其他选项中，心肌梗死通常表现为胸痛、心电图改变等，肺癌在胸片上通常表现为肺内肿块，干性胸膜炎主要表现为胸痛和干性咳嗽，气胸在胸片上可见肺野透亮区。因此，最符合患者情况的答案是肺栓塞。

101. D 患儿具有典型的法洛四联症的体征及影像征象，不难诊断。法洛四联症的临床表现：①患者发育迟缓，活动能力下降，常有气急表现，喜蹲踞或有晕厥史；②发绀多于生后4~6月出现，伴有杵状指（趾）；③听诊于胸骨左缘2~4肋间可闻及较响亮的收缩期杂音，可扪及震颤；④肺动脉第二音减弱或消失；⑤心电图示右室肥厚。X线表现：①肺门阴影缩小、心腰部凹陷，使心影呈或近似靴形；②肺血减少，表现为肺血管纹理纤细、稀疏；③主动脉升弓部多有不同程度的增宽。

102. D 根据患者的症状和体征，以及咳脓痰、呼吸急促、双肺呼吸音减弱、湿啰音等表现，最可能的诊断是肺源性心脏病。肺源性心脏病是由于慢性肺部疾病导致的肺动脉高压和右心室扩大，进而导致心力衰竭的病症。

103. A 根据患者的症状和体征，以及心尖区听诊可闻及舒张期杂音、左心房增大、右室稍增大、左室小等表现，最可能的诊断是风湿性心脏病二尖瓣狭窄。风湿性心脏病是由于风湿热引起的心脏瓣膜损害，其中二尖瓣狭窄是最常见的一种。X线片上的肺纹理多、透光可以及右下肺动脉宽度增大也支持该诊断。

104. B 根据患者的症状和体征，以及喷射性收缩期杂音、左心室增大的表现，最可能的诊断是主动脉瓣狭窄。为了评估心肌灌注情况，最适合的核素检查是心肌灌注断层显像。这种检查可以提供心肌的血流情况，帮助

诊断主动脉瓣狭窄以及评估其对心肌的影响。其他选项如心肌灌注平面显像、心肌受体显像、心肌梗死灶显像和PET心肌显像在该情况下并不是首选的检查方法。

105. B 根据患者的症状和体征，以及心尖搏动不明显、心浊音界不大、心音减低、可闻及心包叩击音、脉搏细弱无力、动脉收缩压降低、脉压变小等表现，最可能的诊断是缩窄性心包炎。缩窄性心包炎是指心包由于炎症导致纤维化和增厚，从而影响心脏的舒展和充盈，导致心脏功能受损。其他选项如心肌病、胸腔积液、冠心病和肺梗死在该情况下不太可能是首选的诊断。

106. C 根据患者的症状和食管钡剂透视的表现，食管中段局限性管腔变窄，局部黏膜皱襞中断，形态不规整，最可能的诊断是食管癌。食管癌是指食管内上皮组织发生恶性肿瘤，常表现为吞咽困难和食物卡喉等症状。其他选项如食管静脉曲张、食管平滑肌瘤、食管炎和食管异物在该情况下不太可能是首选的诊断。

107. C 根据患者的病史和食管钡餐的表现，食管下段见多个结节样充盈缺损，边缘不整，管壁蠕动消失，最可能的诊断是食管癌。食管癌是指食管内上皮组织发生恶性肿瘤，常表现为食管梗阻、吞咽困难等症状。其他选项如反流性食管炎、食管静脉曲张、多发食管平滑肌瘤和食管异物在该情况下不太可能是首选的诊断。

108. B 根据患者的症状和体征，进食哽噎、胸骨后隐痛，以及良好的营养状况，最可能的诊断是食管疾病，如食管狭窄或食管憩室等。在这种情况下，首选的检查是食管钡餐，可以直接观察食管的形态和功能。其他选项如胸透、B超、钡灌肠和CT在这种情况下不太

可能是首选的检查。

109. B 根据患者的症状和影像检查结果，进行性吞咽困难，食管中段长约 5cm 的狭窄段，壁僵硬，分界清晰，最可能的诊断是食管癌。

110. B 根据患者的症状和表现，腹痛、低热、腹泻、贫血，以及体格检查未发现明显的腹部肿块，最可能的一组疾病是肠结核、克罗恩病和溃疡性结肠炎。这些疾病都可以导致腹痛、腹泻和贫血等症状。其他选项如结肠癌和结肠息肉在该情况下不太可能是首选的疾病。结肠癌好发于老年人，主要表现为便血、腹泻或顽固性便秘。

111. A 增生型结肠癌腔内出现不规则的充盈缺损，轮廓不整，病变多发生于肠壁的一侧，表面黏膜皱襞破坏中断或消失，局部肠壁僵硬平直，结肠袋消失，肿瘤较大时可使钡剂通过困难，病变区可及肿块。患者的症状和 CT 结果与增生型结肠癌相符。浸润型结肠癌常表现为肠壁的弥漫性浸润；溃疡型结肠癌常表现为肠壁的溃疡和局部的软化；结肠淋巴瘤通常表现为结肠壁的弥漫性增厚；结肠腺瘤通常表现为结肠壁的局部隆起。这四项均与患者的 CT 结果不符。

112. E 胆囊癌易发生于中老年女性，进展期常表现为右上腹持续性疼痛、黄疸、消瘦等，CT 上表现为胆囊壁增厚，单发或多发的结节状肿块，增强扫描肿块及胆囊壁强化。

113. C 根据患者的临床表现和体征，包括间断性右上腹痛、近期加重、厌食油腻、墨菲征阳性，最可能的诊断是胆囊炎。在这种情况下，首选的检查方法是 B 超，即超声检查，可以直接观察胆囊的结构和有无结石、炎症等病变。B 超检查能发现慢性胆囊炎，而且确诊率较高。

114. C 超声显示胆囊内强回声团，随体位改变而移动，其后有声影即可确诊为胆囊结石。

115. C 慢性胰腺炎的腹痛呈反复发作性或持续性，位于上腹部，可放射至背、两肋、前胸。腹痛多因饮酒、饱食或高脂肪餐诱发。平卧位时腹痛加重，前倾坐位或弯腰时可减轻，为胰腺炎腹痛特点。X 线腹部片在左上腹发现钙化，对诊断慢性胰腺炎有意义。

116. C 房间隔缺损患者正常时无发绀，当分流量增大，引起肺动脉高压时，出现右向左分流，可有暂时性发绀，并表现为肺充血，肺血管增粗，故本题选 C。

117. B 室间隔缺损的直接征象是室间隔连续性中断，间接征象是右心室、左心室增大伴肺动脉扩张，肺动脉段饱满，如出现肺动脉高压及艾森门格综合征时全心增大，故选 B。

118. B 根据患者的临床表现和影像学结果，最可能的诊断是胆管细胞癌（选项 B）。渐近性黄疸持续 6 个月，提示肝内胆汁排泄受阻，而胆管细胞癌是一种常见的引起肝内胆汁淤积和黄疸的原因。CT 动态增强显示肝内一类圆形肿块，动脉期边缘环形强化，延迟期中心强化，周围胆管扩张。这些影像学表现与胆管细胞癌相符。胆管细胞癌常常呈现为肝内单个或多个肿块，具有动脉期边缘环形强化和延迟期中心强化的特点，同时伴有周围胆管扩张。

119. B 动脉导管未闭的血流动力学改变：主动脉的压力较肺动脉高，血流经未闭的动脉导管流入肺动脉，经肺循环后仍经左心房到左心室，所以左心室的容量与压力负荷均增大，故其典型表现是肺血增多，左心室增大，主动脉结增宽及肺动脉段突出，故选 B。

120. B 根据患者的病史，上腹隐痛、向腰背部放射、进行性黄疸以及 CT 平扫发现的胰头增大、形态失常、低密度肿块影、肝内外胆管扩张和胆囊增大，最可能的诊断是胰腺癌。这些病史和影像学表现都是胰腺癌的典型特征。

121. C 弯刀综合征是指右肺静脉开口于下腔静脉，属于心下型肺静脉异位引流，主要特征是右肺发育不全，X 线见右心缘弯刀状阴影，心脏向右移位，近似右位心。大多数肺静脉异位引流合并房间隔缺损。

122. E 患者的病史和体征提示可能是脾脓肿。刀刺伤后出现左上腹部疼痛和发热，体格检查发现左上腹部皮肤淤血、触痛和可触及肿块。血常规显示白细胞计数增高，中性粒细胞比例增高。这些表现与脾脓肿相符。脾脓肿患者表现为寒战、高热、恶心、呕吐，并出现腹部疼痛，检查时可出现左上腹部压痛，脾脏肿大等。实验室检查示血白细胞计数明显升高，血培养呈阳性。脾血管瘤和脾结核通常不会出现明显的发热和中性粒细胞增高。脾内血肿和脾梗死可能会导致脾区域的疼痛，但不太可能出现明显的发热和肿块。因此，最可能的诊断是脾脓肿（选项 E）。

123. E 法洛四联症的主要表现是两肺血减少，肺动脉段凹陷，右心室圆隆、增大；病理生理变化主要取决于肺动脉狭窄和室间隔缺损，故选 E。

124. A 双房或双重影，左主支气管受压抬高，提示左心房增大；心尖向左、向下移位提示左心室增大，故选 A。

125. C 根据腹部 CT 的表现，病灶周边结节样强化，延迟期呈均匀等密度强化，与脾血管瘤的特征相符。脾血管瘤的 CT 表现：平扫为边界清楚的低或等密度区，增强扫描示强化差异较大，多数明显强化，个别可强化不

明显；多数在增强早期显示病灶周边结节状强化，延迟扫描对比剂逐渐向中心充填，增强范围扩大，最后病灶呈等密度，偶尔可见病变中心始终不被对比剂充填，呈低密度区，表示血管瘤内血栓形成或坏死、囊变等；少数整个病灶可呈均匀强化，延迟期大多仍呈低密度。

126. B 冠状动脉狭窄按照范围可分为局限性狭窄、管状狭窄和弥漫狭窄。其中局限性狭窄为狭窄长度小于 10mm。

127. C 根据提供的信息，考虑到双肾内部直径约 8cm 大小的肿块，边界清楚，内部密度不均，CT 值 42.4～47.6Hu 不等。根据这些特征，首先考虑的疾病是错构瘤。错构瘤是一种常见的肾脏肿瘤，通常表现为肿块，边界清楚，内部密度不均。但最终的确诊需要进一步的检查和评估。

128. D 冠状动脉粥样硬化主要累及主干及大分支，如前降支的近心段、右冠状动脉和左旋支。病变主要发生在冠状动脉的内膜，导致冠状动脉狭窄。由于血流受阻，心肌出现缺血、梗死，严重者出现心室壁瘤。所以冠状动脉粥样硬化性心脏病是由冠状动脉狭窄与心肌缺血两部分组成。

129. C 半月板是位于膝关节内侧和外侧的半月形结构，常常在外伤或扭伤时受损。半月板损伤后的常见临床表现包括局限性疼痛、关节肿胀、弹响和绞锁、股四头肌萎缩、打软腿以及在膝关节间隙或半月板部位有明确的压痛。

130. C 根据提供的信息，最可能的诊断是半月板损伤。足球运动中的外侧压力和旋转动作可能导致半月板损伤，表现为关节疼痛、肿胀和关节绞锁现象。

131. E CT 横断面图像可直接显示内膜片和真、假腔。内膜片表现为血管腔内中等密

度线条影，真假腔因对比剂进入而呈高密度影，真腔变形或变细。

132. B 左心室基底部、中部前壁、前间隔壁 T₂WI 信号不均匀，灌注减低，并可见延迟强化，为心肌梗死的影像学表现，而左心室前壁及前间隔壁多由左前降支供血。

133. C 内膜钙化内移为主动脉夹层的间接征象，需行胸腹主动脉增强 CTA 检查明确是否存在主动脉夹层及累及范围，CTA 可以显示主动脉双腔及内膜片，病变范围及继发的心包、纵隔和胸腔积血等。

134. A 肺主动脉主干增粗，其内径与升主动脉内径之比 >1.0，提示肺动脉高压。

135. D 患者双下肢血管超声提示下肢深静脉血栓，D-二聚体升高，并且突发呼吸困难，高度怀疑肺动脉栓塞的可能，肺动脉 CTA 为诊断肺动脉栓塞的金标准，故选 D。

136. D 右心导管肺动脉测压平均压≥25mmHg 称为肺动脉高压。X 线表现为可见典型的肺动脉段凸出、肺门影增大，残根征及肺门舞蹈征。

137. B 患者为年轻女性，无动脉粥样硬化高危因素，病变主要累及主动脉的一级分支，表现为多发的管壁环形增厚，为大动脉炎的特征性影像学表现。

138. E 主动脉夹层的并发症主要为脑、肾、冠状动脉等的灌注不足及血管破裂，血管破裂为最严重的并发症，胸主动脉管径超过 5cm，提示破裂风险加大，主动脉弓周围不规则形高密度影，提示血管已经破裂，预后最差，故选 E。

139. C 病灶位置在肝左外叶，周围有扩张的胆管，排除胆囊病变，胆囊癌通常表现为胆囊内的肿块，因此选项 C 胆囊癌是最不可

能的诊断。胆管细胞癌通常表现为胆管扩张，同时伴有肝内的肿块。选项 B 不能排除。肝肉瘤和肝细胞癌通常表现为肝脏内的肿块，其内部密度不均，边界也不清晰。选项 A 和 D 不能排除。肝脓肿通常表现为肝脏内的低密度区域，边缘模糊。选项 E 不能排除。

140. A 胆总管下段突然中断，管壁增厚，有强化，首先考虑胆总管癌。

141. C 结合患者病史和影像学表现，诊断主要是肝硬化，病史较长，多有门脉高压，易有侧支循环形成，脾门及贲门周围团状软组织影考虑曲张的侧支循环血管。

142. D 脾梗死好发于脾大或有血液病患者，多分布于脾实质外周区域，典型的形态呈楔形或三角形，基底位于皮包膜，尖端指向脾门，CT 平扫呈低密度，通常无强化。

143. B 脾淋巴瘤多源于全身淋巴瘤伴脾脏浸润，患者可有全身症状，如低热、乏力、体重减轻等，CT 表现为脾脏增大，多发低密度结节，增强扫描强化程度低于正常脾脏。患者的临床表现和 CT 结果与脾淋巴瘤相符。

144. D 超声所见肝表面不光滑，实质回声不均，脾脏增大，是肝硬化的表现。右肝占位性病变，内部为低回声，不是囊肿的表现，提示实性肿瘤的可能。

145. B 慢性胰腺炎常表现为胰腺的轻度扩张，可见多个细微钙化灶。患者的临床表现和 CT 结果与慢性胰腺炎相符。胰腺结核通常表现为胰腺的结节或肿块；急性胰腺炎是一种突发的胰腺炎症，通常表现为剧烈的腹痛和胰腺的明显扩张；胰腺癌通常表现为胰腺内的肿块，其内部密度不均，边界也不清晰；动脉硬化钙化是指动脉壁发生钙化，通常在血管内可见钙化斑块。根据患者的临床表现和 CT 结果，ACDE 选项的可能性较低。

146. A 胰头炎是指胰腺头部的炎症性疾病。常表现为胰头肿大，密度均匀，该患者病变半年无变化也提示是良性病变，最可能的诊断是胰头炎。

147. A 结节性肝硬化是一种肝脏疾病，常表现为肝脏上有多个直径 $0.5\sim1.0cm$ 的小结节影，T_1 加权像示略高信号，T_2 加权像示略低信号，增强扫描结节强化不明显。患者的影像学表现与结节性肝硬化相符。血吸虫性肝硬化通常表现为肝脏纤维化、肝脏体积缩小和门静脉高压。转移性肝癌通常表现为肝脏内多个结节，增强扫描时结节强化明显。弥漫型淋巴瘤可以侵犯肝脏，但一般不会表现为多个小结节影。多囊肝通常表现为肝脏内多个囊肿，而不是小结节影。患者的影像学表现与 BCDE 选项均不符合。

148. C 老年男性，左下腹包块，触诊固定，结合消瘦病史，考虑结肠癌。

149. B 胆源性肝脓肿是由胆道感染引起的肝组织化脓性炎症，患者有胆石症病史，临床表现发热，CT 示低密度灶，边缘呈环形强化，是胆源性肝脓肿表现。

150. B 高密度囊肿是指在 CT 扫描中显示高密度的囊性病变。患者的 CT 扫描结果显示肾脏内类圆形较高密度影，边缘锐利清楚，无强化，与高密度囊肿相符合。

151. D 小肠急性肠梗阻通常表现为突发性腹痛，腹胀，呕吐，停止排气和排便。患者有手术史，急腹症表现患者，肠鸣音亢进，应首先考虑粘连性肠梗阻，临床表现、病史、肠鸣音符合小肠急性肠梗阻诊断。

152. D 胆管癌常合并胆管结石和慢性胆管炎，胆总管下段癌通常表现为胆总管下段壁增厚和胆管扩张。患者的 CT 扫描结果显示胆总管下段壁明显增厚和强化，与胆总管下段癌相符合。

153. D 急性胰腺炎 CT 表现为胰腺体积弥漫性增大，结构不清，胰腺周围脂肪间隙消失，胰腺脓肿形成时病灶区域出现散在的小气泡。

154. E 肝脏炎性假瘤超声为低回声、T_1 低信号、T_2 等信号符合题干影像学表现。肝脏血管瘤超声一般表现为强回声团块、T_1 低信号、T_2 高信号；转移性肝癌 T_1 加权像稍低信号，T_2 加权像稍高信号，肿瘤多呈靶环征象；黑色素瘤 T_1 为高信号，T_2 低信号；肝脓肿脓腔一般在 T_1 上呈低信号、T_2 上极高信号，脓肿壁 T_1 的信号强度高于脓腔而低于肝实质，表现为晕环征，T_2 上脓肿壁周围可因水肿呈高信号，对比增强脓肿壁环形强化。

155. B 胆囊结石在正位 X 线片位于右上腹，侧位 X 线片位于脊柱前方。

156. E 间位结肠位于肝与右膈之间，立位腹部 X 线片所显示的右膈、肝间隙宽窄不等的横带状透亮影，内可见半月皱襞影，为结肠影，不要误认为膈下游离气体。

157. C 患者腹肌紧张、反跳痛提示腹膜炎，但同时还有肠腔扩张、液气平面表现，说明是肠梗阻继发的腹膜炎，除 C 以外其他选项均可导致肠梗阻，因此不是单纯性腹膜炎。

158. C 肝内多发线样低密度影是肝内多发撕裂伤表现；肝内椭圆形略高或等密度是肝内血肿的表现；肝内无强化小圆形水样液体密度是肝囊肿的表现；局部肝组织强化低于正常肝实质提示有损伤但仍有血供；局部肝组织无强化才是提示门静脉及肝动脉血供已中断，很可能发生肝坏死。

159. E 老年男性，进行性进食困难，食管管壁增厚，提示食管癌。

160. B 老年男性，腹胀并消瘦，胃窦壁增厚并强化，支持胃癌表现。胃淋巴瘤累及胃壁范围会比胃癌广泛。胃间质瘤大部分呈外生性生长。

二、A3/A4 型题

161. D T_1WI 图像上，高信号代表 T_1 弛豫时间短的组织，组织信号与 T_1 成反比，即长 T_1 的组织呈低信号，短 T_1 的组织呈高信号，选项 D 错误。

162. C T_2WI 图像上，低信号代表 T_2 弛豫时间短的组织，常称为短 T_2 低信号或短 T_2 信号，选项 C 正确。

163. C 垂体微腺瘤放大动态扫描能清楚地观察微腺瘤及其与周围组织结构的关系。在增强扫描的早期阶段，在增强的垂体组织内微腺瘤呈局限性低密度影，界多数清楚；在晚期阶段，，微腺瘤可呈等密度或高密度病灶。总之，动态扫描可观察微腺瘤血供的全过程，有利于对微腺瘤的诊断。

164. D 颅脑增强扫描分为平扫后增强（平扫基础上加做的增强扫描）和直接增强扫描（注入对比剂后逐层连续扫描）两种方法。增强后的扫描时间依据病变的性质而定。

165. A 患者年龄高，基底节区高密度影，CT 值 50 ~ 80Hu，周围可见水肿带，有占位效应，最可能诊断为脑出血。0 ~ 2 天为急性出血，表现为 T_1WI 和 T_2WI 呈等信号或低信号。脑出血的 CT 平扫表现：①急性期：血肿呈边界清楚的肾形、类圆形或不规则形均匀高密度影；周围水肿带宽窄不一，局部脑室受压移位；破入脑室可见脑室内高密度积血；②吸收期：始于出血后 3 ~ 7 天，可见血肿缩小并密度减低，血肿周边变模糊；水肿带增宽；小血肿可完全吸收；③囊变期，为出血 2 个月以后，较大血肿吸收后常遗留大小不等的裂隙状囊腔；伴有不同程度的脑萎缩。

166. A 脑梗死患者行 CT 检查后立即行 MR 检查最可能表现为 T_1WI 和 T_2WI 呈等信号或 T_2WI 高信号。

167. E 脑出血第 8 天已进入亚急性期，出血性灶内的红细胞开始破裂，正铁血红蛋白溢出到细胞外，红细胞的破裂一般从血肿周边向中心发展，表现为 T_1WI 和 T_2WI 中心信号略低，周围呈高信号。

168. C 出血后 15 天，为亚急性晚期（出血后 10 天到 3 周），该期红细胞完全崩解，血肿内游离以正铁血红蛋白为主，游离的正铁血红蛋白有缩短 T_1，同时延长 T_2 值的作用。因此，T_1WI 与 T_2WI 均呈高信号。周围出现含铁血黄素，故周围表现为低信号环。

169. B 根据提供的信息，这位患者是一名男性，50 岁，突发昏迷 2 小时，既往有高血压病史。根据这些特征，最可能的诊断是脑出血。高血压是导致脑出血的常见危险因素之一，突发昏迷也是脑出血的典型症状之一。其他选项（脑星形细胞瘤、脑转移瘤、动脉瘤、脑脓肿）虽然也可能导致昏迷，但与该患者的病史和情况不符合。

170. B 脑出血患者首选 CT 平扫。

171. C 67 岁女性患者既往有风湿性心脏病史 11 年（易并发心脏瓣膜病变，心房内血栓形成后进入体循环，本次发病可能是继发脑栓塞，导致脑桥梗死），右侧肢体活动不利 1 周，影像表现 CT 卵圆形低密度灶，边界清楚（腔隙性梗死的影像学特征），综合患者的病史、症状、体查和影像学检查最可能的诊断为腔隙性脑梗死。

172. C 已行 CT 检查，初步诊断是脑梗死的情况下，进一步做 MRI 检查可明确诊断，因为 MRI 相比 CT 更具敏感性和特异性（C 对）。必要时可行增强扫描进一步确诊，且利用 DIT 重组可显示皮质脊髓束破坏情况。脑血流图、脑地形图、脑电图对本病特异性不高，难以进一步确诊；开颅检查对诊断帮助小，且风险较 MRI 高。

173. B 脑梗死后大约第 2～3 周水肿开始消退，梗死的占位效应减轻，脑沟、脑室形态恢复正常，此时常出现"模糊效应"，即梗死灶出现短时间的等密度表现，常造成 CT 的假阴性表现。

174. A 需要进行强化扫描进行诊断，曾患过脑梗死的患者，更应注意定期复查血压、血脂、血液流变学等指标，以及早发现问题，及早解决。

175. C 若病情稳定，1 周后复查，预计会出现低密度灶。

176. C 腔隙性脑梗死的影像学表现：CT 平扫，发病 24 小时后，可见脑深部的片状低密度区，无占位效应。

177. D MRI 检查是腔隙性脑梗死最敏感的检查方法。MRI：早期 DWI 检查即可发现腔隙性梗死灶，表现为小的高信号区；其后呈长 T_1 低信号和长 T_2 高信号表现；DTI 重建可显示皮质脊髓束破坏情况。

178. E 首先来讲，腔隙性脑梗死治疗不及时的话，最后往往会形成脑软化灶，需要与其鉴别，脑软化灶是一种脑组织退化性病变，可以表现为局部的脑组织低密度灶。脑出血通常在 CT 上表现为高密度灶，而不是低密度灶。腔隙性脑梗死是该病例最可能的诊断，不是鉴别诊断。囊虫感染通常不会表现为局部的脑组织低密度灶。星形细胞瘤通常是一种恶性肿瘤，不会表现为局部的脑组织低密度灶。

179. D 柯氏位是额窦、筛窦病变和视网膜母细胞瘤的首选摄影体位。

180. E 柯氏位的摄影要点：①被检查者俯卧于摄影床上，正中矢状面垂直于床面，并与床面中线重合。②额部和鼻尖置于床面上，下颌内收，听眦线垂直于床面。③暗盒置于过滤器托盘上，或平放于摄影床上（其上放置

一固定滤线栅，防止康普顿效应导致影片灰度增加），其长轴与床面中线平行。④鼻根对准胶片中心。⑤中心线向足侧倾斜 23°，经鼻根摄入胶片。

181. D 柯氏位标准影像显示：①额窦投影于眼眶的内上方。②眼眶投影于照片中部，双侧对称，其内可见眶上裂。③前组筛窦显示于两眼眶影之间，选项 D 错误。

182. C 视网膜母细胞瘤首选柯氏位，还可选用瑞氏位。

183. E 患者的 CT 表现为眼球突出，眼上、下静脉迂曲扩张，呈弯曲条状软组织密度影，位于视神经和上直肌之间；增强后眼上静脉明显强化。根据这些表现，最可能的诊断是颈内动脉海绵窦瘘（E）。颈内动脉海绵窦瘘是由于颈内动脉或颈外动脉分支与海绵窦之间的异常交通而引起的神经 - 眼科综合征。常表现为搏动性突眼、血管杂音、多方向眼球运动障碍。眼球表面血管怒张呈螺丝状，眼压升高，部分患者伴有头痛。海绵状血管瘤（C）通常表现为眼球突出和血管扩张，但在 CT 增强后不会出现眼上静脉强化。眶内炎性假瘤（A）和视神经肿瘤（B）通常不会引起眼球突出。甲状腺性突眼（眼型 Graves 病）（D）通常伴有甲状腺功能亢进的表现，而题干中未提及甲状腺功能异常。因此，最可能的诊断是颈内动脉海绵窦瘘（E）。

184. E CT 平扫表现为眼球突出，眼上、下静脉迂曲扩张，扩张的眼上静脉直径 > 2.0mm，呈弯曲条状软组织密度影，位于视神经和上直肌之间；CT 增强见扩张的眼上静脉明显强化，通过眶上裂连于海绵窦；冠状位 CT 增强扫描，可更清楚地显示患侧海绵窦扩大。另外，可见视神经增粗，眶内 4 条直肌亦因充血而肿胀增粗、增宽，眼环的密度增高。

185. C 颈动脉海绵窦瘘的诊断要点：海

绵窦增粗；眼上静脉扩张、纡曲；DSA 是诊断金标准，注射对比剂后，颈内静脉海绵窦段立即显影，并可见迂曲扩张的眼静脉显影；可显示瘘口的位置，为介入治疗做准备。

三、案例分析题

186. AB 该患者有典型的结核中毒症状和胸腔积液体征，即午后低热，夜间盗汗，ESR 39mm/h，右侧胸廓稍膨隆，右下肺语颤减弱、叩诊浊音、呼吸音减弱至消失，心界向左扩大，右界叩不清。故选项 A、B 可能性最大。

187. E 右肋膈角消失，右下肺野改密影，上缘呈外高内低的弧形凹面，胸腔积液典型的 X 线表现。

188. C 胸部透视使用 X 射线进行成像，属于放射性检查。放射性核素检查利用放射性同位素进行成像，属于放射性检查。B 超利用超声波进行成像，属于无放射性损害的检查。CT（计算机断层扫描）使用 X 射线进行成像，属于放射性检查。胸部平片使用 X 射线进行成像，属于放射性检查。DSA 使用 X 射线进行血管成像，属于放射性检查。

189. E 该患者最重要的治疗措施是全身使用 2 种以上抗结核药物，进行抗结核治疗，其次再对胸腔积液进行处理。

190. E 青年男性，受凉后出现寒战、高热、咳嗽，结合典型的大叶性肺炎的体征及 X 线胸部平片所见不难做出诊断。

191. C 大叶性肺炎的病理改变分四期：充血期：发病后 12～24 小时为充血期，此期由于很多肺泡尚充气，往往无明显的 X 线征象；红色肝样变期：发病第 2～3 天，此期 X 线胸片表现为密度均匀的致密阴影，有时可见空气支气管征；灰色肝样变期：发病第 4～6 天，此期影像表现同红色肝样变期，影像学把红色肝样变期与灰色肝样变期合称为实变期，但病理改变不同；消散期：发病一周后，

此期病变呈被吸收，X 线表现为散在、大小不一和分布不规则的斑片状阴影。根据发病时间为一天及典型的肺实变表现，可以判断为大叶性肺炎红色肝样变期。

192. B 大叶性肺炎实变期由于实变肺组织与含气的支气管相衬托，其内有时可见透亮的支气管影，称空气支气管征。

193. AFG 肝囊肿一般无症状，CT 检查病灶呈水样均匀密度，边界清楚，无强化。先天性胆管囊状扩张分为五型，Ⅳ 型为肝内外胆管均有囊状扩张，Ⅴ 型为肝内多发的胆管囊状扩张。其余三型为肝外胆管的囊状扩张。局灶性脂肪肝密度均匀，无临床症状。

194. A 据 CT 平扫结果描述，病灶中心可见低密度区，边界欠清晰，密度不均匀，CT 值为 15～52Hu。根据这些特征，最可能的解释是病灶中心发生了液化坏死（A）。液化坏死是指组织内部发生液化变性，形成液化区域，密度降低。其他选项如病灶中心脂肪变性、出血、组织成分不同或含有正常肝组织都不符合 CT 表现的特征。

195. ABCDF E 选项符合肝血管瘤的表现。其余各项均支持细菌性肝脓肿的影像表现。

196. B 胃溃疡是胃黏膜或十二指肠黏膜发生溃疡的疾病，常见症状包括上腹部疼痛、餐后疼痛、胃灼热感、恶心、呕吐、黑便等。其他选项如胃炎、十二指肠溃疡、胃癌、十二指肠憩室和胃淋巴瘤也可能引起上腹不适，但根据症状描述，胃溃疡是最常见的原因。

197. D 胃溃疡常出现餐后疼痛，偶出现黑便，出现指压迹征后常考虑恶变。

198. C 特殊类型的溃疡包括穿透性溃疡、穿孔性溃疡、胼胝性溃疡、多发性溃疡、复合溃疡。穿透性溃疡：溃疡大而深，深度超过 1cm，口部有宽大透亮带。穿孔性溃疡：龛

影大，如囊袋状，站立位可见气、液、钡分层现象。胼胝性溃疡：龛影大，直径不超过2cm，深度不超过1cm，口部有宽大透亮带伴黏膜纠集。多发性溃疡：胃内同时出现两个及两个以上的溃疡。复合溃疡：胃和十二指肠球部同时出现的溃疡。

199. AE 患者急性起病，有饮酒病史，临床表现有腹胀、腹痛、呕吐，血象 WBC 增高，有腹膜刺激征，考虑为急性胰腺炎，既往有十二指肠溃疡病史，体征上有局部腹膜炎表现故也不能排除胃十二指肠穿孔。

200. BCD 胃十二指肠穿孔腹部立位片表现为膈下新月形游离气体，急性胰腺炎血、尿淀粉酶增高，胰腺 B 超和 CT 检查均可发现胰腺的改变。CT 是胰腺炎的首选影像学检查方法。胰腺炎患者，不宜进行钡餐检查，以免加重病情。故影像学检查包括 BCD 选项。

201. ABCD ABCD 都为急性胰腺炎的 CT 表现，假性囊肿为亚急性期和慢性期的表现。胰腺囊腺瘤不是急性胰腺炎的 CT 表现。胰腺囊腺瘤生长缓慢，一般病史较长，可恶变为胰腺囊腺癌。

202. ABCDE 胰头局限增大、内见不强化低密度影是胰头癌的表现。其他选项均是慢性胰腺炎急性发作的表现。

203. A 根据患者年轻，慢性病程，周期性发作和进食后症状加重的特点，伴有反酸和嗳气感觉，首先考虑为消化性胃溃疡。

204. ABC CT、B 超和上消化道钡餐可以进一步明确诊断，MR、PET 检查费用昂贵，不作为常规检查项目，且对于胃溃疡的诊断价值有限。DSA 主要用于血管性疾病的诊断。

205. A 钡餐检查中观察到的小的三角形龛影、溃疡口部可见黏膜线，以及辐辏状的黏膜皱襞直达溃疡口部，都是消化性胃溃疡的典型表现。

206. AC 患者为青年女性，闭经泌乳半年，首先需排除垂体病变导致内分泌失常所致，故可选择 CT 或 MR 垂体增强扫描。

207. ACEF 根据所给 MRI 表现，垂体结节直径约 3mm，首先考虑垂体微腺瘤，垂体高度增加、膨隆不一定是垂体微腺瘤造成的，其他垂体病变亦可使垂体增高、膨隆；垂体微腺瘤会向上发展突破鞍膈，压迫视神经、视交叉或视束导致视觉障碍。其中最常见为肿瘤自下而上地压迫视交叉的正中部分所致的典型双颞侧偏盲。由于垂体没有血脑屏障，在增强早期即明显强化，此时显示病灶最清楚；垂体柄位于鞍上，微腺瘤较小，故不一定会引起垂体柄的移位。垂体微腺瘤并不一定伴随鞍底骨质改变。因此，鞍底骨质改变不是垂体微腺瘤的特征表现。

208. ABCDE 垂体微腺瘤者，垂体可以没有明显形态异常，也可以表现为肿瘤所在部位略微上凸垂体柄根部向健侧移位，即垂体上缘膨隆和垂体柄的移位。与周围正常垂体相比，垂体微腺瘤在平扫时 T_1WI 通常呈等、低信号。瘤体所在部位的鞍底下凹或骨质破坏，其血供不如垂体，增强扫描强化慢于正常垂体，早期低于正常垂体，延迟期等或稍高于垂体。垂体大腺瘤时常累及视交叉，见视交叉受压移位。垂体微腺瘤通常不会压迫视交叉，故不可见视交叉受压移位。垂体微腺瘤 CT 间接征象包括垂体高度≥8mm。

209. D 垂体微腺瘤通常是一种较小的腺瘤，常常需要通过动态增强 MRI 来进行准确定位和评估。动态增强 MRI 可以提供关于病变的血流动力学信息，帮助确定腺瘤的位置、大小和血供情况。

210. E 侵袭性垂体腺瘤是指垂体腺瘤在

生长过程中侵犯周围组织和结构的一种类型。侵袭性垂体腺瘤在手术时可导致肿瘤侵犯硬脑膜，这是常见的情况之一。侵袭性垂体腺瘤的发生率约为 30%～35%。细胞多形性和细胞核的多形性与肿瘤的侵袭性无关。侵袭性垂体腺瘤可能会压迫或包绕颈内动脉，并被视为对海绵窦的侵犯。侵袭性垂体腺瘤可以侵犯颅底骨质结构，因此在诊断过程中需要与脊索瘤、鼻咽癌进行鉴别。侵袭性垂体腺瘤患者多在 30 至 50 岁之间，其临床表现主要是周围组织的压迫或侵蚀，如邻近包膜的侵蚀和颈内动脉周围的包裹，导致垂体瘤卒中。